W0254914

Interdisziplinäre Gastroenterologie

Herausgeber: J. R. Siewert und A. L. Blum

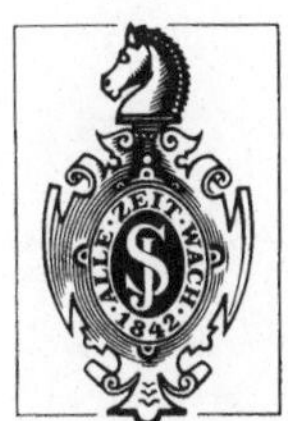

Entzündliche Erkrankungen des Dickdarms

Herausgegeben von
R. Ottenjann und H. Fahrländer

Unter Mitarbeit von

J. Alexander-Williams, J. Altaras, B. Angermann, P. Bräuer,
P. Buchmann, K. Elster, H. Fahrländer, K. E. Frede,
E. Frimberger, P. Frühmorgen, F. P. Gall, J.-O. Gebbers,
K. J. Goerg, W. Heldwein, P. Hermanek, W. Höchter,
F. E. Isemer, H. Kasper, W. Kühner, J. A. Laissue, G. Laudage,
K. Loeschke, U. Löhrs, H. Malchow, W. Matek, H. Menge,
E. Mühe, R. Ottenjann, Th. Raguse, H.-J. Seib, J. R. Siewert,
R. Wanitschke, A. Weber, J. Weingart

Mit 165 Abbildungen, davon 49 farbige

Springer-Verlag
Berlin Heidelberg New York Tokyo 1983

Reihenherausgeber:

Prof. Dr. ANDRÉ LOUIS BLUM
Medizinische Klinik, Stadtspital Triemli, Birmensdorferstraße 497,
CH-8063 Zürich

Prof. Dr. JÖRG RÜDIGER SIEWERT
Direktor der Chirurgischen Klinik und Poliklinik der Technischen
Universität München, Klinikum rechts der Isar,
Ismaninger Straße 22, D-8000 München 80

Bandherausgeber:

Prof. Dr. RUDOLF OTTENJANN
I. Medizinische Abteilung des Städtischen Krankenhauses
München-Neuperlach, Oskar-Maria-Graf-Ring 51,
D-8000 München 83

Prof. Dr. HANSJÜRG FAHRLÄNDER
Gastroenterologische Abteilung,
Dept. für Innere Medizin der Universität,
Kantonsspital, CH-4031 Basel

ISBN-13:978-3-642-69063-1   e-ISBN-13:978-3-642-69062-4
DOI: 10.1007/978-3-642-69062-4

CIP-Kurztitelaufnahme der Deutschen Bibliothek
Entzündliche Erkrankungen des Dickdarms/hrsg. von
R. Ottenjann u. H. Fahrländer. Unter Mitarb. von
J. Alexander-Williams ... – Berlin; Heidelberg;
New York; Tokyo: Springer, 1983.
    (Interdisziplinäre Gastroenterologie)
    ISBN-13:978-3-642-69063-1

NE: Ottenjann, Rudolf [Hrsg.]; Alexander-Williams, John [Mitverf.]

Vorwort

Die letzten zwei Jahrzehnte haben uns wesentliche neue Erkenntnisse über die Morphologie des Dickdarms und die intestinale Sekretion gebracht, die vor allem für das Verständnis der Pathogenese und Klinik entzündlicher Darmerkrankungen bedeutungsvoll sind. So schützt das Colon als Immunorgan den Organismus weitgehend vor der massigen antigenen Bedrohung aus dem Darmlumen; zudem gibt es zahlreiche Indizien, die die Existenz sekretorischer Prozesse bei entzündlichen Colonerkrankungen aufzeigen und ihren Mechanismus aufdecken.

Die Diagnostik morphologischer Reaktionen und Läsionen bei entzündlichen kolorektalen Erkrankungen wurde geradezu perfektioniert durch Verbesserung der Röntgen-Technik (Dünndarmeinlauf, Doppelkontrasteinlauf) und die Einführung der Endoskopie des Colons und terminalen Ileums (Coloileoskopie). Letztere Methode hat vor allem durch die Möglichkeit der Gewebsentnahme (Biopsie) die differentialdiagnostische Aussage sicherer gemacht und histologische Verlaufskontrollen ermöglicht. Dennoch haben die neuen Untersuchungsmethoden auch deutlich werden lassen, daß dem Colon nur limitierte morphologische Reaktionen eigen sind, die bei unterschiedlichen Noxen häufig ähnliche röntgenologische und endoskopische Aspekte entstehen lassen.

Die Miterkrankung des Colons bei einer Reihe bakterieller Erkrankungen des Darms ist eine Erkenntnis der letzten Jahre und Jahrzehnte, das gilt insbesondere für Infektionen mit Salmonellen, Campylobacter jejuni, Yersinia enterocolitica, Clostridium difficile, Edwardsiellen u. a. Die Ausweitung bakteriologischer Diagnostik und die Coloileoskopie haben dazu wesentliche Beiträge geliefert. Doch darf man bezweifeln, ob die bakteriologische und serologische Diagnostik überall in ausreichendem Maße zur Verfügung steht; das gilt auch für die virologischen Methoden und für den Nachweis von Parasiten, der offensichtlich wesentlich mehr Zeit beansprucht als allgemein angenommen wird. Wird doch neuerdings diskutiert, in welchem Ausmaß exogene Noxen – Bakterien, Viren und Parasiten – für Exacerbationen (Schübe) chronischer entzündlicher Darmerkrankungen verantwortlich zu machen sind. Besonderes Interesse richtete sich auf die pseudomembranöse Colitis, die u. a. nach Verabreichung verschiedener Antibiotika entstehen kann. Die Rolle der Clostridium-difficile-Toxine in der Pathogenese der pseudomembranösen Colitis wurde aufgedeckt; ob diese Toxine bei allen Formen der pseudomembranösen Colitis bedeutungsvoll sind, müßte noch geklärt werden. Ischämische Colitis und Strahlen-Colitis wurden – nach Einführung der

Coloileoskopie – mit zunehmender Häufigkeit entdeckt; besondere Verlaufsformen und Stadien dieser Erkrankungen und ihre unterschiedlichen Lokalisationen wurden abgegrenzt. Neue seltene Formen der Colitis wurden beschrieben, so die Diversions-Colitis, die kollagene Colitis, die Colitis nach mehrjähriger lokaler Applikation von Ergotamin und die durch Gold-Präparate induzierte Colitis. Man darf auf weitere „Entdeckungen" gespannt sein. Die Differentialdiagnose der Colitiden wird immer schwieriger und teilweise auch problematischer. Der Verdacht kommt auf, daß manche Diagnosen in den vergangenen Jahren die Wahrheit nicht getroffen haben.

Die Herausgeber hoffen, daß dieses Buch dazu beitragen möge, dem Leser bewußt zu machen, wie häufig bei bakteriellen Darminfekten auf eine medikamentöse Therapie verzichtet werden kann. Nicht nur bei den bakteriellen, sondern auch bei den viralen Infekten sorgt der Immunapparat des Darmes ohne therapeutische Intervention für eine rasche und vollständige Heilung. Nur bei Defekten im Immunapparat oder bei Septikaemie ist eine dem verursachenden Keim angepaßte Antibiotikatherapie indiziert.

Neue therapeutische Möglichkeiten bei der symptomatischen Durchfallbehandlung verdanken wir den Erkenntnissen über die Steuerung der Wasser- und Elektrolytsekretion im Dünndarm und im Dickdarm unter anderem durch Prostaglandine. Prostaglandinhemmer bekämpfen Durchfälle oft ebenso wirksam wie Loperamid, Diphenoxylat, Codein oder Opiumtinktur und haben deren Nachteile nicht.

Bezüglich der chronisch entzündlichen Darmkrankheiten scheint wichtig, daß herausgestellt wurde, daß das Problem der Langzeitbehandlung der Colitis ulcerosa mit der Dauerapplikation von Salicylazosulfapyrimidin einigermaßen gelöst scheint, während das Problem der medikamentösen Langzeitbehandlung der Crohnschen Erkrankung ungelöst bleibt. Erst weitere Studien werden zeigen, ob das für die Akutbehandlung der Crohnschen Krankheit ungeeignete Azathioprin nicht doch einen Platz in der Dauertherapie hat und bei welchen Fällen es indiziert ist.

Zwei Arbeiten sind der chirurgischen Therapie der Colondivertikulose gewidmet. Beide Autoren stimmen in der Indikation zum chirurgischen Vorgehen überein, sie divergieren aber in ihren Ansichten über die gleichzeitige Myotomie. Während der eine diese aufgrund von Langzeitbeobachtungen stark in den Vordergrund stellt, übergeht sie der andere mit vornehmem Schweigen. Wir hoffen, daß solche Divergenzen den Chirurgen unter unseren Lesern Denkanstöße geben mögen.

München   R. OTTENJANN
Basel   H. FAHRLÄNDER
Frühjahr 1983

Inhaltsverzeichnis

Kapitel 5
Colitis ulcerosa und Morbus Crohn – Endoskopische Befunde
P. Frühmoren, G. Laudage und W. Matek 103

Bakterielle Colitiden

Kapitel 6
Pathogenese, Diagnostik und Therapie aktueller bakterieller Darmerkrankungen. A. Weber 110

Spezielle Colitiden

Kapitel 10
Pathomorphologie segmentaler Colitiden. P. HERMANEK
Mit 7 Abbildungen 155

Kapitel 11
Ischämische Colitis H. MENGE 168

Kapitel 12
Strahlencolitis. W. HÖCHTER und R. OTTENJANN
Mit 7 Abbildungen 176

XIII

XIV

Mitarbeiterverzeichnis

ALEXANDER-WILLIAMS, J., MD
Department of Surgery
The General Hospital,
Birmingham, B46NH, GB

ALTARAS, J., Prof. Dr.
Zentrum für Radiologie, Klinikum der
Justus-Liebig-Universität,
Langhansstr. 2,
D-6300 Giessen

ANGERMANN, B., Dr.
Chirurgische Klinik mit Poliklinik
der Universität Erlangen-Nürnberg,
Maximiliansplatz,
D-8520 Erlangen

BRÄUER, P., Dipl.-Psych.
AFS Arbeitsgemeinschaft für
Sozialforschung,
Hermannstal 61,
D-2000 Hamburg 74

BUCHMANN, P., Dr.
Kantonspital,
CH-8091 Zürich

ELSTER, K., Prof. Dr.
Institut für Pathologie,
Städtische Krankenanstalten,
D-8580 Bayreuth

FAHRLÄNDER, H., Prof. Dr.
Gastroenterologische Abteilung,
Dept. für Innere Medizin
der Universität, Kantonsspital,
CH-4031 Basel

FREDE, K. E., Priv.-Doz. Dr.
Departement für Chirurgie,
Allgemeinchirurgische Klinik
der Universität Basel, Kantonsspital,
CH-4031 Basel

FRIMBERGER, E., Dr.
I. Medizinische Abteilung des
Städtischen Krankenhauses
München-Neuperlach,
Oskar-Maria-Graf-Ring 51,
D-8000 München 83

FRÜHMORGEN, P., Prof. Dr
Städtische Krankenanstalten,
Posilipostr. 49
D-7140 Ludwigsburg

GALL, F. P., Prof. Dr.
Chirurgische Klinik mit Poliklinik
der Universität Erlangen-Nürnberg,
Maximiliansplatz,
D-8520 Erlangen

GEBBERS, J.-O., Priv.-Doz. Dr.
Pathologisches Institut,
Kantonsspital Luzern,
CH-6004 Luzern

GOERG, K. J., Dr.
I. Medizinische Klinik und Poliklinik
der Johannes-Gutenberg-Universität
Mainz,
Langenbeckstr. 1,
D-6500 Mainz

HELDWEIN, W., Dr.
Medizinische Klinik Innenstadt
der Universität München,
Ziemssenstr. 1,
D-8000 München 2

HERMANEK, P., Prof. Dr.
Abteilung für Klinische Pathologie
in der Chirurgischen Universitätsklinik
Erlangen,
Maximiliansplatz,
D-8520 Erlangen

HÖCHTER, W., Prof. Dr.
I. Medizinische Abteilung des
Städtischen Krankenhauses
München-Neuperlach,
Oskar-Maria-Graf-Ring 51,
D-8000 München 83

ISEMER, F. E., Dr.
Klinik für Allgemeinchirurgie
der Universität Göttingen,
Robert-Koch-Str. 40
D-3400 Göttingen

KASPER, H., Prof. Dr.
Medizinische Klinik
der Universität Würzburg,
D-8700 Würzburg

KÜHNER, W., Dr.
I. Medizinische Abteilung
des Städtischen Krankenhauses
München-Neuperlach,
Oskar-Maria-Graf-Ring 51,
D-8000 München 83

LAUDAGE, G., Dr.
Medizinische Klinik mit Poliklinik
der Universität Erlangen-Nürnberg,
Krankenhausstr. 12,
D-8520 Erlangen

LAISSUE, J. A., Prof. Dr.
Pathologisches Institut,
Kantonsspital Luzern
CH-6004 Luzern

LOESCHKE, K., Prof. Dr.
Medizinische Klinik Innenstadt
der Universität München,
Ziemssenstr. 1,
D-8000 München 2

LÖHRS, U., Prof. Dr.
Pathologisches Institut
der Universität München,
Thalkirchner Straße 36,
D-8000 München 2

MALCHOW, H., Prof. Dr.
Abteilung Innere Medizin I,
Medizinische Universitäts-Klinik,
Otfried-Müller-Str. 10
D-7400 Tübingen

MATEK, W., Dr.
Medizinische Klinik mit Poliklinik
der Universität Erlangen-Nürnberg,
Krankenhausstr. 12,
D-8520 Erlangen

MENGE, H., Prof. Dr.
Abteilung für Innere Medizin
mit Schwerpunkt Gastroenterologie,
Klinikum Steglitz der FU Berlin,
Hindenburgdamm 30,
D-1000 Berlin 45

MÜHE, E., Prof. Dr.
Chirurgische Abteilung
des Kreiskrankenhauses,
Bunsenstr. 120,
D-7030 Böblingen

OTTENJANN, R., Prof. Dr.
I. Medizinische Abteilung
des Städtischen Krankenhauses
München-Neuperlach,
Oskar-Maria-Graf-Ring 51,
D-8000 München 83

OTTO, H. F., Dr.
Institut für Pathologie
der Universität Hamburg-Eppendorf,
D-2000 Hamburg

RAGUSE, TH., Priv.-Doz., Dr.
Abteilung Chirurgie
der Medizinischen Fakultät der
Rheinisch-Westfälischen TH Aachen,
Goethestr. 27/29
D-5100 Aachen

SEIB, H.-J., Dr.
I. Medizinische Abteilung
des Städtischen Krankenhauses
München-Neuperlach,
Oskar-Maria-Graf-Ring 51,
D-8000 München 83

SIEWERT, J. R., Prof. Dr.
Chirurgische Klinik und Poliklinik
der TU, Klinikum rechts der Isar,
Ismaninger Str. 22,
D-8000 München 80

WANITSCHKE, R., Prof. Dr.
I. Medizinische Klinik und Poliklinik
der Johannes-Gutenberg-Universität
Mainz,
Langenbeckstr. 1,
D-6500 Mainz

WEBER, A., Prof. Dr.
Institut für Klinische Mikrobiologie
und Infektionshygiene
der Universität Erlangen-Nürnberg,
Wasserturmstr. 3,
D-8520 Erlangen

WEINGART, J., Dr.
I. Medizinische Abteilung
des Städtischen Krankenhauses
München-Neuperlach,
Oskar-Maria-Graf-Ring 51,
D-8000 München 83

Grundlagen

Kapitel 1

Morphologie des Dickdarms

J.-O. Gebbers und J. A. Laissue

1 Einleitung

Das Colon ist Aufbereitungs- und Ausscheidungsorgan nichtresorbierter Nahrungsbestandteile, die zusammen mit intestinalen Sekreten, desquamierten Epithelien und Bestandteilen der Darmflora die Faeces bilden. Die funktionelle Charakteristik ist bestimmt durch die Resorption, die Sekretion, die Motilität und durch die immunologische Kontaktnahme.

Mit der Elektrolyt- und Wasserresorption aus den Faeces beteiligt sich das Colon unmittelbar an der Erhaltung der Flüssigkeitshomöostase des Körpers. Seine temporäre Reservoirfunktion für den Stuhl ermöglicht die willentliche Defäkation.

Mit seinem assoziierten lymphatischen Gewebe beteiligt sich das Colon ganz wesentlich an der Entwicklung und Aufrechterhaltung der immunologischen Homöostase des Organismus. Diese Tatsache verwundert nicht eingedenk der enormen Menge und Vielfalt potentieller Antigene, die sich permanent in besonders engem Kontakt mit der bis 1 600 cm^2 ausgedehnten inneren Oberfläche des Hohlorgans befinden. Da Antigene (Makromoleküle, particuläres Material, Bakterien und ihre Bestandteile) das Darmepithel physiologischerweise unverändert passieren können [56, 122, 123], kommt es zu einer immunologischen Auseinandersetzung des Darms mit seinem Inhalt. So sind etwa 90% aller im Körper gebildeten Antikörper gegen Antigene der intestinalen Mikroflora gerichtet [108], die im Colon maximale Konzentrationen erreicht [112]. Die Kontrolle über die physiologische Antigenpassage im Darm wird durch die mechanische Barriere der Mucosa mit den assoziierten humoralen und cellulären Abwehrmechanismen ausgeübt. Die Summe dieser unspezifischen und spezifischen protektiven Eigenschaften der Darmschleimhaut in ihrer

---

Miss Mary Economou danken wir für die hervorragende technische Assistenz

funktionellen Integration mit dem lokalen und systemischen Immunsystem wird als Mucosablock bezeichnet (Abb. 21).

Im wesentlichen besteht das Colon aus 2 Gewebeschichten, der Schleimhaut und der Muskulatur. Diesen beiden Geweben lassen sich die 4 Hauptfunktionen des Organs zuordnen, nämlich die Motilität der Muskulatur, während die Schleimhaut die 3 übrigen Funktionen des Colons erfüllt (Resorption, Sekretion, immunologische Kontaktnahme). Daher soll in dieser Übersicht vor allem die funktionelle Morphologie der Dickdarmschleimhaut berücksichtigt werden.

2 Topographische und funktionelle Unterschiede

Anatomisch werden 5 Colonabschnitte unterschieden: Coecum, Colon ascendens, transversum, descendens und sigmoideum. Als mittlere Gesamtlänge des Organs wurde *intra vitam* beim Erwachsenen mit der vergleichsweise besten Methode 109 cm (91–125 cm) gemessen [60].

Der proximale Anteil bis etwa zum distalen Drittel des Colon transversum entstammt ontogenetisch dem Mitteldarm und wird von der A. mesenterica superior (A. ileocolica, Aa. colica dextra et media) versorgt. Das distale Colon entstammt dem embryonalen Enddarm und erhält seine Blutversorgung hauptsächlich aus der A. mesenterica inferior. Die Lymphgefäße und Venen zeigen ein den Arterien entsprechendes Verhalten. Das venöse Blut gelangt über die V. mesenterica superior (V. ileocolica, Vv. colica dextra et sinistra) und über die V. mesenterica inferior in die V. portae. Bemerkenswerterweise besitzen die mesenterialen Venen keine Klappen, so daß ein bidirektionaler Fluß stattfinden kann und sich portale Druckerhöhungen direkt bis zur Darmwand hin auswirken können. Mit anderen Worten: Der Gewebsturgor im Darm wird weit stärker von Zirkulationsänderungen in der Leber als vom systemischen Kreislauf beeinflußt [81]. In Untersuchungen an Hunden konnte gezeigt werden, daß portale Druckerhöhungen mit einer signifikanten Abnahme des mesenterialen Blutflusses und mit einer Reduktion der Resorption von Wasser, Natrium, Chlorid und Ammoniak im Colon einhergehen [49]. Hierbei kommt es zur Steigerung der Lymphdrainage und des transcapillären onkotischen Druckgradienten, welches vermutlich eine wichtige Rolle bei der Verhütung eines interstitiellen Ödems im Darm spielt [100].

Der Durchmesser des Colons ist deutlich größer als der des Dünndarms und nimmt wie letzterer von proximal nach distal hin ab. Parallel zu den anatomischen finden sich auch funktionelle Unterschiede entlang des Colons. Die überwiegende Elektrolyt- und Wasserresorption findet im proximalen Colon statt und wird nach distal hin zunehmend geringer [38, 43, 52].

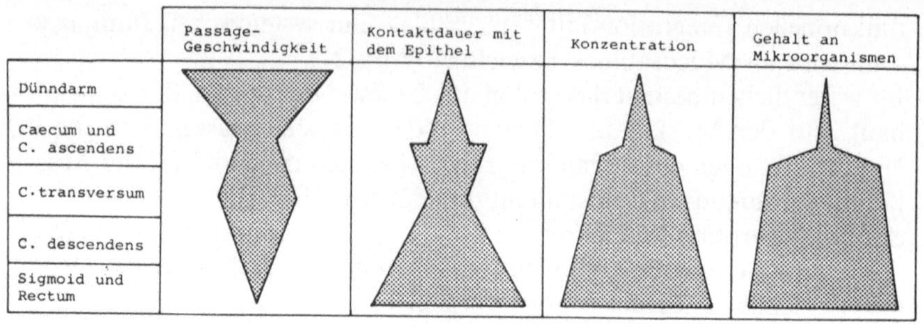

Abb. 1. Regionäre Unterschiede der Darmpassage. (Nach [59])

Mit der Abnahme des Wassergehalts im Stuhl nehmen Schleimkonzentration und Passagezeit von proximal nach distal hin zu (Abb. 1). So wird das proximale Colon auch das „resorbierende" und das distale das „speichernde" Colon genannt [52].

Die intestinale Transitzeit ist im Dünndarm relativ konstant und erst im Colon starken Änderungen ausgesetzt, z. B. abhängig von der jeweiligen Dehnungssensibilität des Coecum oder von der Zusammensetzung der Mikroflora [98].

Die Motilität des Colons unterscheidet sich nicht nur beträchtlich von der des Dünndarms, sondern es werden auch wesentliche regionäre Unterschiede gefunden. Mitbedingt sind diese Unterschiede auch dadurch, daß das Colon ascendens und descendens retroperitoneal fixiert sind, während das Coecum, das Colon transversum und sigmoideum intraperitoneal liegen und ein Mesenterium besitzen. Durch die Fixation der beiden lateralen Colonabschnitte ist eine Gesamtverschiebung des Colons durch Kontraktion der Längsmuskulatur im Gegensatz zum Dünndarm nicht möglich.

3 unterschiedliche Arten der motorischen Aktivität lassen sich 3 Abschnitten des Colons zuordnen (Übersicht [18]). Retrograde Peristaltik und ringförmige Kontraktionen führen zu Misch- und Knetbewegungen („Pendelperistaltik") im rechten Colon. Segmentale Aktivitäten finden sich vorwiegend im Colon transversum und descendens. Massenbewegungen als starke Ringkontraktionen laufen über weite Strecken im linken Colon ab. Diese Bewegungen sind selten und treten vermutlich nur wenige Male am Tage auf.

In bezug auf seine myoelektrischen Aktivitäten läßt sich das Colon ebenfalls in 3 Abschnitte unterteilen mit einem mittleren Segment, das vom proximalen Colon transversum unterschiedlich weit bis zum distalen Quercolon oder bis zum Sigma reicht [111].

Die Mucosa zeigt morphologische Unterschiede entlang des Organs. Die Kryptenlängen betragen im proximalen Colon um 0,5 mm und im distalen um 0,7 mm. Nach neueren experimentellen Befunden an Ratten und Mäusen lassen sich die Colonabschnitte auch hinsichtlich ihrer epithelialen Cytokinetik deutlich unterscheiden [115, 116].
Die Dichte der solitären Lymphfollikel der Mucosa (s. Abschn. 3.2.2) weist in den verschiedenen Colonabschnitten unterschiedliche Werte auf; insgesamt wird eine Zunahme nach distal hin beobachtet [30].

3 Mucosa

Der Colonmucosa fehlen die Zotten. Diese führen im Dünndarm zu einer inneren Oberflächenvergrößerung um den Faktor 8–10 [131]. Daher ist die innere Oberfläche des Colons pro Längeneinheit relativ zu der des Dünndarms kleiner; sie wird auf etwa 875 cm^2 (636–1 613 cm^2) geschätzt [113].
Die Oberfläche der Schleimhaut des Colons ist indessen nicht, wie vielfach beschrieben wird, glatt, sondern besitzt schmale transversale, etwa

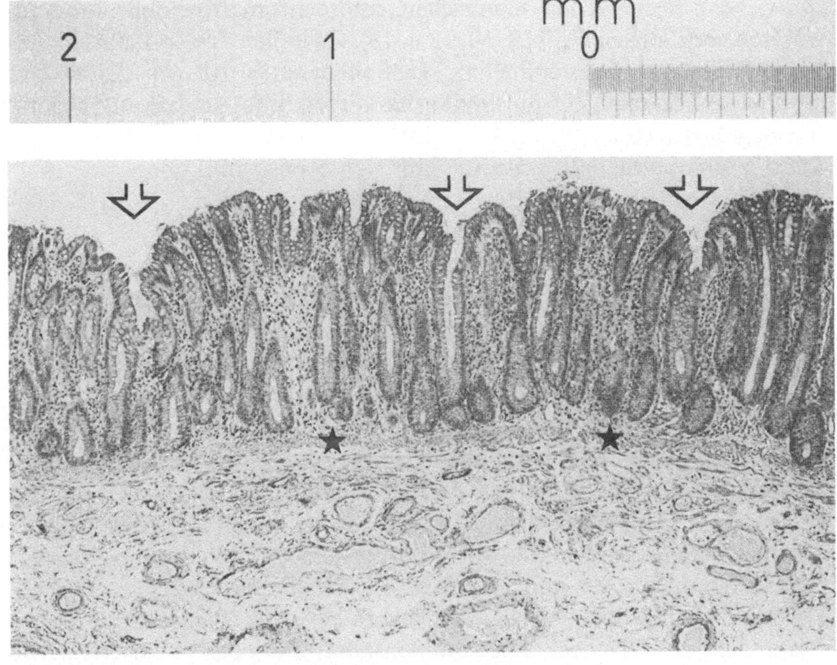

Abb. 2. Colonmucosa im Längenschnitt mit transversalen Furchen (*Pfeile*), Lamina muscularis mucosae (*) und gefäßreicher Submucosa. Hämatoxylin-Eosin

0,3 mm tiefe Furchen im Abstand von 0,6–2 mm, die auch röntgenologisch nachweisbar sein sollen [128] (Abb. 2).

Die Mucosa stellt die gewebliche Grenzfläche zwischen innerem und äußerem Milieu dar, die sowohl einen Stoffaustausch als auch einen Schutz gegen das unkontrollierte Eindringen von Fremdstoffen gewährleisten muß.

Histologisch ist die Colonmucosa gekennzeichnet durch ein einschichtiges Zylinderepithel und durch die regelmäßig und parallel angeordneten Lieberkühn-Krypten, die tubulären Drüsen entsprechen (Glandulae intestinales) und in das lockere Bindegewebe der Lamina propria mucosae eingebettet sind. Zum Lumen wird die Schleimhaut durch das Oberflächenepithel und zur Submucosa hin durch die Lamina muscularis mucosae begrenzt (Abb. 2).

3.1 Lamina epithelialis mucosae

Das Oberflächenepithel setzt sich aus 2 Zelltypen zusammen, den Saumzellen mit einer polaren, apicobasalen Differenzierung und wenigen Becherzellen (Abb. 3 u. 5). Die Lieberkühn-Krypten enthalten 4 Zelltypen, vorwiegend Becherzellen, Saumzellen, enterochromaffine Zellen und undifferenzierte Zellen (Abb. 9, 10, 12 u. 13). Zwischen den epithelialen Zellen befinden sich (interepitheliale) Lymphocyten (s. Abschn. 3.1.4). Das Epithel ist von einer 0,4 μm breiten Basalmembran zur Lamina propria hin begrenzt (Abb. 7, 9, 12, 15 u. 25).

Die Lamina epithelialis mucosae läßt sich ebenso funktionell wie morphologisch unterscheiden. Resorptive Leistungen finden im Oberflächenepithel, Sekretion und Zellersatz im Kryptenepithel statt.

In der normalen Colonschleimhaut läßt sich ein fetales Antigen sowohl radioimmunologisch als auch immunhistochemisch nachweisen, das als *carcinoembryonales Antigen* (carcinoembryonic antigen, CEA) von Gold und Freedman 1965 entdeckt und zunächst nur Adenocarcinomen des Colon und den fetalen Verdauungsorganen zugerechnet wurde. Indessen sind bald sowohl die Organ- als auch die Krebsspezifität des CEA in Frage gestellt worden. Das carcinoembryonale Antigen ist auch bei Neoplasien des Magens, des Pankreas, der Leber und bei Bronchial-, Mamma-, Prostata- und Harnblasencarcinomen sowie bei oralen Plattenepithelcarcinomen nachweisbar (Abb. 4d, s. Farbseite 31). Der Protein-Polysaccharid-Komplex CEA mit einem Molekulargewicht von etwa 200 000 Dalton, dessen größter Anteil aus Zuckern besteht, läßt sich als normaler Bestandteil der Glycocalyx des Bürstensaums und auch intracellulär vor allem in den Becherzellen des intestinalen Epithels nachweisen (Abb. 4a, s. Farbseite 31). Der Unterschied des Gehalts an CEA im Carcinomge

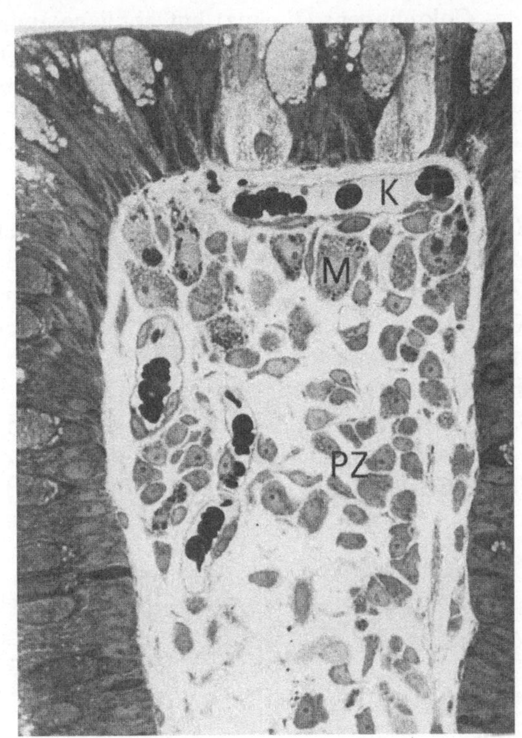

Abb. 3. Colonmucosa mit aggregierten Makrophagen (*M*) unter dem Oberflächenepithel, subepithelialer Capillare (*K*) und Plasmazellen (*PZ*) in den tieferen Abschnitten der Lamina propria mucosae. Semidünnschnitt, Toluidin-Blau, × 360

webe und in der normalen Colonschleimhaut erscheint eher quantitativ und nicht qualitativ zu sein (Abb. 4b, s. Farbseite 31) [61, 96], wobei die Intensität des immunhistochemischen CEA-Nachweises im Carcinomgewebe nicht zum Differenzierungsgrad oder zum Stadium colorectaler Carcinome korreliert [96].

Neuere Untersuchungen haben gezeigt, daß die anaeroben Bakterien des Dickdarmlumens eine wichtige Energiequelle für die Colonepithelien sind [6, 103, 104]. 70% des Nahrungsbedarfs isolierter Colonepithelien besteht aus kurzkettigen Fettsäuren, die von der autochthonen anaeroben Mikroflora des Lumens als eines der Endprodukte anaerober Fermentation von Kohlenhydraten bereitgestellt wird [103]. Diese symbiotische Funktion der Darmbakterien hat vielfache klinische Konsequenzen. Chemotherapeutische Eliminierung der luminalen Bakterien führt zur Diarrhoe, möglicherweise als Folge eines Mangels an kurzkettigen Fettsäuren als Energieträger für die Natriumresorption [104]. Mechanische Reinigung des Colonlumens (Enema) hat ähnliche Folgen. Keimfrei aufgezogene (gnotobiotische) Tiere leiden an chronischer Diarrhoe, die bei Zufuhr anaerober Bakterien oder kurzkettiger Fettsäuren in das Colon verschwindet [103].

3.1.1 Saumzelle

Die Saumzelle (principal cell) ist der im Oberflächenepithel vorherrschende Zelltyp. Ihre Hauptfunktion ist die Resorption. Die etwa 30 µm hohe Zylinderzelle ist durch zahlreiche Mitochondrien und eine Fülle von im Cytoplasma verteilter Ribosomen ausgezeichnet (Abb. 5). Ergastoplasmazisternen sind selten. Der Golgi-Apparat ist im Vergleich zu dem der Becherzellen nur mäßig entwickelt [27, 97].

Der Zusammenhalt zwischen benachbarten Zellen wird durch den *„junctional complex"* [34] gesichert, dem eine Zonula occludens, eine Zonula adhaerens und eine Macula adhaerens (Desmosomen) entsprechen

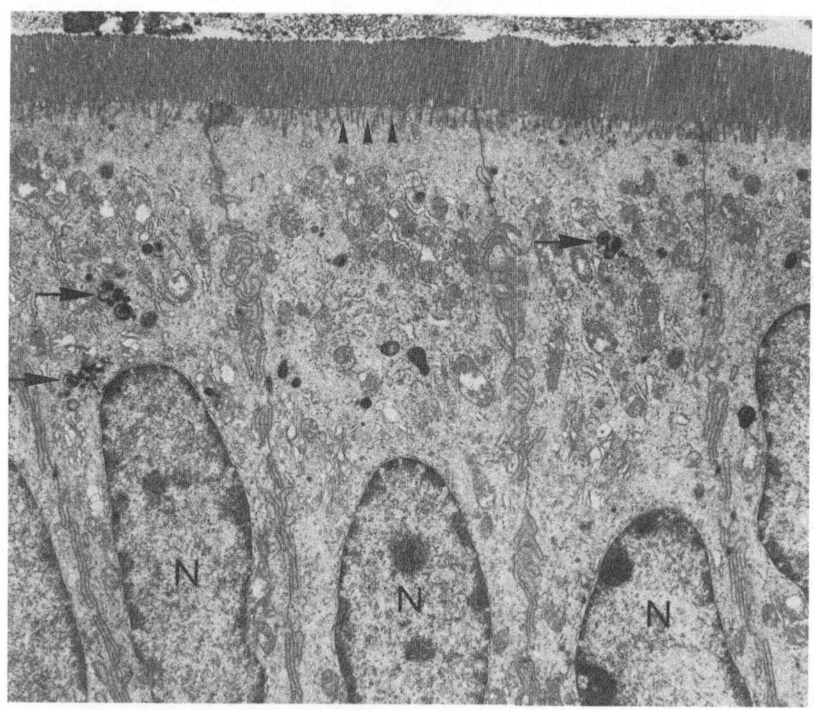

Abb. 5. Elektronenmikroskopie. Saumzellen des Oberflächenepithels der Colonmucosa mit Bürstensaum, deutlichem Terminalgespinst (*Pfeilspitzen*) und organellenreichem Cytoplasma mit Lysosomen (*Pfeile*). *N* Kerne der Epithelzellen. Fixierung nach Dalton, Uranylacetat-Bleicitrat, ×9 300

(Abb. 6 u. 13). In der an der Basis der Microvilli gelegenen *Zonula occludens* (tight junction) verschmelzen die angrenzenden Zellmembranen der Epithelzellen miteinander. Die Tiefe dieser Verschlußleiste des epithelialen Interstitium beträgt 0,2–0,5 µm. Sie stellt sehr wahrscheinlich eine kontinuierliche Struktur dar, die jede Zelle umgibt und die Zellmembranen des gesamten intestinalen Epithels miteinander verbindet [34]. Direkte experimentelle Befunde zeigen, daß die Zonula occludens eine Diffusionsbarriere für große Moleküle (z. B. Hämoglobin) darstellt. Es gibt indirekte Hinweise dafür, daß sie auch für kleine Moleküle und selbst für Wasser impermeabel ist [34]. Diese Permeabilitätsbarriere nimmt im menschlichen Gastrointestinaltrakt vom Pylorus zum Rectum hin zu [39]. Bestimmte Substanzen, hydragoge Pharmaka (z. B. diphenolische Laxanzien), sind jedoch in der Lage, die Durchlässigkeit der Zonula occludens für Wasser und Ionen zu erhöhen. Infolgedessen kann ein Teil des resorbierten Wassers in das Darmlumen zurückgelangen, und bei entsprechender Akkumulation kann sich eine Diarrhoe entwickeln [33].

Die intermediäre Junktion, die *Zonula adhaerens*, befindet sich zwischen der Zonula occludens und den Desmosomen. Sie hat eine Tiefe von 0,3–0,5 µm und einen wirklichen Intercellularspalt von etwa 20 nm Breite. Das angrenzende Cytoplasma zeigt gewöhnlich eine Verdichtung.

Das 3. Element des junktionalen Komplexes, die *Macula adhaerens* (Desmosomen), hat eine Tiefe von etwa 0,2–0,3 µm und einen Intercellularspalt von etwa 24 nm Weite. Charakteristisch sind die beiden geraden Platten dichten Materials im Cytoplasma, die parallel der inneren Schichten der Zellmembran gelegen sind. In diese Platten strahlen cytoplasmatische Fibrillen ein [34]. Im Gegensatz zur Zonula occludens und adhaerens finden sich Desmosomen nicht in jedem Schnitt; sie sind vielmehr diskontinuierlich angeordnete Verknüpfungen der Zellen und spielen keine Rolle als Diffusionsbarriere [26].

Am apicalen Pol der Saumzelle befindet sich der charakteristische 2 ± 0,5 µm hohe *Bürstensaum* (Abb. 5 u. 6), der aus etwa 2 000 (1 500–3 000) Microvilli pro Zelle besteht und damit die innere Oberfläche des Colons erheblich, etwa um den Faktor 15–20, vergrößert. Die Microvilli sind kürzer als im Dünndarm, besitzen aber prinzipiell die gleiche Feinstruktur: Eine dreilaminare Membran mit zwei Strata densa (je 2,5 nm breit), die in der Regel insgesamt etwa 2 nm breiter ist als die laterale Zellmembran; Längs- und Querfilamente im Zentrum, die in das Terminalgespinst (terminal web) ausstrahlen (Abb. 5 u. 6). Immunhistochemisch konnte Actin in den Längsfilamenten und im Terminalgespinst sowie Myosin und Tropomyosin in den Wurzeln der Längsfilamente und im Terminalgespinst nachgewiesen werden [29].

Der luminalen äußeren (microvillösen und intermicrovillösen) Zellmembran ist die *Glycocalyx* (extraneous coat, fuzzy layer, fuzzy coat, surface coat) aufgelagert. Sie ist ein wichtiger Bestandteil der Epithelzelle, im Colon besonders ausgebildet, und entspricht vermutlich der peritrophischen Membran niederer Tiere [62]. Es läßt sich regelmäßig carcinoembryonales Antigen in ihr nachweisen (Abb. 4a, s. Farbseite 31). Ultrastrukturell läßt sie sich besonders gut mit kolloidalem Thoriumdioxid [62] oder mit Ruthenium-Rot, einem anorganischen Metallkomplex, nachweisen [46, 62] (Abb. 6). Die Glycocalyx besteht aus feinen Filamenten, die senkrecht von der äußeren Zellmembran 0,1–1,5 µm weit in das Lumen hineinragen (Abb. 6). Histochemische Reaktionen zeigen, daß sie aus sulfatierten, leicht sauren Mucopolysacchariden besteht [62, 63]. Diese Schicht ist auf dem Oberflächenepithel und besonders auf den Saumzellen breiter als auf dem Kryptepithel und auf den Becherzellen.

Daß es sich bei der Glycocalyx nicht einfach um adsorbierten Mucus handelt, sondern daß sie integraler Bestandteil der Epithelzelle ist, wird aus folgenden Befunden ersichtlich: 1. Die Breite der Glycocalyx kann von einer zur nächsten Zelle abrupt wechseln. 2. Obwohl Mucus und Glycocalyx beide sulfatierte, leicht saure Mucopolysaccharide enthalten, unterscheiden sie sich in ihrem färberischen Verhalten mit kolloidalem Eisen. 3. Die Glycocalyx ist außerordentlich resistent gegen starke mucolytische und proteolytische Substanzen. N-Acetylcystein, Chymotrypsin, Hyaluronidase, Trypsin, Papain und Streptomycesgriseus-Protease vermögen nicht die Glycocalyx zu entfernen, solange die dazu gehörige Epithelzelle intakt ist [62, 63]. Schließlich konnte sehr überzeugend in autoradiographischen Studien gezeigt werden, daß die Glycocalyx in derjenigen Zelle selbst gebildet wird, auf deren äußerer Membran sie liegt [63]. Diese Untersuchungen zeigen, daß die Glycocalyx eine dynamische Struktur ist, die ständig in der Epithelzelle synthetisiert, an die Oberfläche transportiert und von dort in das Lumen abgegeben wird [73].

In Zellkulturen wurde nachgewiesen, daß die Epithelzellen aus den verschiedenen Abschnitten von Krypte und Oberfläche sehr unterschiedliche Inkorporationsraten der Monosaccharide in die Glycocalyx aufweisen [127]. Es wird ein deutlicher Gradient von der Kryptenbasis zur Oberfläche gefunden, der gut mit anderen Parametern der Zelldifferenzierung korreliert [127].

Die Funktion der Glycocalyx ist noch nicht endgültig geklärt. Sie ist mit ihrer assoziierten Zellmembran der Ort des primären Kontaktes von Darminhalt und resorbierender Zelle. Im Dünndarm enthält die Glycocalyx zahlreiche digestive Enzyme (Disaccharidasen, alkalische Phosphatase, ATPase, Aminopeptidasen, Intrinsic-factor-B_{12}-Komplex). Diese Tatsache deutet sehr darauf hin, daß sie an den Initialphasen der Digestion und Resorption beteiligt ist (digestive-absorptive Oberfläche der Dünndarmmucosa [22]). Ob die Glycocalyx im Colon ebenfalls digestive Funktionen hat, ist gänzlich unbewiesen.

10

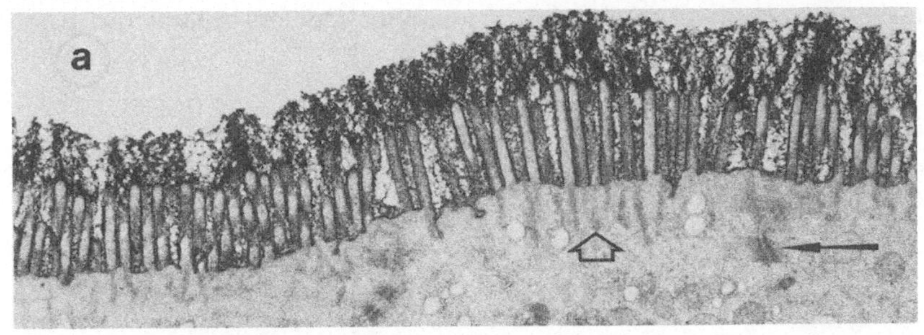

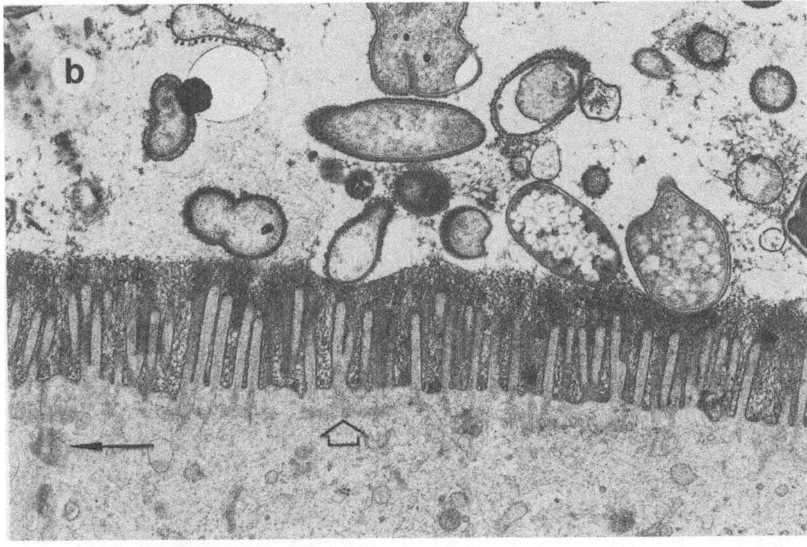

Abb. 6.a. Bürstensaum (Microvilli) des Oberflächenepithels mit durch Ruthenium-Rot markierter Glycocalyx, die intraluminale Bakterien vom Kontakt mit der microvillösen Membran abhält (**b**). Terminalgespinst der Microvilli (*offene Pfeile*). Zonula occludens (*geschlossene Pfeile*). **a** Ruthenium-Rot, Osmiumtetroxid, unkontrastiert, × 14 600. **b** Ruthenium-Rot. Osmiumtetroxid, Uranylacetat, × 14 200

Ito [62] vermutet, daß sie eine Diffusionsbarriere und Schutzschicht darstellt, die Bakterien und particuläres Material vom direkten Kontakt mit der luminalen Plasmamembran abhält (Abb. 6b). Die Glycocalyx könnte auch in der Art einer der Zellmembran vorgeschalteten Chromatinsäule wirken, um damit während der Diffusion bestimmte Substanzen zu selektionieren [45].

Die seitlichen Zellmembranen der Epithelzellen sind oberflächennah gestreckt (Abb. 5 u. 6). Ihre basalen Anteile weichen vor allem im Oberflächenepithel auseinander und bilden kleine Intercellularspalten (Abb. 7).

Im Kryptenepithel liegen sie eng aneinander und sind mäanderartig miteinander verzahnt.

3.1.1.1 Resorption

Als funktionell bedeutsam wurden die Intercellularräume im Oberflächenepithel bereits von Kaye u. Lane [67] beim Studium von Transportprozes-

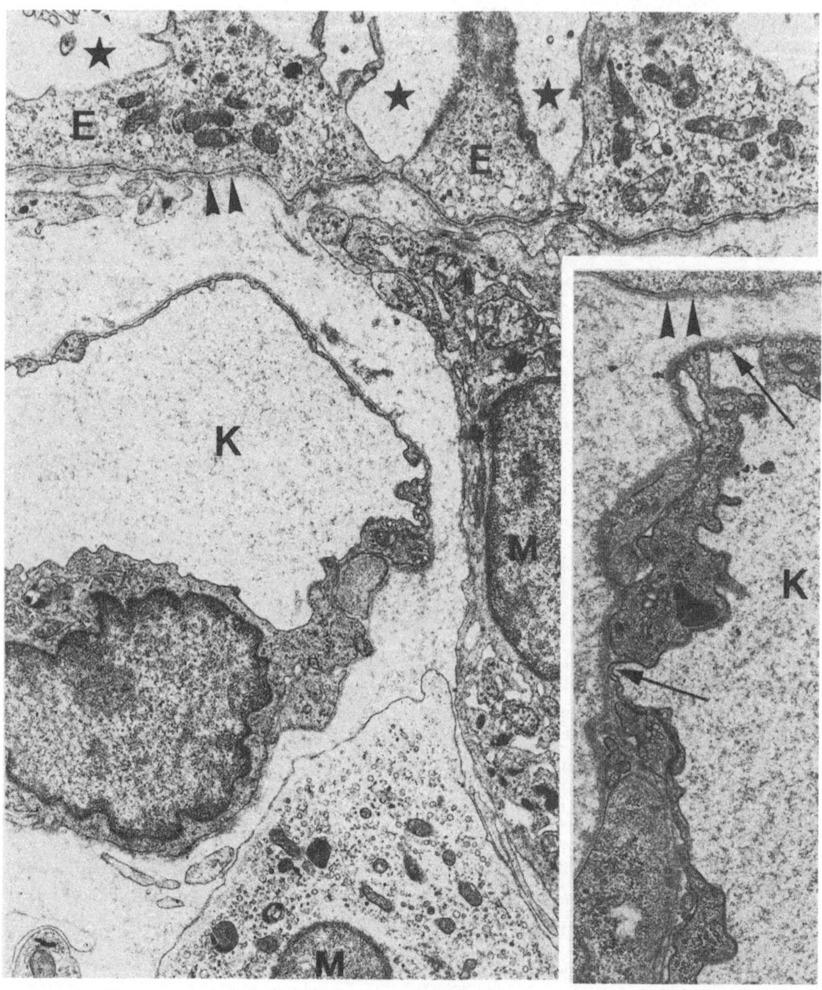

Abb. 7. Elektronenmikroskopie. Basale Anteile des resorbierenden Oberflächenepithels (*E*) der Colonmucosa mit den funktionell bedeutsamen dilatierten Intercellularräumen (*) und subepithelialer erweiterter Capillare(*K*) mit Endothelporen (*Inset, Pfeile*). Epitheliale Basalmembran (*Pfeilspitzen*). Makrophagen (*M*). Fixierung nach Dalton, Uranylacetat-Bleicitrat, × 10 150. Inset: × 16 700

sen im Colon erkannt (Abb. 7 u. 8). In den Arealen mit diesen Erweiterungen finden sich stets auch die entsprechenden Capillaren nahe der Basalmembran deutlich dilatiert. Diese Befunde entsprechen denen, die von Tomasini u. Dobbins im Dünndarm erhoben worden sind [120]. Hier finden sich während des Transports isotoner Kochsalzlösungen deutliche Dilatationen der Intercellularspalten des resorptiven Epithels der Zottenspitzen und Erweiterungen der Lymph- und Blutcapillaren [26, 120]. Unspezifische ATPase ist ganz überwiegend an der microvillösen Zellmembran nachweisbar [120], so daß angenommen werden kann, daß die aktive Natriumresorption durch die apicale Zellmembran stattfindet. Die lateralen Intercellularspalten werden während der gleichzeitigen Wasserresorption erweitert [120]. Es wird vermutet, daß das durch die apicale Zellmembran aufgenommene Natrium durch die Zelle zu den lateralen Membranen gelangt, um dort sogleich wieder sezerniert zu werden [26, 120] (Abb. 8).

Zur Erklärung der Flüssigkeitsresorption im Darm ist das von Curran u. MacIntosh [24] vorgeschlagene Modell der 3 Kompartimente, die von 2

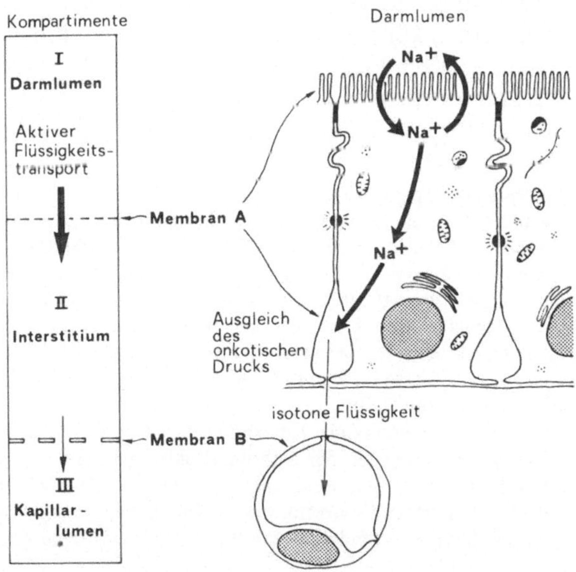

Abb. 8. Schematische Darstellung des Flüssigkeitstransports im Colon (*rechts*) als Drei-Kompartiment-System (*links*) nach dem Modell von Curran u. MacIntosh [24] zur Erklärung der Koppelung der passiven Wasserbewegung an den aktiven Natriumtransport. Kompartiment *I* ist das Darmlumen. Membran *A* ist die Plasmamembran der Microvilli und der lateralen Zellgrenzen. Kompartiment *II* ist das epitheliale Interstitium. Membran *B* entspricht den capillären Endothelien. Kompartiment *III* ist das Capillarlumen. (Modifiziert nach Tomasini u. Dobbins [120])

Membranen unterschiedlicher Permeabilität getrennt sind, angewandt worden [26, 120]. Hierbei soll die Koppelung des passiven Wassertransports an den aktiven Natriumtransport erklärt werden. Danach ist die Membran A des Modells von Curran u. MacIntosh die luminale und laterale Zellmembran der resorbierenden Zelle. Der Membran B entsprechen die basale Membran der Epithelzelle und Endothelien der Lymph- und Blutcapillaren. Das Kompartiment I entspricht dem Darmlumen, das Kompartiment II dem intercellulären Raum des Epithels und das Kompartiment III dem Lumen der Lymph- und Blutcapillaren (Abb. 8).

Die Darmmucosa ist in beiden Richtungen permeabel. Es ist eine inverse Beziehung zwischen Permeabilität und Molekülgröße in einem Bereich von 60–33 000 Dalton nachgewiesen worden [26]. Hierfür können 3 Routen angenommen werden: zwischen den Epithelzellen, durch die Epithelzellen oder durch die Extrusionszonen [26]. Für die „reverse" Permeabilität großer Moleküle müßte man Poren mit einem Durchmesser über 0,9 nm postulieren oder einen besonderen Transportmechanismus. Es konnte nachgewiesen werden, daß Albumin und Peroxidase durch Pinocytose durch die lateralen Zellmembranen der Epithelzellen aufgenommen werden können [12]. Somit darf angenommen werden, daß Substanzen mit großem Molekulargewicht durch aktive Transportprozesse durch die Epithelzellen oder mit den desquamierten Epithelien in das Darmlumen gelangen [12, 26]. Diese Route würde dem großporigen System des Darmepithels entsprechen [26].

Resorptionsleistungen. Das Coecum erhält etwa 1 500 ml Wasser täglich zusammen mit 200 mmol Natrium, 5 mmol Kalium, 120 mmol Chlorid und 60 mmol Bicarbonat aus dem Dünndarm [94]. Mit dem Stuhl werden täglich etwa 100–150 ml Wasser zusammen mit 25–49 mmol/l Natrium, 80–132 mmol/l Kalium und 15 mmol/l Chlorid ausgeschieden [133]. Das Colon sezerniert schätzungsweise 5 mmol Natrium, 5–15 mmol Kalium und 2 mmol Chlorid täglich. Subtrahiert man diese Werte von denjenigen Mengen, die vom Ileum in das Coecum gelangen, so ergibt sich eine kalkulierte tägliche Resorptionsleistung des Colons von 1 350 ml Wasser, 200 mmol Natrium, 150 mmol Chlorid, sowie eine Sekretion von 4–8 mmol Kalium [113].
Im Colon findet eine rasche Resorption kurzkettiger Fettsäuren statt. Diese entstehen bei anaerober Fermentation der Nahrungskohlenhydrate durch die autochthone Mikroflora (vorwiegend Acetat, Propionat und n-Butyrat) [6, 109]. Der Transportprozeß ist gekoppelt mit einer verstärkten Resorption von Natrium, Kalium und Wasser, an eine luminale Alkalisierung durch Akkumulation von Bicarbonat sowie eine Abnahme des P_{CO_2} [104, 109].

3.1.2 Becherzelle

Die Becherzelle (mucous cell, secretory cell), die vor allem das Kryptenepithel bildet, ist eine „unicelluläre mucöse Drüse". Sie besitzt die Form eines bauchigen Trinkglases mit schmalem basalen Cytoplasma, das sich nach apical durch zahlreiche große sekretorische Granula erweitert, die durch merokrine Sekretion in das Lumen abgegeben werden (Abb. 9). An

Abb. 9a, b. Elektronenmikroskopie. Becherzelle (*BZ*) des Kryptenepithels mit reichlichem Ergastoplasma und vielen Mitochondrien (**b**) sowie Sekretgranula, die durch apokrine Sekretion in das Lumen abgegeben werden (**a**). Relativ kurzer, unregelmäßiger Bürstensaum. Fixierung nach Dalton, Uranylacetat-Bleicitrat, a: ×6700, b: ×7400

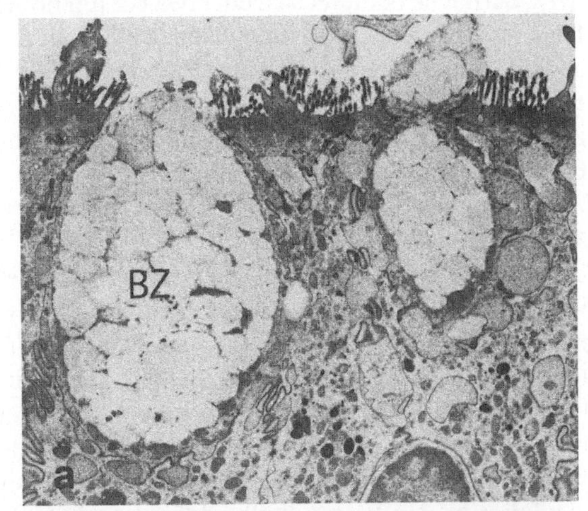

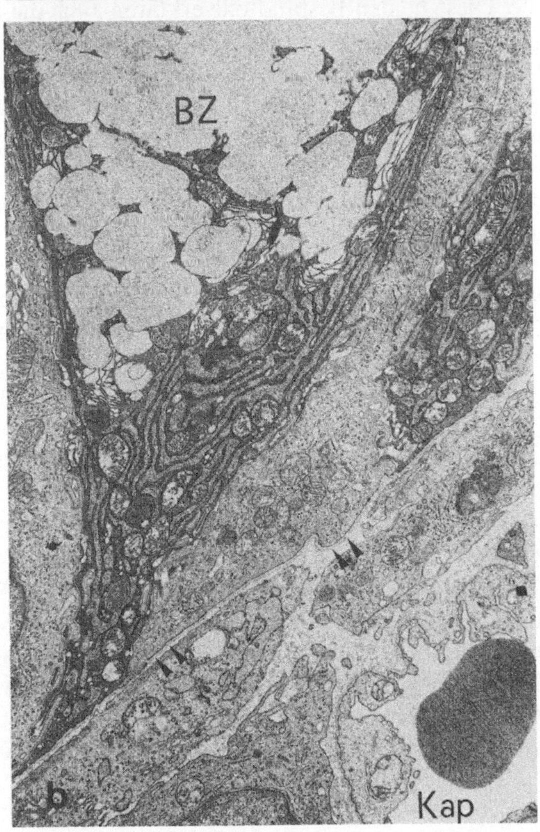

der Oberfläche befindet sich ein etwa 0,5 μm hoher Bürstensaum (Abb. 9).
Die Gesamtmasse der Becherzellen des Colons entspricht etwa einer Drüse von der Größenordnung des Pankreas [13].
Histochemisch enthalten die Becherzellen des Colons saure Glykoproteine (Abb. 10, s. Farbseite 32), wohingegen in denen des Magens neutrale Glykoproteine nachweisbar sind [20, 21, 66].

3.1.2.1 Mucus

Im Colon wird der Mucus in den Becherzellen gebildet und überwiegend vom Kryptenepithel sezerniert. Er besteht aus Glykoproteinen, die sich zu mehr als der Hälfte aus den Monosacchariden Fucose, Mannose, Galaktose, N-Acetylglucosamin, N-Acetylgalaktosamin und aus Neuraminsäure zusammensetzen [21]. Der besonders hohe Gehalt an Neuraminsäure und Sulfatestern charakterisiert biochemisch den Colonmucus, bedingt seine saure Reaktion und fördert die bessere Löslichkeit der Glykoproteine. Diese beiden Bestandteile erklären auch die Fähigkeit des Mucus zur Bindung von Kationen, wie Calcium und Eisen. Neuraminsäure hat Einfluß auf die Struktur der Glykoproteine und schirmt den Proteinanteil von Enzymreaktionen ab. Sie selbst stellt kein Antigen dar, hindert aber, wenn sie in genügend hoher Konzentration vorliegt, Proteindeterminanten an ihrer Immunogenität [55].
Mucusglykoproteine sind außerordentlich große Moleküle (Molekulargewicht $2 \cdot 10^6$ Dalton). Die Kohlenhydrate sind als relativ kleine Oligosaccharideinheiten mit durchschnittlich acht Monosacchariden im Glykoprotein enthalten. Ein typisches Glykoprotein des Mucus besitzt viele Hundert dieser Einheiten, so daß an jede 4.–5. Aminosäure eine Oligosaccharideinheit gebunden ist. Das Gesamtmolekül besteht daher aus einer gestreckten Polypeptidkette, die umgeben und geschützt wird von dicht gepackten Kohlenhydraten. Diese strukturelle Eigenart erklärt zum Teil die Resistenz gegen Proteasen und seine relativ langdauernde Funktion als Schutz- und Gleitmittel sowie seine Oberflächenadhärenz [20, 21]. Innerhalb des Glykoproteinmoleküls sind kurze Peptidketten frei von Kohlenhydraten. Diese „nackten" Peptidsegmente ermöglichen die Aneinanderlagerung benachbarter Ketten und die Bindung durch Disulfidbrücken. Diese Brückenbindungen sind für die Aufrechterhaltung der physikochemischen Eigenschaften des Mucus wichtig [20, 21].
Der Mucus haftet als feines elastisches Gel auf der beweglichen Schleimhautoberfläche und bildet damit einen wichtigen mechanischen und chemischen Schutz. Als Gleitmittel erleichtert er die Passage des Darminhalts. Darüber hinaus dient der Mucus als ein der resorbierenden Oberfläche vorgeschaltetes Filter. Edwards [31] vermutet, daß die meisten Makromoleküle im Mucus „unlöslich" sind, wohingegen kleine Moleküle löslich sind und frei diffundieren können. Mit dieser Selektion der Mole-

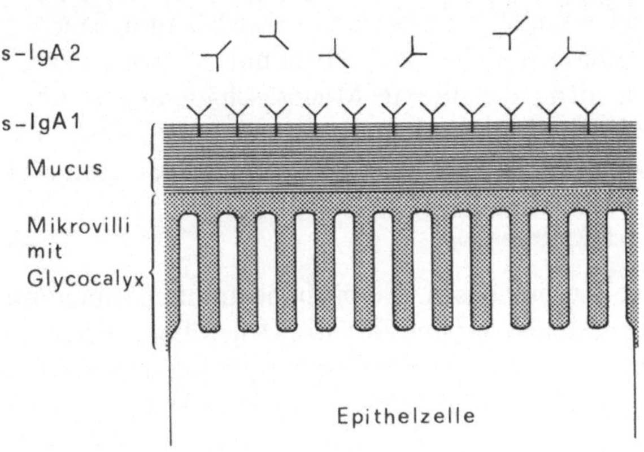

Abb. 11. Schematische Darstellung der hypothetischen Interaktion des intestinalen Mucus mit dem sekretorischen IgA (s. Text)

küle werden Makromoleküle (z. B. antigene Substanzen, Bakterien) vom direkten Kontakt mit der Epithelzelle abgehalten.

Der Mucus ist Medium für weitere wichtige Sekretionsprodukte der Darmschleimhaut, wie beispielsweise für Lysozym [23]. Clamp [21] vermutet bestimmte Wechselbeziehungen zwischen dem sekretorischen IgA (s. Abschn. 3.2.3) und den Mucusglykoproteinen. Die sekretorische Komponente des IgA (als Sekretionsprodukt der Epithelzellen) hat eine besondere Affinität zum Schleim. Die Hauptklasse IgA1 enthält in der schweren Kette eine Molekülsequenz, die reich an Prolin und Hydroxyaminosäuren ist und glykosidisch gebundene Oligosaccharideinheiten besitzt. Damit hat das IgA1, das reichlich im Darmschleim enthalten ist, eine mucusähnliche Teilstruktur. Hiermit wäre das IgA1 teilweise im Mucus löslich und könnte eine einmolekulare Schicht an der Mucusoberfläche bilden [21] (Abb. 11). Der anderen IgA-Subklasse, dem IgA2, fehlt die mucusähnliche Teilstruktur, so daß diese vermutlich in der auf dem Mucus befindlichen Flüssigkeit gelöst ist, um dort gleichsam als erste Verteidigungslinie des Mucosablocks zu wirken [21] (Abb. 11).

Es gibt Befunde, die darauf hinweisen, daß intestinale Bakterien Mucosubstanzen metabolisieren können [77], insbesondere vermutlich durch die Abgabe von Neuraminidase [88]. Ein direkter mikrobieller Einfluß auf Synthese und Sekretionsmodus des Mucus ist nicht bekannt. Allerdings weisen rasterelektronenmikroskopische Befunde darauf hin, daß Choleratoxin eine vermehrte Schleimsekretion der Becherzellen im Rattencolon hervorrufen kann [48]. Luminale Immunkomplexe mit Antikörperüberschuß sowie IgE-mediierte anaphylaktische Reaktionen stimulieren die Mucusproduktion und bewirken damit eine Verringerung der Antigenaufnahme im Darm [125]. Über die Steuerung der Schleimproduktion und Sekretion ist insgesamt wenig bekannt. Eine Reihe mechanischer und chemischer Reize (z. B. Histamin, Derivate der Glycyrrhetinsäure) und vor allem die direkte Mucosaschädigung führen zu einer gesteigerten Schleimsekretion. Kürzlich wurde eine Becherzellhyperplasie im Rattendarm bei Nematodeninfestation nachgewiesen [86].

3.1.3 Kryptenbasis

Die Kryptenbasen, die bis nahe an die Lamina muscularis mucosae reichen, stellen mit undifferenzierten, differenzierten und chromaffinen Zellen eine Zone der speziellen morphologischen und auch funktionellen Organisation dar [80] (Abb. 12 u. 13). Sie unterscheiden sich damit wesent-

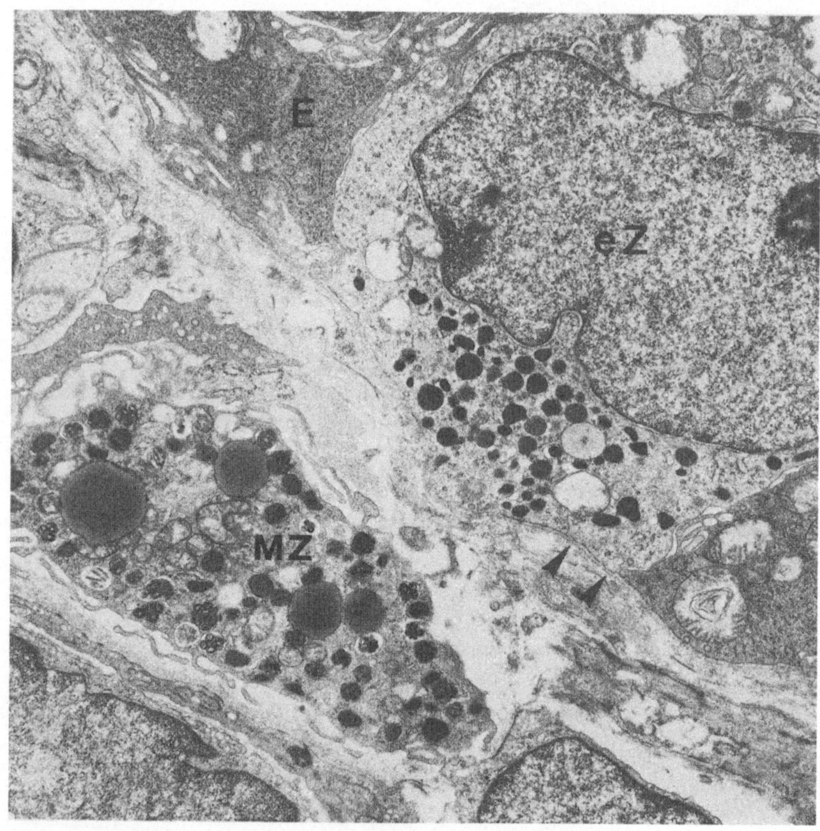

Abb. 12. Elektronenmikroskopie. Kryptenbasis der Colonmucosa. Undifferenzierte Zelle (*E*) und enterochromaffine Zelle (*eZ*) mit sekretorischen Granula. Mastzelle (*MZ*) in der Lamina propria mucosae. Epitheliale Basalmembran (*Pfeilspitzen*). Glutaraldehydfixation, Uranylacetat-Bleicitrat, × 8450

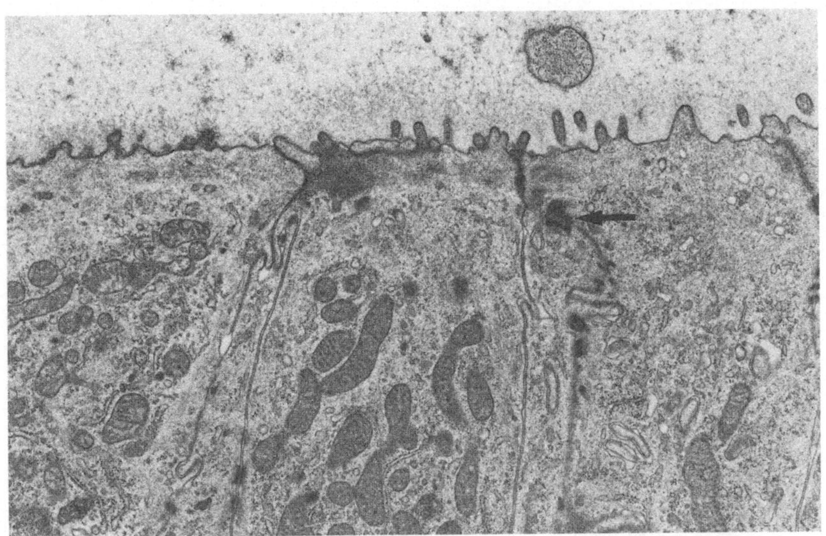

Abb. 13. Elektronenmikroskopie. Undifferenzierte Zellen der Kryptenbasis der Colonmucosa mit unvollständig entwickeltem Bürstensaum, reichlich Mitochondrien und Zonula occludens (*Pfeile*). Fixation nach Dalton, Uranylacetat-Bleicitrat, × 16 350

lich von den oberen Abschnitten der Krypten. Insbesondere enthalten sie zahlreiche, wenn nicht sogar alle enterochromaffinen Zellen des Dickdarmepithels (Abb. 12). Diese Zellen gehören zu dem diffusen neuroendokrinen System des Gastrointestinaltraktes. Die Saum- und Becherzellen reifen erst in den höheren Abschnitten der Krypte aus. Die undifferenzierten Zellen der Kryptenbasen zeigen einen noch unvollständigen Bürstensaum mit einer schmäleren Glycocalyx als die Oberflächenepithelien [80] (Abb. 13).

3.1.3.1 Proliferation und Zellersatz

Die Lamina epithelialis mucosae des Darms gilt als klassisches Wechselgewebe. Die Zellneubildung findet ausschließlich in einer in den Krypten lokalisierten Regenerationszone statt, die allerdings nicht so genau wie im Dünndarm von den nicht teilungsfähigen Zellen abgegrenzt ist. Diese Zone regenerationsfähiger Zellen umfaßt die Basis und das untere Drittel der Krypte und kann sich bis zur Kryptenmitte erstrecken [78, 80, 85] (Abb. 14). Der Zellersatz erfolgt durch „bivalente" Zellteilung. Die aus den Zellteilungen hervorgehenden Tochterzellen wandern durch die Krypten und ersetzen kontinuierlich das Oberflächenepithel, wobei alle drei Zellarten (Saum-, Becher- und enterochromaffine Zelle) aus einer pluripotenten Stammzelle der Kryptenbasis entstehen [15, 102]. Während

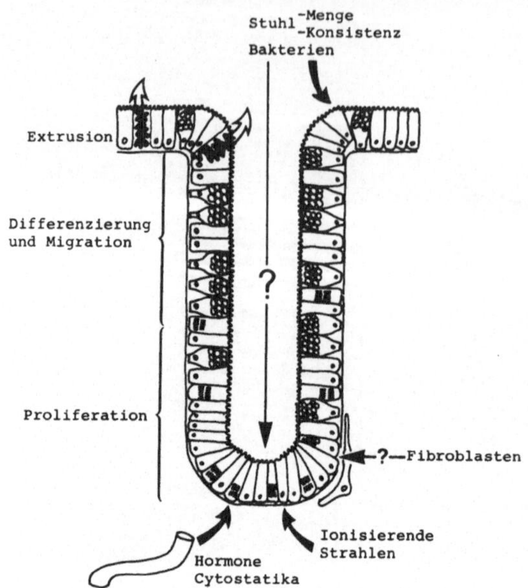

Abb. 14. Beeinflussung der Zellkinetik des Colonepithels durch verschiedene exogene und endogene Faktoren (s. Text)

der „Wanderung" findet die morphologische und funktionelle Ausreifung der Zellen zu Becherzellen oder Saumzellen statt. Diese Tatsache bedeutet, daß ein struktureller und auch funktioneller Gradient vom Oberflächenepithel zur Kryptenbasis besteht.

Eine umschriebene Extrusionszone fehlt. Bereits am Übergang von der Krypte zur Oberfläche gehen Zellen verloren. Es ist nicht klar, ob diese nekrotischen Zellen in das Darmlumen abgestoßen oder von benachbarten Epithelzellen phagocytiert werden, wie dieses im Dünndarm der Maus nach Radiation [16] bzw. nach Gabe von Cytostatica [121] und in der normalen Magenschleimhaut der Ratte [87] beobachtet wird. Insgesamt verläuft die Epithelerneuerung ähnlich wie im Dünndarm [129]. Zellteilung und Wanderung entlang der Krypte sind etwas langsamer im Colon. Der vollständige Epithelersatz des menschlichen Colons dauert etwa 3–6 Tage [79]. Tierexperimentelle Befunde zeigen, daß die Anzahl der Kryptenzellen und die Proliferationskinetik einer circadianen Periodik unterliegen [54] und sich auch regional in den verschiedenen Colonabschnitten unterscheiden [115, 116].

Die Proliferationskinetik der Darmmucosa wird von verschiedenen exogenen und endogenen Faktoren beeinflußt (Abb. 14), insbesondere auch von der intestinalen Mikroflora [1, 129]. Bei keimfrei aufgezogenen Tieren ist nicht nur der Gehalt an Lymphocyten und Plasmazellen in der Lamina propria mucosae reduziert, sondern auch die Zellerneuerungsrate des Darmepithels ist auf die Hälfte der Norm vermindert, d. h. der mitotische Index des Kryptenepithels ist niedriger, der Generationscyclus ist verlängert und der Pool proliferierender Zellen ist kleiner [1, 3, 75]. Mit der Überführung der Tiere von der keimfreien in die konventionelle Tierhaltung kommt es rasch zu einer Normalisierung der Zellkinetik [71]. Wie der bakterielle Stimulus auf die Zellkinetik des Darmepithels vermittelt wird, ist gänzlich unbekannt, zumal die eigentlichen Steuerungsmechanismen der Epithelproliferation ebenfalls noch nicht bekannt sind [129]. Die Zellerneuerungsrate und die Wanderung der Epithelzellen in den Krypten könnte die Menge der abzustoßenden Zellen bestimmen. Umgekehrt könnte die Desquamation der Epithelien oder ihre Migrationsgeschwindigkeit durch die Krypten die Proliferationsrate bedingen. Ein sog. mitotischer Druck eines unabhängigen Proliferationsprozesses scheint nicht der Grund für die Wanderung und Abstoßung der Epithelzellen zu sein, denn diese Prozesse bleiben auch dann bestehen, wenn die Proliferation durch ionisierende Strahlen oder Cytostatica vermindert worden ist [4].

Galjaard et al. [42] konnten zeigen, daß die Zelldichte des Oberflächenepithels die Zellproliferation beeinflussen kann. Verschiedene Milieufaktoren scheinen wichtige Determinanten der Schleimhautbeschaffenheit zu sein. Die Transpositionsversuche von Altmann u. Leblond [5] z. B. ergeben, daß der Ort der Schleimhaut innerhalb des Darmtraktes ihre Zottenhöhe bestimmt. Der Fluß des Darminhalts übt offensichtlich einen trophischen Effekt auf die Schleimhaut aus [28]. Dieses ergibt sich aus dem Befund einer Änderung der Zellkinetik bei parenteraler Ernährung [76] oder in isolierten Darmschlingen [69]. Teilresektionen des Dünndarms verändern ebenfalls die Epithelzellkinetik [82] mit einer adaptativen Hypertrophie der Schleimhaut des Restdarms [126]. Eine deutlich erhöhte proliferative Aktivität des Colonepithels der Ratte wurde bereits innerhalb der ersten 24 h nach Resektion von 50% des mittleren Dünndarms gefunden [130]. Eigenartigerweise beeinflußt die Cöcektomie bei keimfreien Ratten die Epithelproliferation verschiedener Dünndarmabschnitte in unterschiedlichem Maße [110].
Der Dickdarm unterscheidet sich vom Dünndarm u. a. auch darin, daß physikalische Reize, wie Dehnung durch Volumenzunahme des Inhalts, zu einer Hyperplasie der Schleimhaut führen können [28]. Der fehlende mechanische Reiz könnte die erhebliche Atrophie der Colonmucosa bei Ratten erklären, die langfristig mit einer flüssigen Elementardiät gefüttert worden sind [65, 114].
Bei dem stimulatorischen Effekt der digestiven Mikroflora auf die Epithelproliferation im Colon ist kein bestimmter Mikroorganismus bekannt, der hierfür verantwortlich wäre. Der genaue Ort der eigentlichen Interaktion ist ebensowenig bekannt. Bakterien können die Schleimhaut direkt durch toxische Substanzen beeinflussen [1] oder indirekt, z. B. über

die Dekonjugation von Gallesalzen mit Erzeugung zellschädigender Stoffe [68].

Insgesamt reagiert die Colonmucosa weniger empfindlich auf den Einfluß der Mikroflora als die Dünndarmschleimhaut [1].

Die Dichte der bakteriellen Exposition mag von Bedeutung für den Einfluß der Bakterien auf die Mucosa sein. Manche Bakterien werden von der Schleimhaut fortgespült, ohne jemals höhere Konzentrationen auf dem Epithel zu erreichen. Andere Bakterienarten können in großer Zahl auf dem Epithel liegen bleiben und sich mit den Epithelzellen verankern. Die Dauer der bakteriellen Exposition ist ebenfalls für ihren Effekt auf die Schleimhaut wichtig. Hierbei spielt die Motilität des Darms eine Rolle. Interessanterweise wird die Darmperistaltik u. a. auch von der intestinalen Mikroflora beeinflußt, wobei die intestinale Transitzeit bei Abwesenheit der Mikroflora deutlich verlängert ist [2].

3.1.4 Interepitheliale Zellen

Bis zu 10% der Zellen der Lamina epithelialis mucosae sind nicht-epitheliale Zellen; die Mehrzahl davon sind Lymphocyten (Übersicht [91]). Otto u. Walke [93] fanden in der normalen Dünndarmschleimhaut 63 Lymphocyten pro 1 000 Epithelzellen und in der Colonmucosa 45 Lymphocyten pro 1 000 Epithelzellen. Diese Zellen liegen ganz überwiegend in den basalen Anteilen des epithelialen Interstitiums unterhalb oder auf dem Niveau der Epithelzellkerne [45, 93] (Abb. 15). Ultrastukturell finden sich meistens Zeichen der Aktivierung dieser Lymphocyten mit einer Vermehrung des Cytoplasmas und der Zellorganellen [45, 93] (Abb. 15).

Die interepithelialen Lymphocyten sind wesentlicher Bestandteil des intestinalen Immunsystems (Tabelle 1). Die enge topographische (und funktionelle?) Assoziation von Lymphocyten und Epithelzellen wird als diffuses lymphoepitheliales Gewebe des Darms beschrieben [37]. Vermutlich wandern diese Lymphocyten in den Kryptenbasen in das Epithel ein und gelangen passiv mit der Wanderung der differenzierenden Epithelzellen entlang der Kryptenwand zur Oberfläche (Abb. 16). Von dort kehren sie meist wieder in die Lamina propria mucosae zurück [37, 105], wenn sie nicht zusammen mit den Epithelzellen desquamiert werden. Eine transepitheliale Migration der Lymphocyten wird nicht beobachtet [45, 91].

Während ihres Aufenthaltes zwischen den Epithelzellen, in einer besonders antigenexponierten Position, können sie durch luminale Antigene aktiviert und möglicherweise spezifisch determiniert werden. In dieser „afferenten Funktion" (im Sinne der Antigenerkennung) übermitteln sie Informationen an das Immunsystem. Nach verschiedenen Untersuchungsergebnissen handelt es sich bei den interepithelialen Lymphocyten des Darms ganz überwiegend um T-Zellen [36, 51, 106]. Sie haben die Fä-

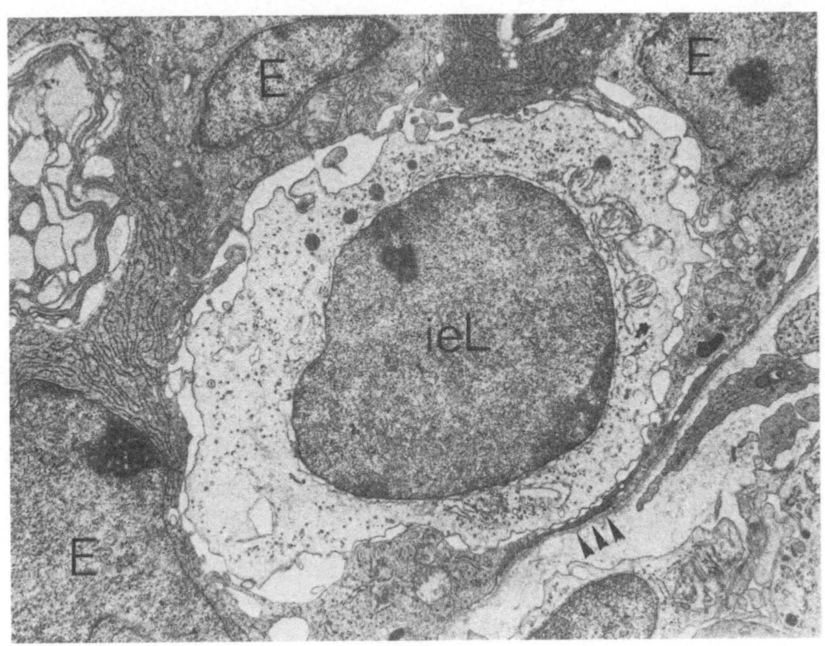

Abb. 15. Elektronenmikroskopie. Interepithelialer Lymphocyt (*icL*) im Oberflächenepithel der Colonmucosa (*E*) mit breitem organellenreichen Cytoplasmasaum. Epitheliale Basalmembran (*Pfeilspitzen*). Glutaraldehydfixation, Uranylacetat-Bleicitrat, ×7800

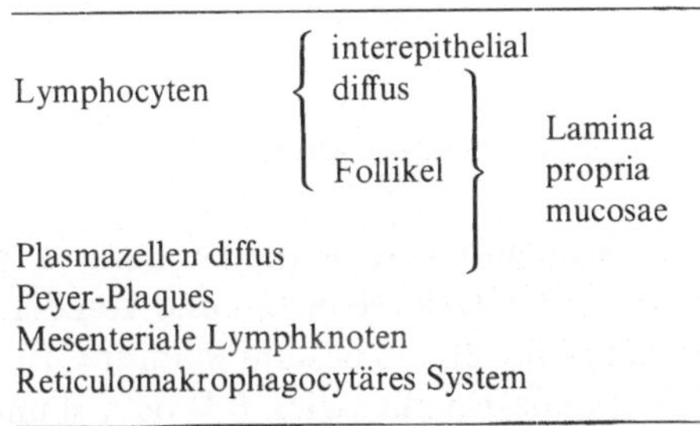

Tabelle 1. Intestinales Immunsystem

Lymphocyten	interepithelial diffus Follikel	Lamina propria mucosae
Plasmazellen diffus		
Peyer-Plaques		
Mesenteriale Lymphknoten		
Reticulomakrophagocytäres System		

higkeit, (lokale, systemische) Immunreaktionen zu modulieren bzw. zu initiieren (Übersicht [99]). Als Helferzellen können sie die lokale B-Zellpopulation zur Bildung spezifischer Antikörper veranlassen, die als sekretorisches IgA von den Epithelzellen in das Darmlumen abgegeben werden (Abb. 16). Hierbei wird von den intestinalen T-Lymphocyten die IgA-Produktion angeregt [32], während die IgG- und IgM-Synthese suppri-

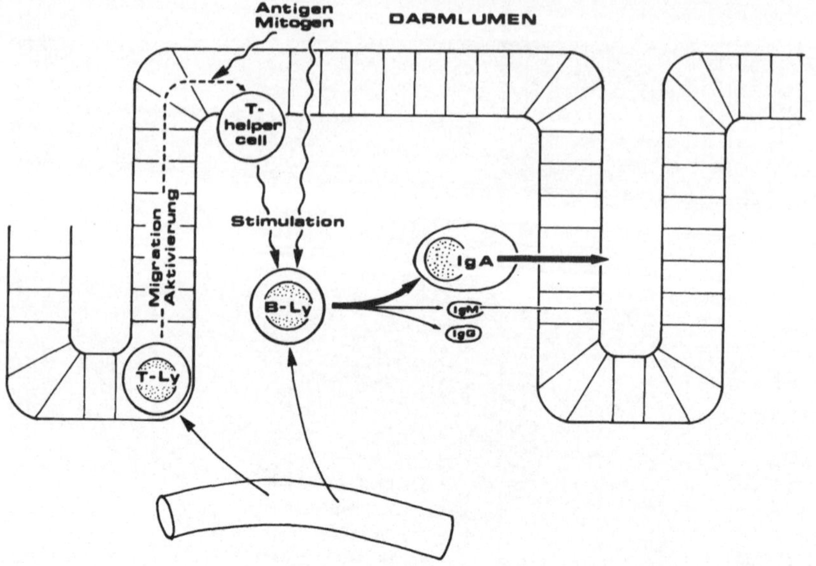

Abb. 16. Schema der hypothetischen Zirkulation der interepithelialen Lymphocyten in der Colonmucosa und ihre Interaktion mit den B-Lymphocyten der Lamina propria mucosae (s. Text)

miert wird [117]. Bei verschiedenen chronisch entzündlichen Erkrankungen der Darmschleimhaut kommt es zu einer Vermehrung der interepithelialen Lymphocyten [91]. Dieses·mag Ausdruck einer verstärkten lokalen Immunreaktion sein, wie dies z. B. bei der Colitis ulcerosa diskutiert wird [44].

3.2 Lamina propria mucosae

Das Schleimhautstroma, die Lamina propria mucosae, wird von der epithelialen Basalmembran und von der Lamina muscularis mucosae begrenzt (Abb. 2). Sie besteht in ihrer Grundstruktur aus einem Gerüst von Reticulinfasern mit vielen Fibrocyten und Fibroblasten. In das Reticulinfasergerüst eingebettet sind zahlreiche *Blutcapillaren*, die die Lamina muscularis mucosae durchbrechen, senkrecht zum Oberflächenepithel steigen und dort dicht unter der Basalmembran liegen (Abb. 3 u. 7). Die Blutcapillaren spielen eine wichtige Rolle für die resorptive Funktion des Colons, denn im Gegensatz zur Dünndarmschleimhaut enthält die Lamina mucosae des Colons nur wenige kurze *Lymphcapillaren*, die die Lamina muscularis mucosae durchziehen und sich gerade bis zur Höhe der Kryptenbasen nachweisen lassen [35] (Abb. 17, s. Farbseite 33). Diese

Tatsache hat nicht nur Bedeutung für die resorptiven Funktionen des Colons, sondern auch für den Ausbreitungsmodus von Neoplasien der Colonmucosa.

Schon unter physiologischen Bedingungen ist die Lamina propria mucosae reich an Plasmazellen, Lymphocyten und Makrophagen; Mastzellen und Granulocyten sind weitaus spärlicher. Mithin stellt diese Gewebeschicht des Darms im wesentlichen ein *diffuses lymphoreticuläres Organ* dar, das nahe an einer der Hauptquellen antigener Stimulation, dem Darmlumen, liegt. Sie ist Bestandteil des darmassoziierten Immunsystems (Tabelle 1).

3.2.1 Lymphocyten

Die lymphoiden Zellen der Lamina propria mucosae stellen sehr wahrscheinlich eine besondere Zellpopulation innerhalb des gesamten Immunsystems dar. Ihre Immunbiologie unterscheidet sich von der der lymphoiden Zellen in Milz, Knochenmark und extra-intestinalen Lymphknoten [8]. Sie besitzen die Fähigkeit, aus der systemischen Zirkulation fast ausschließlich die Darmschleimhaut bzw. die mesenterialen Lymphknoten zu besiedeln [53]. Dieses gilt auf Grund tierexperimenteller Befunde sowohl für B- als auch für T-Lymphocyten. Am Meerschweinchen konnte beobachtet werden, daß radioaktiv markierte Lymphoblasten der intestinalen Mucosa innerhalb von 24 h wiederum die Darmschleimhaut eines Empfängertieres besiedeln [83]. Das gleiche Verhalten zeigten Lymphoblasten mesenterialer und peripherer Lymphknoten, die ebenfalls ihre Herkunftsorgane im Empfängertier aufsuchten [83]. Ähnliche Eigenschaften zeigen isolierte T-Lymphocyten des Darms. T-Lymphoblasten aus dem Ductus thoracicus oder aus den mesenterialen Lymphknoten besiedeln im Empfängertier die Darmschleimhaut unabhängig von einem lokalen antigenen Stimulus [36, 50, 51]. Vermutlich stammen T-Lymphocyten der Lamina propria mucosae ebenso wie die IgA-synthetisierenden Plasmazellen von Vorläuferzellen der Peyer-Plaques ab, wo sie antigenisch stimuliert worden sind [51]. Sie werden auch als Vorläufer intestinaler Mastzellen angesehen [51] – eine bislang sehr kritisierte Hypothese.

Untersuchungen mit Techniken der Zellisolation haben gezeigt, daß mehr als die Hälfte isolierter Lymphocyten der intestinalen Mucosa T-Zellen sind [14]. Bei Colitis ulcerosa und Morbus Crohn steigt die Gesamtzahl der Lymphocyten an mit einer relativen Abnahme der T- und einer Zunahme der B-Lymphocyten [10]. Non-T- und Non-B-Lymphocyten (Nullzellen) wurden von Bull u. Bookman [14] nicht gefunden, während Chiba et al. [17] Nullzellen in der intestinalen Mucosa nachwiesen. Ebensolche, vermutlich methodisch bedingte Diskrepanzen der Befunde bestehen über den Nachweis der sog. Killer-(K-)Zellen und der Naturalkiller-Zellen (NK-Zellen) [10, 17, 21a].

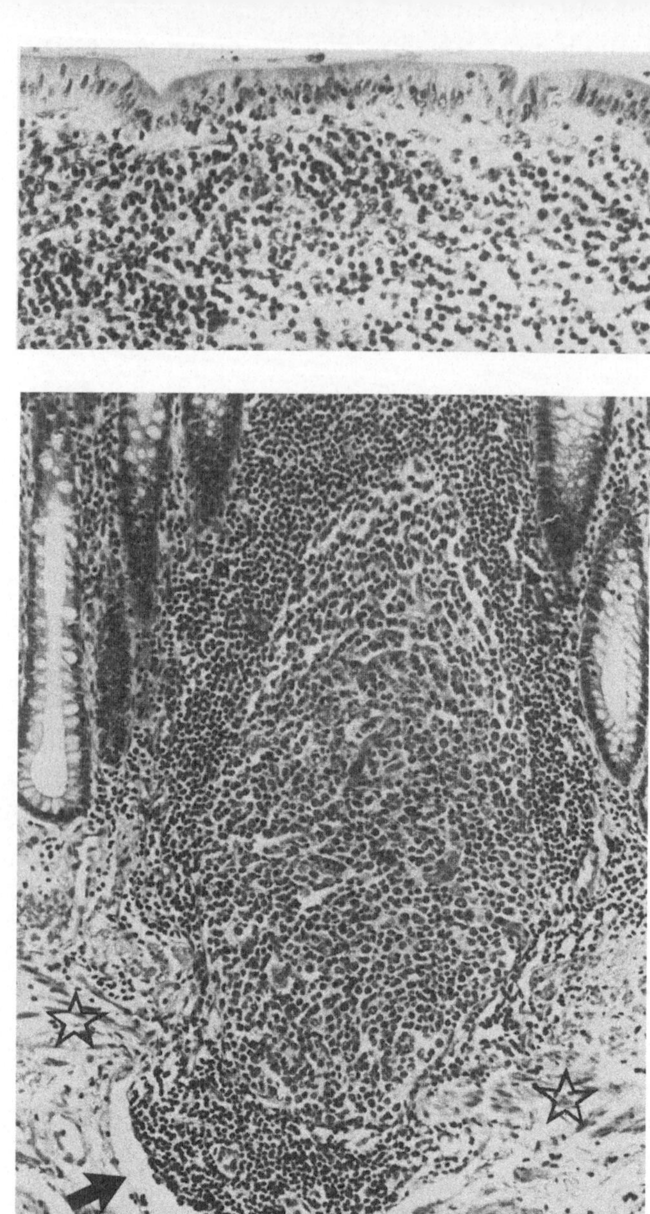

Abb. 18. Solitärer Lymphfollikel mit großem Keimzentrum und perinodulärem Lymphsinus (*Pfeile*) in der Submucosa. Lamina muscularis mucosae (*). *Oben:* Follikelassoziiertes Epithel mit zahlreichen interepithelialen Lymphocyten. Hämatoxylin-Eosin, × 210

3.2.2 Lymphonoduli solitarii

Ein weiterer wichtiger Bestandteil des intestinalen Immunsystems stellen
die im Colon zahlreich entwickelten solitären Lymphfollikel dar. Diese
lymphocytären Aggregate besitzen häufig große Keimzentren (Abb. 18):
Sie liegen in der Mucosa, durchbrechen oft die Lamina muscularis mucosae und reichen bis in die Submucosa hinein, wo sie teilweise von einer feinen bindegewebigen Kapsel umgeben sind. Hier lassen sich Spalträume
ähnlich denen der Randsinus der Lymphknoten nachweisen (Abb. 18).
Die Lymphonoduli solitarii können sich auch bis an das Oberflächenepithel hin ausbreiten, das sich ähnlich dem Domepithel der Peyer-Plaques
in enger topographischer (und funktioneller?) Beziehung zu dem Lymphfollikel befindet (Abb. 18).
Die Dichte der solitären Lymphfollikel des Colons nimmt vom Coecum
zum Rectum hin zu [30]. Parallel hierzu nehmen Gehalt an luminalen Mikroorganismen sowie die Stuhlkonzentration und dessen Kontaktzeit mit
der Mucosa zu (Abb. 1). Es sind noch keinerlei Befunde zur Funktion der
solitären Lymphfollikel des Colons vorhanden. Sie stellen möglicherweise
äquivalente Strukturen zu den Peyer-Plaques des Dünndarms dar [70, 83,
108], denen zusammen mit dem sie bedeckenden Epithel die Funktion ei-
gentlicher *immunologischer Kontaktorgane* zukommt [108].
Hyperplasien der solitären Lymphfollikel werden bei verschiedenen Formen humoraler Immunmangelsyndrome beschrieben [58]. Obwohl die
„noduläre lymphoide Hyperplasie" im Dünndarm häufiger ist [58], kann
sie auch das Colon betreffen [132] (Abb. 19, s. Farbseite 33). Der isolierte
Befall des Colons bei Kindern wird als eine Veränderung ohne Krank-
heitswert angesehen, die lediglich eine Reaktion auf verschiedene Reize
darstellen soll [101].

3.2.3 Plasmazellen und lokales sekretorisches Immunsystem

Die Plasmazellpopulation der Darmschleimhaut besteht vorwiegend aus
IgA-synthetisierenden Zellen (Tabelle 2, Abb. 20, s. Farbseite 34). Sie
gehören zu dem darmeigenen sekretorischen Immunsystem und damit
zum Mucosablock (Abb. 21). Die Gesamtmenge der IgA-Plasmazellen im
Darm wird auf $7,5 \cdot 10^{10}$ geschätzt [57].
IgA wird als Dimer sezerniert (Abb. 22). Dieses sekretorische IgA (s-IgA)
besteht aus einem Paar IgA-Molekülen, die über ein Polypeptid, der
J-Kette, mit einem 2. Polypeptid, der sekretorischen Komponente (SC),
verbunden sind (Abb. 22). Das gesamte Molekül kann mit der Formel
$(IgA)_2JSC$ beschrieben werden [57].
Die J(joining)-Kette ist eine kurze Peptidkette (Molekulargewicht 35 000
Dalton), die reichlich Cystein enthält und damit die Fähigkeit besitzt,
Kreuzverbindungen zu anderen Kettenmolekülen (IgA, IgM) herzustel-

Tabelle 2. Prozentuale Verteilung der Plasmazellklassen in der normalen colorectalen Schleimhaut [44]

Autoren	IgA	IgM	IgG
Normales Colon			
Crabbé u. Heremans (1966)	91,5	4,5	4,0
Brandtzaeg u. Baklien (1976)	90,8	5,6	3,6
Eigene Befunde	92,1	3,7	4,2
Normales Rectum			
Crabbé u. Heremans (1966)	85,2	9,3	5,5
Gelzayd et al. (1968)	90,3	6,7	3,0
Savilahti (1972)	77,1	17,5	5,4
Söltoft et al. (1973)	65,7	17,5	16,8
Skinner u. Whitehead (1974)	92,6	2,9	4,5
Brandtzaeg u. Baklien (1976)	89,3	5,3	5,1
Eigene Befunde	91,7	3,2	5,1

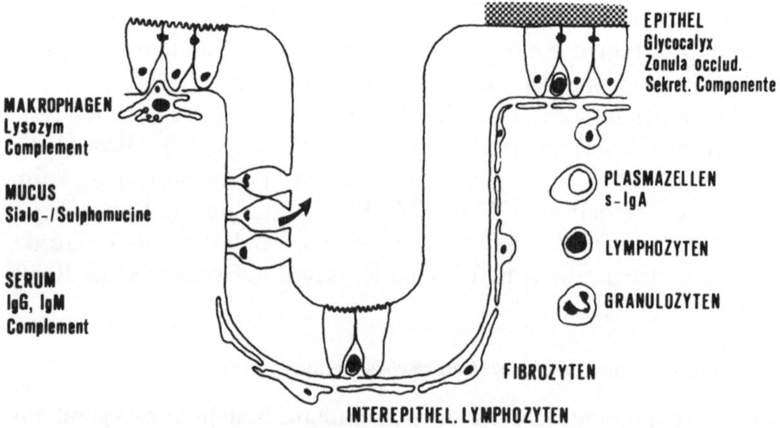

Abb. 21. Der intestinale Mucosablock als Summe der Schutzfunktionen der Schleimhaut in funktioneller Integration mit dem lokalen und systemischen Immunsystem

len. Sie verbindet bereits in der Plasmazelle Einzelmoleküle zu Immunglobulinpolymere, die als solche sezerniert werden [11]. Die intracelluläre Bindung der Immunglobuline an die J-Kette erscheint insofern sinnvoll zu sein, als daß hierbei Antikörper derselben Spezifität gebunden werden und damit eine große Effektivität der Dimere, Antigene zu binden, erreicht wird. Die Verknüpfung des IgA und IgM an die J-Kette ist Voraussetzung für die Bindung der Immunglobuline an die sekretorische Komponente (SC) [118].

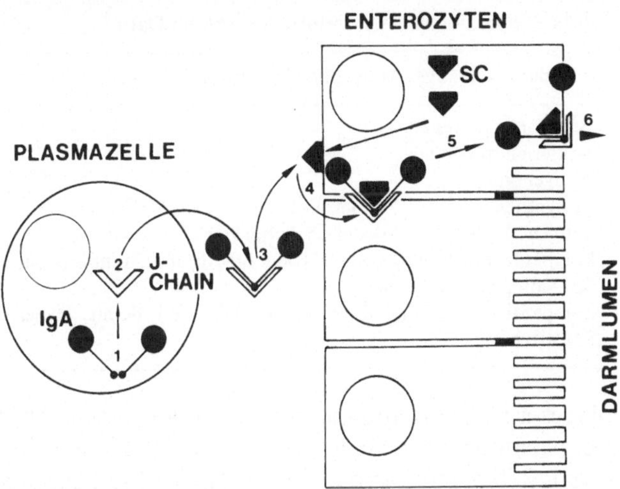

Abb. 22. Schema der Sekretion des intestinalen IgA. Synthese des IgA (*1*) und der J-Kette (*2*) in Plasmazellen der Lamina propria mucosae. Sekretion des an die J-Kette gebundenen IgA-Dimer (*3*), das an die epitheliale sekretorische Komponente (SC) gekoppelt (*4*) und als $(IgA)_2JSC$ von der Epithelzelle sezerniert wird (*5, 6*). (Modifiziert nach Brandtzaeg u. Baklien [11])

Die SC ist ein Polypeptid (Molekulargewicht 58 000 Dalton), das nicht von Immunocyten, sondern von den Epithelzellen gebildet wird (Abb. 20, s. Farbseite 34). Sie hat eine große Affinität zu Schleimsubstanzen, hält damit die sekretorischen Immunglobuline im Mucus (Abb. 20) und schützt sie zudem vor Verdauungsenzymen im Darmlumen. Außer im Schleim des Gastrointestinaltraktes ist s-IgA auch in der Tränenflüssigkeit, im Speichel, im Sekret des respiratorischen Systems, im Colostrum und im Vaginalsekret nachweisbar [118].
Die Sekretion des IgA findet durch die Epithelzellen der Darmschleimhaut, überwiegend im Kryptenepithel, statt [11] (Abb. 20 u. 22). Der Sekretionsprozeß wird von der in den Epithelzellen synthetisierten SC ermöglicht [11]. Die Verteilung der SC an den enterocytären Zellmembranen entspricht genau derjenigen des IgA [11]. Es wird angenommen, daß das von den Plasmazellen der Lamina propria synthetisierte IgA als Dimer die Basalmembran passiert und an der basalen und basolateralen Zellmembran der Enterocyten durch die SC als Rezeptor gebunden wird. Hier findet die Koppelung des IgA an SC statt. Diese Bindung an SC bewirkt erst die Sekretion des IgA. Dieser Komplex, $(IgA)_2JSC$, wird pinocytotisch von der Epithelzelle aufgenommen und in kleinen Vesikeln durch das Cytoplasma geschleust, um an der luminalen Oberfläche abgegeben zu werden. (Abb. 22).

Tabelle 3. Funktionen des sekretorischen IgA im Darm

Die Bildung von s-IgA-Antigenkomplexen *unterdrückt*

- Bakterienadhärenz
- Bakterieninvasion
- Antigenpinocytose
- Ig-Synthese anderer Plasmazellklassen
- antigene Stimulation lokaler Lymphocyten
- kompetitiv die Bildung von IgG- oder IgM-Immunkomplexen und damit die Aktivierung des Komplementsystems
- kompetitiv die Antigenbindung an IgE und damit Hyperimmunreaktionen vom Soforttyp

---

Die sezernierten Immunglobuline sind im intestinalen Mucus und im Sekret nachweisbar (Abb. 20, s. Farbseite 34). Sie scheinen nicht fest an die apicale Zellmembran oder Glycocalyx der Epithelzellen gebunden zu sein. Wenngleich quantitativ in der gesunden Darmschleimhaut unbedeutender, so gehört auch IgM zu den sekretorischen Immunglobulinen [11]. Es liegt in pentamerer Form vor und besitzt 2–3 J-Ketten pro Molekül. Das IgM ist im Sekret ebenfalls an SC gebunden, jedoch nicht so fest wie das s-IgA [11]. Im Gegensatz dazu werden IgG, IgE oder IgD nicht an SC gebunden [11].

Das sekretorische IgA (IgM) verhindert vermutlich die Adhärenz der Bakterien an der Schleimhautoberfläche und zum Teil auch die Resorption von Nahrungsantigenen [124]. Die einzigartige polymere Struktur der sekretorischen Antikörper bewirkt eine erhebliche Verbesserung ihrer Eigenschaft, Antigene zu agglutinieren. Schätzungsweise ist die Agglutinationsfähigkeit des dimeren s-IgA 7 mal größer als die des monomeren IgA [72].

Daß die permanente antigene Exposition des Darmtraktes nicht zu einer chronischen Entzündung der Schleimhaut führt, ist sicherlich u. a. der regulierenden und protektiven Wirkung des lokalen s-IgA-Systems zuzuschreiben. Das sekretorische IgA trägt in mehrfacher Weise zur Aufrechterhaltung der lokalen immunologischen Homöostase des Darms bei (Tabelle 3).

Eine Schädigung des Epithels führt gleichzeitig zu einer Störung der Sekretion der Immunglobuline, bzw. ein defekter Sekretionsmodus (z. B. primäre SC-Synthesestörung) kann zu einem Zusammenbruch der lokalen immunologischen Homöostase führen [11] und damit auch zu einer infektiösen Bedrohung durch luminale oder schleimhautadhärente Bakterien. Diese Phönomene spielen sehr wahrscheinlich in der Pathogenese chronisch-entzündlicher Darmerkrankungen eine besondere pathogenetische Rolle und können u. a. die Chronizität dieser Erkrankungen erklären [44, 47, 92].

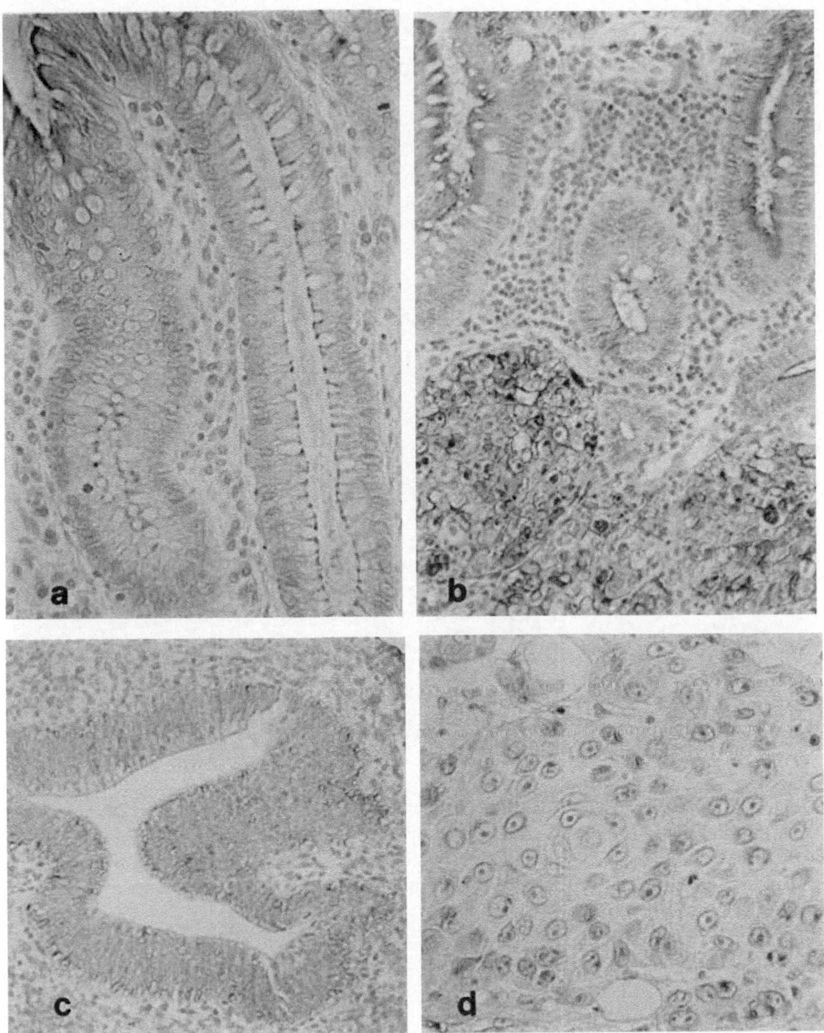

Abb. 4a–d. Immunhistochemischer Nachweis des carcinoembryonalen Antigens (gelbbraune Präcipitate). Immunperoxidase (PAP). Hämatoxylin. **a** Normales Colonepithel. **b** Mittelgradig differenziertes Adenocarcinom, das die intakte Colonmucosa unterminiert. **c** Darmanlage eines Embryo im 3. Schwangerschaftsmonat. **d** Mittelgradig differenziertes Plattenepithelcarcinom der Mundschleimhaut, ×210

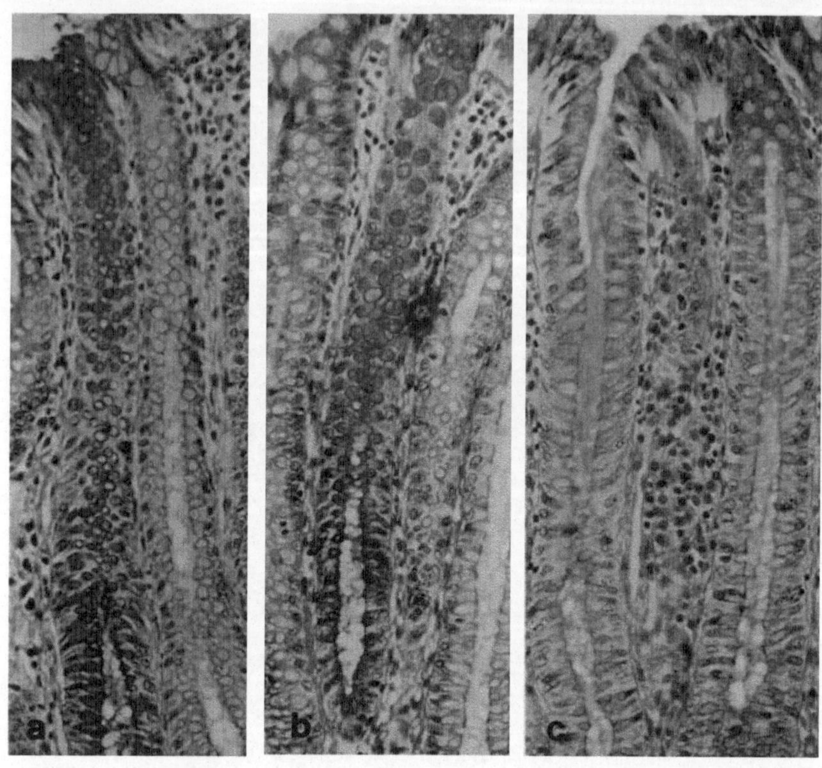

Abb. 10a–c. Histochemische Identifikation der Bestandteile des Mucus der Colonmucosa.
a Sulfatierte Glycoproteine. Alcianblau/PAS, pH 1,0. **b** Neuraminsäurehaltige sulfatierte
Glycoproteine, die gegen Neuraminidase resistent sind. Alcianblau/PAS + Neuraminidase,
pH 2,6. **c** Alle sauren Glycoproteine. Alcianblau/PAS, pH 2,6. (Nach Jones u. Reid [66])
× 180

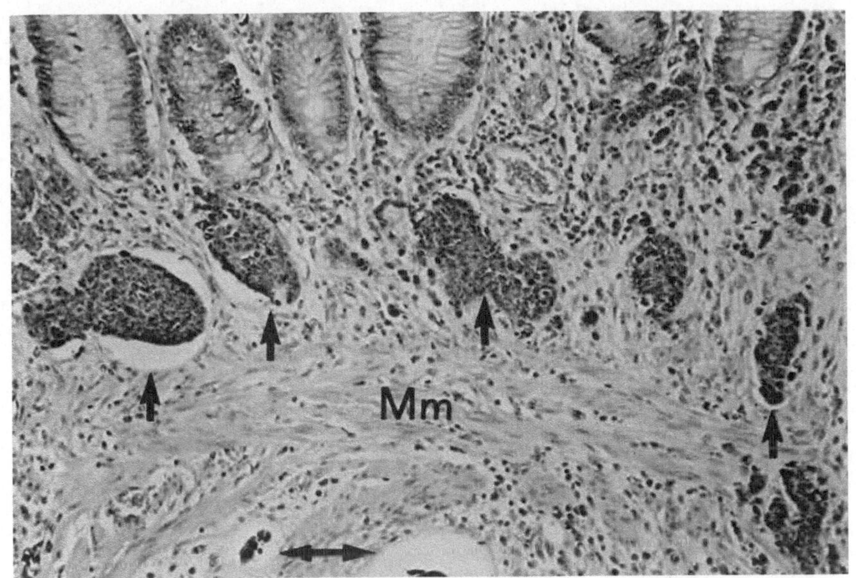

Abb. 17. Lymphangische Metastasen eines wenig differenzierten Coloncarcinoms zur Demonstration der kurzen Lymphcapillaren (*Pfeile*) der Colonmucosa, die die Lamina muscularis mucosae (*Mm*) durchbrechen und sich nur bis zur Höhe der Kryptenbasen nachweisen lassen. Submucöse Lymphgefäße (*Doppelpfeil*). Hämatoxylin-Eosin, × 260.

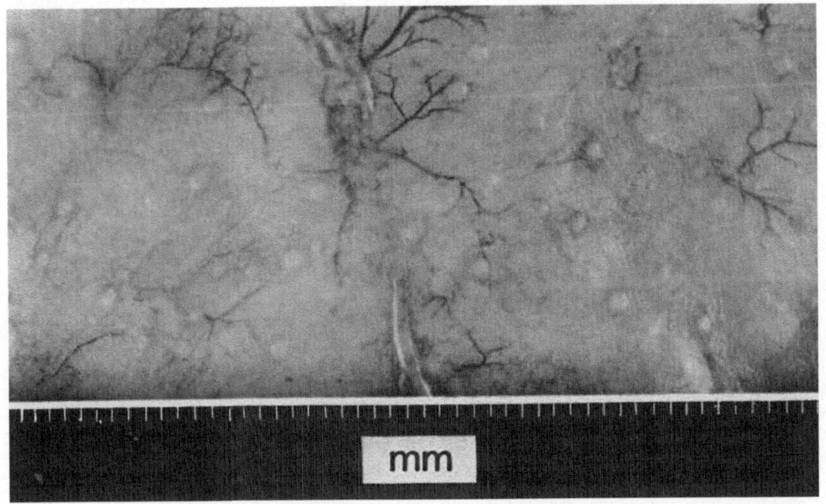

Abb. 19. Aufsicht der Colonmucosa mit nodulärer lymphoider Hyperplasie. 63 Jahre alt gewordener Mann mit biventriculärer Myocardhypertrophie, Herzversagen, ohne Zeichen eines Immunmangelsyndroms oder einer Entzündung des Dickdarms

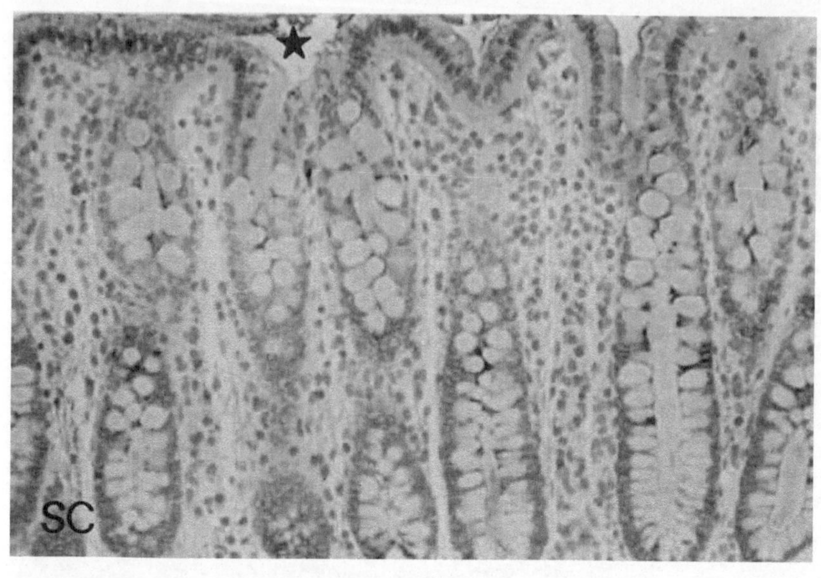

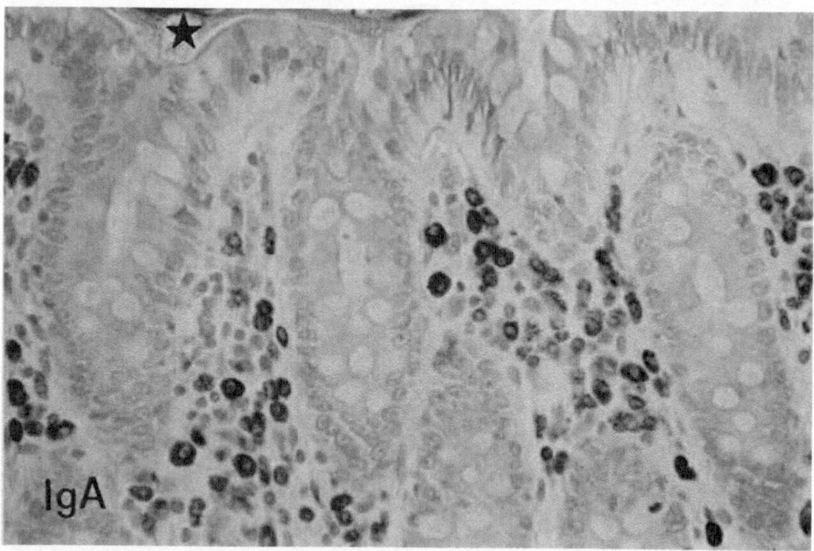

Abb. 20. Immunhistochemischer Nachweis der sekretorischen Komponente (*SC*) im Colon-epithel und im Mucus (*), sowie der Nachweis des *IgA* in zahlreichen Plasmazellen, im Epithel und im Mucus (*). Immunperoxidase (PAP), Hämatoxylin (*oben:* ×260, *unten:* ×280)

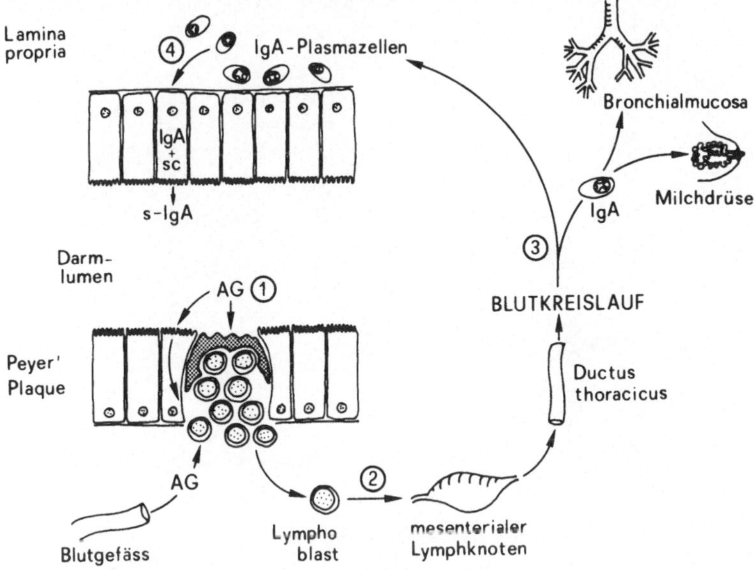

Abb. 23. Lymphocyten des darmassoziierten Gewebes werden durch Antigene aus dem Lumen und aus dem Blut stimuliert. *1.* Antigen-(AG-)aufnahme durch spezialisierte M-Zellen des Darmepithels oder durch Saumzellen der Peyer-Plaques. *2.* Lymphoblasten gelangen in die mesenterialen Lymphknoten zur weiteren Reifung und von dort als Plasmablasten über den Ductus thoracicus in den systemischen Blutkreislauf. *3.* Besiedelung der Milchdrüsen, der Bronchialschleimhaut und der Lamina propria der Darmmucosa mit Plasmablasten. Sekretion von IgA in Reaktion auf Antigene *4.* (Modifiziert nach Walker u. Isselbacher [124])

Von verschiedenen Untersuchungen ist bekannt, daß die durch die Zylinderzellen, möglicherweise mit Hilfe interepithelialer Lymphocyten oder Makrophagen, in die Lamina propria gelangenden Antigene an Ort und Stelle eine Immunreaktion mit Antikörperproduktion auslösen können [90, 95]. Tomasi [119] konnte nachweisen, daß die Antikörperreaktion gegen inaktivierte Polioviren in dem Abschnitt des Darms, der unmittelbar dem Virus exponiert war, am größten ist. Das heißt, daß B-Zellen der Lamina propria mucosae sich als Folge lokaler antigener Stimulation teilen und zu IgA-Zellen differenzieren können. Sie bilden damit die Grundlage für eine wirkliche lokale Immunreaktion.

Allerdings scheint unter normalen Bedingungen diese Form der lokalen B-Zellreaktion weniger Bedeutung zu haben. Die Mehrzahl der in der intestinalen Mucosa verteilten Plasmazellen stammen sehr wahrscheinlich von Vorläuferzellen aus Peyer-Plaques und mesenterialen Lymphknoten ab [8, 53, 84] (Abb. 23), wo sie bereits vor ihrer Ansiedelung in den verschiedenen Darmbereichen für die IgA-Synthese festgelegt werden.

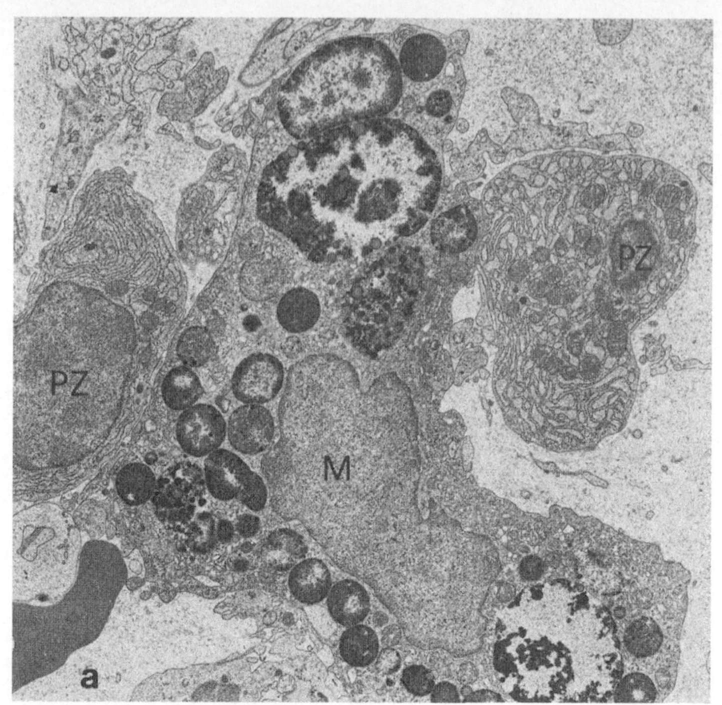

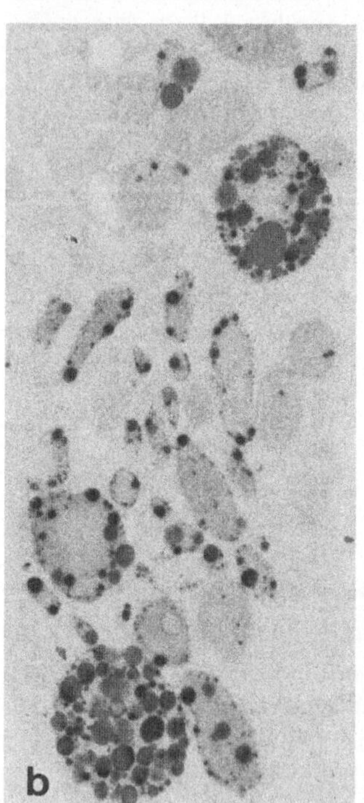

Abb. 24a, b. Elektronenmikroskopie. **a** Makrophag (*M*) der Colonmucosa mit großen sekundären Lysosomen (Phagolysosomen) in engem Kontakt mit Plasmazellen (*PZ*). Fixierung nach Dalton, Uranylacetat-Bleicitrat, × 4750. **b** Ultracytochemischer Nachweis von saurer Phosphatase in makrophagocytären Lysosomen (schwarzgraue Präcipitate). β-Glycerophosphat, unkontrastiert, × 15 200

Injiziert man aus Peyer-Plaques von Kaninchen isolierte Zellen in zuvor bestrahlte allogenetische Empfängertiere, so verteilen sich diese Zellen in der Lamina propria des Darms und synthetisieren IgA-Antikörper [72]. Ähnliche Untersuchungen an Mäusen haben gezeigt, daß aus mesenterialen Lymphknoten und aus dem Ductus thoracicus isolierte Lymphoblasten sich schnell in der intestinalen Mucosa ansiedeln und IgA produzieren [72]. Offensichtlich erfahren die IgA-Vorläuferzellen ihre initiale Aktivierung in Peyer-Plaques und solitären Lymphfollikeln der Schleimhaut, zu denen die luminalen Antigene in besonderem Maße Zugang haben [70] (s. Abschn. 3.2.2). Von dort gelangen die Lymphoblasten in die mesenterialen Lymphknoten, in die Lymphe des Ductus thoracicus und in den systemischen Blutkreislauf als zirkulierende Plasmablasten, um von dort die Lamina propria der Darmschleimhaut, aber auch der Bronchialschleimhaut und die lactierende Brustdrüse zu besiedeln [8, 53]. Das sekretorische Immunsystem der Darmschleimhaut ist damit Teil eines gemeinsamen humoralen Immunsystems, zu dem auch das der respiratorischen Schleimhaut und das der Milchdrüsen gehören [8, 9].

3.2.4 Makrophagen

Makrophagen sind konstanter Bestandteil der Lamina propria mucosae des Darms [27, 74]. Phylogenetisch bilden die Makrophagen des Verdauungskanals das älteste Digestions- und Abwehrsystem. Im Organismus der Mammalia hat der Makrophag seine digestive Funktion an die Epithelzelle abgegeben und dient ausschließlich der Abwehr. Als Phagocyt antigener Substanzen kann er sowohl zur unspezifischen Resistenz beitragen als auch durch die Präsentation des antigen Materials an immunkompetente Zellen spezifische (immunologische) Abwehrreaktionen induzieren. Damit nimmt er eine Intermediärstellung ein, da er sowohl dem unspezifischen als auch dem spezifischen Abwehrsystem angehört.

Die intestinalen Makrophagen besitzen weitgehend die Charakteristika, die gemeinhin Makrophagen definieren: Eine bestimmte Morphologie des Kerns und der Lysosomen, pinocytotische und phagocytotische Aktivitäten, lysosomale saure Hydrolasen und Membranrezeptoren für die Komplementkomponente C 3 und für den Fc-Teil des IgG-Moleküls (Abb. 24). Die Mitochondrien und das endoplasmatische Reticulum sind perinucleär konzentriert. Je nach Grad ihrer Aktivierung enthält das übrige Cytoplasma zahlreiche primäre und sekundäre Lysosomen sowie pinocytotische submembranöse Vesikel. Es finden sich mehrfache pseudopodienartige Cytoplasmaausläufer (Abb. 24). Die Lysosomen sind reich an saurer Phosphatase (Abb. 24b).

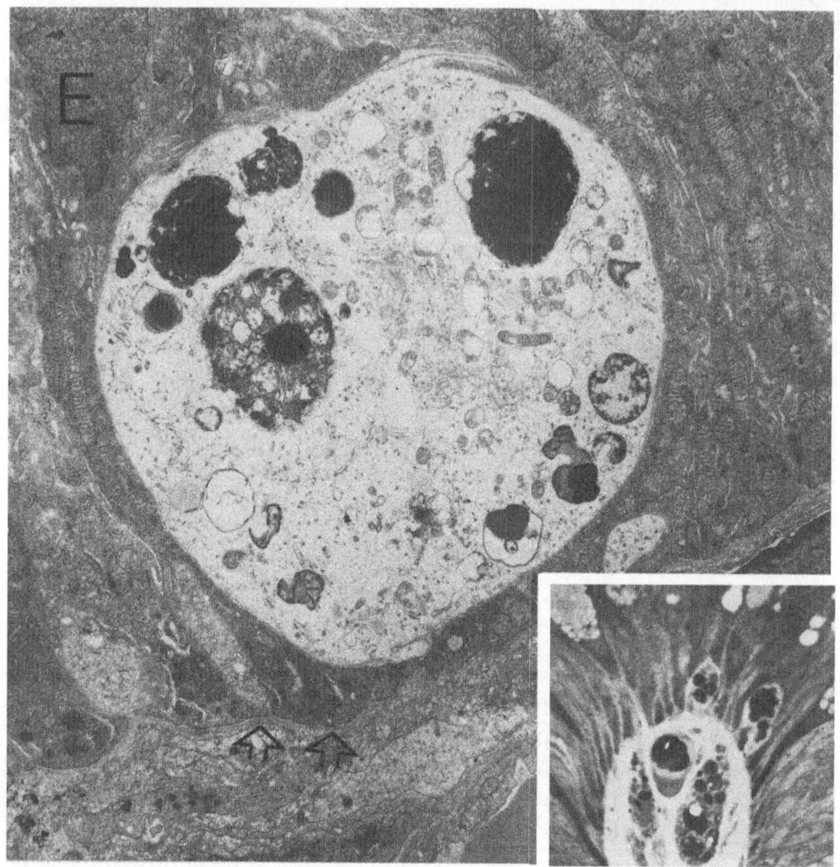

Abb. 25. Cytoplasmatischer Makrophagenausläufer mit zahlreichen großen Lysosomen im Interstitium des Oberflächenepithels (E) der Colonmucosa. Epitheliale Basalmembran (*Pfeile*). Ruthenium-Rot, Osmiumtetroxid, Uranylacetat, × 8 350. *Inset*: Semidünnschnitt, Toluidinblau, × 480

Mikroskopisch lassen sich die Makrophagen gut innerhalb der Lamina propria der Colonschleimhaut lokalisieren. Sie befinden sich häufig in kleinen Gruppen unmittelbar unter dem Oberflächenepithel (Abb. 3 u. 7). Hier beobachtet man öfters makrophagocytäre Cytoplasmaausläufer, die in das epitheliale Interstitium hineinreichen und dort mit interepithelialen Lymphocyten (funktionellen?) Kontakt aufnehmen (Abb. 25).

In den tieferen Abschnitten der Lamina propria sind sie hingegen seltener anzutreffen (Abb. 3). Sie liegen hier einzeln in der Nähe von Blutgefäßen und auch Nerven.

Die intestinalen Makrophagen entstehen sehr wahrscheinlich aus den Monocyten des Knochenmarks, die etwa 1,5–4 Tage im Blut zirkulieren, bevor sie in das Gewebe einwandern [40]. Innerhalb der Lamina propria findet dann die endgültige Reifung der Monocyten zu Makrophagen statt. Die intestinalen Makrophagen sind damit Teil des „mononucleären Phagocytensystems" [41], zu dem die Gewebsmakrophagen, zirkulierende Monocyten, Promonocyten und ihre Knochenmarkstammzellen gehören. Dieses System der Gewebsmakrophagen ist im gesamten Organismus verbreitet. Es findet sich in Organen wie Leber, Milz, Lymphknoten, Lunge, Knochenmark, Darm und Nervensystem und im Bindegewebe sowie in den serösen Häuten [41].

Makrophagen können lange Perioden im Gewebe verweilen, wobei Monate bis Jahre angenommen werden [40, 74].

Die Hauptfunktion der Makrophagen ist die Beseitigung von schädigendem Material durch Phagocytose oder Pinocytose. Diese Prozesse sind unspezifisch. Es werden Mikroorganismen, sonstige Fremdsubstanzen, Tumorzellen, Zelldetritus, Antigen-Antikörper-Komplexe phagocytiert. Nach Aufnahme des Materials in Digestionsvacuolen verschmelzen diese mit primären Lysosomen zu sekundären Lysosomen (Phagolysosomen) (Abb. 24 u. 25), in denen das Material durch hydrolytische Enzyme der primären Lysosomen abgebaut wird.

Die intestinalen Makrophagen sind aktiv an der Aufnahme der das Epithel passierenden Antigene beteiligt [74, 122, 123]. Manche der aufgenommenen Substanzen werden intracellulär vollständig abgebaut, andere können jedoch durch die Aufnahme in bestimmte Zellkompartimente dem Abbau entgehen. Dieses Material kann akkumulieren und aufbereitet als Antigen gespeichert werden. Es entsteht ein „Superantigen" in den Makrophagen, das den immunkompetenten Zellen, T- bzw. B-Lymphocyten, der Lamina propria oder der mesenterialen Lymphknoten „präsentiert" werden kann. Diese makrophageninduzierte Immunreaktion wird möglicherweise durch freigesetzte lösliche Faktoren vermittelt. Als Transmittersubstanzen („lymphocytenaktivierende Faktoren") werden eine an das Antigen gekoppelte RNS („immunogene RNA" [7]) oder eine antigenfreie „informatorische RNS" [64] angenommen. Beide Substanzen können sowohl auf B- als auch auf T-Lymphocyten wirken; sie sind bislang jedoch noch nicht ausreichend definiert worden [107].

Eine weitaus größere Bedeutung bei der Immuninduktion wird dem direkten Zellkontakt zwischen Lymphocyten und Makrophagen zugeschrieben. Dieses scheint ein „zentrales biologisches Phänomen" zu sein [107], das nicht nur für die Entwicklung von Immunreaktionen, sondern auch für die Lebensfähigkeit, funktionelle Reifung und Differenzierung der peripheren Lymphocyten notwendig ist [107].

Makrophagen sezernieren eine Reihe biologisch wirksamer Substanzen, die sich in 3 Gruppen einteilen lassen:

1. Faktoren, die die Aktivitäten umliegender Zellen beeinflussen,
2. Substanzen, die der Abwehr dienen, und
3. Enzyme, die extracelluläre Proteine alterieren (Übersicht [89]).

Zur 1. Gruppe gehören die Lymphocyten, Monocyten und Fibroblasten aktivierenden Faktoren. Zur 2. Gruppe, den protektiven Substanzen, gehört das bacteriolytisch wirkende Lysozym. Makrophagen produzieren und sezernieren die Komplementproteine C 3a, b, C 4 und C 2, womit sie an einem weiteren wichtigen humoralen Abwehrprozeß gegen Mikroorganismen beteiligt sind. Prostaglandine sind weitere wichtige Sekretionsprodukte, womit sie modulierend auf Entzündungsprozesse einwirken können.

Die 3. von Makrophagen abgegebenen biologisch aktiven Substanzen umfaßt die Gruppe der lysosomalen Enzyme (z. B. saure Phosphatase, Peroxidase), Plasminogenaktivatoren, Kollagenasen, Elastasen [89]. Die Freisetzung der lysosomalen Enzyme hängt qualitativ und quantitativ vom Ausmaß der Aktivierung der Makrophagen und der Stimulation durch Lymphokine oder Komplementfaktoren sowie von der Art des zu phagocytierenden Materials ab [25]. Durch die Freisetzung ihrer lysosomalen Enzyme, scheinen Makrophagen eine wichtige pathogenetische Rolle bei chronischen Entzündungen zu spielen [25], wie z. B. auch bei der Colitis ulcerosa und granulomatosa [44, 47, 92].

4 Zusammenfassung und Schlußfolgerungen

Die Schleimhaut steht bei der Betrachtung der funktionellen Morphologie des Colons im Vordergrund. Sie erfüllt 3 der 4 Hauptfunktionen des Organs (Resorption, Sekretion, immunologische Kontaktnahme), während die 4. Funktion, die Motilität, von der Muskulatur getragen wird. Innerhalb des Colons, als dem letzten Glied in der Kette der Verdauungsorgane, lassen sich regionäre funktionelle und morphologische Unterschiede nachweisen.

Bemerkenswert ist die reiche Bakterienflora und die lange Verweildauer der eingedickten Nahrungsreste im Colon. Dieses bedingt lange Kontaktzeiten des Fremdmaterials mit der Mucosa, die sowohl einen bestimmten Stoffaustausch als auch einen Schutz gegen die massive antigene Bedrohung aus dem Lumen gewährleisten muß. Die Schleimhaut isoliert den Coloninhalt nicht absolut vom Organismus, sondern es findet ständig eine gewisse Antigenaufnahme über die Mucosa statt. Damit stellt das Colon mit dem größten Antigenreservoir auch das größte immunologische

Kontaktorgan des Organismus dar. Dafür ist der Darmtrakt mit einem eigenen Immunsystem, dem größten des Körpers, ausgerüstet. Hierin findet das ungewohnte Konzept des *Colons als Immunorgan* seine Erklärung. Es vermag mit seinem lymphoiden Gewebe bei verschiedenen immunologischen Allgemeinerkrankungen mitzureagieren („Immuncolitis"); umgekehrt ist es aber auch möglich, daß das Colon Entstehungsort immunologischer Erkrankungen ist.

Aus tierexperimentellen Studien ist bekannt, daß im Colon alle Typen der Immunreaktionen ablaufen können. Diese Tatsache ist relevant für die Entwicklung entzündlicher Affektionen des Colons, insbesondere für die unspezifischen chronischen Colitiden. Sehr wahrscheinlich werden gerade weitere Untersuchungen der immunologischen Effectormechanismen in der entzündeten Schleimhaut bei Patienten mit Colitis ulcerosa oder Morbus Crohn zu einem besseren Verständnis der Pathogenese und evtl. auch der Ätiologie dieser Erkrankungen führen. Eine Überstimulation des lokalen Immunsystems kann zu deletären Hyperimmunreaktionen im Darm führen. Andererseits können Defekte des Immunsystems, je nach Ausmaß, eine lokale Abwehrschwäche mit entzündlichen und auch neoplastischen Läsionen bedingen.

Ein weiterer wichtiger Aspekt ist der der oralen Vaccination (z. B gegen Polio), deren Möglichkeiten vermutlich noch längst nicht erschöpft sind. Lokale (orale, rectale) Vaccinationen könnten einen besseren Schutz gegen Krankheiten, wie Shigellosen, Salmonellosen und viralen Gastroenteritiden, bieten. Durch orale Vaccination könnte sogar ein Schutz gegen Influenza erreicht werden in Anbetracht der Zirkulation intestinaler Lymphocyten und ihrer Besiedelung auch der Bronchialschleimhaut, nachdem sie im Darm antigenisch stimuliert worden sind.

Viele dieser Reaktionen spielen sich im wesentlichen in der Schleimhaut ab als der Grenzfläche zwischen internem und externem Milieu. Sie ist auch das Gewebe, das diagnostisch, d. h. endoskopisch, röntgenologisch und bioptisch, am leichtesten zugänglich ist. Auch unter diesem Gesichtspunkt sind in dieser Übersicht vor allem die Zellsysteme und Strukturen der Mucosa berücksichtigt worden, deren Kenntnis Voraussetzung für das Verständnis krankhafter Veränderungen ist.

Literatur

1. Abrams GD (1977) Microbial effects on mucosal structure and function. Am J Clin Nutr 30:1880–1886
2. Abrams GD, Bishop JE (1967) Effect of the normal microbial flora on gastrointestinal motility. Proc Soc Exp Biol Med 126:301–308
3. Abrams GD, Bauer H, Sprinz H (1963) Influence of the normal flora on mucosal morphology and cellular renewal in the ileum. A comparison of germ-free and conventional mice. Lab Invest 12:355–361

4. Altmann GG (1974) Changes in the mucosa of the small intestine following methotrexate administration or abdominal X-irradiation. Am J Anat 140:263–272

5. Altmann GG, Leblond CP (1970) Factors influencing villus size in the small intestine of adult rats as revealed by transposition of intestinal segments. Am J Anat 127:15–21

6. Argenzio RA (1981) Short-chain fatty acids and the colon. Dig Dis Sci 26:97–99

7. Askonas BA, Rhodes JM (1965) Immunogenicity of antigen-containing ribonucleic acid preparations from macrophages. Nature 205:470–474

8. Bienenstock J, Befus AD (1980) Mucosal immunology. A review. Immunology 41:249–270

9. Bienenstock J, McDermott MR, Befus AD, O'Neill M (1978) A common mucosal immunologic system involving the bronchus, breast and bowel. In: McGhee JR, Mestecky J, Babb JL (eds) Secretory immunity and infection. Plenum, New York, pp 53–66

10. Bookman MA, Bull DM (1979) Characteristics of isolated intestinal mucosal lymphoid cells in inflammatory bowel disease. Gastroenterology 77:503–510

11. Brandtzaeg P, Baklien K (1977) Intestinal secretion of IgA and IgM: A hypothetical model. Ciba Found Symp 46:77–108 Elsevier, Amsterdam Oxford NewYork

12. Brooks SG, Dobbins WO III (1972) Autoradiographic localization of J-125 labeled albumin in the intestine of guinea pigs: A light and electron microscopic study. Gastroenterology 62:1001–1012

13. Bucher O (1973) Histologie und mikroskopische Anatomie des Menschen. Huber, Bern Stuttgart, S 398

14. Bull DM, Bookman MA (1977) Isolation and functional characterization of human intestinal mucosal lymphoid cells. J Clin Invest 59:966–974

15. Chang WWL, Leblond CP (1971) Renewal of the epithelium in the descending colon of the mouse. I. Presence of three cell populations: Vacuolated-columnar, mucous and argentaffine. Am J Anat 131:73–100

16. Cheng H, Leblond CP (1974) Origin, differentiation and renewal of the four main epithelial cell types in the mouse small intestine. V. Unitarian theory of the origin of the four epithelial cell types. Am J Anat 141:537–562

17. Chiba M, Shorter RG, Thayer WR (1979) K cell activity in lamina propria lymphocytes from the human colon. Dig Dis Sci 24:817–822

18. Christensen J (1981) Motility of the colon. In: Johnson LR (ed) Physiology of the gastrointestinal tract I. Raven, New York, pp 445–471

19. Clamp JR (1977) The relationship between secretory immunoglobulin A and mucus. Biochem Soc Trans 5:1579–1581

20. Clamp JR (1978) (ed) Mucus. Br Med Bull 34/1

21. Clamp JR (1980) Gastrointestinal mucus. In: Wright R (ed) Recent advances in gastrointestinal pathology. Saunders, London Philadelphia Toronto, pp 47–58

21a. Clancy R, Pucci A (1978) Absence of K cells in human gut mucosa. Gut 19:273–276

22. Crane RK (1975) A digestive-absorptive surface as illustrated by the intestinal brush border. Trans Am Micros Soc 94:529–544

23. Creeth JM, Bridge JL, Horton JR (1979) An interaction between lysozyme and mucus-glycoproteins. Implications for density-gradient separations. Biochem J 181:717–724

24. Curran PF, MacIntosh JR (1962) A model system for biological water transport. Nature 193:347–349

25. Davies P, Allison AC (1976) Secretion of macrophage enzymes in relation to pathogenesis of chronic inflammation. In: Nelson DS (ed) Immunobiology of the macrophage. Academic Press, New York San Francisco London, pp 427–461

26. Dobbins WO III (1975) Human intestinal epithelium as a biological membrane. In: Trump BF, Arstila AU (eds) Pathobiology of cell membranes. I. Academic Press, New York San Francisco London, pp 429–467

27. Donnellan WL (1965) The structure of the colonic mucosa. The epithelium and sub-epithelial reticulohistiocytic complex. Gastroenterology 49:496–514

28. Dowling RH, Riecken EO, Laws JW, Booth CC (1967) The intestinal response to high bulk feeding in the rat. Clin Sci 32:1–9

29. Drenckhahn D, Gröschel-Stewart U (1980) Localization of myosin, actin, and tropomyosin in rat intestinal epithelium: Immunohistochemical studies at the light and electron microscopic levels. J Cell Biol 86:475–482

30. Dukes C, Bussey HJR (1936) The number of lymphoid follicles of the human large intestine. J Pathol Bacteriol 29:11–17

31. Edwards PAW (1978) Is mucus a selective barrier to macromolecules? Br Med Bull 34:55–56

32. Elson CO, Heck JA, Strober W (1979) T-cell regulation of murine IgA synthesis. J Exp Med 149:632–643

33. Ewe K, Wanitschke R (1977) Neue Aspekte in der Pathogenese der Diarrhoe. Leber Magen Darm 7:1–6

34. Farquhar MG, Palade GE (1963) Junctional complex in various epithelia. J Cell Biol 17:375–412

35. Fenoglio CM, Kaye GI, Lane N (1973) Distribution of human colonic lymphatics in normal, hyperplastic, and adenomatous tissue. Gastroenterology 64:51–66

36. Ferguson A, Parrott DMV (1972) The effect of antigen deprivation on thymus-dependent and thymus-independent lymphocytes in the small intestine of the mouse. Clin Exp Immunol 12:477–489

37. Fichtelius KE, Sundström C, Kullgren B, Linna J (1969) The lympho-epithelial organ of homo sapiens revisited. Acta Pathol Microbiol Scand 77:103–116

38. Fordtran JS, Ingelfinger FJ (1968) Absorption of water, electrolytes and sugar from the human gut. In: Code CF, Heidel W (eds) Handbook of physiology, sect 6, vol III. Amer. Physiol. Soc., Washington, pp 1465

39. Fordtran JS, Rector FL, Ewton MF, Soter N, Kinney J (1965) Permeability characteristics of the human small intestine. J Clin Invest 44:1935–1944

40. Van Furth R, Dulk M (1970) The kinetics of promonocytes and monocytes in the bone marrow. J Exp Med 132:813–819

41. Van Furth R, Cohn ZA, Hirsch JG, Humphrey JH, Spector WG, Langevoort HL (1972) The mononuclear phagocyte system: A new classification of macrophages, monocytes, and their precursor cells. Bull WHO 46:845–852

42. Galjaard H, Meer-Fieggen W, Giessen J (1972) Feedback control by functional villus cells on cell proliferation and maturation in intestinal epithelium. Exp Cell Res 73:197–204

43. Ganong WF (1979) Review of medical physiology. Lange, Los Altos

44. Gebbers J-O (1981) Colitis ulcerosa: Immun- und Ultrastrukturpathologie. In: Gastroenterologie und Stoffwechsel, 18. Thieme, Stuttgart New York

45. Gebbers J-O, Otto HF (1973) Das Membranverhalten der interepithelialen Lymphocyten des Darmes. Eine elektronenmikroskopische Untersuchung an Ruthenium-Rot gefärbtem Gewebe. Virchows Arch [Pathol Anat] 361:175–184

46. Gebbers J-O, Otto HF (1974) Electron microscopic studies on the intestine using ruthenium red. Z Zellforsch 147:271–283

47. Gebbers J-O, Otto HF (1981) Immuno- and ultracytochemical observations in Crohn's disease. In: Peña AS, Weterman IT, Booth CC, Strober W (eds) Recent advances in Crohn's disease. Nijhoff, The Hague Boston London, pp 136–145

48. Goerg KJ, Wanitschke R, Schulz L (1980) Scanning electron microscopic study of the effect of rhein on the surface morphology of the rat colonic mucosa. Pharmacology [Suppl 1] 20:36–42

48a. Gold P, Freedman SO (1965) Specific carcino-embryonic antigen of the human digestive system. J Exp Med 122:467–481

49. Grandison AS, Harrison ID, Shields R (1980) Effects of wide variations in portal pressure on mesenteric blood flow and absorption from the canine colon. Gut 21:475–479

50. Guy-Grand D, Griscelli C, Vassali P (1974) The gut associated lymphoid system: Nature and properties of the large dividing cells. Eur J Immunol 4:435–443

51. Guy-Grand D, Griscelli C, Vassalli P (1978) The mouse gut T lymphocyte. A novel type of T cell. Nature, origin, and traffic in mice in normal and graft-versus-host conditions. J Exp Med 148:1661–1677

52. Guyton AB (1971) Textbook of medical physiology. Saunders, Philadelphia London Toronto, p 773

53. Hall J (1979) Lymphocyte recirculation and the gut: The cellular basis of humoral immunity in the intestine. Blood Cells 5:479–492

54. Hamilton E (1979) Diurnal variation in proliferative compartments and their relation to cryptogenic cells in the mouse colon. Cell Tissue Kinet 12:91–100

55. Heide K (1974) The significance of sialic acid in serum glycoproteins. Behring Inst Mitt 55:168–176

56. Hemmings WA (ed) (1978) Antigen absorption by the gut. MTP Press, Lancaster

57. Heremans JF (1975) The secretory immune system: A critical appraisal. In: Neter E, Milgram F (eds) The immune system and infectious disease. Karger, Basel

58. Hermans PE, Huizenga KA, Hoffmann HN, Brown AL, Markowitz H (1966) Dysgammaglobulinemia associated with nodular lymphoid hyperplasia of the small intestine. Am J Med 40:78–83

59. Hess MW, Zimmermann A, Brun del Re G, Cottier H (1975) Immunologische Aspekte gastrointestinaler Neoplasien. Schweiz Med Wochenschr 105:570–575

60. Hirsch J, Ahrens EH, Blankenhorn DH (1956) Measurement of the human intestinal length in vivo and some cause of variation. Gastroenterology 31:274–284

61. Huitric E, Laumonier R, Burtin P, Kleist S von, Chavanel G (1976) An optical and ultrastructural study of the localization of carcinoembryonic antigen (CEA) in normal and cancerous human rectocolonic mucosa. Lab Invest 34:97–107

62. Ito S (1965) The enteric surface coat on cat intestinal microvilli. J Cell Biol 27:475–491

63. Ito S, Revel JP (1964) Incorporation of radioactive sulfate and glucose on the surface coat of enteric microvilli. J Cell Biol 23:44A–45A

64. Jachertz D (1973) Flow of information and gene activation during antibody synthesis. Ann NY Acad Sci 207:122–144

65. Janne P, Carpentier Y, Willems G (1977) Colonic mucosal atrophy induced by a liquid elemental diet in rats. Am J Dig Dis 22:808–812

66. Jones R, Reid L (1978) Secretory cells and their glycoproteins in health and disease. Br Med Bull 34:9–16

67. Kaye GI, Lane N (1965) The epithelial basal complex: A morphological unit in transport and absorption. J Cell Biol 27:50A

68. Keeling JW, Lamabadusuriya SP, Harries JT (1976) The effects of pure and miscellar solutions of different bile salts on mucosal morphology in rat jejunum in vivo. J Pathol 118:157–168

69. Keren DF, Elliott HL, Brown GD, Yardley JH (1975) Atrophy of villi with hypertrophy and hyperplasia of Paneth cells in isolated (Thiry-Vella) ileal loops in rabbits. Gastroenterology 68:83–89

70. Keren DF, Holt PS, Collins HH, Gemski P, Formal SB (1978) The role of Peyer's patches in the local immune response of rabbit ileum to live bacteria. J Immunol 120:1892–1896

71. Khoury KA, Floch MH, Hersh T (1969) Small intestinal mucosal proliferation and bacterial flora in conventionalization of the germ-free mouse. J Exp Med 130:659–665

72. Lamm ME (1976) Cellular aspects of immunoglobulin A. Adv Immunol 22:223–290
73. LaMont JT, Ventola A (1980) Synthesis and secretion of colonic glycoproteins. Evidence for shedding in vivo of low molecular weight membrane components. Biochem Biophys Acta 629:553–565
74. LeFevre ME, Joel DD (1979) Macrophages of the mammalian small intestine: A review. J Reticuloendothel Soc 26:553–573
75. Lesher S, Walburg HE, Sacher GA (1964) Generation cycle in the duodenal crypt cells of germfree and conventional mice. Nature 202:884–885
76. Levine GM, Deren JJ, Steiger E, Zinno R (1974) Role of oral intake in maintenance of gut mass and disaccharidase activity. Gastroenterology 67:975–981
77. Lindstedt G, Lindstedt S, Gustafsson BE (1965) Mucus intestinal contents of germfree rats. J Exp Med 121:201–209
78. Lipkin M (1974) Phase 1 and phase 2 proliferative lesions of colonic epithelial cells in desease leading to colonic cancer. Cancer 34:878–887
79. Lipkin M, Sherlock P, Bell B (1963) Cell proliferation kinetics in the gastrointestinal tract of man. II. Cell renewal in stomach, ileum, colon and rectum. Gastroenterology 45:721–729
80. Lorenzsonn V, Trier JS (1968) The fine structure of human rectal mucosa. The epithelial lining of the base of the crypt. Gastroenterology 55:88–101
81. Marston A (1977) Intestinal ischemia. Arnold, London
82. McDermott FT, Roudnew B (1976) Ileal crypt population kinetics after 40% small bowel resection. Gastroenterology 70:707–711
83. McDermott MR, O'Neill MJ, Bienenstock J (1980) Selective localization of lymphoblasts prepared from guinea pig intestinal lamina propria. Cell Immunol 51:345–348
84. McWilliams M, Phillips-Quagliata JM, Lamm ME (1977) Mesenteric lymph node B lymphoblasts which home to the small intestine are precommitted to IgA synthesis. J Exp Med 145:866–875
85. Melnyck CS, Braucher RE, Kirsner JB (1967) Regeneration of the human colon mucosa. Morphological and histochemical study. Gastroenterology 52:985–997
86. Miller HRP, Walshaw Y (1979) Immune regulation of intestinal goblet cell differentiation. Specific induction of non-specific protection against Helminths? Nouv Rev Fr Hematol 21:31–39
87. Morris GP, Harding RK (1979) Phagocytosis of cells in the gastric surface epithelium of the rat. Cell Tissue Res 196:449–454
88. Müller HE (1974) Neuraminidase of bacteria and protozoa and their pathogenetic role. Behring Inst Mitt 55:34–56
89. Nathan CF, Murray HW, Cohn ZA (1980) The macrophage as an effector cell. N Engl J Med 303:622–626
90. Ogra PL, Karzon DT (1969) Distribution of poliovirus antibody in serum, nasopharynx and alimentary tract following segmental immunisation of lower alimentary tract with polio vaccine. J Immunol 102:1423–1431
91. Otto HF (1973) The interepithelial lymphocyte of the intestinum. Morphological observations and immunological aspects of intestinal enteropathy. Curr Top Pathol 57:81–121
92. Otto HF, Gebbers J-O (1981) Electron microscopic, ultracytochemical and immunohistological observations in Crohn's disease of the ileum and colon. Virchows Arch [Pathol Anat] 391:189–205
93. Otto HF, Walke A (1972) Über lympho-epitheliale Beziehungen bei Enteropathien. Virchows Arch [Pathol Anat] 355:85–98
94. Philipps SF, Giller J (1973) The contribution of the colon to water and electrolyte conservation in man. J Lab Clin Med 81:733–742

95. Pierce NF, Gowans JL (1975) Cellular kinetics of the intestinal immune response to cholera toxoid in rats. J Exp Med 142:1550–1557
96. Pihl E, McNaughtan J, Ma J, Ward HA, Nairn RC (1980) Immunohistological patterns of carcinoembryonic antigen in colorectal carcinoma. Correlation with staging and blood levels. Pathology 12:7–13
97. Pittmann FE, Pittman JC (1966) An electron microscopic study of the epithelium of normal human sigmoid colonic mucosa. Gut 7:644–661
98. Read NW, Miles CA, Fisher D et al. (1980) Transit of a meal through the stomach, small intestine, and colon in normal subjects and its role in the pathogenesis of diarrhea. Gastroenterology 79:1276–1282
99. Reinherz EL, Schlossmann SF (1980) Current concepts in immunology. Regulation of the immune response – inducer and suppressor T-lymphocyte subsets in human beings. N Engl J Med 303:370–373
100. Richardson PDI, Granger DN, Mailman D, Kvietys PR (1980) Permeability characteristics of colonic capillaries. Am J Physiol 239:G300–G305
101. Riddlesberger MM, Lebenthal E (1980) Nodular colonic mucosa of childhood: Normal or pathologic? Gastroenterology 79:265–270
102. Rodriguez MSB, Sunter JP, Watson AJ, Wright NA, Appleton DR (1979) Cell population kinetics in the mucosal crypts of the descending colon of the mouse. Virchows Arch [Cell Pathol] 29:351–361
103. Roediger WEW (1980) Anaerobic bacteria, the colon and colitis. Aust NZ J Surg 50:73–75
104. Roediger WEW, Moore A (1981) Effects of short-chain fatty acid on sodium absorption in isolated human colon perfused through the vascular bed. Dig Dis Sci 26:100–106
105. Röpke C, Everett NM (1976) Proliferative kinetics of large and small intraepithelial lymphocytes in the small intestine of the mouse. Am J Anat 145:395–408
106. Röpke C, Everett NB (1976) Kinetics of intraepithelial lymphocytes in the small intestine of thymus-deprived mice and antigen-deprived mice. Anat Rec 185:101–108
107. Rosenthal AS, Blake JT, Ellner JJ, Greineder DK, Lipsky PE (1976) Macrophage function in antigen recognition by T lymphocytes. In: Nelson DS (ed) Immunobiology of the macrophage. Academic Press, New York San Francisco London, pp 131–160
108. Ruchti C, Gerber HA, Hess MW, Keller HU, Cottier H (1980) Zur Barrierefunktion des menschlichen Darms: Mechanismen des Antigeneintritts und der antimikrobiellen Schutzfunktionen Ther Umsch 37:161–167
109. Ruppin H, Bar-Meir S, Soergel KH, Wood CM, Schmitt MG (1980) Absorption of short-chain fatty acids by the colon. Gastroenterology 78:1500–1507
110. Sacquet E, Guenet JL, Garnier H, Meslin JC (1971) Influence de deux modifications chirurgicale de l'intestine grele sur le renouvellement des enterocytes du rat: la formation d'une anse aveugle chez le rat „holoxenique". L'ablation du caecum chez le rat „axenique". CR Acad Sci 272:841–849
111. Sarna SK, Bardakjian BL, Waterfall WE, Lind JF (1980) Human colonic electrical control activity (ECA). Gastroenterology 78:1526–1536
112. Simon GL, Gorbach SL (1981) Intestinal flora in health and disease. In: Johnson LR (ed) Physiology of the gastrointestinal tract II. Raven Press, New York pp 1361–1380
113. Smith FW, Sleisenger MH (1978) Physiology of the colon. In: Sleisenger MH, Fordtran JS (eds) Gastrointestinal disease. Pathophysiology, diagnosis, management. Saunders, Philadelphia London Toronto, pp 1523–1548
114. Stragand JJ, Hagemann RF (1977) Effect of luminal contents on colonic cell replacement. Am J Physiol 233:E208–E211
115. Sunter JP, Wright NA, Appleton DR (1978) Cell population kinetics in the epithelium of the colon of the male rat. Virchows Arch [Cell Pathol] 26:275–287

46

116. Sunter JP, Appleton DR, deRodriguez MSB, Wright NA, Watson AJ (1979) A comparision of cell proliferation at different sites within the large bowel of the mouse. J Anat 129:833–842
117. Swarbrick ET, Stokes CR, Soothill JF (1979) Absorption of antigens after oral immunisation and the simultaneous induction of specific systemic tolerance. Gut 20:121–125
118. Tomasi TB (1972) Secretory immunoglobulins. N Engl J Med 287:500–506
119. Tomasi TB (1976) The immune system of secretion. Prentice Hall, Englewood Cliffs
120. Tomasini JT, Dobbins WO III (1970) Intestinal mucosal morphology during water and electrolyte absorption. A light and electron microscopic study. Dig Dis 15:226–238
121. Throughton WD, Trier JS (1969) Paneth und goblet cell renewal in mouse duodenal crypts. J Cell Biol 41:251–268
122. Walker WA (1981) Intestinal transport of macromolecules. In: Johnson LR (ed) Physiology of the gastrointestinal tract II. Raven, New York, pp 1271–1289
123. Walker WA, Isselbacher KJ (1974) Uptake and transport of macromolecules by the intestine. Possible role in clinical disorders. Gastroenterology 67:531–550
124. Walker WA, Isselbacher KJ (1977) Intestinal antibodies. N Engl J Med 297:767–773
125. Walker WA, Wu M, Block K (1977) Stimulation by immune complexes of mucus released from goblet cells of the rat intestine. Science 197:370–372
126. Wathen LM, Osborne JW, Loven DP (1981) Effect of two intestinal resections separated by time on cell proliferation in the rat small intestine. Gastroenterology 80:1535–1541
127. Weiser MM (1973) Intestinal epithelial cell surface membrane glycoprotein synthesis. I. An indicator for cellular differentiation. J Biol Chem 248:2536–2541
128. Williams I (1965) Innominate grooves in the surface of mucosa. Radiology 84:877–880
129. Williamson RCN (1978) Intestinal adaption. Structural, functional and cytokinetic changes. N Engl J Med 298:1393–1402
130. Williamson RCN, Bauer FLR, Ross JS (1978) Proximal enterectomy stimulates distal hyperplasia more than bypass or pancreaticobiliary diversion. Gastroenterology 74:16–23
131. Wilson TH (1962) Intestinal absorption. Saunders, Philadelphia London Toronto
132. Wolfson JJ, Goldstein G, Krivit W, Hong R (1970) Lymphoid hyperplasia of the large intestine associated with dysgammaglobulinemia. AJR 108:610–614
133. Wrong O, Metcalfe G (1967) The electrolyte content of faeces. Proc R Soc Med 58:1007–1012

Kapitel 2

Intestinale Sekretion
bei entzündlichen Darmerkrankungen

R. Wanitschke und K. J. Goerg

1 Physiologische Grundlagen
der Elektrolyt- und Wasserabsorption im Colon

Bei üblichen Ernährungsgewohnheiten gelangen beim Gesunden pro 24 h ca. 1 500–2 000 ml einer plasmaisotonen elektrolythaltigen Flüssigkeit in das Colon, die in Abhängigkeit von Art und Menge der Nahrung unterschiedlich zusammengesetzt ist. Dominierendes Ion ist in allen Fällen Na^+ (> 120 mmol/l) [14]. Entlang dem ca. 150 cm langen Colon wird die Flüssigkeitsmenge bis auf ca. 100 ml, die mit dem Stuhl ausgeschieden wird, absorbiert. Entscheidenden Anteil an der passiven Wasserabsorption hat dabei die aktive und sehr effiziente Natriumabsorption, gefolgt von einer ebenso effizienten Chloridabsorption, so daß mit dem Stuhl unter physiologischen Bedingungen nur vergleichsweise geringe Mengen von Elektrolyten und Wasser verlorengehen [6, 51, 73, 74]. Die Colonschleimhaut besitzt darüber hinaus noch eine um den Faktor 3 höhere Funktionsreserve, so daß bei kontinuierlichem Elektrolyt- und Flüssigkeitseinstrom an der Ileocöcalklappe unter optimalen Bedingungen etwa 6 l H_2O und mehr als 800 mmol Na^+ absorbiert werden können [14].
Für klinische Folgezustände bei Schleimhauterkrankungen oder nach resezierenden Operationen am Colon ist von Bedeutung, daß die absorptive Kapazität in den proximalen Colonabschnitten am größten ist und nach distal abnimmt [16, 47], wobei die Effizienz der Absorption selbst aufgrund struktureller Eigenschaften der Dickdarmschleimhaut analwärts zunimmt.
Das Na^+-Ion hat eine zentrale Stellung bei Absorptionsvorgängen im gesamten Intestinaltrakt und ist am Colon von entscheidender Bedeutung für die Höhe und Effizienz der Absorption von Wasser, anderen Elektrolyten sowie allen wasserlöslichen Substanzen. Na^+ strömt passiv aus dem Lumen durch die Bürstensaummmembran in den Enterocyten, begünstigt durch einen in dieser Richtung bestehenden elektrischen und chemischen

Gradienten. Durch ein aktives Na^+-K^+-ATPase-abhängiges Transport-system an der basolateralen Zellmembran wird Na^+ aktiv gegen einen elektrischen und chemischen Gradienten in den Intercellularspalt gepumpt [68]. Der hier entstehende hohe osmotische Gradient führt zu einem Einstrom von Wasser und anderen wasserlöslichen Verbindungen in diesen Raum. Dabei wird sowohl der transcelluläre sowie der paracelluläre Weg via zonulae occludentes ("tight junctions") benutzt [17]. Wesentliche strukturelle Voraussetzung der Colonschleimhaut für eine effiziente Elektrolyt- und damit Wasserabsorption ist die Existenz relativ dichter intercellulärer Verbindungen an der luminalen Membran, so daß im Gegensatz zum Dünndarm, wo eine hohe Wasserpermeabilität die strukturelle Voraussetzung für eine gewünscht schnelle Äquilibrierung der Ingesta bietet, im Colon unter physiologischen Bedingungen kaum ein Rückfluß bereits absorbierter Elektrolyte über diesen Weg in das Lumen erfolgt [26, 30]. Ein Ausdruck der hohen Effizienz, insbesondere der Natriumabsorption im Colon, ist die Fähigkeit der intakten Schleimhaut, einen Na^+-Konzentrationsgradienten bis zu 125 mmol/l zu errichten [15, 27]. Dieser Mechanismus befähigt das Colon, auch bei Formen der Diarrhoe mit niedriger intraluminaler Natriumkonzentration und hohem Flüssigkeitsvolumen das Ausmaß der enteralen Wasser- und Elektrolytverluste zu kompensieren.

Verglichen mit Na^+ spielen Transportvorgänge der anderen, biologisch wichtigen Kationen am Colon keine bedeutende Rolle. Kalium wird unter physiologischen Bedingungen bilanzmäßig in geringen Mengen in das Colon sezerniert [50], wobei ein passiver Mechanismus am wahrscheinlichsten ist (Lit. bei [53]), begünstigt durch eine den Kationeneinstrom treibende transmucosale elektrische Potentialdifferenz [10]. Da der Schleim der Becherzellen relativ kaliumreich ist [13, 32], muß bei Zuständen intensiver Schleimproduktion ein Kaliumverlust über den Stuhl beachtet werden. Unabhängig von der Genese der Durchfallserkrankung korreliert jedoch der enterale Kaliumverlust nicht mit der Schwere der Durchfälle [25].

Calcium spielt bilanzmäßig als Kation im Colon keine Rolle. Die physiologisch wichtigsten Anionen im gesamten Intestinaltrakt sind Cl^- und HCO^- sowie im Colon zusätzlich sog. kurzkettige Fettsäuren.

Chlorid strömt gekoppelt mit Natrium an der Bürstensaummembran als neutrales NaCl in den Enterocyten ein und wird dort akkumuliert. Im Gegensatz zu Na^+, das dann aktiv aus der Zelle gepumpt wird, muß für Cl^- erst eine gegenüber dem Extracellularraum höhere Cl^--Konzentration erreicht sein, damit Chlorid passiv über die basolaterale Membran in den Extracellularraum diffundiert und damit absorbiert wird, wobei kleinere Mengen auch passiv über die Bürstensaummembran zurück in das Lumen gelangen [29]. Im unteren Dünndarm und im Colon existiert ein

Cl$^-$-HCO$^-$-Austauschmechanismus, über welchen durch endogen produziertes und sezerniertes HCO$^-$ die Cl$^-$-Absorption erfolgt und nach Bedarf gesteuert werden kann [70], ein Mechanismus, durch den auch der physiologisch alkalische pH im unteren Ileum und im Colon erklärt ist. Durch diese metabolische Interaktion und die nicht bestehende Möglichkeit einer direkten Transfermessung des HCO$^-$-Ions lassen sich echte HCO$^-$-Transportraten an der Schleimhaut nicht bestimmen.

Im Colon dominieren mengenmäßig auf der Anionenseite die sog. kurzkettigen Fettsäuren, die bei alkalischem Colon-pH in ionisierter Form vorliegen. Es handelt sich dabei um organische Säuren wie Acetat, Butyrat und Propionat, die durch den Abbau von im oberen Dünndarm malabsorbierten und/oder nicht absorbierbaren Kohlenhydraten durch die ortsständige Colonflora entstehen. Diese kurzkettigen Fettsäuren können in hohen Konzentrationen im Lumen auftreten und bis zu 75% der Gesamtanionenkonzentration ausmachen (Lit. bei [75]), wobei hohe luminale Osmolaritäten auftreten können. Eine daraus resultierende osmotische Diarrhoe wird kompensiert durch ihre schnelle und effektive Absorption im Colon [63], wobei kurzkettige Fettsäuren, wie am Beispiel des Propionats gezeigt, im Colon passiv absorbiert werden, aber dabei gleichzeitig bei Hemmung des elektrogenen Na$^+$-Transports die neutrale NaCl-Absorption steigern, so daß bilanzmäßig eine Steigerung der Natrium- und damit auch der Flüssigkeitsabsorption erfolgt [33].

2 Störungen des intestinalen Elektrolyt- und Wassertransfers bei Colitis granulomatosa und Colitis ulcerosa

Bei entzündlichen Darmerkrankungen sind je nach Befallsmuster und Aktivität der Erkrankung die geschilderten Mechanismen der Elektrolyt- und Wasserabsorption beeinträchtigt. Unter bestimmten Bedingungen wird durch die Induktion von sekretorischen Vorgängen im Colon die Akkumulation von Elektrolyten und Wasser im Lumen noch zusätzlich erhöht.

2.1 Erkrankung bzw. Resektion des terminalen Ileums

Bei Erkrankung bzw. Resektion von mehr als 25 cm des terminalen Ileums kommt es zu wäßrigen Durchfällen [40]. Diese werden verursacht durch Gallensäuren, deren physiologische Reabsorption im terminalen Ileum gestört ist. Dabei wird durch ortsständige Colonbakterien die mengenmäßig dominierende primäre Gallensäure Cholsäure zu Desoxycholsäure dehydroxyliert. Letztere ist eine Substanz, die im menschlichen Colon bei geringeren luminalen Konzentrationen antiabsorptiv wirkt, bei ca. 3 mmol/l eine Elektrolyt- und Wassersekretion in das Colon auslöst [49] und damit zu profusen, wäßrigen, mit abdominellen Krämpfen einhergehenden Durchfällen führt. Über den Mechanismus dieser Sekretion bestehen unterschiedliche Vorstellungen. Diskutiert werden 1. Induktion einer aktiven Anionensekretion (experimentell belegt für das Cl^--Ion) durch Zellen der Colonschleimhaut, mediiert über cyclisches AMP [4] oder GMP [24]. 2. Neben den cyclischen Nucleotiden AMP und GMP wurde mit Calmodulin ein weiterer intrazellulärer Mediator der aktiven intestinalen Elektrolytsekretion beschrieben. Seine Aktivierung erfolgt über eine durch ein sekretagoges Agens induzierte Erhöhung der intrazellulären Ca^{2+}-Konzentration [19, 28, 41 a] und 3. eine Zunahme der überwiegend paracellulären Permeabilität der Colonschleimhaut für Elektrolyte und Wasser und einem konsekutiv erhöhten Einstrom in das Lumen des Colons [62, 72]. Die erhöhte Permeabilität für Wasser und wasserlösliche Substanzen erklärt auch die Zunahme der Oxalatabsorption im Colon bei diesen Zuständen [18]. Klinische Bedeutung hat dieser Befund, da Patienten mit dieser auch chologene Diarrhoe oder cholerrheische Enteropathie [39] genannten Erkrankung eine höhere Incidenz von Oxalatsteinen in Niere und ableitenden Harnwege haben [67]. Bei Resektion oder Befall von mehr als 50 cm des terminalen Ileums führt bereits der enterale Verlust von Gallensäuren zu Störungen der micellaren Absorption von langkettigem Nahrungsfett im oberen Dünndarm und zu einer daraus resultierenden Steatorrhoe. Bei Befall oder Resektion von mehr als 100 cm terminalen Ileums ist auch durch eine vermehrte hepatische Synthese von Gallensäuren ihr enteraler Verlust nicht mehr zu kompensieren, so daß zusätzlich langkettige Fette in das Colon gelangen und dort die Sekretionsvorgänge noch intensivieren [1, 40, 52]. Weitere Folge des stärkergradigen enteralen Gallensäureverlustes ist die Sekretion einer weniger Gallensäuren enthaltenden und damit mehr lithogenen Galle mit einem höheren Risiko einer Steinbildung in den ableitenden Gallenwegen [66].

2.2 Erkrankungen der Colonschleimhaut

Als Konsequenz einer strukturellen Schleimhautschädigung kommt es zu einem dem Ausmaß und der Schwere der Läsion entsprechenden Ausfall der aktiven Natriumabsorption durch direkte Schädigung der Natriumpumpe [2, 36, 38]. Bei komplettem Ausfall der absorptiven Mechanismen im Colon lassen sich ohne Annahme zusätzlicher, insbesondere sekretorischer Mechanismen Durchfälle von 1000 bis 1500 ml/24 h erklären. Bei der Colitis ulcerosa oder dem solitären Colonbefall des M. Crohn werden diese Stuhlvolumina selten überschritten, so daß Durchfälle bei entzündlichen Darmerkrankungen aus pathophysiologischer Sicht mit einer Malabsorption von Elektrolyten und Wasser im Colon ausreichend erklärbar sind. Das Befallsmuster variiert dabei Art und Ausmaß der Durchfälle. Wegen der in proximalen Colonabschnitten höheren funktionellen Absorptionsreserve [16, 47] werden die Verluste bei Befall dieser Region größer sein. Voraussetzung ist allerdings, daß eine größere resorbierende Oberfläche ausfällt, da sonst bei gesundem distalem Colon wegen der auch dort vorhandenen Funktionsreserve die Verluste im proximalen Darm noch kompensiert werden können. Bei Befall nur distaler Dickdarmabschnitte werden die Elektrolyt- und Wasserverluste über den Stuhl geringer sein; dafür aber wird eine hohe Zahl von Stuhlentleerungen mit kleinen Volumina das klinische Bild der Durchfallserkrankung charakterisieren, da die Reservoirfunktion der unteren Darmabschnitte und insbesondere der Rectumampulle gestört ist.

Mit einer solchen pathophysiologischen Betrachtungsweise lassen sich Befallsmuster und Klinik der Durchfälle bei der Colitis ulcerosa gut korrelieren; sie trifft für den M. Crohn nur bedingt zu. Dabei ist oft die befallene Region im Vergleich zur Gesamtoberfläche der Dickdarmschleimhaut so gering, daß eine Kompensation der Absorption der erkrankten Bereiche möglich erscheint und eigentlich keine Durchfälle bestehen dürften. Hinzu kommt, daß sich gelegentlich profuse Diarrhoen normalisieren, ohne daß sich das aktuelle röntgenologische oder endoskopische Bild der Erkrankung geändert hat.

Obwohl die Hemmung der Absorption von Elektrolyten und Wasser geeignet ist, Art und Schwere der Durchfälle bei entzündlichen Darmerkrankungen zu erklären, erhebt sich die Frage, ob bei diesen Krankheitsbildern auch eine Sekretion von Elektrolyten und Wasser zum enteralen Verlust beiträgt. Zur Klärung dieser Fragestellung liegen bei der Colitis ulcerosa Perfusionsstudien von Duthie et al. [22], Harris u. Shields [36] sowie Rask-Madsen [57] und Tracerflux-Messungen [34] vor. Sie alle zeigen eine Hemmung der Nettoabsorption, aber keine Nettosekretion, ein Befund, der auch am einfachsten den Abfall der sog. transmembranösen elektrischen Potentialdifferenz im Rectum bei Patienten mit Colitis ulcerosa erklärt [23, 60], wobei diese zuverlässige, wenig aufwendige und mit recht einfacher Untersuchungstechnik zu ermittelnde Potentialdifferenz einen guten klinischen Parameter für die Verlaufsbeobachtung des einzelnen Krankheitsfalles darstellen würde.

In-vitro-Studien mit der Fragestellung einer Sekretion an frischer, intraoperativ gewonnener Colonschleimhaut von Colitiskranken sind teilweise konträr im Ergebnis und sprechen – soweit Schlüsse aus In-vitro-Studien überhaupt zulässig sind – eher gegen die Existenz aktiver sekretorischer

Vorgänge bei diesem Krankheitsbild [2, 35, 37]. Vergleichbare Untersuchungen beim M. Crohn sind seltener, z. T. methodisch anfechtbar und nicht konklusiv. Auch hier zeigt sich bei Studien am intakten Darm eine Hemmung der Absorption, keine Nettosekretion [38, 46] und ein Abfall der elektrischen Potentialdifferenz im befallenen Rectum [61], der wie bei der Colitis ulcerosa am einfachsten mit einer Malabsorption von Na^+ erklärbar ist.

Eine Herabsetzung der elektrischen Potentialdifferenz bei entzündlichen Darmerkrankungen kann aber auch bedeuten, daß die Permeabilität der Dickdarmschleimhaut durch ihre strukturelle Schädigung derart zunimmt, daß eine passive Filtration von Elektrolyten und Wasser durch dieses Epithel in das Colonlumen erfolgen kann, eine Hypothese, die in dieser Form formuliert und durch experimentelle Befunde belegt wurde [59]. Die Zunahme der Permeabilität der intestinalen Schleimhaut bei entzündlichen Darmerkrankungen für größere Moleküle, die unter physiologischen Bedingungen die Schleimhaut nicht permeieren können, ist experimentell sowohl für die Colitis ulcerosa [56] als auch für den M. Crohn [69] gut belegt und gewinnt zunehmende klinische Bedeutung, weil auf diesem Wege erhebliche intestinale Eiweißverluste bei entzündlichen Darmerkrankungen auftreten könnnen.

Mit einer Renaissance der Prostaglandine in der Gastroenterologie in den letzten Jahren haben sich experimentelle und klinische Hinweise ergeben, daß einige dieser Substanzen bei entzündlichen Darmerkrankungen eine intestinale Sekretion von Elektrolyten und Wasser auslösen können und dabei über eine Stimulierung der Adenylatcylase und einer daraus resultierenden Erhöhung des cyclischen AMP in der Zelle sekretorisch wirksam werden [54].

Die Anwendbarkeit dieses für bestimmte Stoffgruppen wie Hormone gesicherten Konzepts einer physiologischen Sekretion auch bei den hier diskutierten Krankheitsbildern wird indirekt unterstützt durch Befunde, daß z. B. in Biopsieproben der Dickdarmschleimhaut bei aktiver Colitis ulcerosa erhöhte Prostaglandinkonzentrationen [65] und im Lumen dieser Patienten eine erhöhte Konzentration von Prostaglandin E_2 [55] gemessen wurden. Die Frage ist nicht entschieden, ob diese Prostaglandinvermehrung Ausdruck einer cellulären Schädigung der Schleimhaut oder ein davon unabhängiger Mediator der intestinalen Elektrolytsekretion ist [59]. Zwischenzeitlich wird das Prinzip der prostaglandininduzierten intestinalen Sekretion auch für andere mit Durchfall einhergehende Erkrankungen experimentell gestützt, wie z. B. die Salmonellenenteritis [31], die ischämische Colitis [19] oder die Diarrhoe bei inkompletter intestinaler Obstruktion im Dünndarm [48].

Die Klärung und weitere Differenzierung dieses Fragekomplexes könnte von großer praktisch-klinischer Bedeutung sein, da eine gezielte Beeinflussung sekretorisch wirksamer Prostaglandine über deren Synthese bzw. ihren Abbau denkbar erscheint. Möglicherweise sind die bei entzündlichen Darmerkrankungen heute verwendeten Medikamente bereits über eine solche Einflußnahme wirksam, wie experimentelle Befunde vermuten lassen: Salazosulfapyridin (Azulfidine) vermindert die luminale Konzentration von Prostaglandin E_2 bei akuter ulcerativer Colitis [55], wobei sein wirksames Spaltprodukt 5-Aminosalicylsäure die Synthese von Prostaglandinen hemmt [58]. Auch für andere, bei entzündlichen Darmerkrankungen erprobte Pharmaka wird eine Wirkung über Prostaglandine experimentell belegt, so z. B. für Glucocorticoide, die neben ihrer mineralotropen, d. h. Na^+-Absorption steigernden Komponente auch die Verfügbarkeit der Arachidonsäure, der Grundsubstanz für die Prostaglandinsynthese, reduzieren und damit antientzündlich und letztlich antisekretorisch wirken sollen [41].

Morphin und seine Analoga gelten nach wie vor als die stärksten Antidiarrhoica, wobei ihre Wirkung eine Tonuserhöhung der glatten Muskulatur ist, die überwiegend bei der segmentalen Kontraktion des Colons zu einer Passageverlangsamung und damit zu einer Eindickung der Ingesta führt [71]. Über diesen unbestrittenen antidiarrhoischen Effekt hinaus ist Morphin aber auch in der Lage, die durch Prostaglandin E_2 induzierte intestinale Sekretion zu hemmen [3, 12, 43], ein interessanter Ansatzpunkt für den umstrittenen Einsatz dieser Substanz in der Behandlung von Durchfällen, zumal Opiate offenbar in der Lage sind, auch an der gesunden intestinalen Schleimhaut die Absorptionsraten von Elektrolyten und Wasser zu steigern [64].

Die hier dargestellten Experimente sind geeignet, die Existenz sekretorischer Prozesse bei entzündlichen Colonerkrankungen zu stützen und ihre Mechanismen zu beschreiben. Obwohl dieses von den meisten Arbeitsgruppen bejaht wird, darf nicht übersehen werden, daß, abgesehen von der chologenen Diarrhoe, ein schlüssiger Beweis für die Existenz aktiver, quantitativ bedeutsamer Sekretionsmechanismen am intakten Dickdarm bei entzündlichen Darmerkrankungen nicht vorliegt.

2.3 Erkrankungen des unteren Dünndarmes und der Colonschleimhaut

Bei diesem für den M. Crohn häufigen Befallsmuster kommt es je nach Aktivität, Ausmaß und Lokalisation der Erkrankung zu Mischbildern der beiden oben geschilderten Durchfallserkrankungen. Im allgemeinen wird die Art und Schwere der Durchfälle von dem Bild der chologenen Diarrhoe beherrscht und durch die noch vorhandene Funktionsreserve des Colons lediglich in Art und Schwere modifiziert. Bei kurzstreckigem Befall des terminalen Ileums mit einer lokalen Stenose werden aus oben geschilderten Gründen große Flüssigkeitsvolumina und wenig Gallensäuren in das Colon einströmen, das bei guter Funktionsreserve im Dickdarm noch voll kompensiert werden kann. Die stärksten und quälendsten Diarrhoen werden auftreten, wenn ein längerstreckiger Ileumbefall mit ausgeprägter Malabsorption von Gallensäuren und damit das Vollbild der chologenen Diarrhoe vorliegt. Steht die Erkrankung des terminalen Ileums nicht im Vordergrund, sondern diejenige des Colons, so werden je nach Befallsmuster im Colon Stuhlfrequenz und Stuhlvolumen in stärkerem Maße vom Colon in der oben beschriebenen Weise modifiziert.

3 Entzündliche Darmerkrankungen anderer Genese

Dabei handelt es sich in den meisten Fällen um akut auftretende Diarrhoen viraler, bakterieller oder parasitärer Genese. Zum Verständnis der Erkrankung aus pathophysiologischer Sicht sind die folgenden Fragen von Bedeutung: 1. Welcher Darmabschnitt ist befallen? Dabei wird ein Befall proximaler Darmabschnitte zu einer Malassimilation führen, ein Befall des distalen Colons oder nur des Rectums zu geringen intestinalen Elektrolyt- und Wasserverlusten. 2. Liegt eine invasive oder eine nichtinvasive Erkrankung vor? Invasive Durchfallserreger dringen in die Mucosa ein. Es kommt entweder zu einer lokalen Entzündung oder zu einer Zerstörung der Enterocyten, so daß bei diesen Formen der Erkrankung, insbesondere bei Befall der distalen Colonabschnitte, blutige Stühle auftreten können und im Stuhl sich mikroskopisch Entzündungsstellen finden lassen. Als Ausdruck der Penetration des entzündlichen Agens zeigen sich zusätzlich systemische Reaktionen, vor allem Fieber. Durch die Zerstörung der Schleimhaut kommt es zu einer Malabsorption, wobei auch nicht stark invasive Erreger durch eine Zerstörung des Bürstensaumes und der dort befindlichen Enzyme eine massive Diarrhoe auslösen können. Die sog. nichtinvasiven Erreger verfügen in den meisten Fällen über ein Enterotoxin, das über die oben geschilderten Mechanismen sekretorisch wirksam wird und dem bereits klassisch gewordenen Modell der choleainduzierten Diarrhoe entspricht. Einige Erreger sind fakultativ invasiv; wieder andere sind invasiv, besitzen aber gleichzeitig ein Enterotoxin. Wesentlich für die Schwere der Durchfallserkrankung sind die Zahl der aufgenommenen Erreger bzw. der Toxinmenge sowie die aktuelle Abwehrlage des betroffenen Organismus. Bezogen auf diese wenigen, bewußt vereinfacht dargestellten Grundzüge ergibt sich für die in unseren Regionen häufigsten entzündlichen Durchfallserkrankungen das nachfolgende pathophysiologische Bild, unterteilt in enteropathogene Viren, enteropathogene Parasiten sowie enteropathogene Bakterien.

3.1 Enteropathogene Viren

1973 wurden erstmals Rotaviren als Durchfallsursache verifiziert [5] und gelten heute in unseren Breiten als die häufigste Ursache von Durchfällen bei Kindern im Alter zwischen 6 Monaten und 2 Jahren, insbesondere während der Wintermonate. Die Viren penetrieren in die Mucosa und führen im proximalen Dünndarm zur Entzündung und konsekutiver Malabsorption mit osmotischen Durchfällen.

Seltenere virale Ursachen sind Norwalkviren [42], bei denen der Mechanismus der Diarrhoe nicht gesichert ist, eine Invasion von Viren in die Enterocyten mit konsekutiver Malabsorption aber wahrscheinlich ist. Abgesehen von berichteten Infekten mit Enteroviren, Astroviren und Adenoviren sind andere Viren als Verursacher von Durchfallserkrankungen noch seltener bzw. nicht bekannt.

3.2 Enteropathogene Parasiten

Von klinischer Bedeutung sind hier Infektionen mit Giardia lamblia sowie Entamoeba histolytica.

Giardia lamblia. Diese Protozoen gelangen mit kontaminiertem Material per os in den oberen Dünndarm, besetzen dort mit ihren Saugnäpfen die resorbierende Oberfläche und blockieren, wenn sie in großer Zahl vorhanden sind, damit die Absorption derart, daß daraus eine Malabsorption mit osmotischer Diarrhoe resultiert. Invasive Formen der Lambliasis sind selten, kommen aber vor (Lit. bei [20]).

Entamoeba histolytica. Dieses gleichfalls durch Kontamination oral aufgenommene Protozoon ist in seiner vegetativen Form (Cyste) im Dickdarm des Menschen nicht pathogen. In der Minuta-Form dringt es jedoch in die Mucosa und Submucosa des Dickdarmes ein und führt über eine z. T. ausgeprägte strukturelle Schädigung zu einer Malabsorption und damit zu Diarrhoe [11].

3.3 Enteropathogene Bakterien

Escherichia coli. Hier muß unterschieden werden zwischen enteropathogenen E. coli, die lediglich ein Enterotoxin bilden und eine wäßrige Diarrhoe vom Typ der Cholera induzieren, und invasiven E.-coli-Stämmen, die in die Mucosa eindringen. Während z. B. das hitzestabile Toxin einiger enteropathogener E.-coli-Stämme lediglich eine Hemmung der Na^+-Absorption und eine Cl^--Sekretion, vermittelt über cyclisches GMP, induziert [24], führen andere invasive E.-coli-Stämme zu einer strukturellen

Schleimhautschädigung mit konsekutiver Malabsorption [21] und einem weit schwereren Krankheitsbild.

Shigellosen. Während in der 1. Phase einer Shigelleninfektion wäßrige Diarrhoen, vermutlich durch ein am Dünndarm wirksam werdendes sekretorisches Toxin [44] dominieren, treten in der 2. Phase der Krankheit als Ausdruck invasiver Vorgänge mit Schleimhautschädigung am Colon blutig-schleimige Durchfälle mit Tenesmen auf [20].

Salmonellosen. Von den inzwischen mehr als 1 400 identifizierten Serotypen von Salmonellen sind nur wenige enteropathogen. Hier gibt es gleichfalls nichtinvasive und invasive Formen, die ihrerseits und in Abhängigkeit von aufgenommener Keimzahl und Reaktionsweise des befallenen Organismus das klinische Bild und den Krankheitsverlauf bestimmen. Der 2. Dominator des Krankheitsgeschehens ist das Befallsmuster, wobei Dünndarm, Dickdarm oder beide Darmregionen befallen sein können. Je nach Reaktion des betroffenen Organismus finden sich bei derartigen Variationsmöglichkeiten sehr unterschiedliche Verlaufsformen der Erkrankung von klinisch asymptomatischen Formen bis zu lebensbedrohlichen septischen Zuständen [9].

Campylobacter. In den letzten Jahren sind Campylobacterinfektionen häufiger diagnostiziert worden. Dieses Vibrio führt über eine morphologische Schädigung der Colonschleimhaut zu blutig-schleimigen Durchfällen, so daß ohne mikrobiologischen Nachweis das klinisch-endoskopische Bild anderen entzündlichen Darmerkrankungen, wie etwa dem einer Shigellose oder einer Colitis ulcerosa, gleichen kann [7].

Yersinia enterocolitica. Besonders in kälteren Zonen ist eine Yersiniainfektion in bis zu 3% aller infektiösen Durchfälle die kausale Noxe [20]. Ursache der Durchfälle ist eine Ileitis von invasivem Charakter, die je nach Befall und Ausmaß dem M. Crohn vergleichbare Durchfälle verursacht [45]. Inwieweit ein von Yersinien produziertes hitzestabiles Enterotoxin [8] die Durchfälle durch Induktion einer intestinalen Sekretion aggraviert, ist nicht geklärt.

Literatur

1. Ammon HV, Phillips SF (1973) Inhibition of colonic water and electrolyte absorption by fatty acids in man. Gastroenterology 65:774–749
2. Archampong EQ, Harris J, Clark CG (1972) The absorption and secretion of water and electrolytes across the healthy and the diseased human colonic mucosa measured in vitro. Gut 13:880–886

3. Beubler E, Lembeck F (1979) Inhibition of stimulated fluid secretion in the rat small and large intestine by opiate agonists. Arch Pharmacol 306:113–117
4. Binder HG, Filburn G, Volpe BT (1975) Bile salt alteration of colonic electrolyte transport: Role of cyclic adenosine monophosphate. Gastroenterology 68:503–508
5. Bishop RF, Davidson GP, Holmes IH et al. (1973) Virus particles in epithelial cells of duodenal mucosa from children with acut non-bacterial gastroenteritis. Lancet II:1281–1283
6. Bjork JT, Soergel KH, Wood CM (1976) The composition of free stoll water (Abstr.). Gastroenterology 70:864
7. Blaser MJ, Parsons RB, Wang WL (1980) Acute colitis caused by campylobacter fetus jejuni. Gastroenterology 78:448–453
8. Boyce JM, Evans DJ, Evans DG et al. (1979) Produciton of heat-stable, methanol-soluble enterotoxin by Yersinia enterocolitica. Infect. Immun. 25:532–537
9. Cohen ML, Gangarosa EJ (1978) Nontyphoid salmonellosis. South Med J 71:1540–1545
10. Cooperstein IL, Brockman SK (1959) The electrical potential difference generated by the large intestine: Its relation to electrolyte and water transfer. J Clin Invest 38:435–442
11. Councilman WT, Lafleur HAI (1891) Amoebic dysentery. Johns Hopkins Hosp Rep Pathol 7/7–9:395–549
12. Coupar IM (1978) Inhibition by morphine of prostaglandin-stimulated fluid secretion in rat jejunum. Br J Pharmacol 63:57–63
13. Crane CW (1965) Observations on the sodium and potassium content of mucus from the large intestine. Gut 6:439–443
14. Debongnie JC, Phillips SF (1978) Capacity of the human colon to absorb fluid. Gastroenterology 74:698–703
15. Devroede GJ, Phillips SF (1969) Conservation of sodium, chloride and water by the human colon. Gastroenterology 56:101–109
16. Devroede GJ, Phillips SF, Code CF, Lind JF (1970) Regional difference in rates of insorption of sodium and water from the human large intestine. Can J Physiol Pharmacol 49:1023–1029
17. Diamond JM, Bossert WH (1967) Standing-gradient osmotic flow. A mechanism for coupling of water and solute transport in epithelia. J Gen Physiol 50:2061–2083
18. Dobbins JW, Binder HJ (1976) Effect of bile salts and fatty acids on the colonic absorption of oxalate. Gastroenterology 70:1096–1100
19. Dobbins JW, Binder HJ (1981) Pathophysiology of diarrhoea: Alteration in fluid and electrolyte transport. Clin Gastroenterol 3:605–625
20. DuPont HL, Pickering LK (1980) Infections of the gastrointestinal tract. Plenum, New York London, pp 47–60
21. DuPont HL, Formal SB, Hornick RB et al. (1971) Pathogenesis of escherichia coli diarrhea. N Engl J Med 285:1–9
22. Duthie HL, Watts JM, deDombal FT, Goligher JC (1964) Serum electrolytes and colonic transfer of water and electrolytes in chronic ulcerative colitis. Gastroenterology 47:525–530
23. Edmonds DJ, Pilcher D (1972) Sodium transport mechanisms of the large intestine. In: Burland WL, Samuel PS (eds) Transport across the intestine. Churchill-Livingstone, Edinburgh London, pp 43–57
24. Field M, Graf LH, Laird WJ, Smith PL (1978) Heat stable enterotoxin of escherichia coli: In vitro effects on guanylate cyclase activity, cyclic GMP concentration, and ion transport in small intestine. Proc Natl Acad Sci 75:2800–2804
25. Fordtran JS, Dietschy JM (1966) Water and electrolyte movement in the intestine. Gastroenterology 50:263–285

26. Fordtran JS, Rector FL Jr, Ewton MF, Soter N, Kinney J (1965) Permeability characteristics of the human small intestine. J Clin Invest 44:1935–1944
27. Fordtran JS, Rector FC Jr, Carter NW (1968) The mechanisms of sodium absorption in the human small intestine. J. Clin Invest 47:884–900
28. Frizzell RA (1977) Active chloride secretion by rabbit colon: Calcium dependent stimulation by ionophore A 23187. J Membr Biol 35:175–187
29. Frizzell RA, Field M, Schultz SG (1979) Sodium-coupled chloride transport by epithelial tissues. Am J Physiol 236/1:F1–F8
30. Frömter E, Diamond J (1972) Route of passive ion permeation in epithelia. Nature New Biol 235:9–13
31. Gianella RA (1977) The importance of the inflammatory reaction in salmonella mediated intestinal secretion (Abstr.). Gastroenterology 72:1062
32. Giller J, Phillips SF (1972) Electrolyte absorption and secretion in the human colon. Am J Dig Dis 17:1003–1011
33. Goerg KJ, Soergel KH, Wood C, Wanitschke R (1980) The effect of propionate on water and electrolyte transfer in the rat colon in vitro (Abstr.). Gastroenterology 78:1174
34. Gooptu D, Truelove SC, Warner GT (1969) Absorption of electrolytes from the colon in cases of ulcerative colitis and in control subjects. Gut 10:555–561
35. Grady GF, Duhamel RC, Moore EW (1970) Active transport of sodium by human colon "in vitro". Gastroenterology 59:583–588
36. Harris J, Shields R (1970) Absorption and secretion of water and electrolytes by the intact human colon in diffuse untreated proctocolitis. Gut 11:27–33
37. Hawker PC, McKay JS, Turnberg LA (1980) Electrolyte transport across colonic mucosa from patients with inflammatory bowel disease. Gastroenterology 79:508–511
38. Head LH, Heaton JW Jr, Kivel RW (1969) Absorption of water and electrolytes in Crohn's disease of the colon. Gastroenterology 56:571–579
39. Hofmann AF (1967) Syndrome of ileal disease and broken enterohepatic circulation: Cholerrheic enteropathy. Gastroenterology 52:752–757
40. Hofmann AF (1972) Bile acid malabsorption caused by ileal resection. Arch Intern Med 130:597–605
41. Hong SL, Levine L (1976) Inhibition of arachidonic acid release from cells as the biochemical action of anti-inflammatory corticosteroids. Proc Natl Acad Sci 73:1730–1734
41a. Ilundain A, Naftalin RJ (1979) Role of Ca^{2+}-dependent regulator protein in intestinal secretion. Nature 279:446–448
42. Kapikian AZ, Wyatt RG, Dolin R et al. (1972) Visualization by immune microscopy of a 275 nm particle associated with acut infectious non-bacterial gastroenteritis. J Virol 10:1075–1081
43. Karim SMM, Adaikan PG (1977) The effect of loperamide on prostaglandin induced diarrhoea in rat and man. Prostaglandins 13:321–331
44. Keusch GT, Jacewicz M (1977) The pathogenesis of shigella diarrhea. VI. Toxin and antitoxin in Shigella somei infections in humans. J Infect Dis 135:552–556
45. Kohls S, Jacobson JA, Nahmias A (1976) Yersinia enterocolitica infections in children. J Pediatr 89:77–79
46. Krag B, Krag E (1976) Regional ileitis (Crohn's disease) II. Electrolyte and water movement in the ileum during perfusion with bile acids. Scand J Gastroenterol 11:487–490
47. Levitan R, Fordtran JS, Burrows BA, Ingelfinger FJ (1962) Water and salt absorption in the human colon. J Clin Invest 41:1754–1759
48. Macgregor IL, Lavigne ME (1979) Inhibition by indomethacin of intestinal distension induced secretion in the rat. J Surg Res. 26:167–170
49. Mekhjian HS, Phillips SF, Hofmann AF (1971) Colonic secretion of water and electrolytes. J Clin Invest 50:1569–1577
50. Phillips SF (1969) Absorption and secretion by the colon. Gastroenterology 56:966–971

51. Phillips SF, Geller J (1973) The contribution of the colon to electrolyte and water conservation in man. J Lab Clin Med 81:733–737

52. Poley JR, Hofmann AF (1976) Role of fat maldigestion in pathgenesis of steatorrhea in ileal resection. Fat disgestion after two sequential test meals with and without cholestyramine. Gastroenterology 71:38–44

53. Powell DW (1979) Transport in large intestine. In: Giebisch G, Tosteson DC, Ussing HH (eds) Transport organs. Springer Berlin Heidelberg New York (Membrane transport in biology, vol 4/B, pp 781–809)

54. Racusen LC, Binder HJ (1980) Effect of prostaglandins on ion transport across colonic mucosa. Dig Dis. Sci 25:900–904

55. Rampton DS, Sladen GE, Youlten LJF (1980) Rectal mucosal prostaglandin E 2 release and its relation to disease activity, electrical potential difference, and treatment in ulcerative colitis. Gut 21:591–596

56. Rask-Madsen J (1973) Sieving characteristics of inflamed rectal mucosa. Gut 14:988–989

57. Rask-Madsen J (1973) Simultaneous measurement of electrical polarization and electrolyt transport by the entire normal and inflamed human colon during in vivo perfusion. Scand J Gastroenterol 8:327–336

58. Rask-Madsen J, Bukhave K (1980) Inhibitors and gastrointestinal functions. In: Ramwell P, Liss AR (eds) Prostaglandin synthetase inhibitors in clinical medicine. New York, pp 375–396

59. Rask-Madsen J, Bukhave K (1981) Transmural ionic fluxes and potential difference across inflamed human colon. In: Ruppin H, Domschke W, Soergel KH (eds) Diarrhea in disorders of intestinal transport. Thieme, Stuttgart New York, pp 58–65

60. Rask-Madsen J, Jensen B (1973) Electrolyte transport capacity and electrical potentials of the normal and inflamed human rectum in vivo. Scand J Gastroenterol 8:169–175

61. Ruddell WSJ, Blendis LM, Lovell D (1977) Rectal potential difference and histology in Crohn's disease. Gut 18:284–288

62. Rummel W, Nell G, Wanitschke R (1975) Action mechanisms of antiabsorptive and hydragogue drugs. In: Csaky TZ (ed) Intestinal absorption and malabsorption. Raven, New York, pp 209–227

63. Ruppin H, Bar-Meir S, Soergel KH, Wood CM, Schmitt MG (1980) Absorption of short-chain fatty acids by the colon. Gastroenterology 78:1500–1507

64. Sandhy BK, Tripp JH, Candy DCA, Harries JT (1981) Loperamide: Studies on its mechanism of action. Gut 22:658–662

65. Sharaon P, Ligumsky M, Rachmilewitz D, Zor U (1978) Role of prostaglandins in ulcerative colitis: Enhanced production during active disease and inhibition by sulfasalazine. Gastroenterology 75:638–640

66. Small DM, Dowling RH, Redinger RN (1972) The enterohepatic circulation of bile salts. Arch Intern Med 130:552–573

67. Smith LH, Fromm H, Hofmann AF (1972) Acquired hyperoxaluria, nephrolithiasis, and intestinal disease. Description of a new syndrome. Engl J Med 286:1371–1375

68. Skou JC (1965) Enzymatic basis for active transport of Na^+ and K^+ across cell membrane. Physiol Rev 45:596–617

69. Sundquist T, Magnusson KE, Sjödahl R, Stjernström I, Tageson C (1980) Passage of molecules through the wall of the gastrointestinal tract. Gut 21:208–214

70. Turnberg LA, Bieberdorf FA, Morawski SG et al. (1970) Interrelationship of chloride, bicarbonate, sodium and hydrogen transport in the human ileum. J Clin Invest 49:557–567

71. Vaughan-Williams EM, Streeten DHP (1950) The action of morphin, pethidine and amidone upon the intestinal motility of conscious dogs. Br J Pharmacol Chemother 5:584–603

72. Wanitschke R (1980) Intestinal filtration as a consequence of increased mucosal hydraulic permeability. Klin Wochenschr 58:267–278
73. Wrong OM, Morrison RB, Hurst PE (1961) A method of obtaining faecal fluid by in vivo dialysis. Lancet I: 1208–1213
74. Wrong OM, Metcalf-Gibson A, Morrison RBI, Howard AV (1965) In vivo dialysis of faeces as a method of stool analysis. Clin Sci 28:357–375
75. Wrong OM, Edmonds CJ, Chadwick VS (1981) The large intestine. Its role in mammalian nutrition and homeostasis. MTP Press, Lancaster, pp 113–121

Kapitel 3

Röntgendiagnostik
der entzündlichen Dickdarmerkrankungen

J. ALTARAS

1 Aufgabe der Röntgendiagnostik

Bei Affektionen des Dickdarmes stützt sich die Diagnose neben der Anamnese, der Palpation, der rectalen digitalen Untersuchung und der Endoskopie auf die Röntgenkontrastuntersuchung.

Die eigentliche Zielsetzung bei der Röntgenuntersuchung von entzündlichen Dickdarmprozessen besteht im Nachweis und in der Sichtbarmachung sämtlicher vorhandener pathoanatomischer Veränderungen. Gründliche Vorbereitung, gute Technik, aber vor allem adäquate Kontrastmittel sind die Voraussetzung.

Für die Untersuchung der entzündlichen Dickdarmprozesse gilt die Doppelkontrastmethode als zuverlässigste und aussagekräftigste Methode. Sie ist in der Lage, bei der ulcerösen Colitis und beim Morbus Crohn auch diskrete, bisher röntgenologisch als unterschwellig geltende Schleimhautveränderungen darzustellen. Das Verfahren muß aber mit technischer Perfektion angewandt werden.

2 Colitis ulcerosa

2.1 Leeraufnahmen des Abdomens

Bei Verdacht auf Colitis ulcerosa soll der Patient zuerst mit Leeraufnahmen des Abdomens untersucht werden – und dies nicht nur im fulminanten Stadium oder bei Verdacht auf ein toxisches Megacolon, wo jede Kontrastmittelanwendung kontraindiziert ist. Dabei lassen sich wichtige orientierende Hinweise gewinnen, da die befallenen Colonabschnitte meist gasgefüllt sind und keinen Stuhl enthalten; auch Wandverdickungen und noduläre Wandinfiltrationen sind sichtbar. Bei der toxischen Colondilatation ist das Colon – vorwiegend das Transversum – auf über

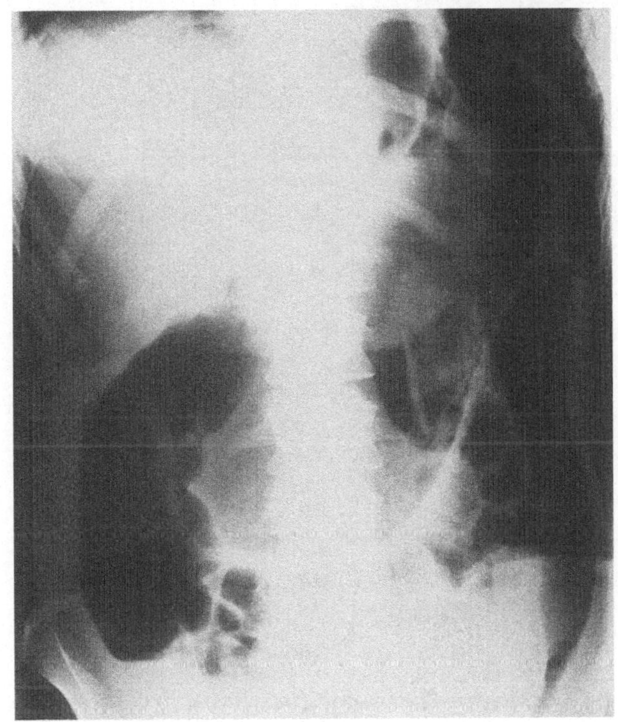

Abb. 1. Colitis ulcerosa. Leeraufnahme im Liegen. Toxische Colondilatation

10 cm erweitert, und die Haustren sind verstrichen. Beim toxischen Mega-colon führt der colitische Prozeß zu einer Lähmung der Colonmuskulatur (Abb. 1).

2.2 Veränderungen am Schleimhautrelief an den Konturen und im Lumenkaliber

Bei der Colitis ulcerosa sind röntgenologische Veränderungen am Schleimhautrelief, an den Konturen sowie im Lumenkaliber zu suchen. In der kongestiven Phase, d.h. im präulcerösen Stadium, geht die klare Transparenz des Darmes verloren, und es entsteht ein feingranuliertes Schleimhautrelief. Dabei sind ein samtartiger Beschlag (sog. „Schumme-rung") oder eine wabige Zeichnung erkennbar, die man mit der Oberflä-che einer Apfelsinenschale verglichen hat. Dieses Stadium geht dem der Entwicklung von Ulcera und dem endoskopischen Befund „Hyperämie und Ödem" voraus, oft mit feinen, blutenden Punkten korrespondierend

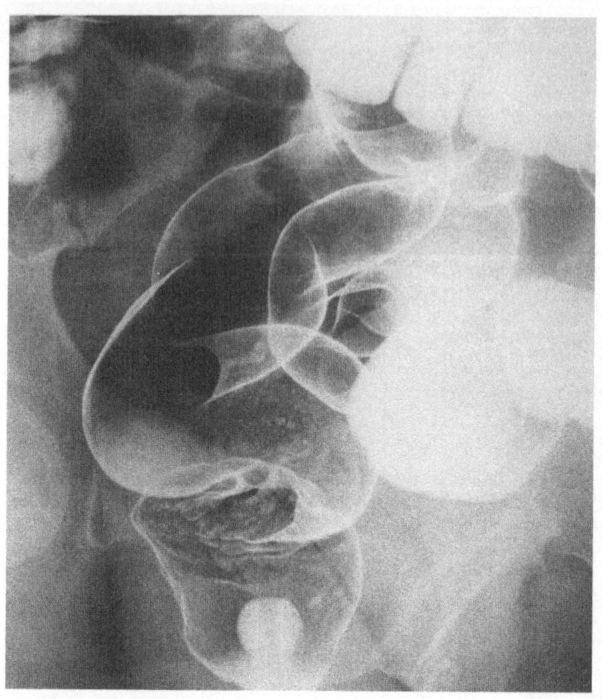

Abb. 2. Präulceröses Stadium der Colitis ulcerosa: Transparenzminderung und feingranuläre Mucosazeichnung

(Abb. 2). Solche Bilder sind auch in einem frischen Schub zu beobachten, wo der Kontrastmittelbeschlag wie mit „Puderzucker bestäubt" erscheint. Das Feinreliefbild kann einen mehr knötchenförmigen Aspekt gewinnen (Abb. 3).

2.3 Zeichen des Frühstadiums

Kommen „Maculae" verschiedener Intensität im Aufsichtsbild zur Darstellung und sind dabei die Konturen feinbogig gezähnelt oder zeigen sie unregelmäßig angeordnete dornförmige Ausziehungen, sog. „Spiculae", dann sind die radiologischen Zeichen eines Frühstadiums der Colitis ulcerosa gegeben.

2.4 Zeichen des fortgeschrittenen Stadiums

Im fortgeschrittenen Stadium entsteht ein buntes Bild, abhängig vom Grad der Zerstörung der Schleimhaut. In der Aufsicht zeigt der Darm ein

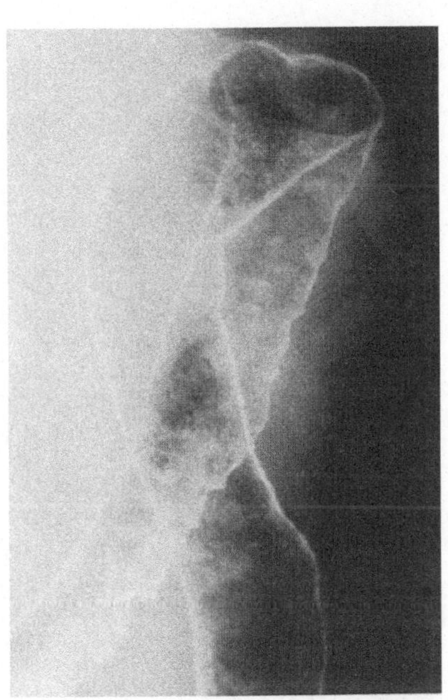

Abb. 3. Colitis ulcerosa. Akute Initialphase. Schleimhaut mit „Puderzuckerphänomen", glatte, schlauchförmige Wände

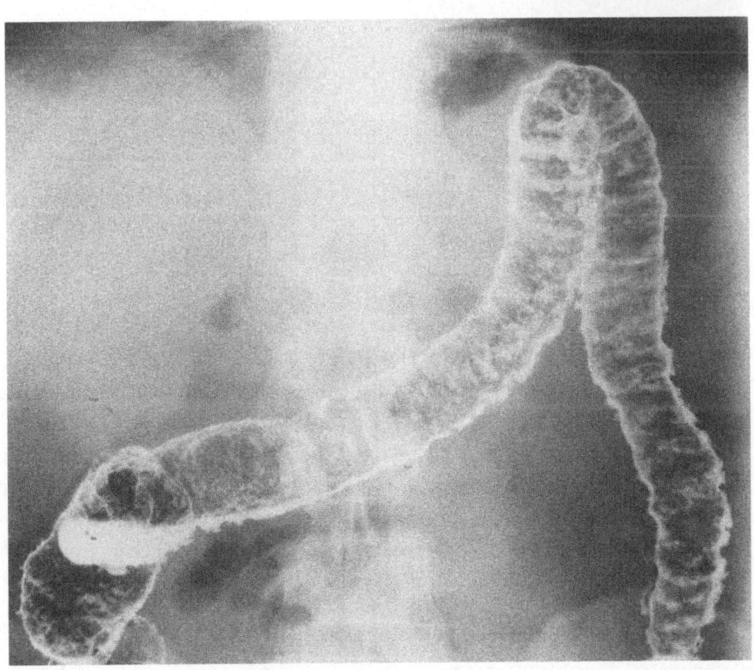

Abb. 4. Schwere Colitis ulcerosa mit Befall des gesamten Colons, Kragenknopfulcera

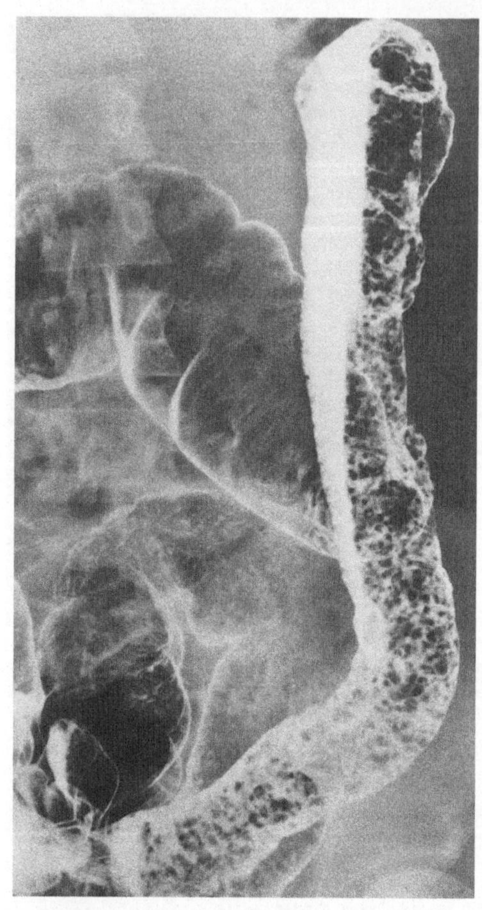

Abb. 5. Colitis ulcerosa des linken
Colons in der pseudopolypösen
Phase

grobfleckiges Bild, das einen plastischen Eindruck über das Ausmaß der
Veränderungen vermittelt. Die schwerste Form der Colitis ulcerosa mit
tiefen Ulcerationen und Unterminierung der Mucosa ist unter der Be-
zeichnung „Kragenknopfulcera" bekannt (Abb. 4). Wenn sich der Prozeß
beruhigt hat, entsteht eine chronische reparativ-proliferierende Phase mit
Bildung von entzündlichen Polypen von unterschiedlicher Form. Die
Ulcerationen sind als Nischenbildungen und sog. „Pseudopolypen" als
Randeindellungen zu erkennen (Abb. 5).

2.5 Zeichen des chronischen Stadiums

Im chronischen, sog. „fibrös-atrophischen Stadium" treten Ulcerationen
und Pseudopolypen zurück (Abb. 6), und die atrophische Schleimhaut

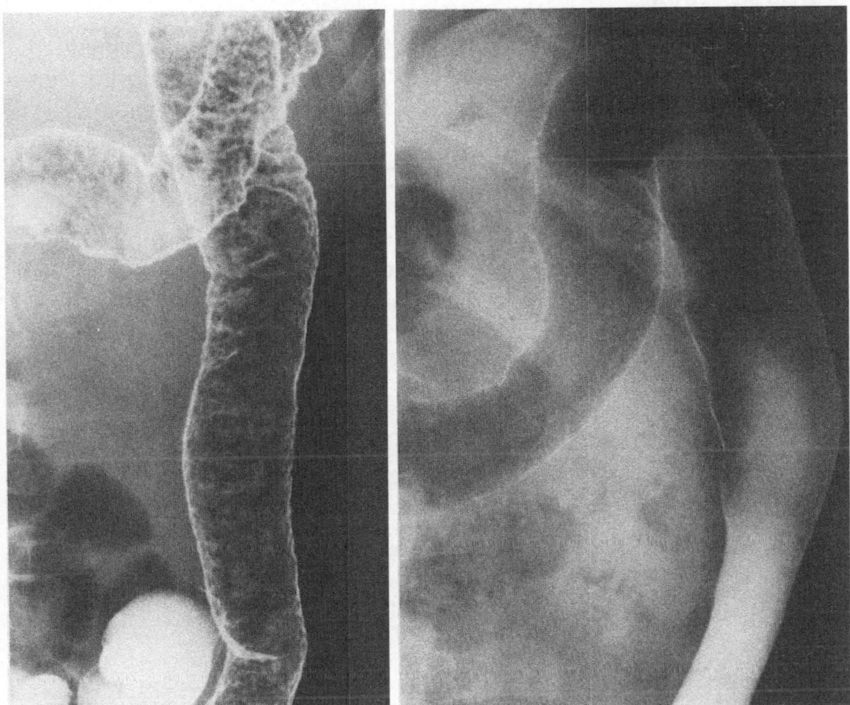

Abb. 6. Chronische Colitis ulcerosa mit fortgeschrittener Rückbildung der pseudopolypösen Formationen

Abb. 7. Chronische Colitis ulcerosa mit Schleimhautatrophie und schlauchförmigen Wänden

zeigt sich mit feingranulierten oder grobkörnigen Reliefzeichnungen (Abb. 7). Schon im Frühstadium kommt es zur Haustrenabflachung als Ausdruck einer Dehnbarkeitsminderung. Beim Übergreifen auf die tieferen Wandschichten kommt es zum Verlust der Wandelastizität und zum Haustrenverlust. Die Rückbildung der Haustrationen ist als ein Besserungszeichen zu werten.

Einengung des Lumens, Verkürzung der Längsachse, allgemeine Kontraktionsneigung mit tiefstehenden Flexuren und starren und glatten Konturen als Ausdruck einer Wandfibrose sind für das Spätstadium typisch. Hierbei entsteht eine Schrumpfung des Rectums oder des ganzen Colons. Manchmal wird durch ein ausgeprägtes entzündliches Ödem ein „fibrotisches Stadium" vorgetäuscht. Die rasche Rückbildung der „Fibrose" ist damit erklärt.

3 Morbus Crohn

Anale und perianale Veränderungen wie Fisteln, Fissuren, unregelmäßige
Ulcerationen mit unterminierten Rändern, Abszesse und Indurationen
gehen den klinischen und radiologischen Manifestationen in vielen Fällen
um Jahre voraus und sind somit diagnostisch wichtig.
Für den Morbus Crohn sind die polymorphen Läsionen, welche sich auch
im Laufe der Krankheit ändern, pathognomonisch. Charakteristisch sind
segmentär auftretende Läsionen (skip lesions) sowie exzentrischer Befall und abrupter Übergang zum Gesunden.
Auch beim Morbus Crohn sind die Veränderungen an der Schleimhaut
sowie an den Konturen, am Kaliber und der Form des Lumens zu suchen.

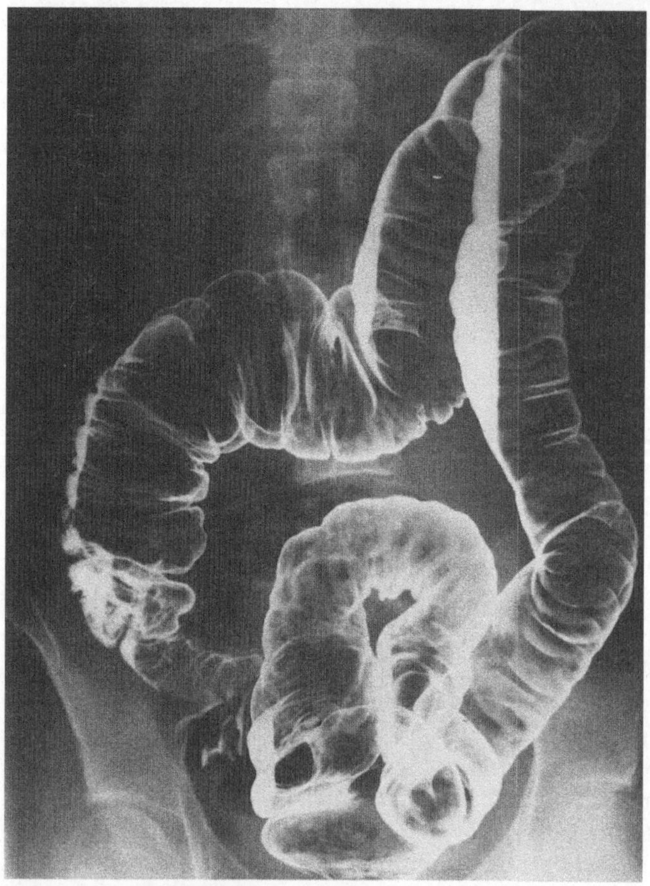

Abb. 8. Das oberflächliche inflammatorische Schleimhautbild im Rectum und Sigmoid. Unscharf begrenzte Zonen höherer und minderer Strahlentransparenz, sog. „granuliertes oder
marmoriertes Schleimhautrelief"

3.1 Frühveränderungen bei Morbus Crohn

Sie umfassen 3 Erscheinungsformen.

3.1.1 Oberflächliches inflammatorisches Schleimhautbild

Die beginnende entzündliche Infiltration führt im Röntgenbild zu unscharf begrenzten Zonen erhöhter und verminderter Strahlentransparenz, es entsteht ein sog. „granuliertes oder marmoriertes Schleimhautrelief" (Abb. 8).

3.1.2 Lymphoide Hyperplasie

Die lymphoide Hyperplasie ist ein Normalbefund am Colon und terminalen Ileum bei Kindern und Jugendlichen. Beim Morbus Crohn ist die lymphoide Hyperplasie ein Ausdruck von Frühbefall des Lymphsystems, im terminalen Ileum als Bild der Ileitis follicularis. Die Aufnahmen zeigen multiple, rundliche, scharf begrenzte Kontrastmittelaussparungen durch entzündlich vergrößerte Follikel. Die feine zusätzliche Wölbung der Mucosa verrät eine submucöse Infiltration und ein Ödem (Abb. 9).

3.1.3 Aphthoide Ulcerationen

Für das Frühstadium des Morbus Crohn sind kleine, runde oder lineare oberflächliche, sog. „aphthoide" Ulcerationen charakteristisch, die von ei-

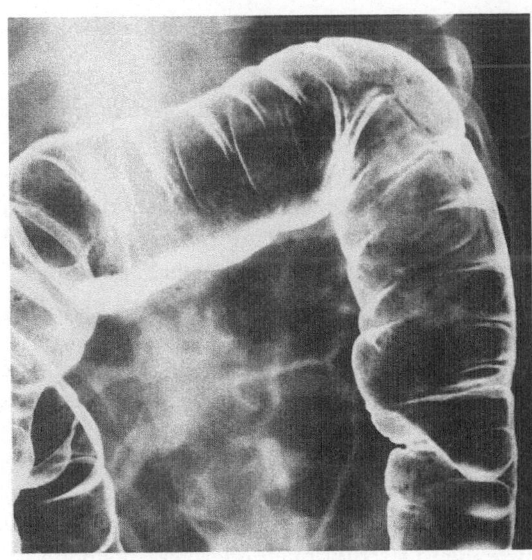

Abb. 9. Lymphoide Hyperplasie. Multiple, rundliche, scharf begrenzte Kontrastmittelaussparungen im Schleimhautbeschlag

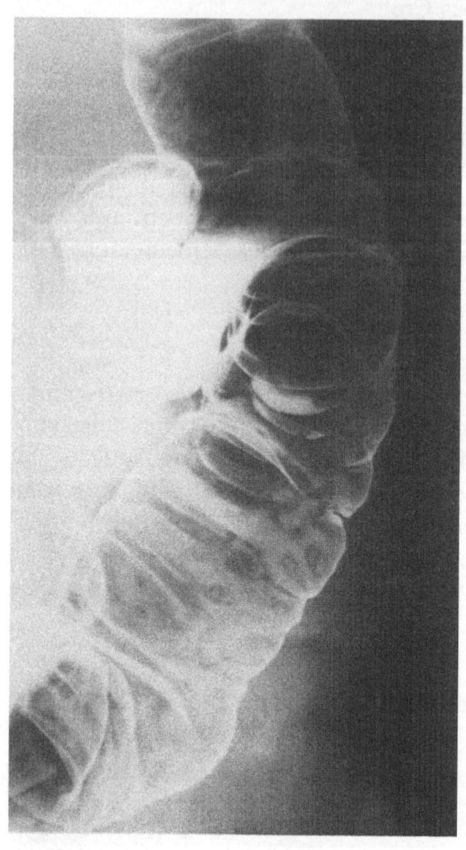

Abb.10. Morbus Crohn. Initialphase: flache, sog. „aphthoide
Ulcerationen" (Nische, umgeben
von einem ödembedingten
Aufhellungssaum)

nem Aufhellungssaum umgeben sind, der dem Schleimhautödem und ent-
zündlichen Granulom entspricht und innerhalb einer normalen Schleim-
haut gelegen ist (Abb. 10 u. 11).
Die zunächst diskreten, feinen Ulcerationen entwickeln sich bei fortgeschrittener Erkrankung zu größeren, aber flachen Defekten in der
Schleimhaut. Dann sind sie länglich, breit, oval, vieleckig oder „en cocar-
de" und oft weit entfernt von einem granulomatösen Herd lokalisiert
(Abb. 12 u. 13).
Wir haben diese aphthoiden und flachen Ulcerationen in 50% aller
Morbus-Crohn-Patienten gesehen, mit oder ohne andere Veränderungen.
Ihre Darstellung ist von dem benutzten Kontrastmittel und dem Deh-
nungsgrad der Darmwand abhängig (gute Untersuchungstechnik in Hy-
potonie!).
Diese Läsionen sind nicht konstant, zeigen eine Progredienz und werden
zu großen Destruktionen oder verschwinden völlig. Deswegen muß eine

70

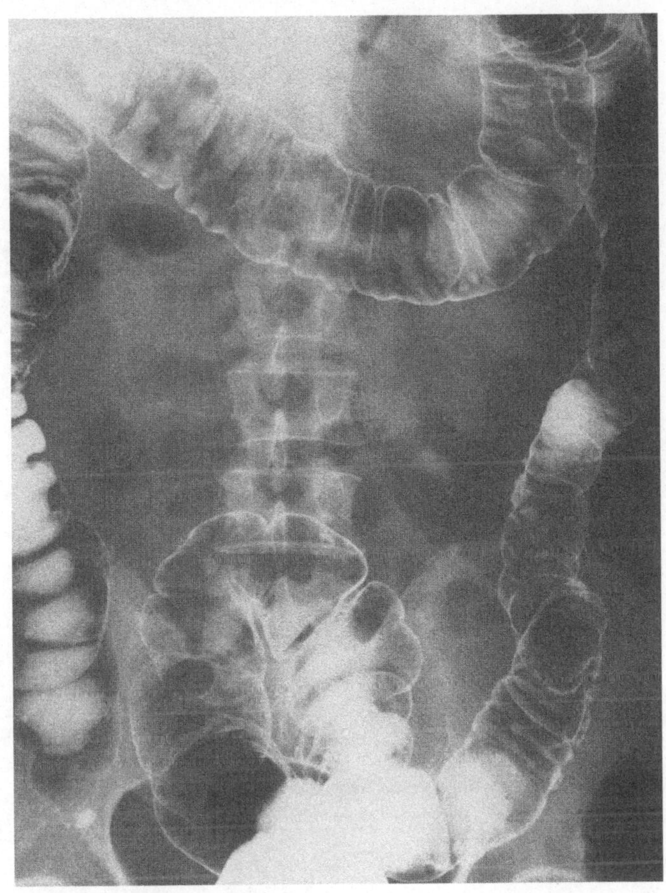

Abb. 11. Zahlreiche aphthoide Ulcerationen im ganzen Colon bei Morbus Crohn

radiologische Diagnostik noch vor Beginn der Therapie stattfinden. Bei der Ausbreitung des ulcerösen Prozesses in der Tiefe entstehen *penetrierende Ulcera*. Die Ulcerationen verlaufen transversal oder longitudinal, parallel zur Darmachse, oft sehr tief und sind auch in Form von dorn- oder haarförmigen Spiculae an den Wandkonturen erkennbar (Abb. 14).

3.2 Reparativ-proliferative Phase

In ihr sind – wie bei der Colitis ulcerosa als Ausdruck des Heilungsprozesses – die Pseudopolypen zu beobachten. Nur beim Morbus Crohn sehen die Pseudopolypen bunt aus: Sie sind ungleichmäßig groß, vorwiegend

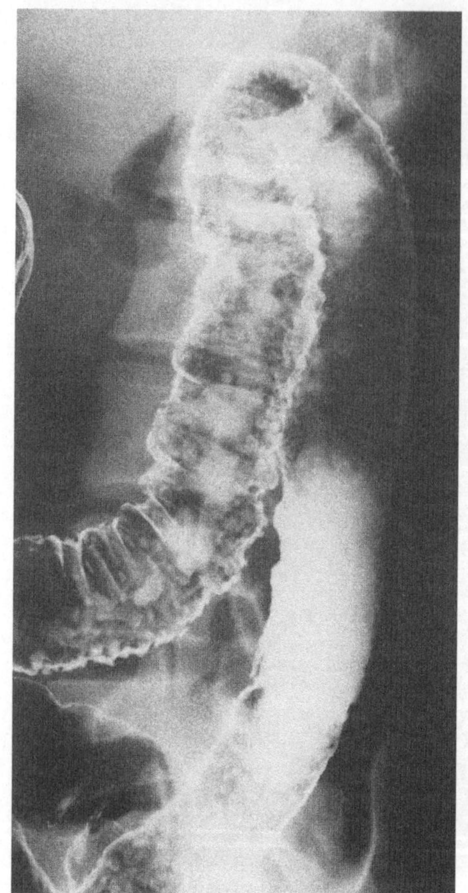
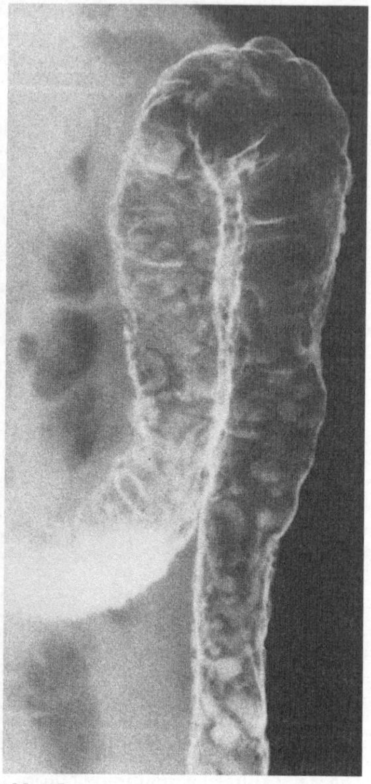

Abb. 12   **Abb. 13**

Abb. 12. Zahlreiche aphthoide Ulcerationen bei Morbus Crohn

Abb. 13. Größere flache, konfluierende Ulcera bei Morbus Crohn

über Bohnengröße, und nicht selten als solitäre „Riesenpolypen" vom Durchmesser über 2 cm oder „wurmstichartig" aussehend (Abb. 14). Durch gleichzeitiges Auftreten von multiformen, tiefgreifenden, spaltförmigen Ulcerationen zwischen entzündlich-ödematös vorgewölbten Schleimhautarealen entsteht eine chagrinierte und knötchenartige Schleimhaut, die unter dem Namen „Pflastersteinrelief" (cobblestoning) bekannt ist (Abb. 15). Die hohe Detailerkennbarkeit der angefertigten Aufnahmen gibt uns die präzisen Informationen über die Anteile an Pseudopolypen und an Ulcerationen, über den Typ von Ulcerationen und die Dimensionen von Pseudopolypen.

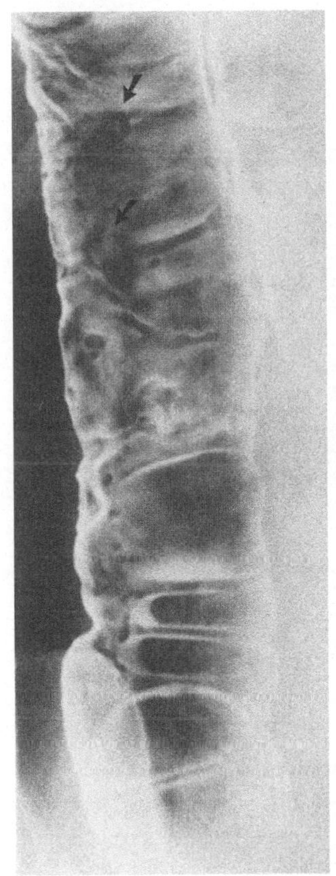
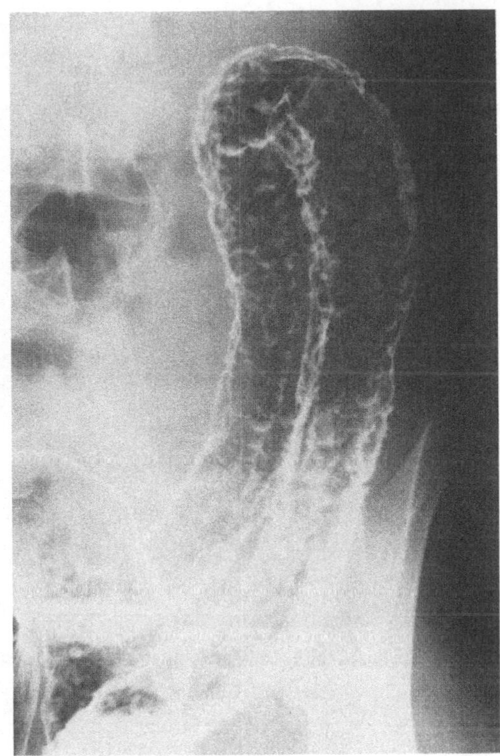

Abb. 14   Abb. 15

Abb. 14. Morbus Crohn. Wurmstichartige pseudopolypöse Formationen

Abb. 15. Morbus Crohn. Schleimhautveränderungen mit „Pflastersteinrelief"

Der inselförmige, knotige, sich scharf von der gesunden Darmwand absetzende, entzündlich-granulomatöse Prozeß des Morbus Crohn ist auch in einer Ausdehnung von wenigen Millimetern erkennbar. Die exzentrische Lage der herdförmig liegenden, kissenartigen Veränderungen verrät den Morbus Crohn (Abb. 16). Diese isolierten Veränderungen sind für den Morbus Crohn typisch, und da sie die Diagnose einer granulomatösen Colitis bei unbehandelten Patienten sichern, muß nach diesen Veränderungen gefahndet werden.

Die befallenen Abschnitte des Darmes sind aufgrund der Wandverdikkung durch Ödem und progressive Fibrose bedingt, nur wenig dehnbar, oft ist das Lumen auf Bleistiftdicke eingeengt. Durch die extramucöse Ausbreitung des entzündlichen Prozesses sind die Wandkonturen kon-

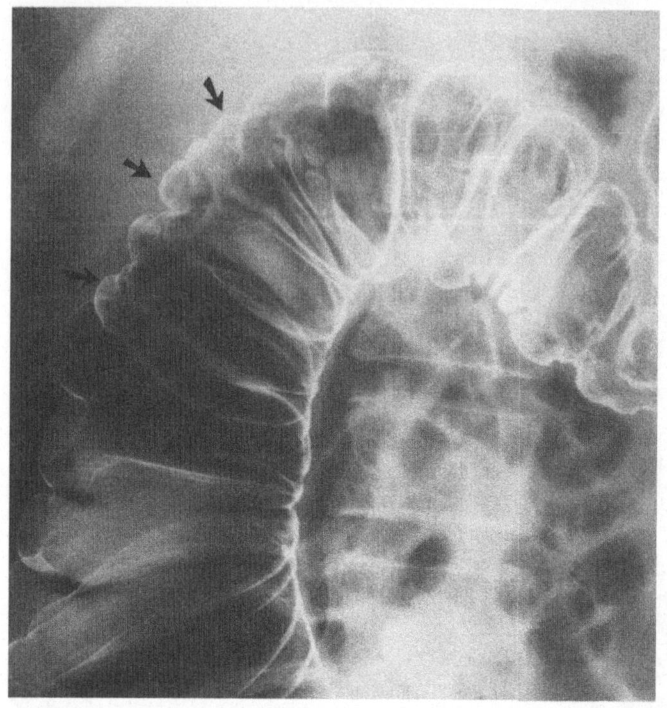

Abb. 16. Morbus Crohn. Im Bereich der rechten Colonflexur gelegene Granulome

stant asymmetrisch. Selten ist die gesamte Circumferenz betroffen, oft aber exzentrisch oder trichterförmig und multizentrisch.

Ein Übergreifen des Entzündungs- und Fibrosierungsprozesses auf die Serosa und das mesenteriale Fettgewebe bedingt nicht selten *entzündliche Konglomerattumoren* und *enteroenterale Fisteln*.

Durch den entzündlichen Befall des Coecums und der regionären Lymphknoten entsteht ein entzündlicher Ileocöcaltumor, welcher sich röntgenologisch durch eine oft bogige Eindellung der medialen Coecumwand, eine Fixierung der befallenen terminalen Ileumschlinge und einem Kontrastmittelausfall in ihrer Umgebung sichtbar macht (Abb. 17). Die Ileocolitis Crohn endet dann mit einer „Amputation" des Coecums und einer filiformen Stenose der terminalen Ileumschlinge und des rechten Colons. Die Verwachsungen zwischen den Darmschlingen sowie enteroenterale Fisteln (z. B. zwischen Magen und Colon, zwischen Sigmoid und Ileum usw.) werden bei Routineuntersuchungen in ihrem Ausmaß plastisch dargestellt.

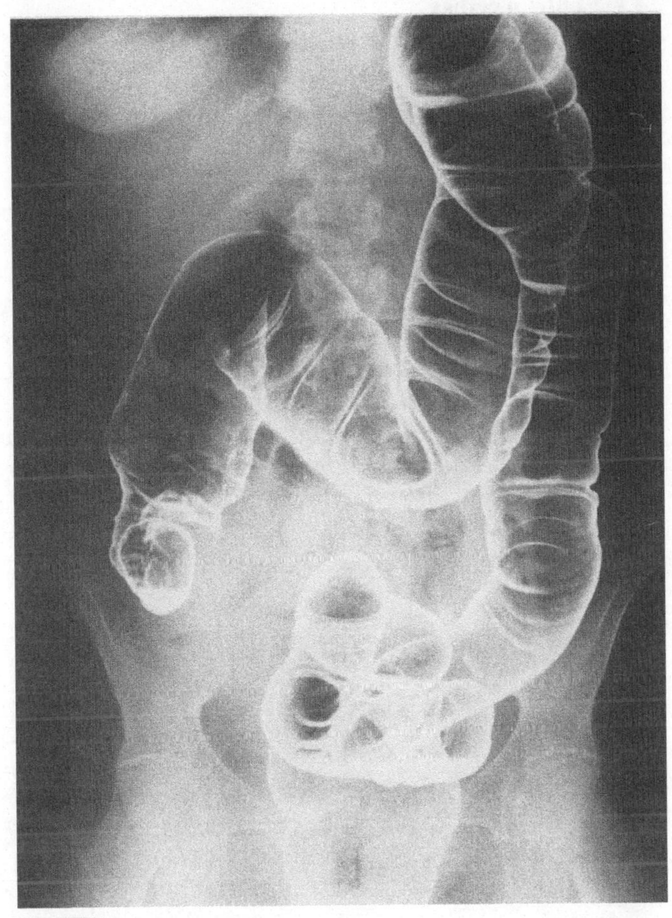

Abb. 17. Morbus Crohn. Entzündlicher Ileocoecaltumor

3.3 Spätstadium

Es entstehen pfeifenrohrähnliche Deformationen des Colons, ein Bild des starren, asymmetrischen, glatten, oft relieflosen Rohres.

4 Abgrenzung der entzündlichen Dickdarmprozesse im Röntgenbild

Mit der Doppelkontrastmethode wird häufig die differentialdiagnostische Abgrenzung der Colitis ulcerosa und des Morbus Crohn von anderen entzündlichen Prozessen des Dickdarmes ermöglicht.

4.1 Colitis ulcerosa

Die ersten radiologischen Zeichen sind ein feingranuliertes Schleimhaut-relief, darauf folgen die feinen Maculae und Spiculae. Der ulcerative Pro-zeß erscheint kontinuierlich, circulär und symmetrisch in allen Krank-heitsstadien.

4.2 Morbus Crohn

Die ersten radiologisch sichtbaren Zeichen sind ein granuliertes entzünd-liches Schleimhautbild, eine lymphoide Hyperplasie und diskrete, flache Ulcerationen, die von einem Aufhellungssaum umgeben sind und inner-halb einer gesunden Mucosa liegen. Die nodulären oder ulcerösen Läsio-nen können diskontinuierlich, asymmetrisch, isoliert und weit entfernt von anderen befallenen Abschnitten aufgefunden werden. Der Morbus Crohn ist eine segmentäre Colitis, sowohl in axialer, als auch in zirkulärer Ausdehnung, was die typisch exzentrische Lokalisation der pathologi-schen Veränderungen erklärt. Aber auch ein kontinuierlicher Befall des Colons schließt den Morbus Crohn nicht aus (Abb. 18).

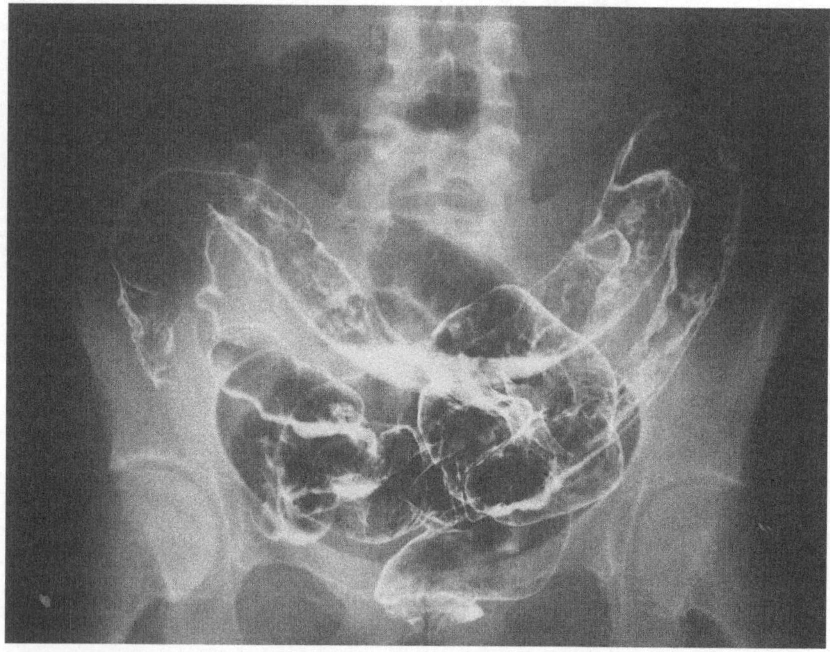

Abb. 18. Morbus Crohn. Befall des gesamten Colons mit Sigmoid, Rectum und terminalem Ileum. Deformation des Coecums. Bildung von Riesenpseudopolypen im Bereich der linken Flexur

Frische und alte Läsionen bestehen gleichzeitig nebeneinander. Der Nachweis „typischer" Veränderungen am terminalen Ileum bestätigt häufig die Vermutungsdiagnose. Die Dickdarmuntersuchung mit der Doppelkontrastmethode bei entzündlichen Prozessen muß deshalb stets auch die terminale Ileumschlinge miteinbeziehen.

4.3 Ischämische Colitis

Sie bevorzugt die linke Flexur und das Colon descendens mit Bildung randständiger lacunärer Füllungsdefekte, sog. „thumb-printing", häufig nur in den ersten Tagen der Erkrankung sichtbar. Es handelt sich um intramurale Hämatome (Abb. 19). Die beginnenden Strikturen können sich bereits in den ersten Tagen ausbilden, die segmentären Stenosen und Sac-

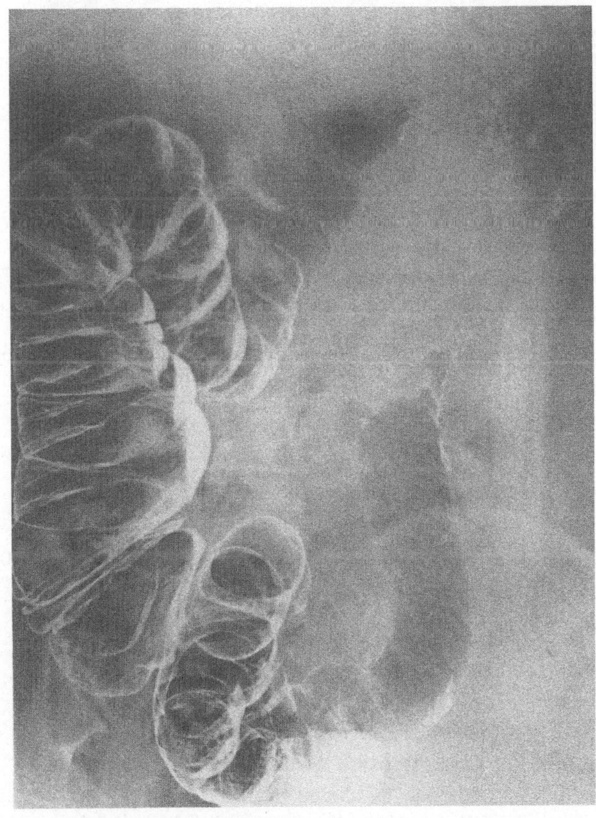

Abb. 19. Ischämische Colitis im Bereich der linken Colonflexur und im proximalen Anteil des Colon descendens

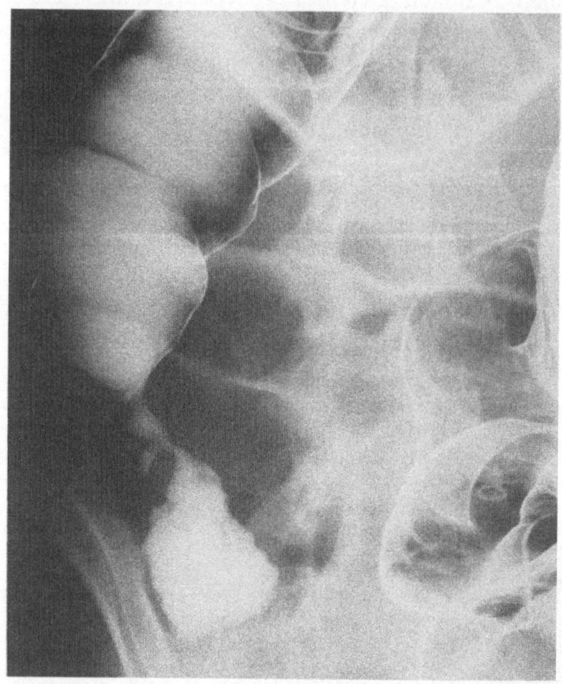

Abb. 20. Tuberkulose der Ileocoecalregion. Stenose und Ulceration im Bereich des Coecums

culationen gelten als ausgesprochene Spätveränderungen und sind manchmal schwer von Strikturen bei Morbus Crohn zu unterscheiden. Auch die segmentäre Colitis hat wahrscheinlich eine lokale Ischämie als Ursache.

4.4 Pneumatosis cystoides intestini

Sie ist an den durch Gasbläschen bedingten Impressionen im Doppelkontrastbild leicht zu erkennen.

4.5 Tumoren

Röntgenologisch müssen in erster Linie *maligne Colontumoren* ausgeschlossen werden, auch *Metastasen* eines Magencarcinoms oder eine diffuse Sarkomatose des Verdauungstraktes. Eine kurzstreckige Stenose mit unregelmäßigen Wandkonturen, aber mit einer scharfen Abgrenzung zum Gesunden, ist für Colitiscarcinome charakteristisch. Eine derbe, nar-

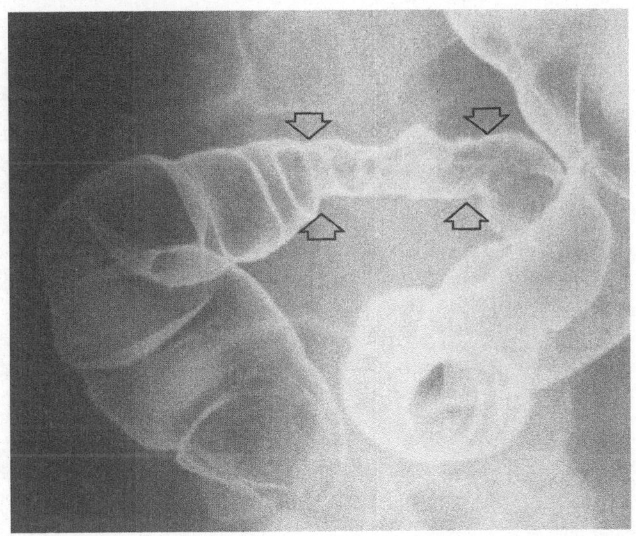

Abb. 21. Stenose des Sigmas bei Strahlenfibrose. Kurzstreckige Stenose, Atrophie der Schleimhaut, leeres Lumen

big-entzündliche Striktur kann oft nur schwer – auch histologisch – von einer tumorbedingten Stenose unterschieden werden. In diesem Fall ist eine röntgenologische Abklärung nicht möglich, präoperativ jedoch auch nicht unbedingt erforderlich, da diese starren Strikturen, gleich welcher Genese, bei der Colitis ulcerosa eine operative Behandlung nach sich ziehen.

4.6 Tuberkulose und Amöbom

Zu entzündlichen Strikturen führen die *Dickdarmtuberkulose* und das *Amöbom* (Abb. 20).

4.7 Actinische Colitis

Sie ist öfter im Rectosigmoid lokalisiert, häufig nach Bestrahlung eines Genitalcarcinoms mit Strahlendosen über 50 Gy und wird durch den vorangegangenen operativen Eingriff, durch mangelhafte Bestrahlungstechnik oder eine gesteigerte Empfindlichkeit begünstigt.
Eine radiogene Stenose bzw. Strahlenfibrose nach Strahlentherapie ist sanduhrförmig gestaltet und zeigt eine auffallend glatte Wandbegrenzung bei leerem Lumen und intaktem Schleimhautrelief (Abb. 21).

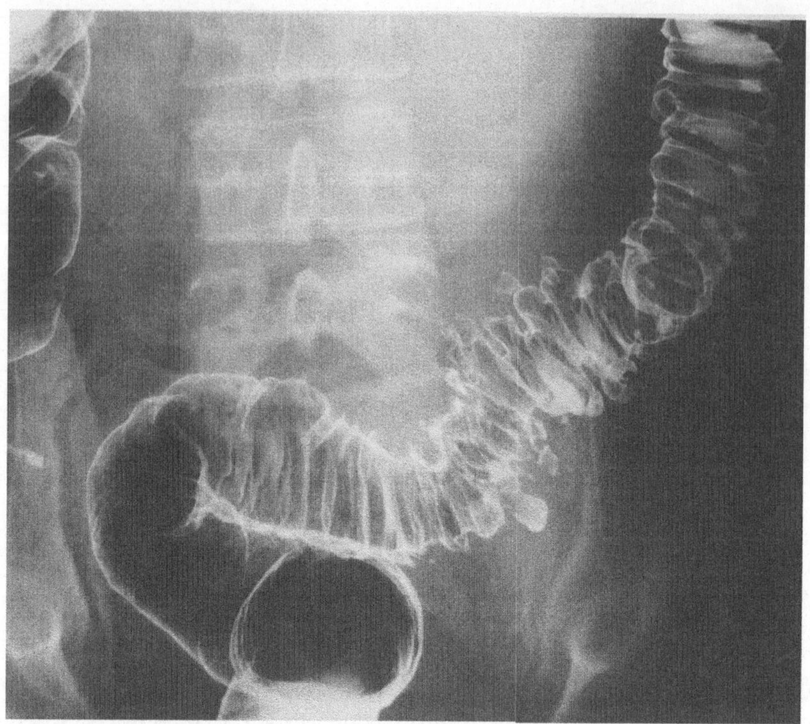

Abb. 22. Diverticulosis und Diverticulitis des Sigmas. Verminderte Darmdehnbarkeit mit unregelmäßigen ausgefransten Wandkonturen, multiple extra- und intramurale Divertikel mit Zeichen der Makroperforationen

4.8. Endometriose, idiopathische musculäre Strikturen und entzündliche gynäkologische Erkrankungen

Im Bereich des Sigmas sind sie differentialdiagnostisch zu berücksichtigen.

4.9 Diverticulitis

Eine lokale, segmentäre Sigmoiditis entsteht auch bei der akuten *Diverticulitis*. Der entzündliche Prozeß kann auf die Umgebung übergreifen und so eine Peridiverticulitis und eine peridiverticuläre Sigmoiditis verursachen (Abb. 22).

Literatur

1. Altaras J (1982) Radiologischer Atlas Kolon und Rektum. Urban und Schwarzenberg, München-Wien-Baltimore
2. Altaras J (1976) Moderne röntgendiagnostische Methoden zur Untersuchung des Dickdarms und ihre Ergebnisse. Dtsch Aerztebl 6:325

3. Bartram IC (1977) Radiology in the current assessement of ulcerative colitis. Gastrointest Radiol 1:383–392
4. Bodart P, Pringot J (1977) Radiology of Crohn's disease. J Belge Radiol 60:83
5. Brahm F (1967) Granulomatous colitis: Roentgenologic appearance and course of the lesions. AJR 99:35
6. Bret P, Piante M, Cuche C, Jeannot G (1976) Exploration radiologique en double contraste des rectocolites ulcérohémorrhagiques. Ann Radiol (Paris) 192:295–302
7. Dombrowski H, Bürke G (1981) Röntgentechnik und Röntgenbefunde bei chronisch entzündlichen Darmerkrankungen Internist (Berlin) 22:385–400
8. Fuchs HF, Sturm G, Westhoff D, Supala S (1976) Röntgendiagnose der Colitis ulcerosa und granulamatosa (Morbus Crohn) Klinikarzt 5 2:105–111
9. Hildell J, Lindström C, Wenckert A (1979) Radiographie appearances in Crohn's disease. I. Accuracy of radiographie methods. Acta Radiol [Diagn] (Stockh) 20:609
10. Hywel J, Lennard JJ, Young AC (1969) Reversibility of radiological appearances during clinical improvement in colonic Crohn's disease. Gut 10:738
11. Laufer I (1975) The radiologic demonstration of early changes in ulcerative colitis by double contrast technique. J Can Assoc Radiol 26:116
12. Laufer I, Mullens JE, Hamilton J (1976) Correlation of endoscopy and double contrast radiography in the early stages of ulcerative and granulomatous colitis. Radiology 118:1
13. Marshak RH, Lindner AE (1973) In: Ulcerative and granulomatous colitis. Roentgen features of granulamatous colitis and ileocolitis. Thomas, Springfield, pp 105–175
14. Morson BC (1972) Pathology of Crohn's disease. Clin Gastroenterol 1:265–277
15. Pringot J (1977) The features of granulomatous colitis in double contrast radiography. J Belge Radiol 60:25–35
16. Schmutz G, Kempf F (1980) Frühveränderungen bei Crohnscher Kolitis im Doppelkontrast. ROFO 132:237
17. Welin S, Welin G (1976) Crohn's disease. In: The double contrast examination of the colon. Experiences with the Welin modification. Thieme, Stuttgart, 65–81
18. Williams CB (1975) Evaluation of the colonoscopic examination: Results of three studies. Dis Colon Rectum 18:366

Kapitel 4

Endoskopie und Biopsie des Dickdarms

R. Ottenjann und J. Weingart

1 Einleitung

Die Fibercoloileoskopie hat die Dickdarmdiagnostik geradezu revolutioniert. Die Entwicklung begann wenige Jahre nach Einführung der Fiberendoskope durch Hirschowitz im Jahre 1957. Die anatomischen Gegebenheiten ließen Instrumente mit Vorausblickoptik als adäquat erscheinen, im Vergleich zu den Fiberendoskopen für den oberen Verdauungstrakt waren „nur" eine stärkere Abwinkelbarkeit und eine bessere Dirigierbarkeit der Instrumentenspitze erforderlich. Die Flexuren und die Beweglichkeit der mit einem Mesenterium „behafteten" Darmabschnitte (insbesondere Sigma und Colon transversum) bereiteten technische Schwierigkeiten bei der Passage mit dem Endoskop; man begnügte sich daher vielfach damit, nur Teile des Dickdarmes zu inspizieren, die sog. partielle Coloskopie wurde „geboren". Die totale Coloskopie galt vielen und über viele Jahre als zu schwierig, zu zeitaufwändig und somit für Patient und Untersucher als unzumutbar. Es wurden daher Coloskope mit unterschiedlicher Arbeitslänge entwickelt. Hilfsmittel wurden ersonnen, die Passage des Sigmas, den schwierigsten Part der Coloskopie, und der Flexuren zu erleichtern; Versteifungsdraht (im Instrumentierkanal) und äußerer Leittubus erwiesen sich als hilfreich, wurden aber von manchen Untersuchern wieder „aufgegeben", weil potentielle Risiken (Perforation!) und Schäden des Instrumentierkanales (durch den Versteifungsdraht) damit verbunden waren. Die modernen Fibercoloskope lassen sich ohne diese Hilfsinstrumente bei richtiger Technik praktisch immer bis ins Coecum und meistens auch bis ins terminale Ileum vorschieben [22, 24].

2 Instrumentarium und Technik der Coloileoskopie

Wie schon aufgezeigt, wurden Fibercoloscope mit unterschiedlicher Arbeitslänge entwickelt. Wir unterscheiden heute lange Instrumente mit ei-

Tabelle 1. Passierbarkeit von Dickdarm-Stenosen unterschiedlicher Art mit dem Pädiater-Coloskop (X GIF – P$_2$-long)

„Stenosen"	Pädiater-Coloskop (X GIF – P$_2$-long) Passage	
	Ja	Nein
Divertikulitis/Divertikulose	16	5
Neoplasma	16	6
Colitis	12	–
Adhäsionen	8	5
Anus Praeter-Nat.	15	–
	67	16

ner Arbeitslänge von 1,60–1,80 m, mittellange Endoskope mit einer Arbeitslänge von etwa 1,30–140 m und kürzere Coloskope mit einer Arbeitslänge bis zu etwa 1 m. Erprobt werden zur Zeit Fibersigmoidoskope mit einer Arbeitslänge von etwa 30 cm. Der Außendurchmesser dieser Instrumente liegt im Schaftbereich bei etwa 14 mm. Der Instrumentierkanal ist 2,5–3,5 mm weit. Die Abwinkelbarkeit der Instrumentenspitze beträgt nach allen Seiten 160° 180°–200°. In manchen Fällen erweisen sich diese Coloskope als zu dick, insbesondere bei entzündlicher oder Tumorstenose ist eine Passage häufig nicht möglich [29]. Neuerdings stehen daher Fibercoloskope mit einem Außendurchmesser von etwa 11,5 mm zur Verfügung; wünschenswert wären – nach eigenen Erfahrungen – noch dünnere Fibercoloskope mit einem Außendurchmesser von etwa 9 mm. Bei Stenosen unterschiedlicher Art (Diverticulitis, Neoplasma, Colitis u. a.) gelang die Passage mit einem Coloskop-Prototyp, der einen Außendurchmesser von 8,8 mm hat, in 67 von insgesamt 83 Fällen, in denen eine Passage mit üblichen Coloskopen (Außendurchmesser etwa 14 mm) nicht möglich war (Tabelle 1) [14].

Die Größe der einsetzbaren Biopsiezangen richtet sich nach der lichten Weite des Instrumentierkanals; größere Biopsiezangen lassen sich bei Verwendung entsprechender Coloskope (z. B. CF-1 TI) einsetzen, die Partikel sind größer, und selbst kleine Polypen können damit abgetragen werden.

Das Coloskop wird nach digitaler Palpation und Proktoskopie in den gereinigten Darm eingeführt. Unter ständiger Lumensicht wird das Instrument durch sich bildende Schlingen (vor allem im Sigmabereich) und durch die linke und rechte Flexur bis ins Coecum vorgeschoben. Diese Passage gelingt heute meistens ohne Röntgenkontrolle [32], die Diapha-

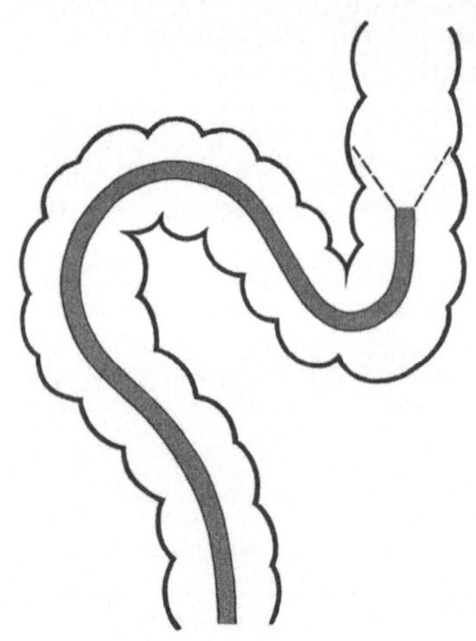

Abb. 1. Einhaken der Coloskopspitze in das Deszendens

noskopie (durch die Bauchdecken sichtbarer Lichtschein, der von der Instrumentenspitze ausgeht) kann vor allem im Bereich der rechten Flexur die Passage erleichtern. Der schwierigste Part ist die Sigmapassage in das Colon descendens. Die früher häufiger verwendeten Tricks, wie das Einhaken der Instrumentenspitze in das Descendens und die sog. α-Schlinge, sind bei adäquater Technik nur noch selten erforderlich [22, 32]. Auf Einzelheiten soll hier nicht eingegangen werden, die Abb. 1 u. 2 zeigen das Wesentliche dieser Tricks auf. Ein Minimum an insufflierter Luft erleichtert ebenso wie eine adäquate Nutzung der mechanischen Eigenschaften der Coloskope (Abwinkelbarkeit und Dirigierbarkeit) sowie eine entsprechende Links- oder Rechtstorsion des Coloskops die Passage. Mit der palpierenden Hand (des Assistenten oder der Schwester) kann das Instrument im Bereich des Sigmas fixiert und im Bereich der rechten Flexur angehoben werden; gelegentlich muß auch nach Passage der rechten Flexur das Coloskop im Bereich des Querdarmes angehoben werden (mit der palpierenden Hand), damit die Endoskopspitze bis in das Coecum oder in das terminale Ileum vorgeschoben werden kann [24]. Eine totale Coloskopie gelingt heute fast immer, wenn nicht besondere Situationen die Passage behindern. Bei insgesamt 2915 Coloskopien konnte nur in 351 Fällen (12,04%) das Coecum nicht erreicht werden; in der Tabelle 2 sind die Situationen oder Bedingungen aufgezeigt, die eine totale Passage (also eine totale Coloskopie) verhinderten oder erübrigten.

Die transvalvuläre Ileoskopie ist heute fast immer möglich, wenn nicht organische Veränderungen oder besondere Bedingungen das Einführen des Coloskops in das Ileum unmöglich machen (vor allem eine entzündliche Stenose bei Morbus Crohn oder Neoplasmen im Ileocöcalbereich

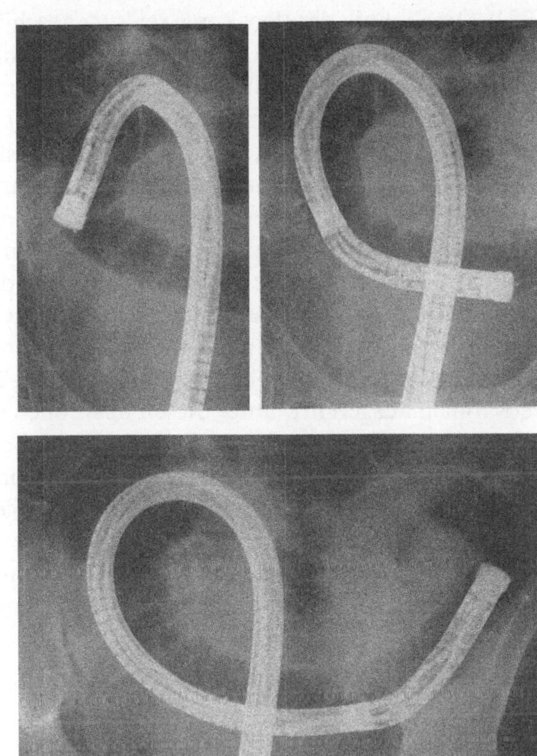

Abb. 2. Verschiedene Phasen der Formation einer Alpha-Schlinge zur Passage des Sigmas

Tabelle 2. Motivationen für den Verzicht auf oder die Unmöglichkeit einer totalen Coloskopie

Partielle Coloskopie	$n = 351 - 12{,}04\%$

Motivationen	n
Neoplasma-Stenose	77
Darm unsauber	76
$CF - MB_3$, zu kurz	36
Kontroll-Untersuchung	36
Darmresektion	27
Entzündliche Stenose	21
Abnormität	19
Schmerzen	16
Fixationen	13
Varia	30
	351

[32]). Die Technik der Ileoskopie sei kurz geschildert: Die Instrumentenspitze wird zunächst an der Bauhin-Klappe (Abb. 3, s. Farbseite 90) vorbei ins Coecum vorgeschoben, dann winkelt man die Instrumentenspitze in Richtung auf die Bauhin-Klappe an und zieht das Instrument langsam zurück, bis die Instrumentenspitze durch das Ostium der Bauhin-Klappe gleitet. Das gelingt nicht immer auf Anhieb, gar nicht selten muß dieses Manöver mehrmals wiederholt werden. Man kann auch die Instrumentenspitze am unteren Cöcalpol entlangführen (an der lateralen Wand), bis die Instrumentenspitze die Bauhin-Klappe und deren Ostium von caudal erreicht; diese Inversionsileoskopie ist aber nur selten indiziert und gelingt vor allem mit dünneren Coloskopen [22]. In der eigenen Abteilung wurden bei insgesamt 2 564 totalen Coloskopien im Jahre 1980 in 622 Fällen Ileoskopien ausgeführt, unter diesen 622 Fällen waren 122 Patienten mit Zustand nach Darmresektion. Pathologische Befunde im Ileum wurden bei 34 Patienten festgestellt (das sind 5,45% von 622 Ileoskopien). Eine Ileoskopie nach totaler Coloskopie, eine Coloileoskopie, ist zwar nicht routinemäßig indiziert, aber meistens möglich, wenn entsprechende Hinweise oder der Verdacht auf eine Ileumerkrankung vorliegen (z. B. Morbus Crohn, Carzinoidtumoren, röntgenologisch festgestellte Ileumveränderungen u. a.).

3 Vorbereitung zur Coloileoskopie

3.1 Darmreinigung

Voraussetzung für eine ergiebige Coloileoskopie ist die komplette Reinigung des Darmes. Diese geschieht heute am besten mit den Lavage-Methoden, die in Tabelle 3 aufgeführt sind. Uns haben sich die "saline lavage" und die "sweet lavage" in den letzten Jahren am besten bewährt [13]. Wir bieten den Patienten Proben der beiden Lavagelösungen zur Auswahl an, meistens (in mehr als 90%) wird die "sweet lavage" bevorzugt. Insgesamt sind etwa 3–6–8 l bis zur kompletten Darmreinigung erforderlich, diese können getrunken oder durch eine Magensonde verabreicht werden. Man kann die Prozedur auch in 2 Phasen aufteilen, man läßt dann am Vorabend 2–3 l und am Tag der Untersuchung morgens erneut 2–3 l trinken. Eine weitere Salzlösung für die Darmreinigung ist die sog. Golytely [6]; günstige Erfahrungen mit dieser Lösung wurden unlängst publiziert (im Mittel waren 3,5 l dieser Lösung erforderlich). Das Mannitol der "sweet lavage" kann bakteriell zersetzt werden, es entsteht dabei vor allem Wasserstoff, der bei entsprechender Konzentration explosibel ist [32]. Kontraindikationen der Lavagemethoden sind gegeben bei kardialer, pulmonaler und renaler Insuffizienz, da etwa $1–1^{1}/_{2}$ l der "saline lavage" absorbiert werden können. Man kann in diesen Fällen auch kombinieren,

Tabelle 3. Verschiedene Lavage-Methoden zur Darmreinigung vor totaler Coloskopie

---

Vor Coloskopie

Saline Lavage
  NaCl   650 mg-%
  NaHCO$_3$ 250 mg-%
  KCl   75 mg-%

Sweet Lavage
  Mannitol   5 g-%
  Ameisensäure 0,025 g-%

Golytely
Natrium	125 mmol/l
Kalium	10 mmol/l
Sulfat (SO$_4$)	80 mmol/l
HCO$_3$	20 mmol/l
Chlor	35 mmol/l
PEG	80 mM

Tabelle 4. Konventionelle Darm-Reinigungsmethoden zur totalen und partiellen Coloskopie

---

Darm-Reinigung

Totale Coloskopie
- Rizinusöl (30–40 ml)
- Senna Präparate (z. B. X-Prep)
- Mannitol 10% + 2 Drg. Dulcolax

Partielle Coloskopie
- Klistiere (z. B. Practo-Clyss)

---

nur etwa 2–3 l der Lavagelösungen verabreichen und zusätzlich Reinigungseinläufe durchführen oder andere Reinigungsmethoden vorziehen (Tabelle 4). Ist nur eine partielle Coloskopie vorgesehen (z. B. als Kontrolluntersuchung), so genügen zur Reinigung von Mastdarm und linkem Colon Klistiere (z. B. Practo-Clyss). Weizenkleie oder Leinsamen zur Darmregulierung sollten mindestens 2–3 Tage vor der Untersuchung abgesetzt werden, weil Reste dieser Quellmittel den Instrumentierkanal verstopfen können.

3.2 Prämedikation

Coloskopie und Coloileoskopie können ohne weiteres ambulant ausgeführt werden. Eine Prämedikation ist nicht regelmäßig erforderlich, aber angezeigt bei Kindern, Hypersensitiven, bei Zustand nach Unterleibsoperationen und bei durch frühere Untersuchungen verunsicherten und verängstigten Patienten. In der Regel genügen Sedativa oder Anxiolytica (z. B. Valium oder Psyquil), gegebenenfalls kann auch kombiniert werden mit Meperidin (Dolantin) oder anderen Analgetica. Mindestens ebenso wichtig wie Sedativa und Analgetica sind eine adäquate Atmosphäre, in der die Untersuchung erfolgt, und eine kooperative Schwester oder Assistenz, die den Patienten während der Untersuchung zu führen und zu beruhigen weiß; der Patient sollte über die Methode selbst und ihre Aussagekraft vor der Untersuchung informiert werden.

3.3 Adaptierte Analgesie

Nicht immer reichen Sedativa und/oder Analgetica aus. Insbesondere Personen oder Patienten mit Zustand nach mehrfachen Unterleibsoperationen und hochgradig Empfindliche und Ängstliche bedürfen intensiverer Methoden der Analgosedierung. Uns hat sich die sog. adaptierte Analgesie bewährt, diese wird erzielt durch kombinierte Verabreichung von Fentanyl und Droperidol, Valium und Lachgas in individueller Dosierung [24]. Die Patienten sind dabei so weit „entrückt", daß eine retrograde Amnesie resultiert. Wir haben diese Art der Analgosedierung bisher bei mehr als 400 Patienten praktiziert und keine Komplikationen erlebt, die dieser adaptierten Analgesie anzulasten gewesen wären. Die Analgesie wird dabei stets durch Anaesthesisten vorgenommen.

4 Vorteile der Coloileoskopie

Das Gros der pathologischen Prozesse und Läsionen ist in der Schleimhaut des Dickdarms lokalisiert oder geht von ihr aus. Die Endoskopie ermöglicht somit in fast allen Fällen eine direkte Beurteilung, eine Inspektion, mit der Möglichkeit der Gewebsentnahme; die Biopsie leistet einen wesentlichen Beitrag in der Differentialdiagnose und in der Artdiagnose von Prozessen; das gilt insbesondere für Polypen aller Art, Carcinome und nicht-epitheliale Malignome. Carcinomatöse Strukturen in adenomatösen Polypen, „schwere Zellatypie" und „invasives Carcinom", können nur durch totale Polypenbiopsie suffizient erfaßt werden, durch Biopsie nach Polypektomie.
Ein in manchen Fällen wichtiger Teilaspekt eines Prozesses ist die Farbe, die Rötung als Symptom der Entzündung, die weiße Kuppe (icing) entzündlicher Polypen bei Colitis ulcerosa und Morbus Crohn (und anderen Prozessen), die Farbe als Signum der Blutung (intramural und endoluminal) und als Kennzeichen der submucösen Angiarchitektur [22, 27]. Die

submucöse Angiarchitektur ist insbesondere im Colon bei komplett gereinigtem Darm sehr gut erkennbar. Sie erfährt Veränderungen im Laufe entzündlicher Prozesse, sie weist Veränderungen auf wie Angiodysplasien (Abb. 4, s. Farbseite 90) verschiedener Art (eigentliche Angiodysplasien, Angiome, Phlebektasien und Varicen). Sind Prozesse submucös lokalisiert, so ist auf der Polypenkuppe oder im Bereich der Prominenz die submucöse Gefäßarchitektur erkennbar und somit Kriterium für die Lokalisation des Prozesses. Eine Rarefizierung der Gefäßarchitektur findet sich bei und nach chronisch-entzündlichen Prozessen (Colitis ulcerosa, Morbus Crohn, Amöbiasis), sie ist somit Hinweis auf abgelaufene Prozesse, wenn entzündliche Veränderungen fehlen. Ein Derangement der Gefäßarchitektur findet sich im Rahmen der Strahlencolitis mit büschel- oder besenreiserartigen Gefäßektasien. Ektasien der submucösen Gefäße mit Rarefizierung finden sich z. B. auch bei und nach Bilharziose [22].

Minimale Läsionen entgehen gar nicht selten – auch bei optimaler Technik – dem Röntgennachweis, so insbesondere Lymphfollikelkokarden (Abb. 5, s. Farbseite 90) (bei bakteriellen Colitiden, aber auch als initiale Läsionen bei Morbus Crohn) und kleine flache Nekrosen oder Ulcerationen, die auch Aphthen genannt werden.

Darüber hinaus bietet die Coloileoskopie die Möglichkeit, kleinere Eingriffe während der Untersuchung auszuführen, so z. B. die schon erwähnte Polypektomie (als diagnostische, therapeutische und wahrscheinlich auch prophylaktische Methode), die Elektroincision entzündlicher Darmstenosen oder auch zu enger Anastomosen sowie die Sondierung von Ureterosigmoidostomien mit retrograder Urographie (Abb. 6, s. Farbseite 90); entzündliche oder narbige Stenosen von Ureterosigmoidostomien können auch durch Ostiotomie mit der Papillotomieschlinge „behoben" werden [22].

Neuerdings bietet sich als diagnostisches Verfahren auch die Feinnadelpunktion während der Coloileoskopie an; damit können submucöse Prozesse, aber auch paracolische und pararectale Prozesse (z. B. Tumorrezidive) „erfaßt" werden.

Die in Entwicklung befindliche Endosonographie bietet die Möglichkeit, mit einem dem Coloskop aufgesetzten Schallkopf paracolische Organe oder Organteile gezielt und ohne Störung durch Darmgase zu untersuchen, so z. B. das Pankreas während der Passage des Coloskops durch den Querdarm. Erste Ergebnisse der gastralen Endosonographie sind ermutigend [27].

Schließlich bleibt zu erwähnen, daß eine Belastung durch Röntgenstrahlen während der Coloskopie (zur Kontrolle der Instrumentenlage) heute kaum noch oder gar nicht mehr in Betracht kommt; die Coloileoskopie kann somit auch während der Schwangerschaft (bei entsprechender Erfahrung), wenn sie zwingend indiziert ist, eingesetzt werden. Die Technik

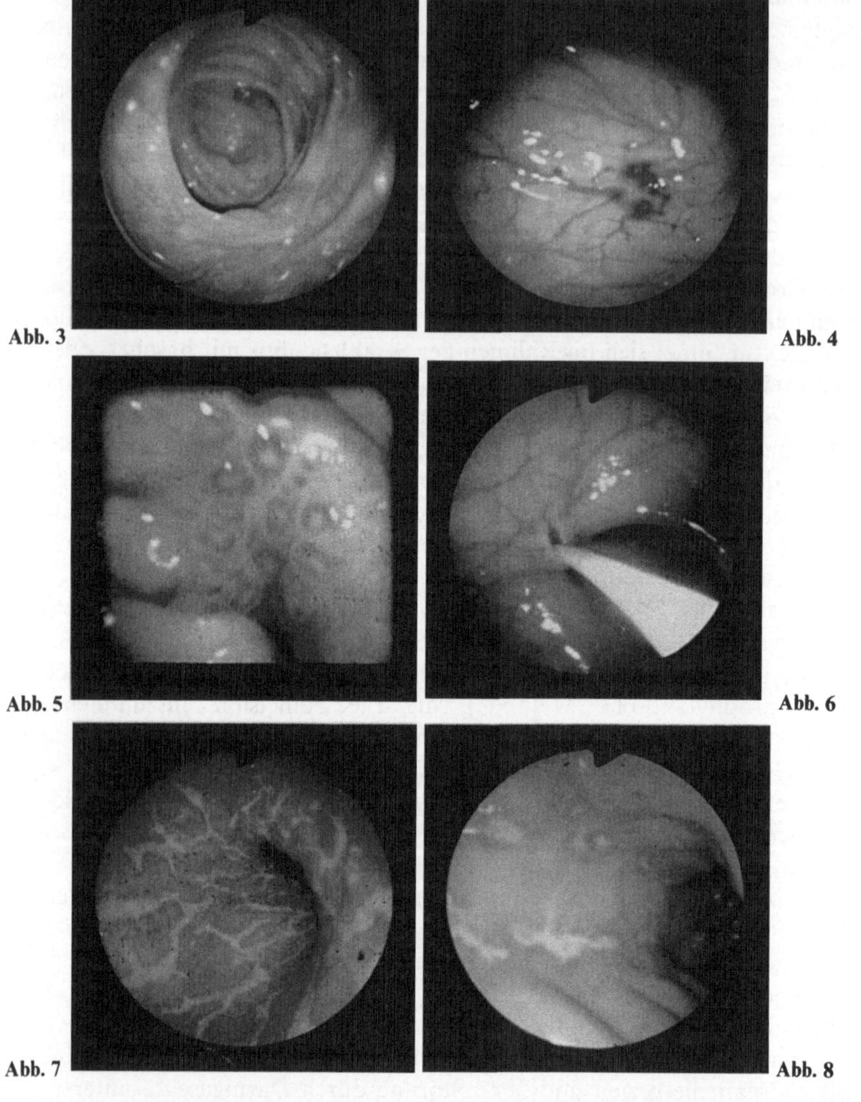

Abb. 3. Blick in das rechte Kolon mit Zökum und Bauhinscher Klappe (*untere Bildhälfte*)

Abb. 4. Inhomogene Angiodysplasie im Colon ascendens

Abb. 5. Regelmäßig über die Schleimhaut verteilte aphthoide Nekrosen ("Lymphfollikel-Kokarden") bei Yersinia-Enterokolitis

Abb. 6. Ureterocolostomie mit in den Ureter vorgeschobener Sonde

Abb. 7. Netzige Nekrosen mit weißlichen Fibrinauflagerungen bei Colitis ulcerosa

Abb. 8. Colitis granulomatosa Crohn im Sigma mit unterschiedlich geformten Nekrosen, die mit Fibrin bedeckt sind

Alle Farbabbildungen mit Olympus-Instrumenten (CF-MB$_3$R, CF-IB, CF-IBW, CF-1TI)

90

der Coloileoskopie ist inzwischen so ausgereift, daß die Untersuchungs-
dauer wesentlich reduziert werden konnte, i. allg. gelingt es heute, das Endoskop innerhalb von 5–10 (bis 15) min bis in das Coecum vorzuschieben.
Damit dürfte auch der Zeitaufwand wesentlich geringer sein als bei der
Doppelkontraströntgenuntersuchung.

5 Indikationen zur Coloileoskopie

Die Indikation zur Coloileoskopie ist selbstverständlich abhängig von der
Qualifikation des assoziierten Untersuchers, die wiederum abhängig ist
von der Erfahrung und dem manuell-technischen Geschick. Daher reicht
die Indikationsbreite von der Klärung spezieller Fragestellungen (z. B.
Ausdehnung einer Colitis ulcerosa, Verteilungsmuster des Morbus Crohn
im Dickdarm und terminalen Ileum, zur Artdiagnose von Polypen oder
Tumoren) bis zu dem Verdacht auf Colonerkrankungen überhaupt. Die
Skala reicht von der gelegentlichen Indikation als terminale diagnostische
Intention bis zur generellen primären Indikation im Rahmen der Dickdarmdiagnostik [23]. Es sind daher nicht nur manuell-technisches Geschick und Erfahrung, sondern auch das Streben nach Sicherheit der
diagnostischen Aussage wie auch Überlegungen um das Verhältnis von
Kosten zu Nutzen, die über die Indikation der Coloilcoskopie bestimmen.
Die diesbezüglichen Richtlinien können daher auch keine allgemeinen
sein, jeder Untersucher und jedes Zentrum wird diese selbst bestimmen
und von Zeit zu Zeit anzupassen suchen.

5.1 Colitiden

Entzündliche Veränderungen des Dickdarms sind fleckige Rötung, ödematöse Schwellung (am besten beurteilbar im Bereich der Plicae semilu-
nares), Lymphfollikelkokarden (die Lymphfollikel erscheinen als weißli-
che Zentren mit einem rötlichen Randsaum), kleine oberflächliche Nekrosen (Aphthen) und, tiefere rundliche oder längliche, auch landkartenartig begrenzte Nekrosen und Ulcerationen, daneben Blutungsneigung
(bei Berührung) und fleck- oder flächenförmige Blutungen in die Schleimhaut und Submucosa, die vor allem bei bakteriellen Colitiden auf eine
Entzündung hinweisen [4, 29]. Chronische Entzündungen können gekennzeichnet sein durch eine rauhe oder granulierte (sandpapierähnlich)
Oberfläche und durch sehr unterschiedlich geformte, kleine und größere
Polypen (häufig mit einer weißen Kuppe, sog. "icing"), letztere verbleiben

auch als Restzustände einer Entzündung wie die Mucosabrücken (auch Synechien) und die Rarefizierung der submucösen Gefäßarchitektur [23, 29, 33]. Die histologisch determinierten Dysplasien, die vornehmlich im Verlauf der Colitis ulcerosa auftreten sollen, finden sich sowohl im Bereich makroskopisch unauffälliger oder atrophischer Schleimhaut, wie auch im Bereich flach-erhabener Läsionen (Plaques oder kleine Polypen) [9, 21, 35]. Entzündliche Polypen kommen zumeist multipel vor, sie können langgestreckt und wurmartig sein, wie übliche rundliche Polypen aussehen, oder aber auch eine erhebliche Größe erreichen bei bizarrer Oberfläche (cave: Verwechslung mit Carcinom) [22, 29]. Das für den Morbus Crohn typische Pflastersteinrelief wird durch Fissuren gebildet, die furchenartig mehr oder minder große Schleimhautareale begrenzen.

Während bei der Colitis ulcerosa die sichtbaren Veränderungen – bei gering- bis mäßiggradiger Entzündung – beherrscht werden von feinfleckigen Blutungen (pin points), einer Blutungsneigung und mehr oder minder ausgeprägten Fibrinauflagerungen, werden bei stark ausgeprägter Entzündung häufig netzartig konfluierende Nekrosen erkennbar (Abb. 7, s. Farbseite 90) [22]. Diagnostisch ist von besonderer Bedeutung, daß die Colitis ulcerosa praktisch ausnahmslos im Rectum beginnt und von dort aus unterschiedlich große Areale des Colons erreicht [31]. Beim Morbus Crohn finden sich initial Lymphfollikelkokarden oder Aphthen, die zumeist unregelmäßig über die Schleimhautoberfläche verteilt sind. Später bilden sich häufig bizarr, auch landkartenartig begrenzte Nekrosen aus (Abb. 8 u. 9 s. Farbseiten 90 und 93), die auch wie eine Schneckenspur (snail track) unterschiedlich große Areale des Darms durchziehen [19, 31]; die länglichen Nekrosen breiten sich keineswegs immer in der Längsrichtung des Darmes aus. Charakteristisch ist das Pflastersteinrelief und die segmentäre Begrenzung der Prozesse (skip lesions), das Colon kann aber auch in seiner ganzen Ausdehnung befallen sein. Entzündliche Polypen, auch mit weißer Kuppe, finden sich vornehmlich bei der Colitis ulcerosa, das gilt auch für die Mucosabrücken. In etwa 10% finden sich nichtklas-

---

Abb. 9. Colitis graunulomatosa Crohn im Colon descendens mit ausgedehnten Nekrosen und Polypen aus stehengebliebener Mukosa

Abb. 10. Unregelmäßig begrenzte oberflächliche Nekrosen im Rückbildungsstadium einer Salmonellen-Enterokolitis

Abb. 11. Pseudomembranöse Colitis, unter Verabreichung von Lincomycin entstanden

Abb. 12. Multiple Sigma-Divertikel

Abb. 13. Ringförmiges Carcinom im Colon transversum

Abb. 14. Exophytisches (blumenkohlartiges) Carcinom im Zökum

Abb. 15. Endometriose des Sigmas mit Serviettenringartiger Stenose und multiplen Hämorrhagien (napkinring sign)

Alle Farbabbildungen mit Olympus-Instrumenten (CF-MB$_3$R, CF-IB, CF-IBW, CF-1TI)

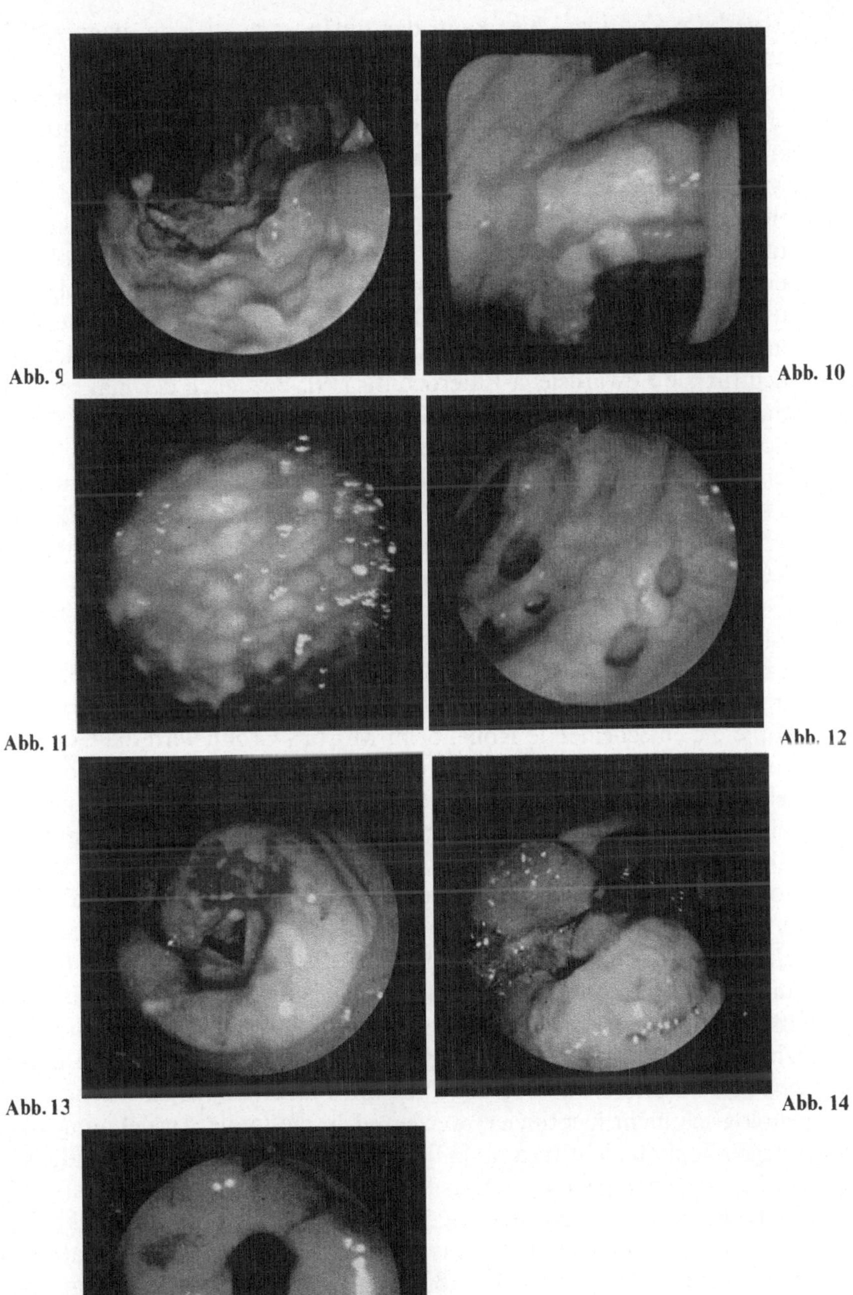

Abb. 9

Abb. 10

Abb. 11

Abb. 12

Abb. 13

Abb. 14

Abb. 15

sifizierbare Colitiden; hier kann das unlängst publizierte diagnostische Punktesystem (scoring system) die Differenzierung erleichtern [8].

Die erst in den letzten Jahren „entdeckten" makroskopisch erkennbaren Läsionen bei bakteriellen Colitiden reichen von fleckförmigen Blutungen und ödematöser Schwellung bis zu meistens gleichmäßig verteilten Lymphfollikelkokarden und Aphthen, aber auch bizarr begrenzte Nekrosen (Abb. 10, s. Farbseite 93) – ähnlich wie bei Morbus Crohn – können auftreten [4, 5, 10, 17, 19, 28]; die Läsionen dieser bakteriellen Colitiden heilen meistens (bei auch stärkerer Ausdehnung) in kurzer Zeit folgenlos aus. Das gilt für die Salmonellen-Colitis, aber auch für die erst in den letzten Jahren „entdeckten" Yersinia- und Campylobacter-Colitiden wie auch für die Edwardsiella-Enterocolitis [19]. Bezüglich der makroskopischen Zeichen der pseudomembranösen Colitis, der ischämischen Colitis und der Strahlencolitis sei auf die speziellen Kapitel verwiesen.

Bei insgesamt 2915 Colo- oder Coloileoskopien im Jahre 1980 wurde in 224 Fällen (das sind 7,68%) eine Colitis festgestellt. Unter diesen 224 rangierte der Morbus Crohn (89 Fälle) an erster Stelle, gefolgt von der Colitis ulcerosa (66 Fälle), der Strahlencolitis (22 Fälle), der ischämischen Colitis (17 Fälle), der nichtklassifizierbaren Colitis (15 Fälle), der bakteriellen Colitis (13 Fälle) und der pseudomembranösen Colitis (2 Fälle). In der Diagnostik der chronisch-entzündlichen Darmerkrankungen – Colitis ulcerosa und Morbus Crohn – spielen Rectosigmoidoskopie und Coloileoskopie die entscheidende Rolle; beim Morbus Crohn wird die Coloileoskopie sogar für unabdingbar gehalten [18]. Da die Colitis ulcerosa das Rektum praktisch ausnahmslos befällt und von dort aus unterschiedlich weit auf anschließende Areale des Dickdarms übergreift, reicht in vielen Fällen die Rectosigmoidoskopie für die Diagnose aus; dabei ist die Biopsie eine wesentliche ergänzende Methode, der vor allem für die Verlaufskontrolle eine Bedeutung zukommt. Informationen über die Ausdehnung der Colitis ulcerosa sind vor allem von prognostischer Bedeutung, diese Ausdehnung kann am sichersten endoskopisch-bioptisch erfaßt werden. Vergleichende Untersuchungen haben gezeigt, daß die Ausdehnung der Colitis röntgenologisch in einem Viertel der Fälle unterschätzt wird und etwa 20% der Fälle mit totaler Colitis als solche röntgenologisch nicht identifiziert werden, d. h. die totale Ausdehnung wird röntgenologisch nicht erkannt [33]. Eine Konkordanz zwischen endoskopischem und röntgenologischem Befund bezüglich der Ausdehnung der Colitis ulcerosa wird nur in etwa 50% erreicht. Wenn man bedenkt, daß etwa $^2/_3$ der Patienten mit Morbus Crohn entsprechende Manifestationen im Dickdarm aufweisen und daß weitere (nicht-identische) $^2/_3$ entsprechende Veränderungen in den letzten Ileumschlingen erkennen lassen, wird die Bedeutung der Coloileoskopie in der Diagnostik des Morbus Crohn deutlich [18].

Das bei Colitis ulcerosa zweifellos vorhandene, wenn auch geringe Entartungsrisiko, das vor allem bei totaler Colitis mit mehrjährigem Verlauf ausgeprägt ist, erfordert in entsprechenden Fällen regelmäßige Kontrolluntersuchungen; dazu ist die Coloskopie am besten geeignet, da mit dieser Methode die eine Entartungstendenz oder eine Entartung anzeigenden Dysplasien erfaßt werden können. Die Biopsien sollten nicht nur aus dem Bereich unauffälliger Schleimhaut, sondern auch aus umschriebenen, leicht erhabenen Formationen entnommen werden [35].
Bakterielle Colitiden werden klinisch vermutet und bakteriologisch wie auch serologisch diagnostiziert. Bei Auftreten einer blutigen Diarrhoe, die vor allem bei Campylobacter-Colitis angetroffen wird [5, 10], dürfte aus differentialdiagnostischen Gründen häufig die Indikation zur Coloileoskopie gestellt werden. Die pseudomembranöse Colitis wird mit ihren charakteristischen weißgelblichen Plaques (Abb. 11, s. Farbseite 93) koloskopisch und rektosigmoidoskopisch identifiziert.

5.2 Divertikulose – Diverticulitis

Dickdarmdivertikel sind nach den Darmpolypen der zweithäufigste Befund bei der Coloskopie. Bei insgesamt 2915 Endoskopien des Dickdarms wurden 360mal Divertikel, das sind 12,3%, gesehen. Die vorzugsweise im Sigma lokalisierten Divertikel (Abb. 12, s. Farbseite 93) werden am besten beim Vorschieben des Endoskops gesehen, auch die initialen intramuralen Divertikel, auf die man durch den besonderen Gefäßverlauf aufmerksam wird: Die submucösen Gefäße „verschwinden" gleichsam im Bereich solcher Divertikel oder am Rande ausgeprägter Divertikel. Raffung (ziehharmonikaartiges Sigma) und Stenosierung des Sigmas bei ausgeprägter Diverticulose sind die Kennzeichen der sogenannten Myochose [2], die für sich allein kein Symptom einer Peridiverticulitis ist. Die Komplikation der Diverticulose, die Diverticulitis, spielt sich – ausgehend vom Divertikeldom – an der Außenwand des Dickdarms ab, daher die Bezeichnung Peridiverticulitis. Sie selbst kann endoskopisch nicht erkannt werden, aber Folgen der Diverticulitis werden erkennbar, nämlich Stenose und Fistel wie auch sekundäre Veränderungen der Mucosa, die fleckig gerötet und ödematös aussehen kann [29] und zudem, wenn auch selten, oberflächliche Nekrosen erkennen läßt [22]. Vorsicht ist bei sehr ausgeprägten und großen Divertikeln geboten, weil große und weit offene Divertikel mit dem Darmlumen verwechselt werden können. Die Diagnose der Peridiverticulitis ist aber, das soll betont werden, eine klinische; sie kann weder röntgenologisch noch endoskopisch gesichert werden. Die Bedeutung der Endoskopie liegt in der Differentialdiagnose, vor allem gegenüber dem Sigmacarcinom.

5.3 Stenosen

Stenosen können nur dann valide endoskopisch beurteilt werden, wenn sie mit dem Instrument passiert werden können [22]. Die üblichen Coloskope mit einem Außendurchmesser der Instrumentenspitze von etwa 14 mm lassen sich vielfach bei neoplastischer, entzündlicher oder anderweitiger Stenose nicht durch dieselbe vorschieben. In solchen Fällen hat sich uns ein Prototyp bewährt, der einen Außendurchmesser von etwa 9 mm hat. Bei insgesamt 83 Fällen mit unterschiedlicher Stenosierung oder einem Anus praeternaturalis ließ sich ein konventionelles Coloskop nicht vorschieben oder einführen, bei 67 Patienten dieser Gruppe war eine Passage der Stenose oder des Anus praeternaturalis mit dem dünnkalibrigen Coloskop-Prototyp möglich [14].

Dickdarmstenosen sind überwiegend neoplastischer Natur, seltener sind entzündliche Stenosierungen bei Peridiverticulitis oder Morbus Crohn. Die neoplastische Stenose ist fast immer – auf Anhieb – erkennbar, bei der seltenen Linitis plastica des Dickdarms kann die Differenzierung gegenüber einer Stenose bei Peridiverticulitis – wenn die Stenose im Bereich des Sigmas lokalisiert ist – schwierig werden oder unmöglich sein [22, 29]. In diesen Fällen kann die Feinnadelpunktion mit nachfolgender cytologischer Untersuchung hilfreich sein. Bei den ebenfalls seltenen nichtepithelialen Malignomstenosen (malignes Lymphom, Histiocytom) kann die Makropartikelbiopsie unter Umständen das Substrat identifizieren. Zangenbiopsien liefern in diesen Fällen nicht immer suffizientes Material. Radiogene Stenosen werden zumeist durch Anamnese und Lokalisation (Rectum: nach Radiation wegen Cervix- und Prostatacarcinom; linke oder rechte Flexur nach Radiation wegen eines renalen Carcinoms) erkannt. Ähnliches gilt für Stenosen nach ischämischer Colitis, die sich vornehmlich im Bereich der linken Colonflexur ausbilden. Biopsien tragen wenig zur Differenzierung von radiogener und ischämischer Stenose bei.

5.4 Polypen, Carcinome

Ein Polyp ist eine umschriebene Prominenz der Schleimhaut. Etwa 80% der Dickdarmpolypen sind Adenome [18]. Es wird geschätzt, daß etwa 10% der westeuropäischen Bevölkerung ein Adenom oder Adenome entwickeln [32]. Das Polypensubstrat kann nur durch totale Biopsie nach Polypektomie valide beurteilt werden. Etwa 5–10% der ektomierten adenomatösen Polypen weisen „focale" Carcinome auf („schwere Zellatypie" oder „invasives Carcinom] [16,34]. Die Häufigkeit „focaler" Carcinome zeigt eine deutliche Abhängigkeit vom Durchmesser des Polypen. Polypen mit einem Durchmesser bis zu 10 mm weisen nur in etwa 1% maligne

Tabelle 5. Häufigkeit „schwerer Zellatypie" und
eines „invasiven Karzinoms" in „großen" Dickdarmpolypen (Durchmesser >3 cm) unterschiedlicher histologischer Struktur (nämlich in tubulären
Adenomen, tubulo-villösen Adenomen und in
villösen Adenomen)

„Große" Dickdarmpolypen (n = 59)	
Tubuläre Adenome	14
Schwere Zellatypie	1
Invasives Ca	3
Tubulo-Villöse Adenome	38
Schwere Zellatypie	10
Invasives Ca	11
Villöse Adenome	7
Invasives Ca	3

28 von 59 (∼50%) mit „fokalen" Carcinomen

Tabelle 6. Komplikationen bei Ektomie „großer" Dickdarmpolypen (Vergleich verschiedener Untersucher-Gruppen)

	„Große" Dickdarmpolypen-Komplikationen		
	Christie (1977) (n = 47) ⌀ > 20 mm	Böhler (1979) (n = 93) ⌀ > 20 mm	Ottenjann/ Höchter (1980) (n = 59) ⌀ > 30 mm
Blutung	3 (OP. 1)	14 (OP. 2)	5
Lokale Peritonitis	–	1	1
Perforation	–	–	2 (OP. 1)
	7,4%	16%	13,6%
Letalität	–	–	–

Strukturen auf („schwere Zellatypie" oder „invasives Carcinom"). Bei
großen Polypen mit einem Durchmesser über 3 cm erreicht die Häufigkeit
„focaler" Carcinome etwa 50% (Tabelle 5). Die endoskopische Polypektomie zeichnet sich durch eine geringe Komplikationsrate aus, selbst bei
Ektomien großer Dickdarmpolypen mit einem Durchmesser von mehr als
20 oder 30 mm liegt die Komplikationsrate bei etwa 7–16%; in den
entsprechenden Publikationen wird keine Letalität verzeichnet
(Tabelle 6).
Dennoch – im Hinblick auf die Prophylaxe des Dickdarmcarcinoms
durch endoskopische Polypektomie – ist beachtenswert, daß nur etwa
5% der aus dem Colon ektomierten Polypen maligne sind, nur etwa 1%

sind sogenannte polypoide Carcinome ohne einen restlichen Adenomanteil [34]. Wenn somit 95% der ektomierten Colonpolypen nichtmaligne sind, so ist es wenig wahrscheinlich, daß es möglich sein wird, eine Prophylaxe des Dickdarmcarcinoms durch coloskopische Polypektomie zu sichern.

Diagnostisch ist aber entscheidend, daß eine valide Beurteilung des Polypensubstrates röntgenologisch nicht gelingen kann und diese nur möglich ist durch eine totale Biopsie des Polypen nach endoskopischer Polypektomie.

Colorectale Carcinome sind fast immer ohne Biopsie zu erkennen (Abb. 13, 14 s. Farbseite 93), dennoch wird man stets eine bioptische Sicherung anstreben. Von essentieller Bedeutung im Rahmen der colorectalen Carcinomdiagnostik ist die Häufigkeit synchroner Carcinome und Polypen. Im eigenen Krankengut wurden bei colorectalen Carcinomen in 31,1% synchrone adenomatöse Polypen angetroffen. Beim Carcinom im Rectum fanden wir bei insgesamt 145 Fällen in 6,2% synchrone Carcinome im Colon. Das bedeutet, daß bei Nachweis von adenomatösen Polypen oder Carcinomen im Rektum stets – vor der Operation, wenn eben möglich – eine totale Untersuchung des Dickdarms erforderlich ist; dazu ist die Coloskopie am besten geeignet. Nicht immer ist aber eine Passierbarkeit des colorectalen Carcinoms gegeben, eine komplette präoperative Untersuchung des Dickdarmes wird daher nicht immer möglich sein. Im eigenen Krankengut konnte das Coloskop in 36,4% (von insgesamt 285 Fällen) nicht durch das Carcinom oder an dem Carcinom vorbei vorgeschoben werden; bei im Rectum lokalisierten Carcinomen (insgesamt 145 Fälle) war eine Passierbarkeit mit dem Endoskop in 78,4% gegeben. Anzustreben ist daher, wenn die Tumorstenose mit dem Endoskop nicht mehr passierbar ist, eine intraoperative Coloskopie zum Ausschluß synchroner Carcinome.

5.5 Varia

Angiodysplasien sind mikrovasculäre Abnormalitäten in der Mucosa und Submucosa vor allem des rechten Colons; sie fallen als rote, nichtprominente „Flecken" mit einem Durchmesser von meistens nur wenigen Millimetern auf und entziehen sich dem Nachweis durch Kontrasteinlauf [1, 12]. Die Existenz kann angiographisch gesichert werden. Bei der üblichen histopathologischen Untersuchung von Sektionspräparaten werden sie nicht selten übersehen, wenn nicht die Gefäße unmittelbar nach der Resektion mit einer Barium-Gelatine-Mischung gefüllt werden [1]. Auch in Zangenbiopsien aus entsprechenden roten „Flecken" wird das charakteristische Substrat (Ektasien capillärer sowie post- und präcapillärer Gefäße) nicht immer gefunden. Angiodysplasien finden sich meistens bei älteren Menschen, entsprechende Veränderungen wurden aber auch schon bei 19 jährigen entdeckt [1]. Es handelt sich wahrscheinlich um degenerative Veränderungen, auch auf congenitaler Basis. Coagulationen waren wiederholt erfolgreich; eine auf der oberen Lippe der Bauhin-Klappe lokalisierte Angiodysplasie konnte mit der Schlinge ektomiert werden. Angiodysplasien kommen auch multipel vor, in diesen Fällen und nach erfolgloser Coagulation bleibt nur die Resektion. Angiodysplasien sind aber insgesamt häufig, ihr Nachweis allein genügt nicht; es muß gesichert werden, daß diese Angiodysplasien geblutet haben (z. B. angiographisch) oder keine anderen Blutungsquellen im unteren Verdauungstrakt vorliegen [12].

Bei gruppenförmig angeordneten halbkugeligen Prominenzen ist immer an eine Pneumatosis cystoides zu denken. Durch Punktion mittels Nadelsonde während der Coloskopie lassen sich die Cysten entleeren, sie fallen dann zusammen wie ein Ballon [22]. Ganz selten werden Ureterocolostomien angetroffen, die Ostien werden leicht übersehen. Eine Sondierung mit retrograder Kontrastmittelapplikation ist während der Coloskopie möglich. Verengte Ureterocolostomien können mit dem Papillotom geschlitzt werden (Ostiotomie) [22]. Endometrioseherde können coloskopisch auffallen, wenn sie in der Submucosa lokalisiert sind oder aber Prominenzen oder Stenosen hervorrufen. Typisch ist das Serviettenringzeichen) (Abb. 15 s. Farbseite 93): eine konzentrische Stenose durch eine ringförmige, wallartige Prominenz [22]). Das Substrat der Endometrioseherde besteht neben den spezifischen Gewebsformationen vor allem aus hypertrophierter Muskulatur und Bindegewebe.

Venerische Affektionen werden vor allem bei Homosexuellen angetroffen, und zwar als Gonokokken-Proktitis, luischer Primäreffekt oder grauweiße Plaques bei sekundärer Lues [7, 20, 25]. Bei Lymphogranuloma venereum wird eine ulceröse Proktitis angetroffen, es können sich dabei auch Strikturen ausbilden. Beim Granuloma inguinale finden sich charakteristische fleischrote und glänzende granulomatöse Massen im Rectum, die auch eine Stenose bewirken können [7].

Heterotope Magenschleimhaut (dysontogenetisch oder erworben) kann gelegentlich im Rectum und im Colon angetroffen werden. Es finden sich Charakteristika der Fundus- oder der Pylorusschleimhaut, letztere werden vor allem auch beim Morbus Crohn gesehen. Solitäre oder multiple Inseln von geschichtetem Plattenepithel sind Raritäten; sie können auch die Matrix für Plattenepithelcarcinome im Dickdarm bilden. Ganz selten finden sich – wie im Magen und im Duodenum – Lipidinseln (gelbliche Papeln) im Rectum.

6 Komplikationen und Kontraindikationen

Unter den Komplikationen rangiert die Perforation an erster Stelle, die
Häufigkeit wird mit 0,14% (35 892 Coloskopien) bis 0,22% (25 998 Coloskopien) angegeben [15, 26]. Die Perforationen ereignen sich vor allem im
Bereich des Sigmas [15]. Die eigene Arbeitsgruppe erlebte bei mehr als
14 000 Coloileoskopien in den letzten Jahren nur eine Perforation; die
Perforationsrate entspricht somit derjenigen, die bei Doppelkontrastun-
tersuchung des Dickdarms [3] angegeben wird (zwei Perforationen auf
10 000 Doppelkontrastuntersuchungen). Perforiert wird zumeist mit dem
Coloskop, extrem selten während der Biopsie (0,006%) [15]. In der angloamerikanischen Literatur wird ein „postcolonoscopy distention syndrome"beschrieben:schmerzhafter Blähbauch, leichte Temperatursteige-
rung (spontane Rückbildung). Serosaeinrisse wurden wiederholt bei der
Laparatomie nach Coloskopien beobachtet, ebenso retroperitoneale Em-
physeme.

Bacteriämien wurden nach Coloskopien wie auch nach Kontrasteinläu-
fen in unterschiedlicher Häufigkeit nachgewiesen. Ihnen kommt aber
wohl – von seltenen Ausnahmen wie Antikörpermangelsyndrom, Herz-
klappenfehler, Endokarditis abgesehen – keine besondere klinische Bedeutung zu. Auch nach Defäkation wurden Bacteriämien beobachtet.
Kontraindikationen für die Coloileskopie sind akute Diverticulitis, akute
Peritonitis, toxisches Megacolon und ein hochflorides Stadium einer Colitis ulcerosa. Während der Schwangerschaft können Coloskopien nur bei
Vermeidung von Röntgenkontrollen während der Untersuchung durchgeführt werden. Bei Patienten mit Zustand nach mehrfachen Unterleibsoperationen sollte die Coloileoskopie am besten während intensiver Analgosedierung (adaptierte Analgesie) ausgeführt werden, eine Intubations-
narkose ist nicht erforderlich. Das zuletzt genannte Verfahren empfiehlt
sich auch bei Kindern und Hypersensitiven.

7 Primäre Coloileoskopie

Moderne Endoskope und eine adäquate Technik haben nicht wenige Zentren dazu veranlaßt, die Coloileoskopie primär – ohne vorangehende
Röntgenuntersuchung – auszuführen. In der eigenen Abteilung wird sie
seit mehr als 5 Jahren fast ausnahmslos primär eingesetzt. Eine Umfrage
bei 24 gastroenterologischen Zentren (Kliniken und Krankenhäusern) ergab, daß jedes zweite Zentrum die Coloileoskopie primär einsetzt [23].
Ein solches Vorgehen setzt selbstverständlich voraus, daß genügend Erfahrung gesammelt wurde und die Technik beherrscht wird. Der selektiv-
serielle Einsatz der Röntgenuntersuchung bedeutet vor allem auch einen
ökonomischen Gewinn.

8 Zusammenfassung

Endoskopie und Biopsie haben in den letzten Jahren einen Stellenwert in der Dickdarmdiagnostik erreicht, wie ihn kaum jemand voraussehen konnte. Die Endoskope wurden den Bedingungen des Dickdarms und des terminalen Ileums so sehr angepaßt, die Technik der Coloileoskopie so weit perfektioniert, daß heute zur Diskussion steht, ob Röntgenuntersuchung oder Endoskopie in der Diagnostik der Dickdarmerkrankungen primär eingesetzt werden sollen.

Die Endoskopie hat der Röntgenuntersuchung gegenüber 3 wesentliche Vorteile: 1. Sie erlaubt bioptische Untersuchungen und trägt damit wesentlich zur Artdiagnose von Prozessen bei. 2. Sie ermöglicht Einblicke in die submucöse Angiarchitektur und gibt damit wesentliche Informationen über verschiedene entzündliche, degenerative und andere Prozesse. 3. Sie vermittelt über die Farbqualität von Läsionen und Prozessen zusätzliche, in manchen Fällen wesentliche diagnostische Aspekte.

Zur Beurteilung von Dickdarmpolypen ist die endoskopische Polypektomie unerläßlich, die präoperative bioptische Identifizierung von Malignomen ist eine verständliche Forderung der Chirurgen. In der Differenzierung chronisch-entzündlicher Prozesse des Darms liefern Endoskopie und Biopsie entscheidende Aussagen, morphologische Läsionen im Verlauf von bakteriellen Colitiden wurden erst durch die Coloileoskopie „entdeckt". Über die rein diagnostische Funktion hinaus eröffnen sich Möglichkeiten therapeutischer Art, die sich erst in ihren Anfängen abzeichnen.

Literatur

1. Allison DJ, Hemmingway AP (1981) Angiodysplasia: Does old age begin at nineteen? Lancet II:979
2. Almy TP, Howell DA (1980) Diverticular disease. N Engl J Med 302:324
3. Amberg JR (1980) Complications of colon radiography. Gastrointest Endosc [Suppl] 26:15
4. Appelbaum PC, Scragg J, Schonland MM (1976) Colonic involvement in salmonellosis. Lancet II:102
5. Blaser MJ, Reller L (1981) Campylobacter enteritis. N Engl J Med 305:1 444
6. Brozinsky S, Thomas G, Isenberg J (1981) Comparison of standard colonoscopy prep with Golytely lavage solution. (Abstr.) Gastrointest Endosc 27:133
7. Catteral RD (1975) Sexually transmitted diseases of the anus and rectum. Clin Gastroenterol 4:659
8. Clamp SE, Myren J, Brouchier IAD, Watkinson G, De Dombal FT (1982) Diagnosis of inflammatory bowel disease: An international multicentre scoring system. Br Med J I:91
9. Dickinson RJ, Dixon MF, Axon ATR (1980) Colonoscopy and the detection of dysplasia in patients with longstading ulcerative colitis. Lancet II:620

10. Drake AA, Gilchrist MJR, Washington JA, Huizenga KA, Scoy RE von (1981) Diarrhea due to campylobacter fetus subspecies jejuni, a clinical review of 63 cases, Mayo Clin Proc 56:414
11. Duffy MC, Benson JB, Rubin SJ (1980) Mucosal invasion in compllobacter enteritis. Am J Clin Pathol 73:706
12. Editorial (1981) Angiodysplasia. Lancet II:979
13. Fischer LI, Kühner W, Ottenjann R (1979) Sweet lavage – saline lavage. (Abstr.) Endoscopy 11:221
14. Frimberger E, Kühner W, Ottenjann R (1979) Pediatric coloscope – advantages and indications (Abstr.) Endoscopy 11:221
15. Frühmorgen P, Laudage G, Matek (1981) Ten years of colonoscopy. Endoscopy 13:162
16. Gillespie PE, Chambers TJ, Chan KW, Doronzo F, Morson BC, Williams CB (1979) Colonic adenomas – a colonoscopy survey. Gut 20:240
17. Loss RW Jr, Mangla JC, Pereira M (1980) Compylobacter colitis presenting as inflammatory bowel disease with segmental colonic ulcerations. Gastroenterology 79:138
18. Malchow H, Dölle W (1980) Morbus Crohn. Dtsch Ärztebl 77:111
19. Marsh PK, Gorbach SL (1982) Invasive enterocolitis caused by Edwardsiella tarda. Gastroenterology 82:336
20. McMillan A, Lee FD (1982) Sigmoidoscopic and microscopic appearance of the rectal mucosa in homosexuell men. Gut 22:1035
21. Morson BC, Pang LSC (1967) Rectal biopsy as an aid to cancer control in ulcerative colitis. Gut 8:423
22. Ottenjann R (1980) Atlas der Koloileoskopie. Enge, Stuttgart
23. Ottenjann R (1982) Primäre gastrointestinale Diagnostik – Röntgen oder Endoskopie? (Umfragen-Ergebnisse). MMW 124:213
24. Ottenjann R, Kühner W, Weingart J (1982) Endoskopie, Biopsie und Zytologie. In: Müller-Wieland K (Hrsg) Dickdarm. Springer, Berlin Heidelberg New York (Handbuch der inneren Medizin, Bd III/4, S 41)
25. Quinn TC, Lukehart SA, Goodell S, Mkrtichian E, Schuffler MD, Holmes, KK (1982) Rectal mass caused by Treponema pallidum: Confirmation by immunofluorescent staining. Gastroenterology 82:135
26. Rogers BH, Silvis SE, Nebel OT, Sugawa C, Mandelstam P (1975) Complications of flexible fiberoptic colonoscopy and polypectomy. Gastrointest Endosc 22:73
27. Strohm WD, Jessen K, Philipp J, Classen M (1981) Endoskopische Ultrasonographie des oberen Verdauungstraktes. Dtsch Med Wochenschr 106:714
28. Vantrappen G, Agg HO, Ponette E, Geboes K, Betrand P (1977) Yersinia enteritis and enterocolitis: Gastroenterological aspects. Gastroenterology 72:220
29. Waye JD (1980) Endoscopy in inflammatory bowel disease. Clin Gastroenterol 9:279
30. Werlin SL, Chusid MJ, Caya J, Oechsler HW (1982) Colitis in chronic granulomatous disease. Gastroenterology 82:328
31. Williams CB (1979) Koloskopie – diagnostische Bedeutung bei entzündlichen Erkrankungen des Kolons. in: Ottenjann R, Classen M (Hrsg) Gastroenterologische Endoskopie. Enke, Stuttgart
32. Williams CB (1981) Colonoscopic polypectomy. in: Bennett JR (ed) Therapeutic endoscopy and radiology of the gut. Chapman Hall, London
33. Williams CB, Waye JD (1980) Colonoscopy in inflammatory bowel disease. Clin Gastroenterol 7:702
34. Wolff WI, Shinya H (1975) Definitive treatment of malignant polyps of the colon. Ann Surg 182:516
35. Yardley JH, Bayless TM, Diamond MP (1979) Cancer in ulcerative colitis. Gastroenterology 76:221

Kapitel 5

Colitis ulcerosa und Morbus Crohn

Endoskopische Befunde

P. Frühmorgen, G. Laudage und W. Matek

Unter den chronisch-entzündlichen Darmerkrankungen unklarer Genese kommt den beiden Krankheitsbildern *Colitis ulcerosa* und *Morbus Crohn* mit über 90% der differentialdiagnostisch zu diskutierenden Erkrankungen die größte Bedeutung zu. Die Erkennung und Unterscheidung dieser beiden Krankheitsbilder hat therapeutische und prognostische Bedeutung.

Da weder das Beschwerdebild noch die laborchemischen Befunde Darmerkrankungen anderer Ursachen mit hinreichender Sicherheit ausschließen oder beweisen, soll die Wertigkeit einer endoskopisch-bioptischen Untersuchung diskutiert werden.

1 Methodik und Patienten

Zur fiberendoskopischen Untersuchung des Dickdarmes sowie des angrenzenden terminalen Ileums auf peranalem Wege werden ausschließlich Vorausblickinstrumente eingesetzt. Dabei haben sich uns Geräte mit einer Länge zwischen 120 und 140 cm mit einer Weitwinkeloptik zwischen 100° und 120° bewährt. Dem erfahrenen Untersucher gelingt, eine nicht überwindbare Stenose ausgeschlossen, die Einführung des Instrumentes bis zum Coecum und über die Valvula Bauhini hinaus in das terminale Ileum in nahezu 100%. Letzteres kann maximal 60 cm, im Durchschnitt 15 cm weit eingesehen werden.

Seit 1970 haben wir an unserer Klinik 355 Patienten mit einer Colitis ulcerosa und 518 Patienten mit einem Morbus Crohn stationär untersucht, wobei Kontrolluntersuchungen in einjährigen Intervallen angestrebt werden. Bezüglich der Verteilung des Morbus Crohn im Gastrointestinaltrakt wurden die Krankengeschichten von 177 Patienten, im Hinblick auf die makroskopisch-bioptische Untersuchung vor 1975 von 206 Patienten und im Jahre 1980 von 72 Patienten ausgewertet. Da die Auswertung un-

Tabelle 1. Lokalisation des Morbus Crohn im Gastrointestinaltrakt bei 177 Patienten (in %)

Ileum	18
Ileum und Colon	57
Colon	14
Andere	11

Tabelle 2. Vergleich von Colitis ulcerosa mit Morbus Crohn in den verschiedenen Krankheitsstadien und in der Entwicklung im Colon

	Colitis ulcerosa	Morbus Crohn
Frühstadium	Petechiale Blutungen	Aphthoide Läsionen
	Hyperämie	Fleckförmige Rötung
	Gesteigerte Vulnerabilität	Selten Kontaktblutungen
	Granulationen	Unauffällige Areale
Florides Stadium	Multiple konfluierende Ulcera	Solitäre Ulcera
	Keine Fissuren	Fissuren
	Keine Fisteln	Fisteln
	Kryptenabscesse	Pflastersteinrelief
	Keine Epitheloidzellgranulome	Epitheloidzellgranulome
Spätstadium	Schleimhautatrophie	Narbenbildung
	Fehlende Haustrierung	Deformation
	Pseudopolypen	Pflastersteinrelief
	Schleimhautsegel	Keine Schleimhautsegel
	Keine Strikturen	Stenosierung
Ausbreitung	Kontinuierlich	Diskontinuierlich
	Konzentrisch	Exzentrisch
	Oralwärts	Analwärts
	Lumen normal/erweitert	Lumen normal/verengt

ter dem Aspekt der Diagnosesicherung erfolgte, wurden nur jene Patienten in diese Studie aufgenommen, bei denen eine vollständige Untersuchung durchgeführt worden ist. Der Vergleich der makroskopischen Diagnose eines Morbus Crohn mit den histologischen Befunden im Resektat erfolgte in 39 Fällen.

2 Ergebnisse

Die vollständige endoskopische und radiologische Untersuchung von 177 Patienten mit einem nachgewiesenen Morbus Crohn hat gezeigt, daß das Ileum und das Colon gemeinsam in 57%, das Colon allein zusätzlich in 14% von dieser Erkrankung befallen ist (Tabelle 1).

Tabelle 3. Morbus Crohn: Makroskopischer Aspekt und
histologischer Befund (vor 1975)

Biopsie		206 Patienten
M. Crohn		84 (40,8%)
mit Granulomen	30 (14,6%)	
ohne Granulome	54 (26,2%)	

Tabelle 4. Morbus Crohn: Makroskopischer Aspekt und
histologischer Befund (1980)

Biopsie		72 Patienten
M. Crohn		44 (61,1%)
mit Granulomen	16 (22,2%)	
ohne Granulome	28 (38,9%)	

Die Auswertung aller Endoskopiebefunde macht deutlich, daß die beiden
Krankheitsbilder – Morbus Crohn und Colitis ulcerosa – in den verschiedenen Krankheitsstadien und in der Entwicklung im Colon zwar keine typischen, jedoch charakteristische Merkmale aufweisen. Bei Inspektion
des gesamten Colons lassen sich in aller Regel sowohl für das Frühstadium wie auch für das floride Stadium und das Spätstadium der beiden Erkrankungen Kriterien finden, welche eine Unterscheidung zulassen (Tabelle 2).

Unter Berücksichtigung dieser Kriterien wurde vor 1975 aufgrund des
makroskopischen Befundes bei 206 Patienten die endoskopische Diagnose Morbus Crohn gestellt. Bei lediglich 14,6% der Fälle fanden sich Granulome, bei weiteren 26,2% konnten histologische Veränderungen nachgewiesen werden, die mit der Diagnose „Morbus Crohn" zu vereinbaren
sind (Tabelle 3).

Unter der zangenbioptischen Entnahme von mindestens 6 Biopsieparti-
keln aus den befallenen Colonarealen konnte bei 72 Patienten im Jahre
1980, bei denen ebenfalls makroskopisch die Diagnose „Morbus Crohn"
gestellt wurde, ein Granulomnachweis in 22,2% geführt werden. Durch
systematische Suche nach ergänzenden histologischen Kriterien für einen
Morbus Crohn (neutrophile Granulocyten bei normalem Becherzellge-
halt, diskontinuierliche und disproportionierte Entzündung) wurde histologisch auch ohne Granulomnachweis in weiteren 38,9% die Diagnose
gestellt, wobei insgesamt 61,1% der makroskopischen Crohn-Diagnosen
eine sichere oder äußerst wahrscheinliche Bestätigung durch die Histologie erfahren haben (Tabelle 4).

Tabelle 5. Morbus Crohn: Makroskopischer Aspekt und
histologischer Befund bei 86 Patienten

Makroskopie	
M. Crohn, sicher	72 (83,7%)
M. Crohn, Verdacht	14 (16,3%)
Biopsie bei Verdacht (n = 14)	
M. Crohn mit Granulomen	0
M. Crohn ohne Granulome	5

Tabelle 6. Morbus Crohn: Makroskopischer Aspekt und histologischer Befund am Resektat bei 39 Patienten

M. Crohn		36 (92,3%)
mit Granulomen	21 (53,8%)	
ohne Granulome	15 (38,5%)	
Unklassifizierbare Entzündung		2 (5,1%)
Andere pathologische Befunde (Narbenstenose)		1 (2,6%)

Neben den 72 als makroskopisch sicherer Morbus Crohn eingestuften Befunden wurde in weiteren 14 Fällen der endoskopische Verdacht über das Vorliegen eines Morbus Crohn ausgesprochen. Die Biopsien bei diesen 14 Patienten ergaben in keinem Fall einen Granulomnachweis. In 5 Fällen konnten jedoch indirekte histologische Kriterien für das Vorliegen eines Morbus Crohn nachgewiesen werden (Tabelle 5).

Um die makroskopische Diagnose eines Morbus Crohn mit härteren Kriterien zu prüfen, wurde bei 39 operierten Patienten die makroskopische Diagnose „Morbus Crohn" mit der im Resektat gestellten Diagnose verglichen. Dabei zeigte sich, daß in 92,3% der Fälle eine Übereinstimmung bestand und bei weiteren 5,1% der Fälle eine histologisch nicht klassifizierbare Entzündung vorlag. Damit liegt die Gesamtzahl richtiger makroskopischer Diagnosen gemessen an den histologischen Befunden im Resektat bei über 90% (Tabelle 6).

3 Diskussion

Colitis ulcerosa und Morbus Crohn gehören mit über 90% aller nicht erregerbedingten Colitisfälle zu den bei weitem häufigsten Formen chronischer Dickdarmentzündungen. Dabei ist das Colon in 71% aller Fälle allein oder in Verbindung mit anderen Darmabschnitten befallen. Nachdem klinische, laborchemische und radiologische Befunde nicht immer eine sichere Differentialdiagnose zulassen, kommt den in allen Stadien dieser beiden Entzündungen anzutreffenden charakteristischen Erscheinungsbildern eine besondere Bedeutung zu. Konnte die bioptische Trefferquote durch den Nachweis von Granulomen oder anderen histologischen Kriterien im Hinblick auf den Morbus Crohn von 40,8% vor 1975 auf 61,1% im Jahre 1980 gesteigert werden, so zeigt ein Vergleich der makroskopischen Diagnosen des Morbus Crohn mit den Befunden am Resektat eine Übereinstimmung von 92,3% und unter Einbeziehung histologisch unklassifizierbarer Entzündungen von 97,4%. Damit können insbesondere beim Fehlen anderer beweisender differentialdiagnostischer Kriterien die makroskopischen Aspekte in der Differenzierung beider Krankheitsbilder von ausschlaggebender Bedeutung sein.

Bakterielle Colitiden

Kapitel 6

Pathogenese, Diagnostik und Therapie aktueller bakterieller Darmerkrankungen

A. WEBER

1 Einleitung

Infektiöse Darmerkrankungen können durch verschiedene Viren, Bakterien, Pilze oder Parasiten verursacht werden. Von den Bakterien, die am häufigsten mit enteritischen Krankheitserscheinungen in Zusammenhang gebracht werden, sind derzeit weltweit (Enteritis-)Salmonellen, Campylobacter jejuni und Yersinia enterocolitica als die wichtigsten Erreger zu nennen (Tabelle 1). In den folgenden Ausführungen sollen die gegenwärtigen Kenntnisse zur Pathogenese, Diagnose und Therapie dieser bakteriellen Infektionskrankheiten dargelegt werden.

2 (Enteritis-)Salmonellen

2.1 Pathogenese

Zum Entstehen einer Salmonellenenteritis (Gastroenteritis salmonellosa) müssen vom gesunden Erwachsenen 10^5-10^7 Keime oral aufgenommen werden [15]. In neuerer Zeit mehren sich aber die Hinweise, daß die bislang geltenden Anschauungen über diese minimale infektiöse Dosis zu revidieren sind. So wird über Erkrankungen berichtet, die nach Verzehr von Speiseeis, das weniger als 10^3 Salmonellen (S. cubana) pro Gramm enthielt, auftraten [25]. Auch der Genuß von Schokoladenkugeln, die weniger als 10^2 Salmonellen (S. eastbourne) aufwiesen, führte bei mehreren Personen zu enteritischen Krankheitserscheinungen [4]. Aufgrund dieser Mitteilungen kann gefolgert werden, daß möglicherweise bei einzelnen Salmonellaserotypen geringere Keimzahlen als 10^5 für das Entstehen einer Enteritis genügen [15]. Dagegen ist schon seit längerem bekannt, daß Keimmengen von weniger als 10^5, insbesondere bei Säuglingen, Kleinkindern sowie älteren oder resistenzgeminderten Personen, zu schweren enteritischen Krankheitserscheinungen führen können [10, 15].

Tabelle 1. Die derzeit wichtigsten bakteriellen Infektionserreger bei Erkrankungen des Darmtraktes. (Zusammengestellt nach Literaturangaben)

Erreger	Nachweis	
	im deutsch-sprachigen Raum (%)	außerhalb des deutschsprachigen Raumes (%)
(Enteritis-)Salmonellen	4,3–8,7	2,4–10
Campylobacter jejuni	3,3–8,7	2,3–10,9
Yersinia enterocolitica	0,6–5,6	0,7–13

Für die Pathogenese der Gastroenteritis salmonellosa ist mit von Bedeutung, daß es unter den derzeit fast 2000 bekannten Salmonellaserotypen sowohl invasive als auch enterotoxinbildende Stämme gibt [10, 33]. Die invasiv-pathogenen Stämme werden mittels cytoplasmatischer Vorgänge im Dünndarm durch die Epithelschicht bis in die Lamina propria transportiert [20]. Bei diesem Vorgang kommt es zu einer relativ geringen Schädigung der Deckzellen, so daß ulcerative Läsionen in der Darmschleimhaut im Zusammenhang mit (Enteritis-)Salmonellainfektionen nur selten nachzuweisen sind. Wenn es zum Auftreten entsprechender Veränderungen kommt, dann ist deren Lokalisationsort das terminale Ileum; der Colonbereich kann betroffen sein [15, 20].

Neben den rein invasiven Salmonellastämmen gibt es auch solche, die Enterotoxine bilden [10, 33]. Diese lagern sich an entsprechende Receptoren der Darmschleimhaut an und stimulieren aktiv die Wasser- und Elektrolytensekretion via Aktivierung der Adenylcyclase und der nachfolgenden Erhöhung des intracellulären cyclischen Adenosinmonophosphats [20]. In diesem Zusammenhang wird außerdem eine Absorptionsstörung durch Blockade der Lymphbahnen angenommen, die mit der möglichen Resorption von Enterotoxinen durch die (vorgeschädigte?) Darmschleimhaut erklärt wird [15]. Die enterotoxinbildenden Salmonellastämme dürften wahrscheinlich die Ursache dafür sein, daß wiederholt schwere Verlaufsformen mit cholera- und dysenterieähnlichen Durchfällen beobachtet wurden [10].

Die bisherigen Kenntnisse über die Pathogenese der (Enteritis-)Salmonellen stützen sich hauptsächlich auf experimentelle Tierversuche. So konnte bei Ratten nach oraler Verabreichung von Salmonellen das Auftreten einer Ileocöcitis beobachtet werden, während bei Primaten unter gleichen Versuchsbedingungen eine diffuse Colitis auftrat. Bei Affen, die mit S. typhi-murium oral infiziert wurden, kam es zu Veränderungen in der Mucosa des Ileums und Colons, nicht aber im Jejunum. Im Kaninchentest konnte gezeigt werden, daß bei Salmonellastämmen die Invasivität die Voraussetzung für das Entstehen einer flüssigen Sekretion war; aber nicht alle Stämme mit invasiven Eigenschaften führten zur Flüssigkeitssekretion. In experimentellen Untersuchungen konnte außerdem nachgewiesen werden, daß es auch invasive Salmonellastämme gibt, die gleichzeitig in der Lage sind, Enterotoxine zu bilden [33].

2.2 Diagnose

Diagnostisch verwertbar im Zusammenhang mit (Enteritis-)Salmonelleninfektionen ist die Inkubationszeit von 10–36 h, wobei Extremwerte von 5–72 h möglich sind [15, 19]. Die klinischen Symptome können sich in Form von plötzlich auftretenden profusen Durchfällen äußern; Übelkeit, Erbrechen, abdominelle Krämpfe sowie gelegentlich erhöhte Temperaturen bis über 39 °C sind mögliche Begleiterscheinungen, die in der Regel nach 1–4 Tagen abklingen [10, 15]. Die sichere Diagnose einer Infektion mit Salmonellen kann nur durch die Isolierung des Erregers aus Stuhl oder Erbrochenem gestellt werden [15]. Das betreffende Untersuchungsmaterial ist möglichst frühzeitig, d. h. in den ersten Stunden nach Auftreten der akuten Krankheitssymptome (Erbrechen, Durchfall) zu entnehmen und der bakteriologischen Untersuchung zuzuleiten. Nicht selten geschieht es, daß erst mehrmalige kulturelle Untersuchungen von in Abständen entnommenen Stuhlproben zum Nachweis von Salmonellen führen. Außerdem sollten bei Verdacht auf eine Salmonellainfektion entsprechende Lebens- und Nahrungsmittel sichergestellt und diese ebenfalls kulturell auf Vorliegen von Salmonellen untersucht werden [10, 19]. Derartige Maßnahmen sind vor allem dann angebracht, wenn gleichzeitig mehrere Personen nach Verzehr von Speisen unter den oben genannten Symptomen akut erkranken. Insbesondere tierischen Nahrungsmitteln sowie daraus hergestellten Produkten kommt im Zusammenhang mit Ausbrüchen von Gastroenteritis salmonellosa die größte Bedeutung zu, wobei Hackfleisch, Feinkostsalate, Schlachtgeflügel sowie Konditoreiwaren einschließlich Cremes und Puddings derzeit als Ansteckungsquelle die wichtigste Rolle spielen [22]. Kulturelle Untersuchungen von Citratblutproben sind kaum geeignet, das Vorliegen einer auf (Enteritis-)Salmonellen zurückzuführenden Darmerkrankung ätiologisch abzusichern [15]. Auch serologische Untersuchungen von Blutproben besitzen nur einen bedingten Aussagewert, weil die entsprechenden mittels Langsamagglutination (Widal-Reaktion) nachweisbaren Antikörper erstmals 8–10 Tage post infectionem auftreten. Zu diesem Zeitpunkt sind in der Regel die akuten klinischen Symptome bereits abgeklungen [10, 15]. Außerdem ist es notwendig, um mit Hilfe des serologischen Antikörpernachweises dia-

112

Tabelle 2. Salmonellaarten, die in der Bundesrepublik Deutschland beim Menschen am häufigsten isoliert wurden (1977). (Nach Angaben von Pöhn [22])

Salmonellaserotyp	Zahl der Isolierungen	%
S. typhi murium	16342	44,7
S. panama	3579	9,8
S. enteritidis	2179	5,9
S. infantis	1571	4,3
S. newport	1288	3,5
S. derby	1026	2,8
S. brandenburg	813	2,2
S. hadar	772	2,1
S. agona	728	2,0
S. heidelberg	657	1,8
S. braenderup	655	1,8
Sowie weitere 229 Salmonellaarten	6986	19,6

gnostisch verwertbare Aussagen machen zu können, Verlaufskontrollen im Abstand von ca. 1 Woche (Serumpaar) durchzuführen. Nur signifikante Titerbewegungen, d. h. ein Titeranstieg bzw. -abfall von mindestens 2–3 Serumverdünnungsstufen, erlauben einen Hinweis auf eine mögliche bzw. stattgefundene Infektion mit Salmonellen. Die derzeit in der Bundesrepublik Deutschland am häufigsten nachgewiesenen Salmonellaserotypen sind der tabellarischen Zusammenstellung zu entnehmen (Tabelle 2).

2.3 Therapie

Enteritissalmonellosen sind bei leichten Verlaufsformen nicht behandlungsbedürftig [15, 32]. Nach bisherigen Kenntnissen kann eine Antibioticatherapie u. U. die Dauer der Keimausscheidung verlängern [10, 15]. Eine gezielt durchgeführte Antibioticabehandlung ist angezeigt bei Erkrankungen von Säuglingen, Kleinkindern und Patienten, die unter immunsuppressiver Therapie stehen sowie, wenn sich aus einer Enteritis eine schwere septische Verlaufsform entwickelt [32]. Hierbei ist zu beachten, daß (Enteritis-)Salmonellen mit Mehrfachresistenz vorkommen können [32, 33]. Aus diesem Grunde soll eine Antibioticatherapie, wenn erforderlich, nur gezielt angewendet werden, d. h. von dem betreffenden isolierten Stamm muß stets eine Resistenzbestimmung gegenüber verschiedenen Chemotherapeutica durchgeführt werden.
In letzter Zeit wurde mehrfach berichtet, daß Salmonellaenteritiden durch Verabreichung von Lactulose erfolgreich saniert werden konnten

[16, 24]. Durch die orale Applikation dieses nichtresorbierbaren synthetischen Disaccharids kommt es zur Ansäuerung des Darmmilieus, wodurch das Wachstum von Salmonellen gehemmt wird [15]. Auf diese Weise soll auch eine Sanierung von Dauerausscheidern möglich sein [16].

3 Campylobacter jejuni

3.1 Pathogenese

Bei einem Freiwilligen, der mit Milch C. jejuni aufnahm, führten 10^6 Keime zum Entstehen einer Enteritis [28]. Die Inkubationszeit für diesen Erreger wird mit 2–5, maximal bis 11 Tagen angegeben [1, 7, 23]. Die sonstigen Kenntnisse zur Pathogenese dieser Bakterienspecies sind noch sehr lückenhaft. Bisherige Untersuchungsergebnisse lassen den Schluß zu, daß C.-jejuni-Stämme invasive Eigenschaften besitzen, deren Hauptangriffspunkt im Jejunum und Ileum liegt [2, 33]. Die häufigen Beimengungen von Blut und Schleim in den Stühlen schließen außerdem eine Mitbeteiligung des Colons und Rectums nicht aus [3, 17, 27].
Andererseits lassen die im Zusammenhang mit Campylobacterenteritis auftretenden Stühle von durchwegs wäßriger Beschaffenheit den Verdacht aufkommen, daß bei diesem Erreger auch toxische Substanzen mit eine pathogenetische Rolle spielen können. Vor kurzem ist es gelungen, bei einigen Stämmen den Nachweis für die Bildung eines hitzestabilen Enterotoxins zu erbringen [33]. Dieses Toxin scheint aber in seinem Aufbau nicht mit dem von Enterobacteriaceae identisch zu sein, obwohl es offensichtlich die gleichen Eigenschaften und Angriffspunkte aufweist, wie dies von Salmonellaenterotoxinen bekannt ist.

3.2 Diagnose

Mit großer Regelmäßigkeit treten bereits Stunden bis Tage vor Einsetzen der Diarrhoe als Initialsymptome Fieber und Abdominalbeschwerden auf, die so ausgeprägt sein können, daß alle weiteren möglichen Ursachen eines akuten Abdomens in Betracht gezogen werden müssen [5, 7, 27]. Ab dem 3. Krankheitstag sind in den Stühlen Blut und Schleim beigemengt [1, 7, 26]. Schüttelfrost und Fieber bis über 40 °C können weitere Begleitsymptome sein [5, 23].
Bei Vorliegen einer Enteritis, verursacht durch C. jejuni, lassen sich mittels mikroskopischer Untersuchung in den wäßrigen, fauligriechenden Stühlen polymorphkernige Leukocyten nachweisen [33]. In histologischen Untersuchungen von Schleimhautbiopsien können, insbesondere in der Lamina propria des Colons und Rectums, entzündliche Infiltrate festgestellt werden, die von den Veränderungen, die bei einer akuten Colitis

ulcerosa auftreten, nicht zu unterscheiden sind [2, 3, 17, 27]. Für die sichere Diagnose von C. jejuni ist deshalb der kulturelle Erregernachweis unerläßlich. Hierfür stehen seit einiger Zeit antibioticahaltige Selektivnährböden in der Modifikation nach Skirrow oder Butzler, die auch im Handel erhältlich sind, zur Verfügung [5, 7, 23, 26, 33]. Entsprechend angelegte Nährmedien werden in einem Gasgemisch von 5% O_2, 10% CO_2 und 85% N_2 sowie bei einer Temperatur von 42 °C 2–3 Tage lang inkubiert. Die in der Routinediagnostik üblichen Nährmedien, die zum Nachweis von Salmonellen, Shigellen oder Yersinien verwendet werden, eignen sich nicht zur Isolierung von C. jejuni aus Untersuchungsmaterial.

Antikörper gegen C. jejuni scheinen in Serumproben von Patienten ab dem 5. Krankheitstag aufzutreten [26]. Ein entsprechender Nachweis ist mit Hilfe der Langsamagglutination, Komplementbindungsreaktion, dem indirekten Immunfluorescenz- oder Baktericidietest möglich [2, 6, 7, 21, 26, 33]. Routinemäßig werden entsprechende serologische Nachweisverfahren derzeit noch nicht eingesetzt. Mit ein Hauptgrund hierfür ist, daß es von C. jejuni mehr als 50 verschiedene Serotypen (O-Gruppen) gibt [18]. Die serologischen Reaktionen sind typenspezifisch [7, 33]. Aus diesem Grunde werden die zuverlässigsten serologischen Befunde erzielt, wenn für den Antikörpernachweis jeweils der isolierte Stamm von dem betreffenden Patienten als Testantigen verwendet wird [2, 6, 7, 26]. Ob die vor kurzem beschriebene Durchführung der Komplementbindungsreaktion mit einem im Handel erhältlichen Poolantigen (hergestellt aus 3 C.-jejuni-Isolaten) sich für die serologische Erfassung dieser Infektionskrankheit zuverlässig eignet, bedarf noch der Bestätigung an einem größeren Untersuchungsmaterial [21].

3.3 Therapie

Ergebnisse kontrollierter klinischer Studien über eine Behandlung von C.-jejuni-Enteritiden mit Antibiotica liegen noch nicht vor. In milden Fällen, bei denen offensichtlich der Erreger nur wenige Tage lang über den Stuhl ausgeschieden wird, ist eine Chemotherapie nicht angezeigt [8, 23]. Bei schwerem Krankheitsverlauf gilt nach bisherigen Kenntnissen die Verabreichung von Erythromycin als das Mittel der Wahl [1, 7]. Empfohlen wird für Erwachsene 5 Tage lang 2mal täglich 500 mg Erythromycinstearat, bei Kindern wird pro kg KG 1mal täglich 50 mg Erythromycinäthylsuccinat gegeben [27, 33]. Inzwischen wurden von verschiedenen amerikanischen und europäischen Untersuchern C.-jejuni-Stämme isoliert, von denen 2–10% sich in vitro als resistent gegenüber Erythromycin erwiesen [5, 8, 30]. Aufgrund dieser Tatsache ist es angebracht, vor Beginn einer Antibioticatherapie mit den Isolaten eine Resistenzbestimmung durchzuführen.

4 Yersinia enterocolitica

4.1 Pathogenese

Ein freiwilliger Selbstversuch zeigte, daß die orale Aufnahme von $3,5 \cdot 10^9$ Y.-enterocolitica-Keimen zum Entstehen einer Enteritis führte [29]. Die Inkubationszeit für diesen Infektionserreger wird mit 3–10 Tagen angegeben [10]. Die sonstigen Kenntnisse zur Pathogenese dieser Bakterienspecies sind noch nicht zufriedenstellend geklärt. Mit eine Ursache hierfür ist, daß derzeit noch kein geeignetes Tiermodell zur Verfügung steht. Inzwischen konnte der Nachweis erbracht werden, daß manche Stämme von Y.-enterocolitica invasives Verhalten aufweisen [10]. In diesem Falle ist der Hauptlokalisationsort das terminale Ileum [33]. Ferner ergaben invitro-Versuche, daß einige Stämme auch in der Lage sind, ein hitzestabiles Enterotoxin zu bilden [10]. Die pathophysiologische Bedeutung dieses Toxins ist aber noch nicht zuverlässig bekannt, denn in vitro wird dieses Enterotoxin nur von Stämmen produziert, die bei Temperaturen von 25 °C gezüchtet wurden, nicht dagegen von bei 37 °C gewachsenen Kulturen, wobei es Hinweise gibt, daß dieses Toxin möglicherweise die Guanylcyclase aktiviert [33]. Aufgrund neuerer Erkenntnisse ist nicht auszuschließen, daß sowohl die invasiven Eigenschaften als auch das Enterotoxinbildungsvermögen plasmidgebunden sein können [33].

Unbeantwortet bleibt derzeit die Frage, warum Infektionen mit Y.-enterocolitica vor allem bei Kindern zwischen 1 und 10 Jahren sowie bei Erwachsenen ab dem 30. Lebensjahr in Form von akut bis subakut verlaufenden Enteritiden oder Enterocolitiden auftreten, während im Alter von 10–20 Jahren die klinischen Symptome einer Pseudoappendicitis, hauptsächlich als Folge einer terminalen Ileitis oder gelegentlich einer mesenterialen Lymphadenitis im Vordergrund stehen [9, 12]. Weiterhin ist derzeit noch ungeklärt, welche pathogenetischen Ursachen für die im Anschluß an Y.-enterocolitica-bedingten enteritischen Krankheitserscheinungen häufig auftretenden Arthritiden (insbesondere bei Personen zwischen 10 und 40 Jahren) und/oder Erythema nodosum (vor allem bei weiblichen Personen ab dem 40. Lebensjahr) verantwortlich gemacht werden können. In diesem Zusammenhang wird neben immunologischen Komplexen auch das Vorkommen von „arthritogenen" Stämmen diskutiert [11, 12]. Nicht beantwortet werden kann außerdem, warum beim Menschen Infektionen mit Y.-enterocolitica gehäuft in den Spätherbst- und Wintermonaten in Erscheinungen treten [9].

4.2 Diagnose

Die bei enteralen Yersiniosen in unterschiedlicher Häufigkeit abgegebenen dünnbreiigen bis wäßrigen Stühle enthalten selten blutige oder schleimige Beimengungen [9, 10, 33]. In diesem Zusammenhang treten vielfach kolikartige Bauchschmerzen auf, die periumbilical, im rechten Unterbauch oder im gesamten Bauch lokalisiert angegeben werden. Die Körpertemperatur steigt bis über 39 °C an, während Symptome des Erbrechens dagegen selten beobachtet werden [9, 10]. Bei Kindern und Jugendlichen können 1–3 Tage vor dem Auftreten von Durchfällen die Symptome eines „akuten Bauches" vorausgehen, die fast durchwegs Anlaß zum operativen Eingriff geben [9, 10].

Bei der enteritischen und ebenso bei der pseudoappendicitischen Verlaufsform sind im Schleimhautrelief Veränderungen feststellbar, die für eine nichtsklerosierende Ileitis sprechen [9, 12]. Differentialdiagnostisch ist in diesem Falle an einen akuten Schub von Morbus Crohn zu denken, bei dem aber im Gegensatz zur enteralen Yersiniose die Wandelastizität nicht erhalten bleibt [9].

Wird eine Laparotomie durchgeführt, ist eine Entzündung des Blinddarms nur in den seltensten Fällen nachweisbar [9, 12]. Dagegen finden sich im Ileocöcalwinkel entzündlich vergrößerte Lymphknoten oder tumorartig verbackene Lymphknotenpakete, die ebenfalls entzündlich verändert sind. Diese ergeben in der histologischen Untersuchung keine spezifischen Befunde, wie dies z. B. nach einer Infektion mit Y.-pseudotuberculosis in Form einer reticulocytären abscedierenden Lymphadenitis der Fall ist [12].

Eine sichere Abgrenzung der Y.-enterocolitica-Infektionen, einschließlich ihrer möglichen Komplikationen, wie z. B. Mono-, Polyarthritis, Erythema nodosum oder Septicämie, von Darminfektionen anderer Genese, insbesondere von Y.-pseudotuberculosis, ist nicht klinisch, sondern nur durch kulturelle und/oder serologische Untersuchungen möglich. Die Isolierung des Erregers aus Stuhlproben bei enteritischen oder pseudoappendicitischen Verlaufsformen ist nur während der akuten Krankheitsphase in den ersten 1–3 Wochen post infectionem erfolgversprechend (Tabelle 3).

Aufgrund des häufig negativen kulturellen Erregernachweises ist die Durchführung serologischer Untersuchungsverfahren angebracht. Für den serologischen Nachweis erweist sich nach bisherigen Erfahrungen die Langsamagglutination (Widal-Reaktion) als brauchbar [9, 10, 12, 33]. In unserem Institut werden für dieses Untersuchungsverfahren neben O-Antigenen (durch 2½ stündiges Kochen im Dampftopf bei 100 °C abgetötete Bakteriensuspensionen) auch OH-Antigene (lebende oder mit Formalin behandelte Bakterienaufschwemmungen) von Y.-enterocolitica O-Gruppe I (syn. Serotyp 0:3) und V (syn. Serotyp 0:9) verwendet [12, 14]. In Europa können die menschlichen Y.-enterocolitica-Infektionen durchwegs auf diese beiden Serotypen zurückgeführt werden, wobei 60–90% der Erkrankungen auf O-Gruppe I und 10–30% auf O-Gruppe V entfallen [12,

Tabelle 3. Geeignetes Untersuchungsmaterial für den kulturellen und/oder serologischen Nachweis von Y.-enterocolitica-Infektionen. (Zusammengestellt nach Angaben von Knapp [9, 12]

Klinische Primär-symptome	Nach Krankheitsbeginn Tage/Wochen	Untersuchungsproben			
		Erregernachweis			Antikörper-nachweis
		Stuhl (wäßrig, dünnbreiig)	Operations-material	Blut	Serum (Blut) (Gelenk-erguß)
Enteritis („durchfällige Stühle")	Bis 7 Tage	Ja	–	–	–
	2–3 Wochen	Ja	–	–	Ja
	> 3 Wochen	?	–	–	Ja
„Akuter Bauch"	Bis 7 Tage	Ja	Ja	–	Ja
	2–3 Wochen	Ja	Falls Operation ja	–	Ja
	> 3 Wochen	–	Falls Operation ja	–	Ja
Diffuse abdominelle Beschwerden (ohne Durchfall)	1–3 Wochen	–	–	–	Ja
Septicämie	Sofort mit Auftreten (abdominelle Anamnese)	Ja	–	Ja	Ja
Immunologische Komplika-tionen Arthritis E. nodosum	Sofort mit Auftreten (abdominelle Anamnese)	Ja (1.–3. Woche nach Krankheits-beginn)	–	–	Ja
	≧ 3 Wochen (ohne Durchfall)	–	–	–	Ja

33]. In verzeinzelten Fällen werden aus Stuhlproben Stämme isoliert, die diesen beiden Serotypen nicht zugeordnet werden können. Die klinische Bedeutung dieser als „atypische" Yersinien bezeichneten Stämme ist bis heute noch nicht eindeutig geklärt. Einerseits sind derartige Stämme in der Umwelt von Mensch und Tier häufig anzutreffen, und andererseits, wenn diese beim Menschen isoliert wurden, konnte bisher noch in keinem Falle ein Antikörpernachweis bei den jeweiligen Patienten gegen die be-

Tabelle 4. Bewertung von Titern, nachgewiesen in der Langsamagglutination (Widal-Reaktion) mit Antigenen von Y. enterocolitica O-Gruppe I und V[a, b]. (Zusammengestellt nach Angaben von Knapp [9, 12])

Bewertung	O-Antigen	OH-Antigen
Negativ	1:20 negativ	1:20 negativ oder 1:20–1:40 positiv
Verdächtig[c]	1:20 negativ oder 1:20 positiv	1:80 positiv oder 1:40 positiv
Positiv	1:20 negativ oder $\geq$ 1:20 positiv	$\geq$ 1:160 positiv oder $\geq$ 1:80 positiv

[a] Unter Berücksichtigung anamnestischer und klinischer Daten

[b] Bei Reaktionen mit Antigenen von Y. enterocolitica O-Gruppe V muß differential-diagnostisch das Vorliegen einer Infektion mit Brucellen ausgeschlossen werden

[c] Durch Untersuchung von Serumproben (Serumpaar), entnommen im Abstand von 8–10 Tagen, die Antikörperkinetik kontrollieren

treffenden homologen Isolate erbracht werden [13]. Andere serologische Untersuchungsverfahren, wie Komplementbindungsreaktion oder indirekter Hämagglutinationstest, für die seit kurzem auch entsprechende Antigene im Handel erhältlich sind, haben sich nach bisherigen Untersuchungen als wenig zuverlässig und der Langsamagglutination als unterlegen erwiesen [9, 12, 14, 33].

Über die Beurteilung des Reaktionsausfalls in der Langsamagglutination bezüglich Vorliegens einer Yersiniose gibt die tabellarische Zusammenstellung Aufschluß (Tabelle 4). In diesem Zusammenhang muß berücksichtigt werden, daß bei Infektionen mit Y. enterocolitica der Antikörpernachweis etwa 5–7 Tage nach dem Auftreten der ersten klinischen Symptome möglich ist [9, 12]. Aus diesem Grunde ist zur sicheren ätiologischen Klärung die Untersuchung einer weiteren Serumprobe nach etwa 8–10 Tagen notwendig. Ein signifikanter Titerabfall erfolgt meistens innerhalb von 1–2 Monaten, doch können OH-Titer gegen Y. enterocolitica nach der Genesung oder bei Patienten mit Arthritis als Folgekrankheit noch 1–2 Monate und u. U. sogar 1–2 Jahre nachweisbar bleiben [9, 10, 11]. Werden nur OH-Antigene verwendet, werden Agglutinintiter in Serumverdünnungen von 1:40 und 1:80 als „verdächtig" angesehen. In solchen Fällen ist die Antikörperkinetik mittels Untersuchung eines Serumpaares zu verfolgen. Nur ein signifikanter Titeranstieg bzw. -abfall (mindestens 2–3 Serumverdünnungsstufen) erlaubt eine ätiologische Aussage. Als signifikant wird ein „OH-Titer" von mindestens 1:160 und höher angesehen. Werden mit dem O-Antigen Reaktionen in einer Serumverdünnung von mindestens 1:40 ermittelt, kann ein gleichzeitig nachgewiesener OH-Titer von 1:80 als positiv für das Vorliegen einer Infektion mit Y.-enterocolitica beurteilt werden [10, 11]. Der Ausfall serologischer Reaktionen sollte nur im Zusammenhang mit anamnestischen und klinischen Angaben diagnostisch bewertet werden. Dies ist vor allem bei der Auswertung der mt Y.-enterocolitica O-Gruppe V (syn. Serotyp 0:9) erzielten Reaktionen von besonderer Bedeutung. Dieser Serotyp weist enge Antigengemeinschaften mit Brucellen auf [33]. Mit den derzeit üblichen serologischen Untersuchungsverfahren ist eine sichere Unterscheidung zwischen Infektionen mit Y.-enterocolitica O-Gruppe V (syn. Serotyp 0:9) und Brucella (Br.) abortus, Br. melitensis oder Br. suis nicht möglich [31]. In solchen Fällen kann nur mittels entsprechender Erregerisolierungen sowie gründlicher anamnestischer und klinischer Daten der erzielte serologische Untersuchungsbefund beurteilt werden. Bei einem Patienten (Urlauber, Gastarbeiter), der aus dem Ausland kommt, z. B. aus Frankreich, Spanien, Türkei oder Südamerika, wo noch gehäuft Brucellose bei Rindern, Schafen oder Ziegen auftritt, ist ein positiver Reaktionsausfall in der Langsamagglutination mit Y.-enterocolitica O-Gruppe V (syn. Serotyp 0:9) durchaus ein Hinweis auf das mögliche Vorliegen einer Brucellose. Diese Infektionskrankheit kann durch Genuß von roher Schaf- und Ziegenmilch sowie daraus hergestellten Produkten erworben werden [31]. Aufgrund erfolgreich durchgeführter staatlicher Bekämpfungsmaßnahmen tritt gegenwärtig die Brucellose bei landwirtschaftlichen Nutztieren in der Bundesrepublik nur sporadisch auf, und somit bestehen hierzulande kaum Ansteckungsquellen für den Menschen [31].

4.3 Therapie

In der Regel erfordert die überwiegend gutartige enteritische und pseudoappendicitische Verlaufsform der Y.-enterocolitica-Infektion keine Chemotherapie [9, 33]. Auch bleibt nach dem bisherigen Wissensstand die Frage unbeantwortet, ob eine schon im abdominellen Stadium begonnene Antibioticatherapie das Auftreten von Arthritiden verhindern würde [11]. Der septicämische Verlauf einer Y.-enterocolitica-Infektion macht allerdings eine Antibioticatherapie erforderlich [9, 10, 12]. Hierbei ist zu berücksichtigen, daß dieser Erreger gegen Ampicillin, Carbenicillin und Cephalothin resistent ist. Aus diesem Grunde sind, wenn erforderlich, Trimethoprim/Sulfamethoxazol, Tetracyclin oder Chloramphenicol Mittel der Wahl [9, 10, 33].

5 Zusammenfassung

Darmerkrankungen, die auf (Enteritis-)Salmonellen, Campylobacter jejuni oder Yersinia enterocolitica zurückzuführen sind, können klinisch nicht zuverlässig voneinander unterschieden werden. Dies ist nur durch kulturellen Erregernachweis und/oder serologische Untersuchungen möglich. Nicht nur in der Diagnose, sondern auch in der Epidemiologie, Pathogenese, Immunologie und Therapie dieser Darmerkrankungen bestehen noch viele Unklarheiten, die nur durch eine enge Zusammenarbeit zwischen dem klinisch und mikrobiologisch tätigen Arzt gelöst werden können.

Literatur

1. Blaser MJ, Berkowitz ID, La Force FM, Cravens J, Reller LB, Wang WLL (1979) Campylobacter enteritis: Clinical and epidemiological features. Ann Intern Med 91:179–185
2. Blaser MJ, Parsons RB, Wang WLL (1980) Acute colitis caused by Campylobacter fetus ss. jejuni. Gastroenterology 78:448–453
3. Colgan T, Lambert JR, Newman A, Luk SC (1980) Campylobacter jejuni enterocolitis. Arch Pathol Lab Med 104:571–574
4. Craven PC, Mackel DC, Baine WB et al. (1975) International outbreak of Salmonella eastbourne infection traced to contaminated chocolate. Lancet 7910:788–793
5. Graf J, Schär G, Heinzer I (1980) Campylobacter-jejuni-Enteritis in der Schweiz. Schweiz Med Wochenschr 110:590–595
6. Jones DM, Eldridge J, Dale B (1980) Serological response to Campylobacter jejuni/coli infection. J Clin Pathol 33:767–769
7. Karmali MA, Fleming PC (1979) Campylobacter enteritis. Can Med Assoc J 120:1525–1532
8. Karmali MA, de Grandis S, Fleming PC (1981) Antimicrobial susceptibility of Campylobacter jejuni with special reference to resistance of pattern of Canadian isolates. Antimicrob Agents Chemother 19:593–597
9. Knapp W (1978) Infektionen des Gastrointestinaltraktes durch Yersinia enterocolitica und Yersinia pseudotuberculosis. In: Knothe H, Naumann P, Riecken EO, Schönfeld H (Hrsg) Infektionen des Gastro-Intestinaltraktes. Roche, Basel, S 253–272
10. Knapp W (1979) Infektiöse Darmerkrankungen. Verh Dtsch Ges Inn Med 85:88–102
11. Knapp W (1980) Yersiniosen als Ursachen von entzündlichen Gelenkerkrankungen. Therapiewoche 30:7073–7082
12. Knapp W (1980) Enterale Yersiniosen. Klinische Verlaufsformen, Bedeutung und Diagnose. Dtsch Aerztebl 77:1671–1676
13. Knapp W, Weber A (1981) Enteritis durch „atypische" Yersinien. Dtsch Med Wochenschr 106:444
14. Knapp W, Prögel B, Knapp C (1981) Immunpathologische Komplikationen bei enteralen Yersiniosen. Dtsch Med Wochenschr 106:1054–1060
15. Knothe H (1978) Salmonellosen. In: Knothe H, Naumann P, Riecken EO, Schönfeld H (Hrsg) Infektionen des Gastro-Intestinaltraktes. Roche, Basel, S 169–186
16. Köhler V, Schmid W (1980) Die Behandlung gesunder Salmonellen-Dauerausscheider (Enteritis typhi Salm.) mit Glukuronsäure-Gamma-Lakton. Therapiewoche 30:2831–2833
17. Lambert ME, Schofield PF, Ironside AG, Mandal BK (1979) Campylobacter colitis. Br Med J I:857–859
18. Lauwers S, Vlaes L, Butzler JP (1981) Campylobacter serotyping and epidemiology. Lancet I:158–159
19. Mauff G (1978) Gastrointestinale Erkrankungen mit mikrobieller Ätiologie. Internist (Berlin) 19:166–174

20. Menge H (1978) Pathophysiologie intestinaler Infektionen. In: Knothe H, Naumann P, Riecken EO, Schönfeld H (Hrsg) Infektionen des Gastro-Intestinaltraktes. Roche, Basel, S 39–71
21. Mosimann J, Jung M, Schär G et al. (1981) Serologische Diagnose menschlicher Campylobacter-Infektionen. Schweiz Med Wochenschr 111:846–853
22. Pöhn HP (1980) Salmonellose-Überwachung beim Menschen in der Bundesrepublik Deutschland einschl. Berlin (West) 1977. Jahresbericht des Zentralen Salmonellose-Überwachungsprogramms. Bundesgesundheitsblatt 23:225–243
23. Rettig PJ (1979) Campylobacter infections in human beings. J Pediatr 94:855–864
24. Sander-Treske R, Czermak L (1981) Lactulose bei Salmonellenenteritis – eine Alternative zur antibiotischen Chemotherapie. Therapiewoche 31:1213–1217
25. Sinell JH (1980) Einführung in die Lebensmittelhygiene. Parey, Berlin Hamburg
26. Skirrow MB (1977) Campylobacter enteritis: A "new" disease. Br Med J II:9–11
27. Skirrow MB (1980) Should campylobacter be looked for routinely in diarrhoea? Acta Hepatogastroenterol (Stuttg) 27:415–416
28. Steele TW, McDermott S (1978) Campylobacter enteritis in South Australia. Med J Aust 2:404–406
29. Szita J, Káli M, Rédey B (1973) Incidence of Yersinia enterocolitica infection in Hungary. Contrib Mikrobiol Immunol 2:106–110
30. Vanhoof R, Vanderlinden MP, Dierickx R, Lauwers S, Yourassowsky E, Butzler JP (1978) Susceptibility of Campylobacter fetus subsp. jejuni to twenty-nine antimicrobial agents. Antimicrob Agents Chemother 14:553–556
31. Weber A (1979) Gegenwärtige Kenntnisse über Epidemiologie, Klinik und Diagnose der Brucellosen. Med Welt 30:849–853
32. Wegman T (1978) Therapie der Infektionen des Magen-Darmtraktes. In: Knothe H, Naumann P, Riecken EO, Schönfeld H (Hrsg) Infektionen des Gastro-Intestinaltraktes. Roche, Basel, S 323–340
33. WHO Scientific Working Group (1980) Enteric infections due to Campylobacter, Yersinia, Salmonella, and Shigella. Bull WHO 58:519–537

Kapitel 7

Bakterielle Colitiden – Endoskopisch-histologische Befunde

W. Kühner, E. Frimberger, W. Höchter und H.-J. Seib

1 Salmonellencolitis

Noch vor 10 Jahren galt die gastroenteritische Salmonellose als eine auf den Dünndarm beschränkte Erkrankung. Boyd [7] berichtete 1969 erstmals über eine Dickdarmentzündung, die durch Salmonella typhi-murium hervorgerufen wurde. Erst in den Jahren 1976 und 1977 wurde die vorwiegende Colonmanifestation der Salmonellose allgemein anerkannt [1, 6, 20]. Inzwischen sind nahezu 100 gut dokumentierte Fälle einer Salmonellencolitis publiziert worden.

Wir behandelten an unserer Abteilung von 1977 bis 1980 13 Patienten mit bakteriologisch bestätigter Salmonellose, bei denen die totale Coloskopie mit Biopsie sowohl makroskopisch als auch histologisch entzündliche und ulceröse Darmläsionen nachwies. Überwiegend waren es jüngere Patienten mit einem Durchschnittsalter von 27 Jahren (14–83 Jahre). Wichtigste Indikation zur Endoskopie waren plötzlich einsetzende blutige Diarrhoen. Da die Endoskopie in der Regel zu Beginn des stationären Aufenthaltes und hier meistens notfallmäßig erfolgte, lag das Ergebnis der bakteriologisch-serologischen Untersuchung zum Zeitpunkt der endoskopischen Diagnostik noch nicht vor.

In 70% waren die entzündlichen Veränderungen im Sigma und im Colon descendens lokalisiert (linksseitige Colitis), in 15% war das gesamte Colon oder isoliert das Colon descendens befallen (Abb. 1). Typischerweise ist die Ampulla recti makroskopisch wie auch histologisch unauffällig. Das endoskopische Bild ist bunt und vielfältig, es korreliert mit der Schwere der Erkrankung und kann in Analogie zu zahlreichen Beschreibungen [8, 20, 21] in 3 Stadien eingeteilt werden. Milde Formen zeichnen sich durch feinfleckige oder flächenförmige Hämorrhagien in einer weitgehend unauffälligen Mucosa aus; die Gefäßstruktur bleibt erhalten (Abb. 2). Liegen mittelgradige Veränderungen vor, so ähnelt das Bild einer hämorrhagisch-ulcerösen Proktitis mit diffusen Blutungen, ödematö-

ser Schleimhaut, Fibrinbelägen, Ulcera und Kontaktblutungen (Abb. 3).
Große fibrinbelegte konfluierende Ulcera mit hämorrhagisch aufgewor-
fenem Randsaum kennzeichnen die ausgeprägte Form einer Salmonellencolitis (Abb. 4). Diese Ulcera waren im Bereich der Baunhin-Klappe, im
Ascendens und Coecum lokalisiert.
Ein wichtiges differentialdiagnostisches Kriterium gegenüber der Colitis
ulcerosa und dem Morbus Crohn ist die ausgesprochen rasche Heilungs-
tendenz der makroskopisch erkennbaren Läsionen. In 4 Fällen wurde
nach 14 Tagen bei fehlendem Bakteriennachweis im Stuhl eine Kontroll-
endoskopie durchgeführt. Lediglich 2mal zeigten sich noch Schleimhautveränderungen mit punktförmigen bis flächigen Hämorrhagien, die im
feingeweblichen Substrat nicht nachweisbar waren. Der histologische Befund korreliert weitgehend mit dem endoskopischen Bild; Übergänge von
diskreter entzündlicher Infiltration bis hin zu nekrotisierenden ulcerösen
Colitiden kommen vor.
Mc Govern u. Slavutin [23] unterscheiden leichte Veränderungen, die sich
vor allem durch ein ausgeprägtes Schleimhautödem und eine celluläre Infiltration im Sinne einer unspezifischen Colitis auszeichnen, von ausgeprägten Schleimhautalterationen. Letztere entsprechen histologisch einer
schweren Colitis mit Kryptenabszessen, Epithelreifungsstörungen, Nekrosen und Ulcera. Eine sichere Differenzierung gegenüber der Colitis ulcerosa ist hier nicht mehr möglich.
Heilen die entzündlichen Veränderungen innerhalb von Tagen bis Wochen nicht, muß an das gleichzeitige Vorliegen einer Colitis ulcerosa oder
eines Morbus Crohn gedacht werden. Eine Assoziation von chronisch-
entzündlichen Darmerkrankungen und Salmonellosen ist keine Seltenheit
[10]. Colitis ulcerosa und Morbus Crohn prädisponieren offenbar für eine
Salmonelleninfektion, vor allem bei prolongierter Steroidtherapie. Im eigenen Krankengut war Salmonella typhi-murium häufigster Erreger einer
Salmonellencolitis, je 2mal wurden Salmonellen München, je einmal Salmonella Reading, Panama, Typ B, Kapstadt und Heidelberg aus dem
Stuhl isoliert.
Die tpyische klinische Symptomatik mit der Trias blutige Diarrhoe, abdominelle Krämpfe und Fieber klingt schon nach wenigen Tagen unter sym-
ptomatischer Behandlung ab. Eine Antibioticatherapie war in keinem
Falle erforderlich, Rezidive haben wir nicht beobachtet.

2 Yersiniacolitis

Wir beobachteten von 1978–1981 9 jüngere Patienten, bei denen eine
wäßrige, gelegentlich monatelang bestehende Diarrhoe und abdominelle
Schmerzen im Vordergrund der klinischen Symptomatik standen. In allen

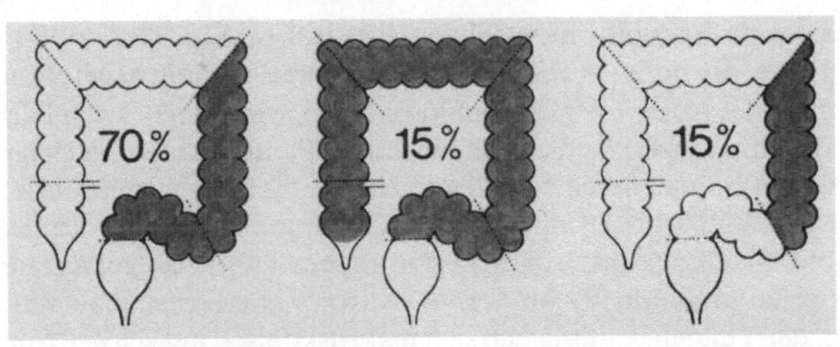

Abb. 1

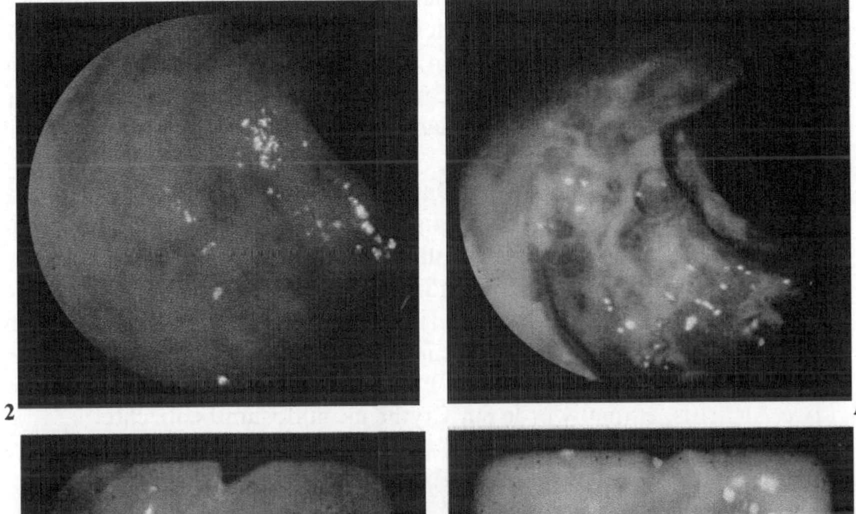

Abb. 2

Abb. 3

Abb. 4

Abb. 5

Abb. 1. Verteilung der entzündlichen Veränderungen im Colon bei Salmonellencolitis

Abb. 2. Fleckförmig-streifige Hämorrhagien bei leichter Salmonellencolitis

Abb. 3. Oberflächliche und konfluierende Nekrosen mit Hämorrhagien bei Salmonellencolitis

Abb. 4. Konfluierende Ulcera im Rückbildungsstadium einer Salmonellencolitis

Abb. 5. Gleichmäßig über die Schleimhaut verteilte Lymphfollikelkokarden bei Yersiniacolitis

125

Fällen wurde Yersinia enterocolitica aus dem Stuhl isoliert, in 7 von 9
Fällen war ein hoher Antikörpertiter nachweisbar mit nachfolgendem
Rückgang des Antikörpertiters im Verlauf der symptomatischen Behand-
lung; die Antikörperkinetik ist ein wichtiger Parameter für die Diagnose.
Coloskopisch fanden sich bei allen Patienten die für Yersiniacolitis typi-
schen entzündlichen Lymphfollikel mit hämorrhagischem Randsaum
(Lymphfollikelkokarden), die von Vantrappen [30] auch „folliculäre Pu-
steln" genannt wurden (Abb. 5 u. 6). Ausgeprägte Schleimhautverände-
rungen der Yersiniacolitis lassen sich makroskopisch nur schwer von dem
Bild eines Morbus Crohn unterscheiden. Man findet auch hier das für den
Morbus Crohn typische Pflastersteinrelief im terminalen Ileum (Abb. 7).
Erst der bakterielle Nachweis von Yersinia enterocolitica, die Antikörperkinetik und das Fehlen von Granulomen in der Schleimhautbiopsie
entscheiden in der Differentialdiagnose gegenüber dem Morbus Crohn
[12, 30].
Wie bei den anderen infektiösen Darmerkrankungen ist auch bei der Yersiniacolitis die Histologie unspezifisch. In vielen Fällen findet man aphthoide Nekrosen mit dichter cellulärer Infiltration (Abb. 8).
Unter der Therapie mit Breitbandantibiotica (Tetracycline) heilten alle
Yersiniosen. Komplikationen, Rezidive oder chronische Verläufe haben
wir nicht beobachtet. Allerdings sind bislang keine Nachuntersuchungen
durchgeführt worden. In 3 von 9 Fällen sahen wir eine HLA-B-27-posi-
tive Arthritis, einmal wurde ein Erythema nodosum beobachtet.

3 Pseudomembranöse Colitis

Das klinische Bild wird beherrscht von wäßriger Diarrhoe, peranalem
Blutabgang, mäßigem bis hohem Fieber und kolikartigen abdominellen
Schmerzen. Makroskopisch finden sich sog. „kleieförmige Beläge", die einer unauffälligen, vereinzelt ödematös verdickten Mucosa aufgelagert
sind. Diese weißlich-gelblichen Plaques sind wandadhärent. Nach Ab-
streifen der Pseudomembranen kommt es zu Kontaktblutungen. Das endoskopische Bild ist so charakteristisch, daß eine Sofortdiagnose in den
meisten Fällen möglich ist (Abb. 9). Das Autopsiepräparat erinnert an
das von Siegmund 1929 erstmals beschriebene Bild einer „rissigen, mit
Moos bedeckten Baumrinde" (Abb. 10) [12, 17, 28].
Ohne Kenntnis der Vorgeschichte ist die Diagnose allein aus dem Biopsie-
material schwierig und oftmals unmöglich. Im Gegensatz zur Colitis ulcerosa greift die Entzündung auf die Submucosa über, und man beobachtet
eine Gefäßbeteiligung mit Fibrinthromben, die fließende Übergänge zur
ischämischen Colitis deutlich machen. Typischerweise sieht man eine
oberflächlich der Mucosa aufliegende Pseudomembran, die aus Detritus,

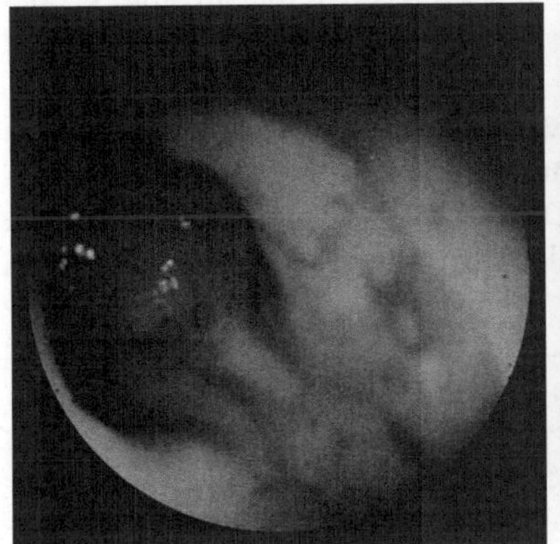

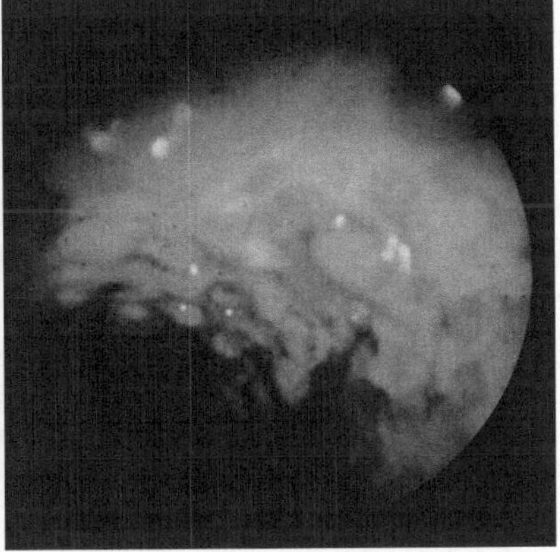

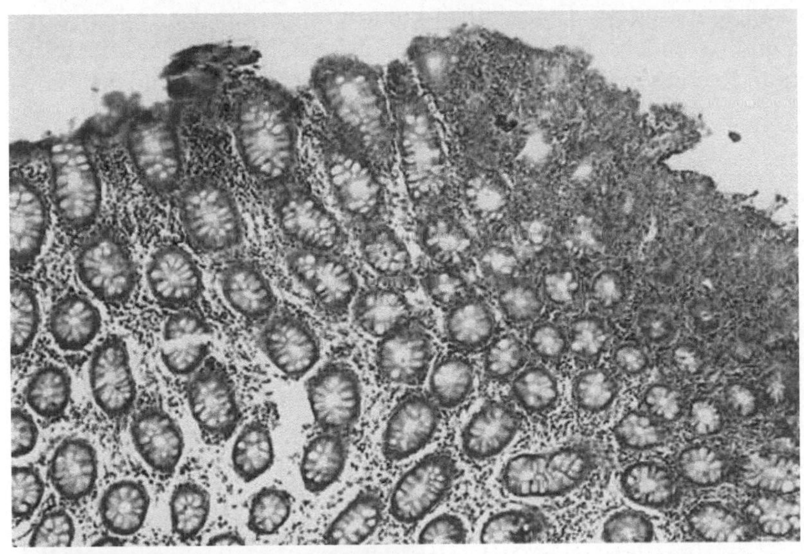

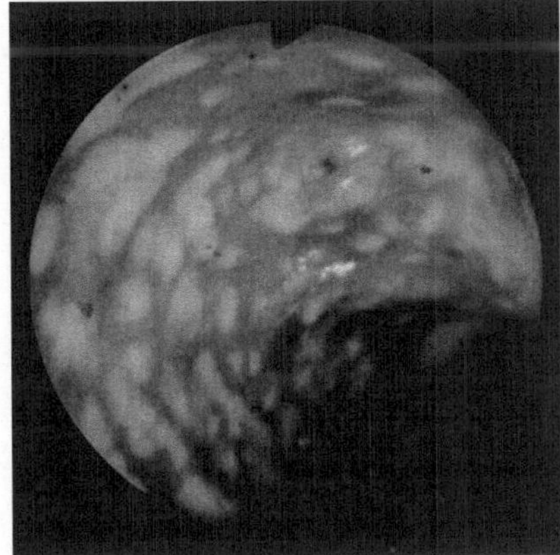

Abb. 6. Erosionen im Sigma bei Yersinia-colitis

Abb. 7. Flach-polypoide Vorwölbungen (Pflastersteinrelief) mit Hämorrhagien im terminalen Ileum bei Yersiniaenterocolitis

Abb. 8. Histologisches Bild bei Yersinia-colitis: oberflächliche Nekrose mit dichter entzündlicher Zellinfiltration

Abb. 9. Annähernd gleichmäßig über die Mucosa verteilte weißgelbliche Plaques bei pseudomembranöser Colitis

Epithelien, Leukocyten, Fibrin und Schleim besteht; das Stroma ist ödematös verdickt, entzündlich infiltriert und zeigt Nekrosesäume am Rand der Pseudomembranen (Abb. 11).

In den letzten 4 Jahren behandelten wir in unserer Abteilung 11 Fälle von pseudomembranöser Colitis. In mehr als der Hälfte waren die entzündlichen Veränderungen im gesamten Dickdarm und hier vor allen Dingen an den mechanisch exponierten Stellen – rechte und linke Flexur, Sigma und Colon-descendens-Übergang – lokalisiert. In 2 Fällen waren ausschließlich die proximalen Colonabschnitte (Ascendens, Coecum, rechtes Transversumdrittel) betroffen, worauf 1979 Sakurai et al. [25] bei einer ampicillininduzierten pseudomembranösen Colitis hinwiesen. Liegt das Verteilungsmuster einer rechtsseitigen Colitis vor, kann allein die totale Coloskopie mit Biopsie die Ausdehnung und den Schweregrad der pseudomembranösen Colitis aufzeigen, eine Rectosigmoidoskopie ist in diesen Fällen unergiebig. Gelegentlich können im proximalen Colon (Coecum und Ascendens) noch ausgeprägte Läsionen nachweisbar sein, während im Rectum und Sigma die Schleimhaut bereits vollständig regeneriert ist.

4 Campylobactercolitis

Das klinische Bild unterscheidet sich nicht wesentlich von dem anderer Darminfektionen. Die entzündlichen Schleimhautveränderungen sind sowohl im Dünndarm (Jejunum und Ileum) als auch – weitaus überwiegend – im Colon lokalisiert. Vor allem bei schweren Verläufen ist neben dem terminalen Ileum der Dickdarm praktisch immer betroffen [3, 14, 16]. Das endoskopische Bild wechselt rasch und entspricht dem Grad der entzündlichen Veränderungen. Fließende Übergänge von geröteter Mucosa, „verwaschenem Gefäßbild", ödematös verdickter Schleimhaut und schleierartigen Fibrinbelägen bis hin zu multiplen Aphthen und fleckförmigen oder flächenartigen Nekrosen (Ulcerationen) kommen vor. Bei ausgeprägten Veränderungen kann das Bild von Crohn-Läsionen imitiert werden [19]. Das histologische Bild ist bei den leichten Formen gekennzeichnet durch eine unspezifische Colitis mit entzündlicher neutro- und eosionophiler Infiltration. In ausgeprägten Stadien finden sich Kryptenabscesse und Ulcerationen, die einer Colitis ulcerosa sehr ähneln können. In der Differentialdiagnose der Campylobactercolitis muß vor allen Dingen an andere infektiöse Colitiden gedacht werden [32]. Gerade dem endoskopisch-histologischen Befund kommt derzeit noch ein sehr hoher Stellenwert zu, da der bakteriologisch-serologische Nachweis kaum erfolgen kann, weil nur sehr wenige Institute die aufwendigen Untersuchungen durchführen.

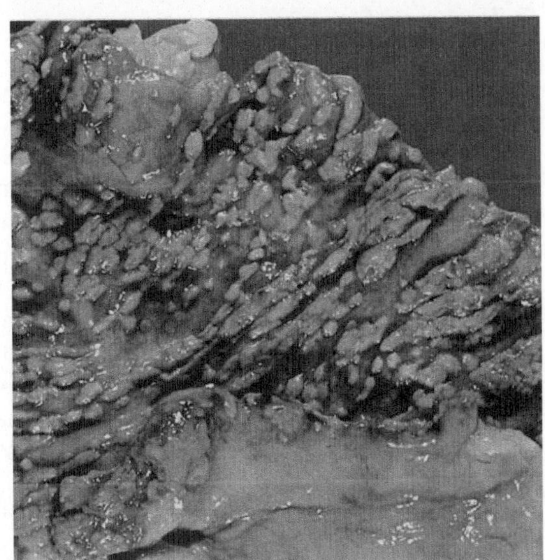

Abb. 10. Autopsiepräparat einer pseudomembranösen Colitis mit kleieähnlichen Plaques

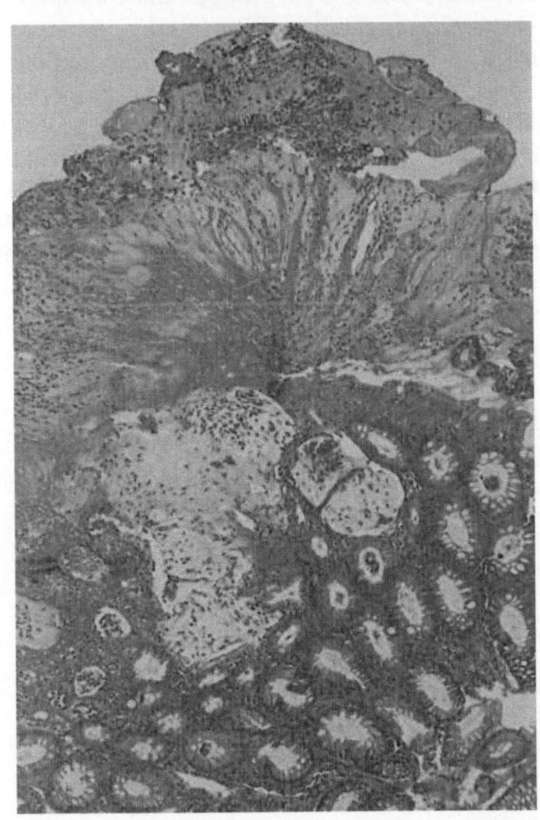

Abb. 11. Histologisches Bild einer Pseudomembran bei antibioticainduzierter pseudomembranöser Colitis

5 Zusammenfassung

Chronisch-entzündliche Darmerkrankungen und bakterielle Colitiden gehen nicht selten mit blutiger Diarrhoe einher. Die infektiösen Colitiden sind selbstlimitierende Erkrankungen und heilen im Gegensatz zur Colitis ulcerosa und zum Morbus Crohn meistens innerhalb von Tagen oder Wochen. Eine frühzeitige Diagnose ist vor allem im Hinblick auf die unterschiedliche Therapie von besonderer Bedeutung. Die für die infektiösen bakteriellen Colitiden typischen Darmläsionen – Schleimhautödem, Erosionen, Aphthen, Fibrinbeläge, Gefäßalterationen, kleine und flächenförmige Nekrosen – gehen ohne tiefgreifende Wandveränderungen einher, sie liegen vielmehr regelhaft im Schleimhautniveau und entgehen daher gar nicht selten dem Röntgennachweis. Die makroskopischen Veränderungen bei bakteriellen Colitiden sparen nicht selten das Rectum aus, das kann auch bei Strahlen- und ischämischer Colitis der Fall sein. Die Rectoskopie ist daher diagnostisch bei hämorrhagischer Diarrhoe nicht immer suffizient, eine komplementäre Coloileoskopie ist gar nicht selten erforderlich. Die Coloileoskopie kann im akuten Stadium ohne größere Darmreinigung durchgeführt werden, da durch Nahrungskarenz und infolge ausgeprägter Diarrhoe der Dickdarm meisten „leer" ist. Komplikationen der Coloileoskopie bei Patienten mit bakterieller Colitis haben wir nicht erlebt.

Das histologische Substrat der infektiösen bakteriellen Colitiden ist in vielen Fällen unspezifisch und steht in Beziehung zum Schweregrad der makroskopisch erkennbaren Schleimhautläsionen. Bei Kenntnis des klinischen Bildes (Fieber, blutige Diarrhoe) kann der Pathologe jedoch wichtige Hinweise geben für die Differenzierung bakterieller Colitiden von chronisch-entzündlichen Darmerkrankungen.

Literatur

1. Appelbaum PC, Scragg J, Schonland MM (1976) Colonic involvement in salmonellosis. Lancet II:102
2. Bartlett JG, Moon N, Chang TW, Taylor N, Onderdonk AB (1978) Role of clostridium difficile in antibiotic-associated pseudomembranous colitis. Gastroenterology 75:778
3. Blaser MJ, Reller LB (1981) Camplylobacter enteritis. N Engl J Med 1 444
4. Blaser MJ, Parsons MB, Wang W (1980) Acute colitis caused by campylobacter fetus ss jejuni. Gastroenterology 78:448
5. Bokkenheuser V (1970) Vibrio fetus infection in man. Ten new cases and some epidemiologic observations. Am J Epidemiol 91:400
6. Boyd JF (1976) Colonic involvement in salmonellosis. Lancet I:1 415
7. Boyd JF (1969) Salmonella typhimurium, colitis, and pancreatitis. Lancet II:901
8. Day DW, Mandal BK, Morson BC (1978) The rectal biopsy appeareances in salmonella colitis. Histopathology 2:117

9. Dekeyser P, Gossnin-Detrain M, Butzler JP, Sternon J (1972) Acute enteritis due to related vibrio: first positive stoolculture. J Infekt Dis 125:390

10. Dronfield MW, Fletcher J, Langman MJS (1974) Coincidnt salmonella infections and ulcerative colitis problems of recognition and management. Brit Med J 1:99

11. Finney JMT (1900) Pseudomembranous colitis. Bull. John Hopkins'. Hosp 4:53

12. Gurry JF (1974) Acute terminal ileitis and yersinial infection. Brit Med J 2:264

13. Gyr K (1980) Proktokolitis bei Ferienrückkehrern. Schweiz. med. Wochenschr. 110:1 778

14. Karmali MA, Fleming PC (1979) Campylobacter enteritis, Can Med Assoc J 120:1 525

15. Keighley MRB (1980) Antibiotic-associated pseudomembranous colitis. Truelove SC, Kennedy HJ (eds), Topics in Gastroenterology 8, Blackwell

16. Lambert ME, Schonfield PF, Ironside AG, Mandal BK (1979) Campylobacter colitis. Brit Med J 1:857

17. Larson HE, Price AB (1979) Pseudomembranous colitis: Presence of clostridial toxin. Lancet II:1 312

18. Larson HE, Price AB, Honaur PC (1978) Clostridium difficile and the aetiology of pseudomembranous colitis. Lancet I:1 063

19. Loss, RW Jr, Jagdish C, Mangla, Pereira M (1980) Campylobacter colitis presenting as inflammatory bowel disease with segmental colonic ulcerations. Gastroenterology 79:138

20. Mandal BK, Mani V (1976) Colonic involvement in salmonellosis. Lancet I:887

21. McGovern VJ, Slavutin LJ (197) Pathology of salmonella colitis. Am J Surg Pathol 3:483

22. McKinley MJ, Taylor M, Sangree MH (1980) Toxic megacolon with campylobacter colitis. Conn Med 44:496

23. Penner JL, Henessy JN (1980) Passive hemagglotination technique for serotyping campylobacter jejuni. J Clin Microbol 12:732

24. Radsel-Medvescek A, Zargi R, Acko M, Zajc-Satlev J (1977) Colonic involvement in salmonellosis. Lancet I:601

25. Sakurai Y, Tsuchiya H, Ikegami F (1979) Ampicillin and acute right-sided hemorrhagic colitis. Dig Dis Sci 24:910

26. Skirrow MB (1980) Should campylobacter be looked for routinely in diarrhoea? Hepato-Gastroenterology 27:514

27. Skirrow MB (1977) Campylobacter enteritis: A "new" disease. Brit Med J 2:9

28. Tedesco FJ, Barton RW, Alpers DH (1974) Clindamycin-associated Colitis. A prospective study. Ann Intern Med 81:429

29. Tedesco FJ, Markham, R. Gurwith M, Christie D, Bartlett JG (1978) Oral vancomycin for antibiotic-associated pseudomembranous colitis. Lancet I:226

30. Vantrappen G, Agg HO, Ponette E, Geboes K, Betrand Ph (1977) Yersinia enteritis and enterocolitis; gastroenterological aspects. Gastroenterology 72:220

31. Walsh JA, Warren KS (1979) Selective primary health care: an interim strategy for disease control in developing countries. N Engl J Med 301:967

32. WHO Scientific Working Group (World Health Organization) (1980) Enteric infections due to campylobacter, yersinia, salmonella and shigella. Bull WHO 48:519

Kapitel 8

Pseudomembranöse Colitis

K. LOESCHKE, W. HELDWEIN und U. LÖHRS

1 Definition

Pseudomembranöse Colitis (PMC) ist eine morphologische Diagnose. Sie besagt, daß an der Dickdarmschleimhaut eine Entzündung abläuft, die durch pilzförmige, manchmal konfluierende Auflagerungen von Fibrin, Graunulocyten, Schleim und abgestoßenem Zellmaterial auf zunächst umschriebenen Schleimhautnekrosen charakterisiert ist. Die Veränderungen können durch unterschiedliche Noxen hervorgerufen werden, sind also ätiologisch nicht spezifisch. Am häufigsten kommen sie heutzutage im Rahmen einer antibioticaassoziierten Colitis vor, die – wie man seit 5 Jahren weiß – durch ein Toxin von Clostridium difficile bedingt ist. Um zu betonen, daß PMC und antibioticaassoziierte Colitis a priori nicht gleichzusetzen sind, soll auf letztere in Abschn. 5 getrennt eingegangen werden.

2 Histologie

2.1 Schweregrade

Price u. Davies [36] haben 3 Schweregrade von PMC-Läsionen unterschieden: Typ 1, kleinste focale Nekrosen des oberflächlichen Epithels mit von ihnen ausgehenden Fähnchen aus Fibrin und Graunulocyten; eine entzündliche Umgebungsreaktion ist beschränkt auf die interglanduläre Lamina propria (Abb. 1); Typ 2, Gruppen von luminal etwa zur Hälfte zerstörten und basal schleimgefüllten Drüsen, bedeckt von typischen Pseudomembranen; die entzündliche Infiltration kann in die Submucosa reichen (Abb. 2); Typ 3, kompletter Untergang der Mucosa an den betroffenen Stellen und Abdeckung durch dicke, pseudomembranöse Polster (Abb. 3). Die Veränderungen sind anfangs immer focal angeordnet,

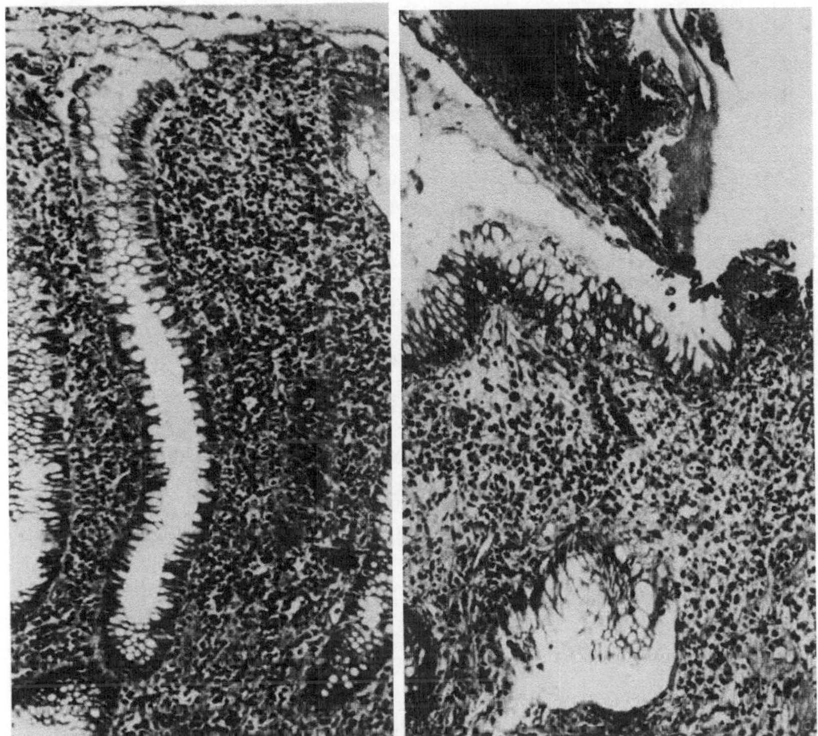

Abb. 1. Typ-1-Läsionen einer pseudomembranösen Colitis. Biopsiepräparate. Erosion des Oberflächenepithels, rechts mit rauchschwadenähnlichem entzündlichem Exsudat. Hier relativ starke entzündliche Infiltration der Lamina propria

die zwischen den Herden liegende Schleimhaut ist kaum oder überhaupt nicht entzündet. Im Verlauf können Typ-3-Läsionen jedoch zusammenfließen, was das Bild uncharakteristischer macht und die Abgrenzung von anderen Colitiden erschwert. Wenn die Pseudomembranen in das Lumen abgestoßen werden, hinterbleiben Erosionen oder, in seltenen, sehr ausgedehnten Fällen, die Muscularis mucosae bzw. sogar die gesamte Colonwand durchbrechende Ulcera [17].

2.2 Zeitlicher Ablauf

Nur im Tierexperiment läßt sich die zeitliche Entwicklung der Läsionen von Beginn an engmaschig verfolgen. Nach Injektion hoher Dosen von C.-difficile-Toxin in das Coecumlumen von Hamstern [1] war nach 2–4 h eine Vacuolisierung, dann eine Nekrose des oberflächlichen Epithels mit

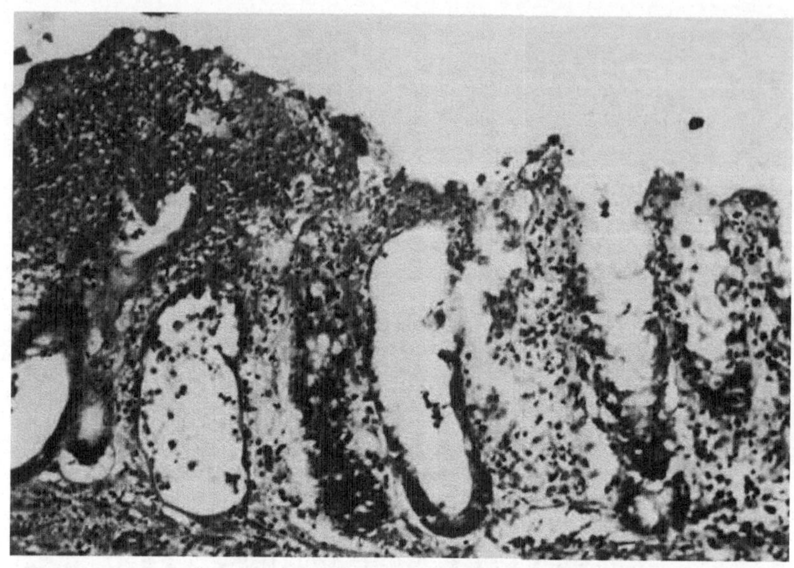

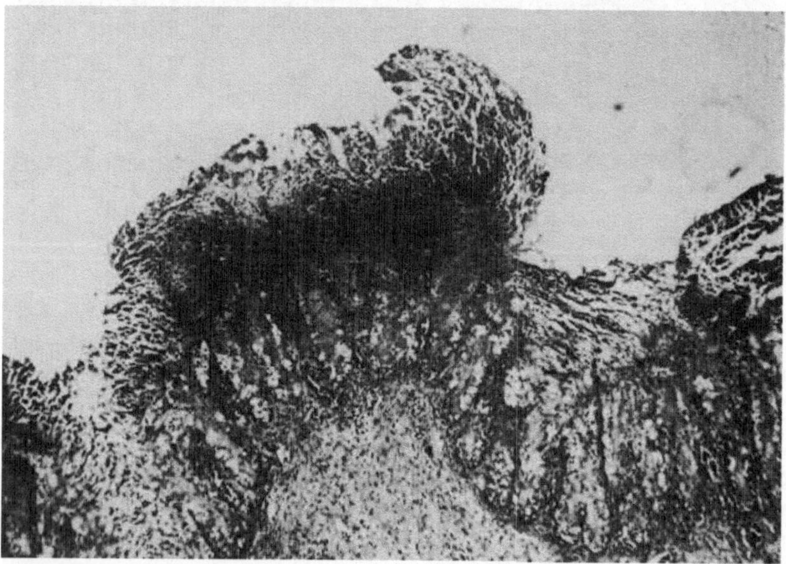

Abb. 2. Typ-2-Läsionen einer pseudomembranösen Colitis. Obduktionspräparate. *Unten* ist die pilzförmige Pseudomembran aus Schleim, Detritius und entzündlichem Exsudat, *oben* die Ausweitung der Krypten mit Destruktion des Epithels zu erkennen. Die angrenzende Schleimhaut ist besser erhalten. Zusätzlich deutliche postmortale, autolytische Veränderungen

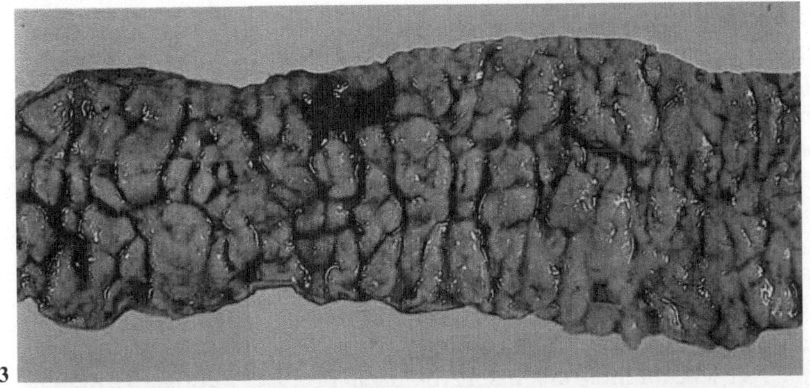

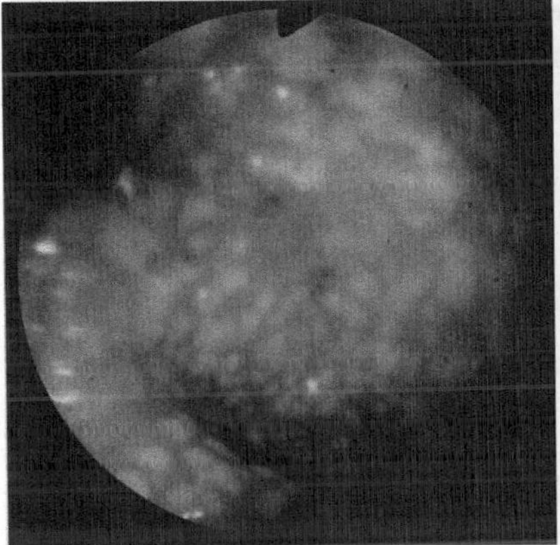

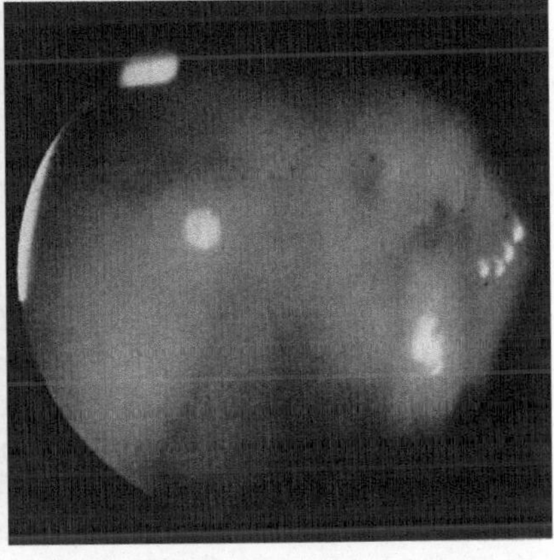

Abb. 3. Autopsiepräparat einer ausgedehnten pseudomembranösen Colitis bei einem Kind nach Therapie mit Antibiotica. Konfluierende polsterförmige Pseudomembranen Typ 3
Abb. 4. Endoskopischer Befund bei C.-difficile-positiver Colitis nach Ampicillin. Zahlreiche leicht erhabene, gelbliche Plaques entsprechend Typ-2-Läsionen
Abb. 5. Uncharakteristischer endoskopischer Befund bei C.-difficile-positiver Colitis nach Clindamycin, Ampicillin und Gentamycin. Punktförmige Rötungen mit kleinsten Fibrinbelägen, wahrscheinlich an Stellen ehemaliger Pseudomembranen

Exsudation von Granulocyten zu beobachten, entsprechend den Gipfelläsionen („summit lesions") Typ 1. Die massiveren Veränderungen (Typ 2 und 3) waren nach ca. 8 h ausgebildet.

3 Endoskopie

Endoskopisch stellen sich die Pseudomembranen als weiße bis gelbliche, flach erhabene, meist einige mm große Plaques dar (Abb. 4). Im allgemeinen finden sie sich disseminiert im gesamten Colon, teilweise auch im

Dünndarm [17, 34]. Einzelne Dickdarmabschnitte können jedoch ausgespart sein, insbesondere das Rectum und Sigma [21, 42].

Fehlermöglichkeiten bei der Interpretation des endoskopischen Befundes [41] liegen nicht nur darin, daß die Pseudomembranen bei mangelnder Erfahrung verkannt werden oder gelegentlich von massiven Schleimbelag überdeckt sind, sondern auch in ihrer Verteilung, dem Zeitpunkt der Untersuchung und in der Biopsieentnahme. Zeigt die Recto(sigmoido)skopie eine normale Schleimhaut, führt die totale Coloskopie oft noch zur richtigen Diagnose. Ist die Colitis noch nicht voll ausgeprägt oder schon weitgehend zurückgebildet, können die Pseudomembranen noch nicht oder nicht mehr zu sehen sein. Letzteres war wahrscheinlich bei einer jungen Frau der Fall (Abb. 5), die uns mit typischer Anamnese und Nachweis von C. difficile im Stuhl erst nach Abklingen profuser wäßriger Durchfälle zur Endoskopie überwiesen wurde. Und schließlich sollen die Pseudomembranen bei der Biopsie möglichst zentral erfaßt werden, damit ihre Beziehung zur Schleimhaut histologisch erkennbar bleibt.

4 Ursachen

Vorab sei daran erinnert, daß die PMC schon vor fast 100 Jahren beschrieben wurde [vgl. 33a, 35], zu einem Zeitpunkt also, als es noch keine Antibiotica gab. Neben einer Infektion mit Staphylococcus aureus [2, 7] kann die Shigellen- und Amöbenruhr [32] mit einer pseudomembranösen Schleimhautreaktion einhergehen. Mehrere andere früher anerkannte Ursachen (Tabelle 1) einer PMC müssen neu überprüft werden, nachdem die Rolle des C.-difficile-Toxins bekannt geworden ist. Das gilt für Intoxikationen mit Schwermetallen bzw. ihren Verbindungen wie Arsen, Wismut und Sublimat, aber auch für die Urämie, die okklusive Ischämie und die Behandlung mit Cytostatica [32]. Vor allem aber waren von einer PMC Patienten betroffen, bei denen – oft im höheren Lebensalter – eine schwere Allgemeinerkrankung wie ein septischer oder kardiovasculärer Schock zugrunde lag, oder ein gastroenterologisches Leiden insbesondere mit Stenosierung oder operativem Eingriff [17, 21, 33a, 34]. Hier dachte man als pathogenetisch auslösende Momente an eine nicht-okklusive Minderperfusion des Darms und/oder an eine Begünstigung durch stagnierenden Darminhalt [2, 33a, 34]. Diese Faktoren werden auch weiterhin als disponierend für eine PMC angesehen. Es ist aber nicht gesichert, daß sie per se – d.h. ohne Besiedlung des Lumens mit C. difficile – Ursache einer PMC sein können. Ab 1977/1978 hat dann eine Vielzahl von Arbeiten definitiv gezeigt, daß dieser anaerobe Erreger, der erst 1935 entdeckt wurde [19], eine PMC hervorrufen kann (vgl. Übersichten bei [3, 15, 26, 39]). Speziell unter Antibiotika kann sich C. difficile selektiv vermehren und das die Schleimhaut schädigende Toxin bilden. Einzelne Patienten wurden jedoch auch beobachtet, bei denen keine antimikrobielle Behandlung vorausgegangen war [33, 46]. Da für die anderen der oben aufgeführten Bedingungen eine zusätzliche Infektion mit dem Erreger bisher nicht ausgeschlossen wurde, ist die PMC durch C.-difficile-Toxin – ob mit oder ohne Antibiotica – ätiologisch am besten belegt. Es wurde deshalb bereits von einer „Clostridium-difficile Colitis" als neuer Krankheitseinheit gesprochen.

Offenbar besonders hoch ist das Risiko einer Überwucherung mit C. difficile bei Patienten mit chronisch-entzündlicher Darmerkrankung [9, 29, 45]. Von ihnen waren bis zu 19% toxinpositiv, einige auch ohne Antibioticaexposition [45]. Daß die Toxinbildung im Darm mit der Aktivität der Erkrankung korreliert und daher für akute Schübe verantwortlich sein kann, wird von manchen vehement bejaht [45], von anderen bestritten [29]. Pseudomembranen sind hierbei in der Regel nicht nachweisbar [45], da das morphologische Bild überwiegend von der Grunderkrankung bestimmt zu sein scheint.

5 Antibioticaassoziierte Colitis

Ohne vorbestehende Darmerkrankung tritt die PMC unter modernen medizinischen Verhältnissen zweifelsfrei am häufigsten nach antibiotischer Behandlung auf. Da die antibioticaassoziierte Colitis (AAC) andernorts ausführlich besprochen wurde [3, 15, 26, 27, 39], werden im folgenden nur die klinisch wichtigsten Aspekte herausgestellt.

5.1 Epidemiologie

Die Pionierarbeit zur Aufklärung der Clostridienätiologie wurde in England und den USA geleistet [4, 12, 14, 25]. Es ist daher nicht verwunderlich, wenn aus diesen Ländern die größten Patientenzahlen stammen.

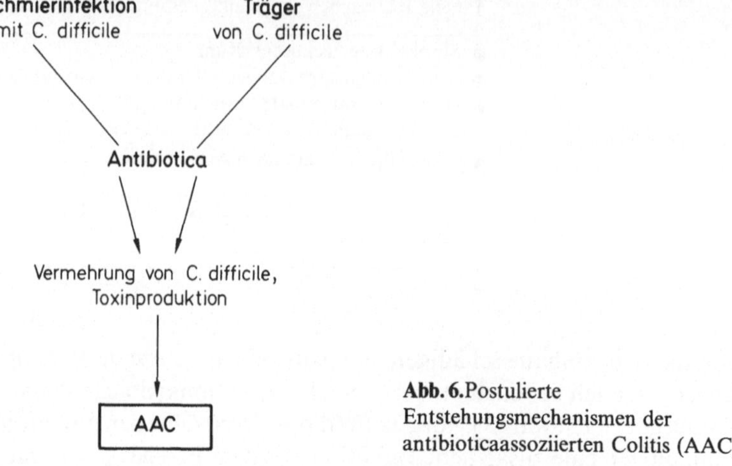

Abb. 6. Postulierte Entstehungsmechanismen der antibioticaassoziierten Colitis (AAC)

Bartlett et al. [5] haben kürzlich zusammenfassend über 141 Patienten mit gesicherter antibioticaassoziierter PMC berichtet, von denen 97% C.-difficile-Toxin im Stuhl ausschieden. Man kann aber unterstellen, daß die AAC weltweit verbreitet ist und daß sie, da aus deutschsprachigen Ländern bislang nur Kasuistiken vorliegen, bei uns noch zu selten diagnostiziert wird. Aus verschiedenen Krankenhäusern des Münchener Raums sind uns jedenfalls mehrere, z. T. schwere Erkrankungen an C.-difficile-positiver AAC aus dem letzten Jahr bekannt.

Während das Toxin nach gegenwärtigem Wissen bei gesunden Erwachsenen nicht vorkommt [5], sind offenbar ca. 3% der Bevölkerung gesunde Keimträger ohne Toxinausscheidung [15]. Zur Untermauerung dieser Schätzung fehlen allerdings noch umfangreichere, mit verbesserter Methodik gewonnene Daten; wie hoch die Zahl von Keimträgern in Deutschland ist, wurde nicht untersucht. Einzelbeobachtungen sprechen dafür, daß der Erreger im Gefolge einer antibiotischen Behandlung einerseits bei Keimträgern überhandnehmen und dann Toxin bilden, andererseits durch exogene – wahrscheinlich orale – Infektion in den Organismus gelangen und dort proliferieren kann [23]. Die Schmierinfektion böte die beste Erklärung dafür, daß verschiedentlich kleine, zeitlich und örtlich begrenzte Häufungen („clustering") auftraten [18, 20]. Antibiotica wirken möglicherweise dadurch wegbereitend, daß sie die normale bakterielle Stuhlflora unterdrücken, die ihrerseits das Wachstum von C. difficile hemmt [37]. Wegen noch unzureichender Daten über die Epidemiologie bleiben die in Abb. 6 dargestellten Entstehungswege vorerst noch hypothetisch.

5.2 Diagnostik

5.2.1 Klinik

Eine AAC kann unter Therapie mit fast allen Antibiotica entstehen. Besonders häufig ist sie nach Clindamycin, Lincomycin, Ampicillin und Cephalosporinen [5]. Ausnahmen sind Vancomycin, Bacitracin und eventuell parenterale Aminoglykoside. Über die Incidenz liegen aus methodischen Gründen (vgl. [26]) und wegen des Clusteringphänomens keine zuverlässigen Zahlen vor, für Clindamycin werden bis zu 10% angegeben [2].

Unter den Symptomen der AAC sind die wäßrigen, selten blutigen Durchfälle und die damit verbundenen Elektrolyt- und Wasserverluste führend. Fieber und Leukocytose können hochgradig sein. Auf der anderen Seite sind von der Grundkrankheit überdeckte Verläufe bekannt, in denen die Colitis bis zur Autopsie nicht diagnostiziert wurde. Die Manifestationszeit schwankt zwischen 2 Tagen nach Beginn und 3–4 Wochen nach Ende der antibiotischen Behandlung. Die disponierenden Faktoren gingen schon aus den frühen Beobachtungen (vgl. Abschn. 4) hervor, obwohl durchaus auch junge, aus trivialen Anlässen antibiotisch therapierte Patienten erkranken.

Differentialdiagnostisch ist zunächst zu überlegen, ob es sich um sog. blande antibioticabedingte Durchfälle ohne Colitis handelt. Sie sind häufiger [2], weniger ausgeprägt und gehen weder mit okkulten Blutverlusten noch mit Entzündungszeichen einher („antibioticaassoziierte Diarrhoe"). Möglicherweise hängen sie damit zusammen, daß der Darminhalt durch die Keimreduktion physikalisch-chemisch verändert wird [28]. Lassen die klinischen Kriterien eine Colitis vermuten, stehen Infektionen anderer Art und eine exacerbierte chronisch-entzündliche Darmerkrankung differentialdiagnostisch an erster Stelle. Die Komplikationen der AAC sind die gleichen wie bei schwerer Colitis ulcerosa. Ein toxisches Megacolon, eine drohende Perforation, eine vom Colon ausgehende Sepsis oder ein fälschlich auf andere Bauchorgane bezogenes „akutes Abdomen" haben bei einzelnen Patienten zur notfallmäßigen Laparotomie geführt. Wurde die Erkrankung dagegen frühzeitig erkannt und behandelt, war die Prognose schon in der Vergangenheit in aller Regel gut. Tödliche Ausgänge gibt es aber immer noch, selbst unter Behandlung mit Vancomycin.

Zur Sicherung der Diagnose ist die Endoskopie die schnellste weiterführende Methode. Der typische Befund von Pseudomembranen wurde bereits besprochen. Es ist aber zu betonen, daß die Colitis im gesamten Verlauf uncharakteristisch bleiben kann, d.h. daß sich Pseudomembranen selbst bei wiederholter Kontrolle nicht nachweisen lassen. Sind die Veränderungen andererseits sehr fortgeschritten und schon Ulcera ausgebildet, kann die Abgrenzung vor allem von der idiopathischen Colitis ulcerosa Schwierigkeiten machen.

Röntgenologische Leeraufnahmen können eine wertvolle Ergänzung sein. Wenn auf ihnen das Wandödem und die Pseudomembranen im Profil [40] erkennbar werden, läßt sich daraus auf das Ausmaß der Dickdarm- und Dünndarmbeteiligung schließen. Doppelkontrastaufnahmen sind nur in Zweifelsfällen indiziert, zumal sie ein toxisches Megacolon begünstigen können [40].

5.2.2 Bakteriologie

Die Diagnose einer C.-difficile-Colitis kann endgültig nur durch den Nachweis des Erregers und des Toxins gestellt werden. Allerdings wird das Toxin bisher nur in wenigen Laboratorien mittels Zellkultur oder Gegenstromelektrophorese [38, 47] bestimmt. Dagegen läßt sich der Erreger mit neu entwickelten Nährböden [16, 48] auch in nicht für den Toxinnachweis ausgerüsteten Laboratorien isolieren, wobei auf die spezielle Fragestellung aufmerksam zu machen ist. Das Stuhlröhrchen soll, da es sich um einen Anaerobier handelt, luftarm und gut verschlossen sofort nach der Entnahme eingeschickt werden.

5.3 Therapie

Es ist bisher nicht klar herausgearbeitet worden, ob man die AAC abgestuft behandeln soll. Bei leichter Colitis genügt es oft, das Antibioticum abzusetzen und den Elektrolyt- und Wasserhaushalt auszugleichen. Kann man auf Antibiotica wegen der Grundkrankheit nicht verzichten, sollte auf solche gewechselt werden, die eine AAC selten oder nie verursachen (z. B. Aminoglykoside, Metronidazol). Als nächster oder gleichzeitiger Therapieschritt kommt Cholestyramin in Frage. Der Austauscher bindet das Toxin in vitro [13] und war klinisch in einer unkontrollierten Serie erfolgreich [24]. Wir gehen im Augenblick so vor, daß bei Verdacht auf AAC mindestens diese Maßnahmen sofort ergriffen und so lange beibehalten werden, bis die Diagnose auch bakteriologisch geklärt ist. Bei vielen Patienten sind die Durchfälle darunter in einigen Tagen abgeklungen. Motilitätshemmende Medikamente sollen einen ungünstigen Effekt haben, weil sie die Kontaktzeit des Toxins mit der Schleimhaut verlängern [31].
Da die Entwicklung der Erkrankung im Einzelfall schwer vorauszusehen ist, kann man auch schon frühzeitig Vancomycin einsetzen, das bei bedrohlicher Situation auf jeden Fall Mittel der Wahl ist. Vancomycin ist gegen C. difficile sehr gut wirksam, erreicht in einer Dosierung von

4·125 mg tgl. oral genügend hohe Konzentrationen im Stuhl und führte in je einer unkontrollierten und einer kontrollierten Studie in fast allen Fällen zu negativen Toxinbefunden innerhalb von 5 Tagen [22, 44]. Die Durchfälle klingen unter Vancomycin praktisch immer ab, in ca. 14% treten allerdings Rückfälle auf [6]. Daher ist manchmal eine Zweit-, gelegentlich sogar eine Drittbehandlung über jeweils ca. 10 Tage erforderlich [6]. Abschließend sollte der Stuhl stets bakteriologisch überprüft werden, da Keimträger zu Rezidiven neigen und eine potentielle Gefahr für Mitpatienten sind. Andere gegen C. difficile eingesetzte Mittel, die bis jetzt nur in wenigen Fällen unter unkontrollierten Bedingungen erfolgreich erprobt wurden, sind Metronidazol (vgl. [8]), Bacitracin [10, 43] und Tetracycline [11].

5.4 Prophylaxe

Neben dem möglichst sparsamen Gebrauch von Antibiotica sind hygienische Maßnahmen sinnvoll. C. difficile ließ sich an von Erkrankten benutzten Toiletten, Fußböden und Bettlaken nachweisen, auch an den Händen des Pflegepersonals [23, 30]. Daher gilt als Mindestforderung, die Hände nach Versorgung der Patienten gründlich zu waschen, um einer Übertragung insbesondere auf Intensivstationen sowie auf chirurgischen und gastroenterologischen Stationen vorzubeugen. Auch die Patienten selbst sollten zu strikter persönlicher Hygiene angehalten werden. Obgleich weitergehende Kautelen wie die Desinfektion des Stuhls und eine räumliche Abtrennung der Kranken vernünftig erscheinen, ist ihre Wirksamkeit vorläufig nicht erwiesen.

Literatur

1. Abrams GD, Allo M, Rifkin GD, Fekety R, Silva J Jr (1980) Mucosal damage mediated by clostridial toxin in experimental clindamycin-associated colitis. Gut 21:493–499
2. Alpers DH (1978) The pseudomembranous enterocolitides. In: Sleisinger MH, Fordtran JS (eds) Gastrointestinal disease, 2nd edn. Saunders, London Philadelphia Toronto, pp 1 715–1 730
3. Bartlett JG (1979) Antibiotic-associated pseudomembranous colitis. Rev Infect Dis 1:530–539
4. Bartlett JG, Chang TW, Gurwith M, Gorbach SL, Onderdonk AB (1978) Antibiotic-associated pseudomembranous colitis due to toxin-producing clostridia. N Engl J Med 298:531–534
5. Bartlett JG, Taylor NS, Chang TW, Dzink JA (1980) Clinical and laboratory observations in clostridium difficile colitis. Am J Clin Nutr 33:2 521–2 526
6. Bartlett JG, Tedesco FJ, Shull S, Lowe B, Chang TW (1980) Symptomatic relapse after oral vancomycin therapy of antibiotic-associated pseudomembranous colitis. Gastroenterology 78:431–434

7. Batts D, Silva J, Fekety R (1980) Staphylococcal enterocolitis Cur Chem Infect Dis 2:944–945

8. Bolton RP (1980) Vancomycin dose for pseudomembranous colitis. Lancet II:427–428

9. Bolton RP, Sherriff RJ, Read AE (1980) Clostridium difficile associated diarrhoea: A role in inflammatory bowel disease? Lancet I:383–384

10. Chang TW, Gorbach SL, Bartlett JG, Saginur R (1980) Bacitracin treatment of antibiotic-associated colitis and diarrhea caused by clostridium difficile toxin. Gastroenterology 78: 1584–1586

11. DeJesus R, Peternel WW (1978) Antibiotic-associated diarrhea treated with oral tetracycline. Gastroenterology 74:818–820

12. George RH, Symonds JM, Dimock F et al. (1978) Identification of clostridium difficile as a cause of pseudomembranous colitis. Br Med J I:695

13. George RH, Youngs DJ, Johnson EM, Burdon DW (1978) Anion-exchange resins in pseudomembranous colitis. Lancet II:624

14. George WL, Sutter VL, Goldstein EJC, Ludwig SL, Finegold SM (1978) Aetiology of antimicrobial-agent-associated colitis. Lancet I:802–803

15. George WL, Rolfe RD, Sutter VL, Finegold SM (1979) Diarrhea and colitis associated with antimicrobial therapy in man and animals. Am J Clin Nutr 32:251–257

16. George WL, Sutter VL, Citron D, Finegold SM (1979) Selective and differential medium for isolation of clostridium difficile. J Clin Microbiol 9:214–219

17. Goulston SJM, McGovern VJ (1965) Pseudo-membranous colitis. Gut 6:207–212

18. Greenfield C, Burroughs A, Szawathowski M, Bass N, Noone P, Pounder R (1981) Is pseudomembranous colitis infectious? Lancet I:371–372

19. Hall J, O'Toole E (1935) Intestinal flora in newborn infants with description of a new pathogenic organism, bacillus difficilis. Am J Dis Child 49:390–402

20. Kabins SA, Spira TJ (1975) Outbreak of clindamycin-associated colitis. Ann Intern Med 83:830–831

21. Keighley MRB, Burdon DW, Alexander-Williams J et al. (1978) Diarrhoea and pseudomembranous colitis after gastrointestinal operations. Lancet II:1 165–1 167

22. Keighley MRB, Burdon DW, Arabi Y et al. (1978) Randomised controlled trial of vancomycin for pseudomembranous colitis and postoperative diarrhoea. Br Med J II:1 667–1 669

23. Kim K-H, Fekety R, Batts DH, Brown D, Cudmore M, Silva J Jr, Waters D (1981) Isolation of clostridium difficile from the environment and contacts of patients with antibiotic-associated colitis. J Infect Dis 143:42–50

24. Kreutzer EW, Milligan FD (1978) Treatment of antibiotic-associated pseudomembranous colitis with cholestyramine resin. Johns Hopkins Med J 143:67–72

25. Larson HE, Price AB (1977) Pseudomembranous colitis: Presence of clostridial toxin. Lancet II:1 312–1 314

26. Loeschke K (1980) Antibiotika-assoziierte Diarrhoe und Enterocolitis. Klin Wochenschr 58:337–345

27. Loeschke K (1982) Diagnostik, Therapie und Epidemiologie der Enterokolitis nach Antibiotika. Inn Med 9:222–228

28. Loeschke K, Kautz U, Löhrs U (1980) Effects of antibiotics on caecal electrolyte transport und morphology in rats. Contribution to the pathogenesis of antibiotic-associated diarrhoea. Klin Wochenschr 58:383–385

29. Meyers S, Mayer L, Bottone E, Desmond E, Janowitz HD (1981) Occurrence of clostridium difficile toxin during the course of inflammatory bowel disease. Gastroenterology 80:697–700

30. Mulligan ME, George WL, Rolfe RD, Finegold SM (1980) Epidemiological aspects of clostridium difficile-induced diarrhea and colitis. Am J Clin Nutr 33:2 533–2 538

31. Novak E, Lee JG, Seckman SE, Phillips JP, DiSanto AR (1976) Unfavourable effect of atropine-diphenoxylate (Lomotil) therapy in lincomycin-caused diarrhoea. JAMA 235:1451–1454

32. Otto HF, Wanke M, Zeitlhofer J (1976) Die pseudomembranöse Enterokolitis. In: Doerr W, Seifert G, Uehlinger E (eds) Darm und Peritoneum, Hernien. Springer Berlin Heidelberg New York (Spezielle pathologische Anotomie, Bd 2/2, pp 205–208, 264–265, 419–424)

33. Peikin SR, Galdibini J, Bartlett JG (1980) Role of clostridium difficile in a case of nonantibiotic-associated pseudomembranous colitis. Gastroenterology 79:948–951

33a. Penner A, Bernheim AI (1939) Acute postoperative enterocolitis. A study on the pathologic nature of shock. Arch Pathol 27:966–983

34. Pettet JD, Baggonstoss AH, Dearing WH, Judd ES Jr (1954) Postoperative pseudomembranous enterocolitis. Surg Gynecol Obstet. 98:546–552

35. Price AB (1980) Pseudomembranous colitis. In: Wright R (ed) Recent advances in gastrointestinal pathology. Saunders, London Philadelphia Toronto, pp 151–172

36. Price AB, Davies DR (1977) Pseudomembranous colitis. J Clin Pathol 30:1–12

37. Rolfe RD, Finegold SM (1980) Inhibitory interactions between normal fecal flora and clostridium difficile. Am J Clin Nutr 33:2539

38. Ryan RW, Kwasnik J, Tilton RC (1980) Rapid detection of clostridium difficile toxin in human feces. J Clin Microbiol 12:776–779

39. Silva J Jr, Fekety R (1981) Clostridia and antimicrobial enterocolitis. Ann Rev Med 32:321–333

40. Stanley RJ, Tedesco FJ (1976) Antibiotic-associated pseudomembranous colitis. CRC Crit Rev Clin Radiol Nucl Med, Sept.:255–277

41. Sumner HW, Tedesco FJ (1975) Rectal biopsy in clindamycin-associated colitis. Arch Pathol 99:237–241

42. Tedesco FJ (1979) Antibiotic associated pseudomembranous colitis with negative proctosigmoidoscopy examination. Gastroenterology 77:295–297

43. Tedesco FJ (1980) Bacitracin therapy in antibiotic-associated pseudomembranous colitis. Dig Dis Sci 25:783–784

44. Tedesco F, Markham R, Gurwith M, Christie D, Bartlett JG (1978) Oral vancomycin for antibiotic-associated pseudomembranous colitis. Lancet II:226–228

45. Trnka YM, LaMont JT (1981) Association of clostricium difficile toxin with symptomatic relapse of chronic inflammatory bowel disease. Gastroenterology 80:693–696

46. Wald A, Mendelow H, Bartlett JG (1980) Non-antibiotic-associated pseudomembranous colitis due to toxin-producing clostridia. Ann Intern Med 92:798–799

47. Welch DF, Menge SK, Matsen JM (1980) Identification of toxigenic clostridium difficile by counterimmunoelectrophoresis. J Clin Microbiol 11:470–473

48. Willey SH, Bartlett JG (1979) Cultures for clostridium difficile in stools containing a cytotoxin neutralized by clostridium sordellii antitoxin. J Clin Microbiol 10:880–884

Spezielle Colitiden

Kapitel 9

Pathomorphologie diffuser Colitiden

K. ELSTER

Die Abgrenzung diffuser von segementären Colitiden ist nicht ganz problemlos; denn wortwörtlich gründet sich eine solche Unterteilung lediglich auf topographische Gegebenheiten. Diese können bei der Analyse und Wertung der Pathomorphologie der Dickdarmentzündungen aber nur ein vages Kriterium sein, weil einerseits klassische segmentäre Colitiden sich diffus manifestieren können und andererseits herdförmige Entwicklungen bei als diffus charakterisierten Dickdarmentzündungen nicht so selten sind.

Sieht man sich in der Literatur der letzten beiden Jahrzehnte um, stößt man immer wieder auf das Problem der Differentialdiagnose von Colitis ulcerosa und Morbus Crohn. Röntgenologen, Endoskopiker und Pathologen wetteifern in der Erarbeitung der differentialdiagnostischen Kriterien. Hierbei ist man so weit gediehen, daß Autoren zu diesem Thema sich rühmen können, den Morbus Crohn auch ohne Granulome und die Colitis ulcerosa ohne Nachweis von Kryptenabscessen diagnostizieren zu können. Was liegt also näher, als den Blickwinkel zu ändern und die beiden „großen Systementzündungen" dort einzureihen, wo sie nach der Manifestationsart mit anderen Dickdarmentzündungen vergleichbar sind.

Die diffusen Colitiden sind allein aus dem Blickwinkel der Pathomorphologie ein undankbares Thema. Die mikroskopische Diagnose soll ätiopathogenetische Aufschlüsse über den Entzündungsprozeß am Darm und zugleich die Grundlage für eine adäquate Therapie geben. Diese Erwartungen können gerade bei den diffusen Colitiden vielfach nicht erfüllt werden, weil die Mehrzahl dieser Dickdarmentzündungen durch darmpathogene Keime bzw. Erreger verursacht werden. Diese beeinflussen im wesentlichen die Funktionsabläufe, während die morphologischen Veränderungen uncharakteristisch monoton oder uniform sind. Der histologische Befund läßt keine ätiopathogenetischen Schlüsse zu. Für den Morphologen ist dies unbefriedigend und für den Kliniker enttäuschend, so daß bei Unkenntnis dieser Gegebenheit nicht selten Mißverständnisse resultieren. Dem entgegenzuwirken soll das Hauptziel unserer Besprechung der Pathomorphologie diffuser Colitiden sein.

1 Colitiden durch darmpathogene Keime

Die Salmonellosen werden im allgemeinen in 2 Hauptgruppen unterteilt, nämlich den Typhus und die akuten fieberhaften Gastroenteritiden. Die Pathomorphologie des Abdominaltyphus kennen wir eigentlich nur aus Lehr- und Handbüchern, oder es sind Examenserinnerungen. Es gilt als Faustregel, daß das Typhusgeschwür längs-, das tuberkulöse Geschwür quergestellt ist. Die Peyer-Plaques sind „markig geschwollen" und enthalten Rindfleisch-(Typhus-)Zellen [14]. Doch dies ist Vergangenheit. Konfrontiert werden wir heute mit der akuten Gastroenteritis, die Keime sind sowohl Erreger als auch Toxinbildner. Makromorphologisch stellt sich eine Schwellung der Schleimhaut dar, histologisch zeigt diese ein Ödem neben einer lockeren lymphoplasmacellulären Infiltration der Tunica propria. Insgesamt gesehen besteht somit ein völlig uncharakteristisches Bild, was auch für die gelegentlich auftretenden Ulcera zutrifft.

2 Amöbiasis

Bei der Besiedelung des Dickdarmes mit Entamoeba histolytica kann es im floriden Stadium zu Ulcera kommen, die sich bis zu einem Durchmesser von 2 cm entwickeln können [16]. Endoskopisch werden auch „aphthoide" Ulcera gesehen, während das histologische Bild wiederum völlig uncharakteristisch ist. Angaben zur Diagnostik, wie „rectoskopisch mit typischer Histologie", sind somit irreführend [5], es sei denn, es gelingt der Erregernachweis im histologischen Präparat, und zwar vorwiegend in dem die Ulcera bedeckenden Schleim; sicherer ist es aber, vor der Biopsie Schleim in Sublimatalkohol der unmittelbaren bakteriologischen Untersuchung zuzuführen [8]. Unter dem morphologischen Aspekt ist die seltene umschriebene Darmmanifestation, vorwiegend im Coecum und Rectosigmoid zu erwähnen, und so kann das „Amöbom" carcinomatöse Stenosen vortäuschen.

3 Yersiniaenterocolitis

In den letzten Jahren werden Yersiniainfektionen mit zunehmender Häufigkeit beobachtet oder diagnostiziert [9]. Die Diagnose beruht im wesent-

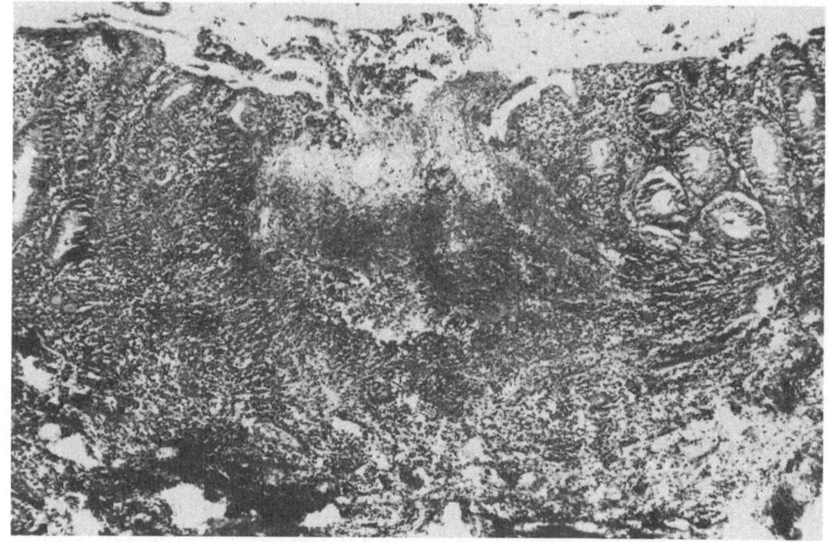

Abb. 1. Biopsiepräparat aus dem Sigma mit ziemlich scharf konturierter muldenförmiger und somit uncharakteristischer Ulceration. Hoher Yersiniatiter, etwa 14 tägiger Krankheitsverlauf

lichen auf dem bakteriologischen Nachweis im Stuhl und die serologische Bestimmung der Antikörper im Nativblut. Bei Säuglingen und Kleinkindern und bei Erwachsenen über 30 Jahre überwiegt die enteritische Form der Yersiniose, während bei älteren Kindern und Jugendlichen die pseudoappendicitische Form angetroffen wird [12]. Das morphologische Bild, einschließlich des histologischen Befundes, läßt keine definitive Diagnose zu. Aphthen und Ulcera sowie Kryptenabscesse können so nicht ernsthaft als diagnostische Kriterien gewertet werden (Abb. 1). Erörterungen über die differentialdiagnostische Abgrenzung der Yersinienileitis gegen den Morbus Crohn sind unter dem Aspekt der coloskopisch-bioptischen Diagnostik illusorisch, wenn einerseits aufgeführt wird, daß die „reticulocytären Abscesse der regionären Lymphknoten" die Differentialdiagnose erleichtern und die Zeichen eines längeren Ablaufes der Entzündung, wie Fibrose der Submucosa und Übergreifen auf das Mesenterium und die Endangiitis, im Gegensatz zum Morbus Crohn bei der Yersiniose fehlen [7].

4 Campylobacterenterocolitis

Die durch Campylobacter jejuni hervorgerufenen Entzündungen erinnern nach dem klinischen Bild mit Fieber, Diarrhoe, häufig mit Blutbeimengungen und stärkeren abdominellen Schmerzen an die Salmonellen-

148

enteritis. Man ist heute der Auffassung, daß die Campylobacterenterocolitis bezüglich der Häufigkeit den Infektionen mit Salmonellen und Shigellen gleichzustellen ist. Morphologisch, d. h. coloskopisch, ist das Bild dem der Colitis ulcerosa sehr ähnlich [4, 11]. Den aufgeführten histologischen Kriterien, die eine Abgrenzung gegen Colitiden anderer Genesen ermöglichen sollen, stehen wir skeptisch gegenüber. „Incipiente Krypenabscesse" oder „focale Leukocyteninfiltrate ohne Vermehrung von Plasmazellen und Lymphocyten" oder ein Ödem, das die Kryptenbasen von der Muscularis mucosae abdrängt, sind Veränderungen, die insbesondere auch beim Morbus Crohn häufig vorkommen [15]. Bei Campylobactercolitis kann somit der morphologische Befund wenig beitragen, es sei denn, der Erreger wird im Phasenmikroskop nachgewiesen.

5 Colitis ausgeschlossener Darmsegmente (diversion colitis, defunctioned bowel)

Die postoperative Entzündung ausgeschalteter Dickdarmteile ist endoskopisch bzw. makroskopisch durch Petechien und durch eine ödematöse Schwellung der Schleimhaut gekennzeichnet. Histologisch bietet sich das Bild einer unspezifischen Entzündung, teilweise mit Kryptenabscessen und Kryptenregeneration. Im allgemeinen ist der Entzündungsgrad niedrig. Die Pathogenese ist ungeklärt. Wichtig ist die Abgrenzung gegen Darmentzündungen anderer Art, da die Diversioncolitis keinen Hinderungsgrund für eine Reanastomisierung bedeutet; diese stellt die einzig mögliche Therapie dar [10].

6 Pseudomembranöse Colitis

Mit der Kennzeichnung „pseudomembranös" ist diese Erkrankung allein pathologisch-anatomisch definiert [6]. Sie stellt also im Gegensatz zur vorher erwähnten Colitis keine Entität dar. Kleieartige Beläge auf der Schleimhaut finden sich bei der sog. postoperativen Enterocolitis, bei Quecksilbervergiftungen, ebenso bei Leukämien und der urämischen Colitis. Auch ischämische Colitiden können mit der Entwicklung von Pseudomembranen einhergehen [13].
Von aktueller klinischer Bedeutung ist die antibioticainduzierte pseudomembranöse Colitis. Hierbei soll das Toxin des Anaerobiers Clostridium difficile unter der Antibioticatherapie wirksam sein [1, 3]. Das klinische Bild wie auch die morphologisch faßbaren Veränderungen entwickeln sich 3–5 Tage nach Einleitung einer Antibioticatherapie.

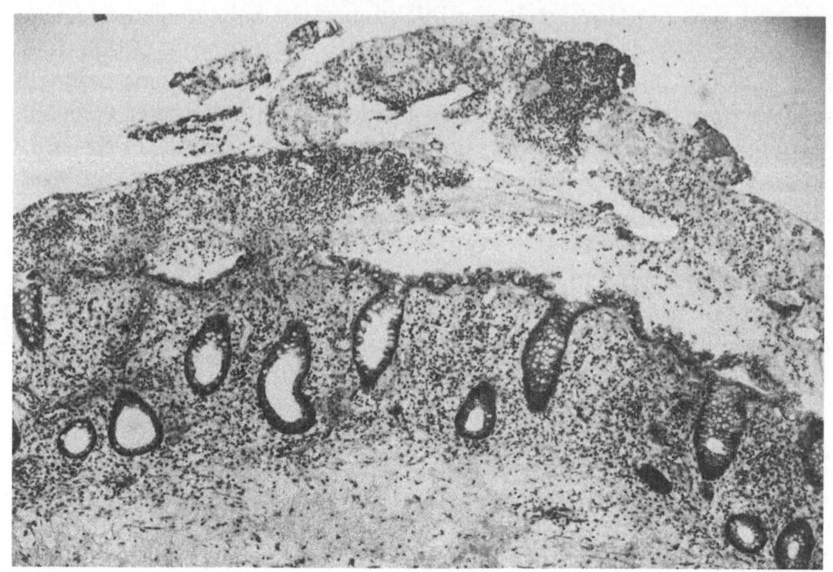

Abb. 2. Dickdarmbiopsiepräparat mit dem histologischen Bild der pseudomembranösen Colitis. Leukocyten und Schleim als Pseudomembranen der Schleimhaut aufliegend

Das morphologische und insbesondere das histologische Bild ist recht charakteristisch. Die aufgelagerten Pseudomembranen, bestehend aus Fibrin, Schleim und Leukocyten, können pilzhutartig geschichtet sein, so daß ein granuläres bis pseudopolypöses Bild resultieren kann (Abb. 2). Das Kryptengefüge ist mäßig stark rarefiziert, die Kryptenepithelien lassen teils die Zeichen einer verstärkten Schleimbildung, teils aber auch einen Schwund der Becherzellen erkennen. Die Tunica propria ist deutlich zellreicher. Nahezu obligat ist ein stark ausgeprägtes Ödem der Submucosa unter Einbeziehung der Muscularis mucosae, die vielfach gleichsam überschwemmt und wie ausgelöscht erscheint (Abb. 3).
Auffallend und charakteristisch für die pseudomembranöse Entzündung ist die unterschiedliche Intensität der beschriebenen Veränderung. So wird bei weniger deutlicher Manifestation empfohlen, die Biopsiepartikel in Agar-Agar einzubetten, um so die Membranen besser erhalten zu können [12]. Wir meinen jedoch, daß diese „technische Komplikation" obsolet ist, da die zuvor geschilderten diagnostischen Kriterien, insbesondere das submucöse Ödem mit Schwund der Muscularis mucosae, für die Diagnose ausreichen.
Vom pathomorphologischen Bild her wäre das Coloskop als gleichsam direkter Überträger denkbar [2].

150

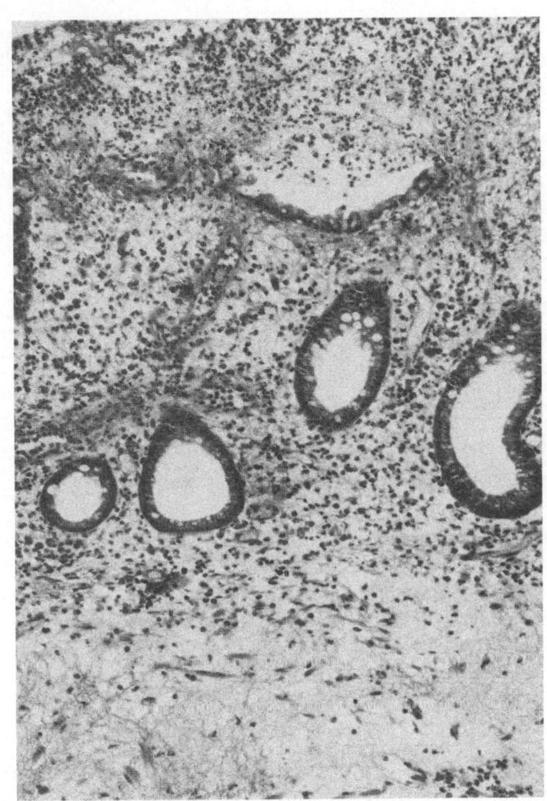

Abb. 3. Ausschnittsvergrößerung von Abb. 2 zur Darstellung der Mucosabasis mit „überschwemmter" Muscularis mucosae, von der nur einzelne Faserreste erkennbar sind

7 Colitis ulcerosa

In ihrer floriden Form ist die Colitis ulcerosa die klassische diffuse Colitis. Dies bedeutet nicht, daß der gesamte Dickdarm flächenhaft betroffen ist, sondern daß in mehr oder weniger großen Segmentabschnitten die entzündlich bedingten Veränderungen kontinuierlich entwickelt sind. Dies ist im Gegensatz zum Morbus Crohn für die Diagnostik am Biopsiepräparat ein entscheidender Faktor, zumal sich i. allg. eine gute Übereinstimmung der makroskopisch faßbaren Veränderungen mit dem histologischen Bild ergibt.

Eine bestimmte Konstellation histologischer Befunde ermöglicht im aktiv-entzündlichen Stadium der Colitis ulcerosa zumeist eine exakte Diagnosestellung. Zwar sollte man den Kryptenabsceß keineswegs als patho-

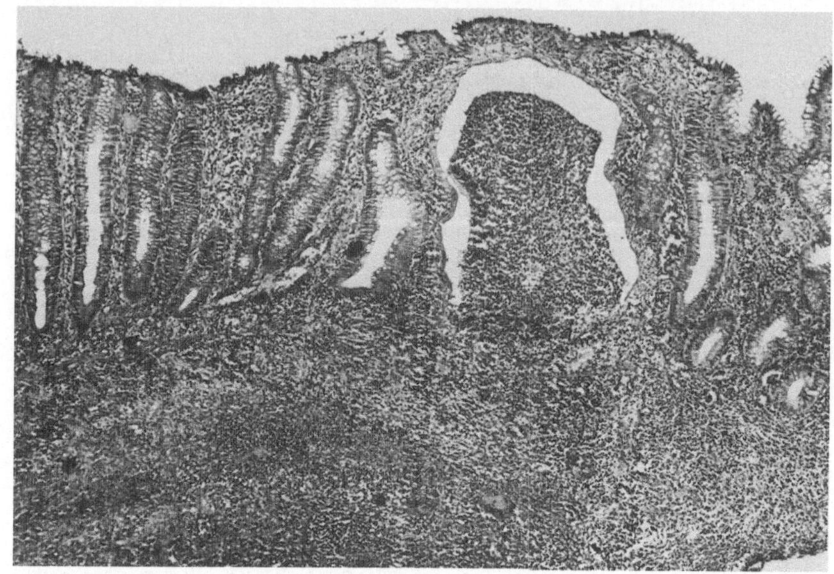

Abb. 4. Dickdarmbiopsiepräparat mit „klassischem" Kryptenabsceß (dennoch nicht patho-gnomonisch für Colitis ulcerosa,, s. mehrkernige Riesenzelle an der Mucosabasis unterhalb des Kryptenabscesses)

gnomonisch werten (Abb. 4), jedoch ist die Kombination mit übrigen Befunden, insbesondere die Destruktion und Rarefizierung des Kryptengefüges mit Entdifferenzierung der Epithelien ein wichtiger diagnostischer Hinweis. Schwierig, wenn nicht unmöglich ist die Diagnose in der Remissionsphase, wenn die Entzündung nur noch geringgradig ist und noch keine chronischen Veränderungen vorliegen. Das gleiche trifft für die Pseudopolypen und für die narbige Ausheilung zu. Eine enge Korrelation zu anamnestischen Daten und klinischen Befunden ist für die Interpretation derartiger histologischer Bilder unabdingbar [6].

Mit der Entwicklung der Coloskopie und der damit gegebenen Möglichkeit einer bioptischen Kontrolle des Verlaufs einer Colitis ulcerosa richtet sich das Interesse mehr und mehr auf die entzündungsbedingten Alterationen der Kryptenepithelien. So konnte es nicht ausbleiben, daß auch bei entzündlichen Darmerkrankungen der Begriff der Epitheldysplasie in der histologischen Beschreibung „Einzug hielt" [10, 14]. Es wurde aber bald erkannt, daß bei akuten und subakuten Entzündungen der Schleimhaut die Epithelalteration obligat sein muß und somit nicht als „prämaligne Veränderung" gewertet werden darf. Bei länger bestehender Colitis ulcerosa, d.h. bei mehr als 5jährigem Krankheitsverlauf, müßte jedoch die Wertung derartiger Epithelveränderungen eine andere sein, denn die Carcinomincidenz bei Colitis-ulcerosa-Kranken sei doch auffällig hoch. Die klinische Konsequenz ist die Empfehlung der coloskopisch-bioptischen Kontrolle, insbesondere der Colitispatienten, bei denen die Erkrankung schon früh, d. h. vor dem 20. Lebensjahr aufgetreten ist und seit mehreren Jahren besteht. Über das „wie" der Kontrolle wurden viele Empfehlungen gegeben, z. B. weniger die Pseudopolypen als die „narbigen Einsenkungen" zu untersuchen oder insbesondere in der Rectumschleimhaut nach einer Dysplasie zu fahnden, da diese ein Hinweis auf höhergelegene Carcinome sein kann. Jedoch sind die Ergebnisse dieser Bemühungen nicht gerade ermutigend. So ist nach wie vor das Grundproblem der Wertungen von Dysplasien die Abgrenzung der regeneratorischen Form von der neoplastischen. Letztere kennen wir in ihrer Erscheinungsform als Adenom; doch wie können wir sie in dem bunten Bild eines entzündlich-regeneratorischen Prozesses „ausmachen"?

Selbstverständlich soll diese „resignierende Feststellung" nicht der diagnostischen Lethargie das Wort reden, doch sollten wir uns dabei auch an die Relation des sich aus Adenomen entwickelnden Dickdarmcarcinoms zu dem „echten" Colitiscarcinom erinnern. Bei der Wertung der Effizienz einer Methode sollte dieser Faktor nicht außer acht gelassen werden.

8 Zusammenfassung

Mit der Darstellung der Pathomorphologie diffuser Colitiden wurden die Grenzen der Morphologie aufgezeigt. Die Pathomorphologie allein ermöglicht zumeist keine ätiopathogenetische Diagnose; der Pathologe ist auf ein enges Zusammenwirken mit dem klinisch tätigen Arzt angewiesen. Hat der Pathologe den „Bekennermut", die Grenzen der morphologischen Diagnostik aufzuzeigen, sollte dies den Kliniker zur aktiven Zusammenarbeit stimulieren.

Literatur

1. Bartlett JG, Willey SH, Chang TW, Lowe B (1979) Cephalosporin-associated poseudomembranous colitis due to clostridium difficile. JAMA 242:2683–2685
2. Brandes J-W, Schmitz-Moormann P, Littmann K-P, Praetsch O (1981) Ist die pseudomembranöse Kolitis infektiös? Z Gastroenterol 19:377–383
3. Chang T-W, Gorbach SL, Bartlett JG, Saginur R (1980) Bacitracin treatment of antibiotic-associated colitis and diarrhoea caused by clostridium difficile toxin. Gastroenterology 78:1584–1586
4. Colgan T, Lambert JR, Newman A, Luk SC (1980) Campylobacter jejuni enterocolitis. Arch Pathol Lab Med 104:571–574
5. Dietrich M (1980) Amöbiasis. Dtsch Aerztebl 6:309–317

6. Elster K (1979) Entzündungen und gutartige Tumoren des Dünn- und Dickdarms (unter dem Aspekt der morphologisch-histologischen Diagnostik). Monatskurse Aerztl Fortbild 29:561–566
7. Hill K (1980) Histologische Befunde und Differentialdiagnose der Yersinia pseudotuberculosis-Ileitis. Pathologe 1:95–99
8. Höfler W (1980) Hinweis zur parasitologischen Diagnose der Amöbendysenterie. Dtsch Aerztebl 7::367–368
9. Knapp W (1980) Enterale Yersiniosen. Dtsch Aerztebl 26:1671–1676
10. Morson BC, Dawson IMPD (1979) Gastrointestinal pathology, 2nd edn. Blackwell, Oxford London Edinburgh Melbourne
11. Newman A, Lambert JR (1980) Letter to the editor: Campylobacter jejuni causing flare-up in inflammatory bowel disease. Lancet II:919
12. Ottenjann R (1980) Atlas der Koloileoskopie. Enke, Stuttgart
13. Otto HF, Gebbers JO (1977) Die Dünndarmbiopsie. Witzstrock, Baden-Baden Brüssel Köln New York
14. Otto HF, Töndury G, Wanke M, Zeitlhofer J (eds) (1976) Darm und Peritoneum. Springer, Heidelberg New York (Spezielle pathologische Anatomie, Bd 2/2)
15. Price AB, Jewkes J, Sanderson PJ (1979) Acute diarrhoea: Campylobacter colitis and the role of rectal biopsy. J Clin Pathol 32:990–997
16. Schürmann R, Boero D (1969) Zur Pathologie der Amöbiasis. Dtsch Aerztebl 4:189–196

Kapitel 10

Pathomorphologie segmentaler Colitiden

P. HERMANEK

Jede Einteilung der vielfältigen entzündlichen Dickdarmerkrankungen nach morphologischen Prinzipien ist nur mit Einschränkungen möglich. Dies gilt auch für die hier gewählte Unterteilung in diffus und segmental. Segmental bedeutet (Abb. 1), daß an den befallenen Darmabschnitt sich oral und aboral normale Dickdarmteile anschließen. Sind nur das Rectum oder nur das Rectum und Sigma befallen, findet sich also aboral kein entzündungsfreier Darmabschnitt, spricht man im angloamerikanischen Schrifttum oft von regionalem Befall. In Tabelle 1 ist zu erkennen, daß die radiogene Colitis und die Diverticulitis bzw. die Peridiverticulitis immer, M. Crohn und ischämische Colitis meist segmental auftreten. Diese 4 Colitisformen können daher summarisch als segmentale Colitiden bezeichnet werden. Demgegenüber ist bei infektiösen Colitiden verschiedener Genese und bei pseudomembranöser Colitis ein segmentales Vorkommen selten, die Colitis ulcerosa tritt nie segmental auf.

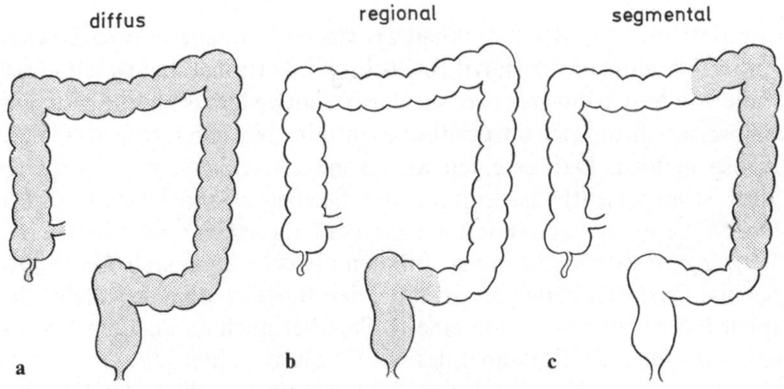

Abb. 1a–c. Ausbreitungsmuster entzündlicher Dickdarmerkrankungen

Tabelle 1. Ausbreitung entzündlicher Dickdarmerkrankungen

	Diffus	Regional	Segmental
Infektiöse Colitis (Viren, Bakterien, Pilze, Protozoen)	Häufig	Nicht selten	Selten
Idiopathic (nonspecific) inflammatory bowel diseases (IBD)			
a) Colitis ulcerosa	Häufig	Häufig	Nein
b) M. Crohn	Selten	Selten	Meist
Pseudomembranöse Colitis	Häufig	Selten	Selten
Ischämische Colitis	Selten	Selten	Meist
Radiogene Colitis	Nein	Selten	Fast immer
Diverticulitis bzw. Peridiverticulitis	Nein	Nein	Immer

Tabelle 2. M. Crohn: Häufigkeit. (Abteilung für Klinische Pathologie, Universität Erlangen)

Darmresektate	1969–1978 (10 Jahre)	155
	1979–1980 (2 Jahre)	64

Biopsiediagnostik bei entzündlichen Dickdarmerkrankungen 1979–1980
(nur Biopsien zur Erstdiagnose, ohne Verlaufsdiagnostik und Wiederholungsbiopsien)
($n = 102$)

M. Crohn	46 (45%)
Tuberkulose oder M. Crohn	1 (1%)
Colitis ulcerosa	26 (25%)
Pseudomembranöse Colitis	1 (1%)
Radiogene Colitis	8 (8%)
Keine definitive Diagnose – Wiederholung!	20 (20%)

1 M. Crohn

Die Beschreibung der Krankheit als eigene klinische und pathologische
Entität verdanken wir Burril B. Crohn [2]. Natürlich hat es schon früher
Fälle von M. Crohn gegeben, sie wurden entweder als abdominale Tuberkulose, als chronische unspezifische Enteritis bzw. im Colon als Colitis ulcerosa geführt. Daß es einen M. Crohn ausschließlich des Dickdarms
gibt, ist im wesentlichen erst seit den Sechziger Jahren bekannt [9, 10].
Der M. Crohn hat zumindest in unserem Untersuchungsgut in den letzten
Jahren ganz beträchtlich zugenommen (Tabelle 2), er steht heute sowohl
bei den Darmresektaten als auch bei den Biopsien an erster Stelle. Sicher
spielt hierbei eine Selektion eine Rolle, aber auch an anderen Institutio-
nen wird über die Zunahme des M. Crohn berichtet [7].
Der M. Crohn (Abb. 2) ist eine Erkrankung vor allem des Dündarms,
aber der Dickdarm ist in etwa 50% der Fälle mitbefallen und in etwa 20%

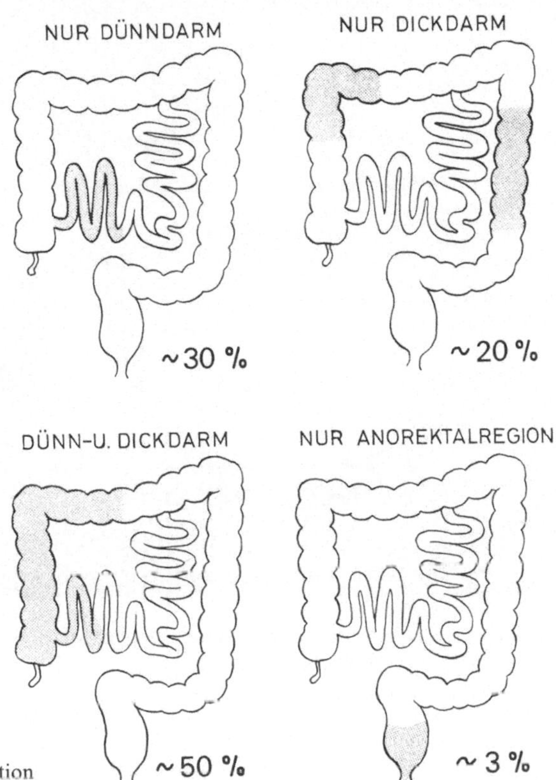

Abb. 2. M. Crohn: Lokalisation

ausschließlich erkrankt. Nur selten finden wir einen M. Crohn ausschließlich der Anorektalregion, an ungewöhnlichen Lokalisationen ist mehr oder minder alles beschrieben: Duodenum, Magen, Oesophagus, Meckel-Divertikel, Gallenblase, Mund, Pharynx, Larynx, auch Haut und Gelenke.

Die Makropathologie des M. Crohn (Tabelle 3) [10] ist durch die diskontinuierliche Entzündung gekennzeichnet. Wir verstehen darunter das

Tabelle 3. M. Crohn: Makropathologie. (Nach [4])

Diskontinuierliche Erkrankung!	
Von außen:	Verdickung und Verhärtung der Darmwand Stenose Adhäsionen und Fisteln Chronische Serositis Lymphknotenschwellung
An der Schleimhaut:	Ulcerationen: aphthoid, serpiginös, netzartig, konfluierend „Pflastersteinrelief" ("cobblestones") "skip lesions"

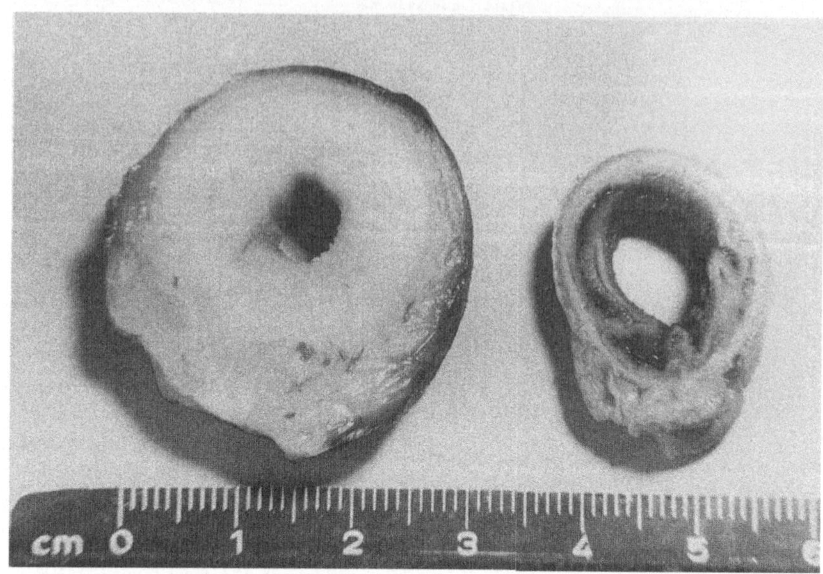

Abb. 3. *Links:* Charakteristische Wandverdickung bei M. Crohn: *rechts:* zum Vergleich normale Darmwand beim gleichen Patienten.

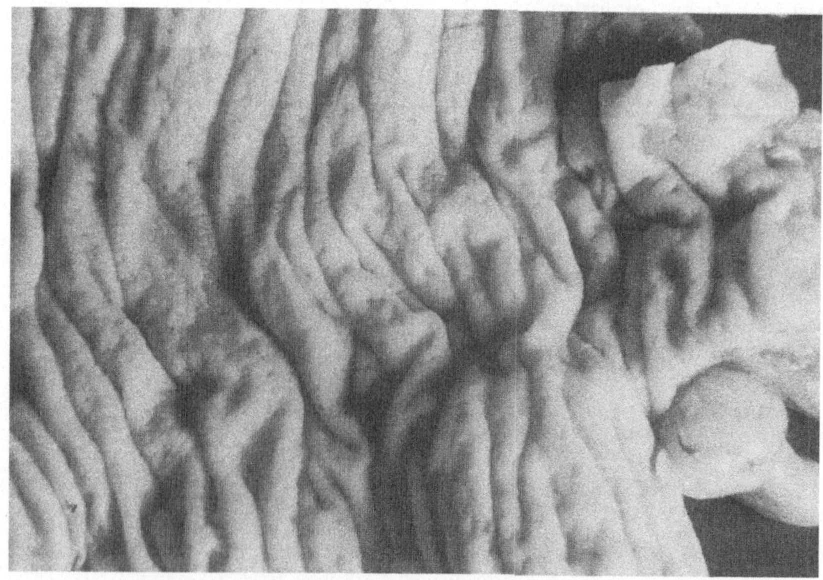

Abb. 4. Frühphase des M. Crohn: aphthoide Läsionen

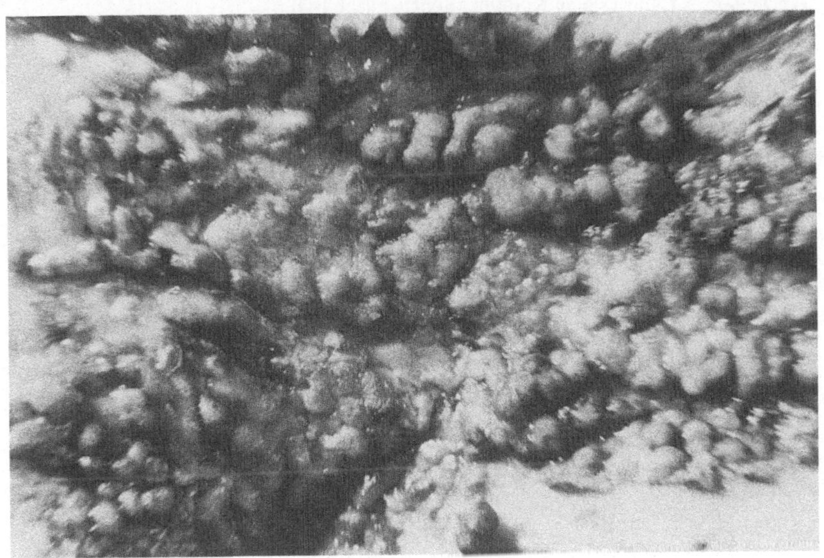

Abb. 5. M. Crohn: Pflastersteinrelief

Auftreten von Erkrankungsherden in verschiedenen Abschnitten des Darmes, dazwischen liegt weitgehend unauffällige Darmwand. Als sog. "skip lesions" bezeichnet man kleine isolierte, von der Hauptläsion durch normale Darmwand getrennte Entzündungsherde. Die Abb. 3 zeigt die mächtige Verdickung der Darmwand, die die Folge einer alle Schichten des Darm ergreifenden transmuralen Entzündung und Fibrose ist. Zugleich mit der Verdickung findet sich eine Verhärtung der Darmwand. Die Entzündung der Schleimhaut führt zu recht unterschiedlich gestalteten Geschwüren. Die früheste Veränderung sind die sog. aphthoiden Geschwüre (Abb. 4). Die Ulcerationen werden dann größer, sind unregelmäßig begrenzt und können konfluieren und flächenhaft werden. Das charakteristische, wenngleich nicht obligate Pflastersteinrelief (Abb. 5) entsteht durch spaltartige Geschwüre und dazwischen liegende ödematös entzündlich geschwollene Schleimhaut.

Von besonderer Bedeutung sind die lokalen Komplikationen des M. Crohn (Tabelle 4), die vor allem die Indikation zur operativen Behandlung darstellen. Im Vordergrund steht die Stenose, die zu Subileus und Ileus führt. Fisteln aller Art und Abscesse werden häufig beobachtet, seltener freie Perforation, massive Blutung und toxisches Megacolon. Besonders häufig sind anale Komplikationen, die zu weitgehender fistulöser Zerstörung der Analregion führen können.

Tabelle 4. M. Crohn: Lokale Komplikationen. (Nach [4])

Intestinale Obstruktion
Fisteln $\Big\langle$ innere: enterisch, vesical, vaginal
$\quad\quad\quad$ äußere
Abscesse (intraabdominal, mesenterial, Psoas, Pyosalpinx)
Freie Perforation
Blutung
Toxisches Megacolon

Obstruktive Uropathie und Urolithiasis

Anal und perianal: indolente Ulcera und Fissuren, Fisteln, Abscesse, Ödem der Analpapillen

Tabelle 5. M. Crohn: Histologische Einzelbefunde. (Nach [4])

Ödem der Submucosa
Lymphangiektasien
Lymphatische Hyperplasie
Ulcera, Fissuren ("clefts")
Mikrogranulome
Epitheloidzellgranulome (Sarkoidgranulome)
Fibrose vorwiegend der Submucosa
Sogenannte pylorische Metaplasie
Gefäßveränderungen (degenerativ, entzündlich)
Neuromatöse Hyperplasie
Kryptenabscesse

Histologisch ist der M. Crohn charakterisiert durch die Begriffe diskontinuierlich, transmural und disproportioniert:

Diskontinuierlich: Auch im histologischen Bereich wechselt die Intensität in der Schleimhaut örtlich, neben kleinen entzündungsfreien oder fast entzündungsfreien Arealen liegen stark entzündete Schleimhautbezirke.

Transmural: Die Entzündung wird nicht nur in den inneren Wandschichten angetroffen (wie bei der Colitis ulcerosa oder der ischämischen Entzündung), sondern auch und gerade in der Tiefe bis einschließlich der Subserosa.

Disproportioniert: Die Entzündung nimmt von innen nach außen an Intensität zu, die oberflächlichen Schleimhautlagen sind nur wenig, die tiefen Schleimhautzonen schon stärker entzündlich infiltriert, noch stärker die Submucosa.

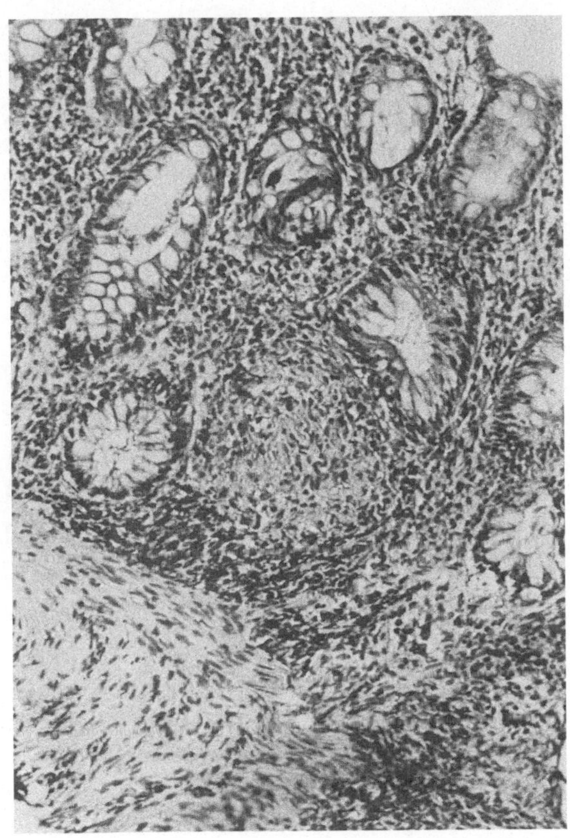

Abb. 6. M. Crohn: Epitheloidzellgranulom (Sarkoidgranulom) in der Submucosa. Übersicht

Es gibt keinen einzelnen Befund, der einen M. Crohn beweist [7, 11, 12]. Vielmehr ist der M. Crohn histologisch durch eine wechselnde Kombination verschiedener Einzelbefunde gekennzeichnet (Tabelle 5). Zu den wichtigsten Veränderungen gehören Ödem und Lymphangiektasien der Submucosa, eine lymphatische Hyperplasie und ulceröse Läsionen verschiedenen Typs.

Durchaus nicht obligat sind die Epitheloidzellgranulome [4]. Man versteht darunter knötchenartige Proliferationen (Abb. 6) von histiocytären Elementen mit reichlich Cytoplasma, wobei Riesenzellen beigemengt sein können (Abb. 7) und keine Verkäsung auftritt. Diese Epitheloidzellgranulome, auch Sarkoidgranulome, können wir bei Untersuchung erkrankter Darmabschnitte je nach Intensität der Suche in etwa 50–70% erwarten. Die Granulome kommen auch in den tieferen Schichten und nur z. T. in der Mucosa und in den oberflächlichen Lagen der Submucosa vor, sie

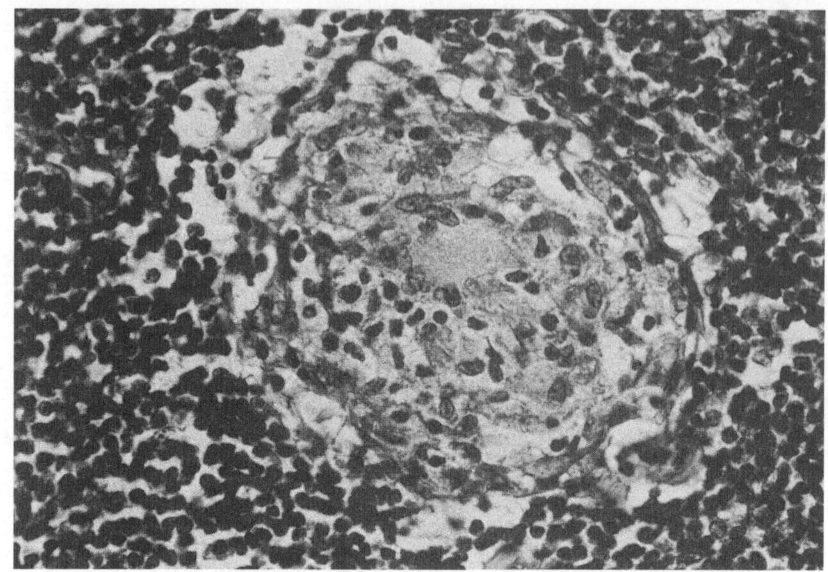

Abb. 7. M. Crohn: Epitheloidzellgranulom mit Riesenzelle. Stärkere Vergrößerung

sind nur ausnahmsweise sehr dicht und reichlich, vielmehr in der Regel nur locker verstreut anzutreffen, daher können wir bei der Untersuchung von Biopsien nur in etwa 20% mit Granulomen rechnen. Immer noch finden wir die Meinung, an Biopsien könne man einen M. Crohn nur diagnostizieren, wenn Granulome nachzuweisen sind. Dies gilt wohl für die Remissionsphase, sicher aber nicht für die aktive Phase. Daher sollte zur Erstdiagnose stets in der aktiven Phase biopsiert werden.

Früher wurde vornehmlich in Deutschland von Kombinationsformen zwischen Colitis ulcerosa und M. Crohn gesprochen. Wir wissen heute, daß beide Erkrankungen beim gleichen Patienten weder synchron noch metachron vorkommen [3].

2 Ischämische Colitis [1]

Die Formen ischämischer Darmschädigungen sind pathogenetisch recht vielfältig [5, 15]. Neben dem kompletten Verschluß großer arterieller und venöser Gefäße kommen selten primäre Veränderungen der muralen Arterien im Sinne von allgemeinen Arterienerkrankungen wie Vasculitis,

---

1 Die Pathologie von ischämischer Colitis, radiogener Colitis und Diverticulitis bzw. Peridiverticulitis wird hier nur in Übersicht und ohne Bildmaterial dargestellt, Näheres dazu s. die Beiträge von Menge, Höchter, Raguse und Frede in diesem Band

Tabelle 6. Ischämische Colitis

Akut	Hämorrhagische Nekrose der Schleimhaut
	Extreme Hyperämie der Capillaren
	Sogenannte hyaline Thromben bzw. Fibrinthromben
Subakut	Granulationsgewebe
	Hämosiderin in Makrophagen
Chronisch	Atrophie der Schleimhaut
	Wandfibrose
	Stenose

Kollagenerkrankungen, Amyloidose in Frage. Die Mehrzahl einschlägiger Fälle wird im angelsächsischen Schrifttum als „non-occlusive ischemia" zusammengefaßt und entsteht durch Blutdruckabfall im Splanchnicusgebiet aus verschiedener Ursache, wobei vor allem der Schock von großer Bedeutung ist. Als ischämische Colitis im engeren Sinn bezeichnen wir i. allg. nur jene Veränderungen, bei denen kleine komplette Gefäßverlegung vorliegt und bei denen nur die inneren Wandschichten befallen sind. Diese ischämischen Colitiden im engeren Sinn treten bevorzugt an der linken Flexur auf, können aber auch fleckförmig verteilt bis diffus vorkommen. Wir unterscheiden dabei zwischen akuten, subakuten und chronischen Stadien (Tabelle 6). Bei der akuten ischämischen Colitis steht eine hämorrhagische Nekrose der Schleimhaut mit extremer Hyperämie der Capillaren im Vordergrund, die Nekrose befällt entweder nur die oberflächlichen Teile der Mucosa oder die ganze Schleimhaut. In den kleinen Gefäßen sieht man Fibrinthromben oder sog. hyaline Thromben. Im subakuten Stadium findet sich an Stelle der früheren Nekrosen eine Granulationsgewebsbildung, wobei man reichlich Pigment nachweisen kann. Das chronische Stadium ist durch Wandfibrose, Atrophie der Schleimhaut und Stenose gekennzeichnet, man spricht von ischämischer Striktur. Oral davon können infolge einer massiven Aufstauung auch Perforationen auftreten.

3 Radiogene Colitis

Der Strahlenschaden des Dickdarms ist trotz moderner Technik und Computerdosimetrie keineswegs „ausgestorben". Die Bestrahlung erfolgte meist wegen gynäkologischer Tumoren, zunehmend auch wegen Prostatacarcinomen, wobei dann gleichzeitig oft auch ein schwerer Strahlenschaden der Harnblase vorliegt. Oft ist die Strahlencolitis auch mit einer Strahlenenteritis im Bereich von Dünndarmschlingen verbunden. Die

Tabelle 7. Radiogene Colitis

Latenz	Monate bis viele Jahre!
Erscheinungsbild	Ödem, Hyperämie, Entzündung der Schleimhaut Nekrosen und Ulcera Blutung, Fisteln, Perforation Fibrose, Stenose, Schleimhautatrophie
Hinweise auf Genese	Bizarre Fibroblasten Gefäßveränderungen (obliterative Endarteriitis und Arteriolitis) Anamnese!!!

makroskopischen Bilder [13] unterscheiden sich je nach Dosierung und Latenzzeit (Tabelle 7). In der akuten Phase stehen Ödem, Hyperämie und eine uncharakteristische Entzündung im Vordergrund. Relativ selten sieht man isolierte Ulcera, häufiger segmentale Wandverdickungen mit Stenose. Bei stärker ausgeprägten Veränderungen finden sich umfängliche Nekrosen, Zerfall der Darmwand mit Perforationen und Fistel. Entsprechend stehen histologisch in akuten Phasen ein beträchtliches Ödem, Hyperämie, Entzündung, Erosionen und Ulcera im Vordergrund, wobei histologisch keine Spezifität zu finden ist. Später entwickelt sich eine Fibrose im Bereich der Submucosa, und die Entzündung geht zurück, die früheren Exulcerationen werden epithelialisiert, die Schleimhaut ist oft atrophisch. Als charakteristisch für den Strahlenschaden gelten bizarre Fibroblasten, die aber keineswegs obligat vorkommen. In Spätphasen sind Gefäßveränderungen im Sinne einer obliterativen Endarteriitis und Arteriolitis von Bedeutung, aber auch diese Veränderungen sind keineswegs spezifisch. Für die Diagnose entscheidend ist und bleibt die Anamnese.

4 Diverticulitis und Peridiverticulitis

In den westlichen Ländern sind Divertikel im Sigma vor allem bei Patienten über 60 Jahre häufig, die Frequenz steigt mit zunehmendem Alter noch weiter an [14]. Die Divertikel können sich vom Sigma aus wechselnd weit kontinuierlich nach proximal fortsetzen. Die große Mehrzahl der Divertikel ist symptomlos. Klinische Bedeutung gewinnen sie erst durch die komplizierende Entzündung. Sie betrifft die Divertikelwand (Diverticulitis) und greift, da die Divertikelwand sehr dünn ist, bald auf das periverticuläre Fettgewebe über (Peridiverticulitis). Die Entzündung der Divertikulose ist daher eine sozusagen extramurale Entzündung, d. h. sie findet in erster Linie im pericolischen und mesenterialen Fettgewebe und an der Serosa statt. Abszeßbildung, lokale Peritonitis, Fisteln, z. B. in Vagina, Harnblase oder Dünndarm, seltener eine freie Perforation können sich anschließen. Die Stenose ist teils durch die präexistente Muskelerkrankung, teils durch die komplizierende Entzündung und sekundäre Fibrose bedingt.

Eine Entzündung ist auch eine Komplikation isolierter Divertikel des rechten Colons. Der klinische Verlauf entspricht dem einer Appendicitis. Das sog. solitäre Ulcus des Coecums und Colon ascendens entspricht wahrscheinlich der Entzündung eines solchen Divertikels [8].

5 Histologische Differentialdiagnose

Man gewinnt bisweilen den Eindruck, daß Endoskopiker und Radiologen die Differentialdiagnose zwischen den verschiedenen entzündlichen Dickdarmerkrankungen nahezu immer stellen können. Dennoch erhält der Pathologe zunehmend recto- und coloskopische Biopsien, wobei die Frage nach M. Crohn oder Colitis ulcerosa im Vordergrund steht. Man kann nicht oft genug betonen, daß bei der histologischen Untersuchung von Dickdarmbiopsien optimale Ergebnisse nur dann zu erwarten sind, wenn zwischen Endoskopikern und Pathologen eine enge Kooperation besteht. Sie soll sich erstrecken auf

1. die Einhaltung bestimmter gemeinsam vereinbarter Regeln bei der Materialentnahme,
2. die eingehende Information des Pathologen über Anamnese, derzeitige klinische Symptomatik und makroskopisches Aussehen des Darms bei Endoskopie und Radiologie

Hinsichtlich der Materialentnahme muß als Grundsatz gelten, daß nur multiple Biopsien zum Ziele führen [4, 16]. Ob eine Entzündung kontinuierlich oder diskontinuierlich ist, ist nur dann zu beurteilen, wenn aus einem Segment (10 cm Länge) mindestens 3, am besten 6–10 Biopsien entnommen werden. Wenn in einem Segment unterschiedliche makroskopische Bilder bestehen, muß aus allen diesen Strukturen biopsiert werden, also z. B. aus dem Ulcus und den daneben liegenden nichtulcerierten Stellen. Bei Biopsien aus dem Rectum soll man immer auch die Submucosa erfassen. Für die histologische Beurteilung sind bei Biopsien aus dem extraperitonealen Rectum größere Zangen entschieden zu bevorzugen, denn an den so gewonnenen Biopsien ist exakter festzustellen, ob eine Entzündung proportioniert oder disproportioniert ist. Auch ist natürlich die Chance, charakteristische Veränderungen, wie etwa Granulome, nachzuweisen, erhöht, wenn größere Areale der Submucosa beurteilt werden können.

Bei der kritischen Bewertung der histologischen Einzelbefunde ist es von ganz besonderer Bedeutung zu wissen, ob eine erstmalige akute Attake oder eine chronische bzw. chronisch-rezidivierende Erkrankung vorliegt und ob zum Zeitpunkt der Biopsie eine akute Phase oder eine Remission besteht. Auch spielt für die zusammenfassende Bewertung die Lokalisation der Veränderung eine wesentliche Rolle. Wer daher recto- oder coloskopische Biopsien ohne entsprechende Angaben dem Pathologen übersendet, kann nicht mit verbindlichen Diagnosen rechnen. Wir haben es uns zur Regel gemacht, ohne entsprechende klinische Daten lediglich deskriptive Befunde abzugeben und keine Diagnosen zu stellen. Die Beurteilung von Biopsien durch den Pathologen ist nicht vergleichbar einer Laboruntersuchung etwa im Sinne der Untersuchung von Harn auf Zucker, vielmehr handelt es sich bei der histopathologischen Begutachtung um eine konsiliare fachärztliche Tätigkeit, die ausschließlich bei entsprechender Berücksichtigung der klinischen Daten zu schlüssigen Ergebnissen führen kann.

Gerade in den letzten Jahren haben wir gelernt, daß endoskopische, makroskopische und histologische Bilder ähnlich wie bei Colitis ulcerosa und M. Crohn auch bei akuten Infektionen, z. B. mit Yersinien oder Campylobacter, beobachtet werden können [1, 6]. Wir meinen, daß man gerade bei akuten Erkrankungen in der Diagnose besondere Vorsicht wahren sollte und daß hierbei auch häufiger mikrobiologische Untersuchungen vorgenommen und mitberücksichtigt werden sollten. Wahrscheinlich sind manche akute Fälle von sog. Colitis ulcerosa, die niemals mehr rezidivieren, auf derartige akute bakterielle Erkrankungen zurückzuführen. Wahrscheinlich gilt gleiches für einmalige Attaken eines sog. M. Crohn. Auch bei ausreichender klinischer Information und exakter Materialentnahme gelingt es nicht immer, anhand der Biopsien bei einer Rectocoloskopie eine eindeutige Diagnose zu stellen. Jede entzündliche Darmerkrankung ist ein sich in der Zeit abspielender Prozeß. Biopsien an einem bestimmten Tag sind daher nur Momentaufnahmen dieses Prozesses. Nur wiederholte Biopsien (sequentielle Biopsien) [4, 12] erlauben Einblick in die Dynamik des Prozesses. Daher kann die Identifikation und Einordnung einer entzündlichen Dickdarmerkrankung oft erst bei sequentiellen Biopsien erfolgen, zumindest geben sequentielle Biopsien eine wesentlich größere Sicherheit der Diagnose.

Wann immer die Bewertung rectocoloskopischer Biopsien nicht völlig sicher ist, sollte man nach 10–14 Tagen die Biopsien wiederholen. Der erfahrene und selbstkritische Pathologe muß sich der Grenzen seiner diagnostischen Möglichkeiten stets bewußt sein und in enger Zusammenarbeit mit dem Endoskopiker alle diagnostischen Möglichkeiten ausschöpfen. Eine der wertvollsten diagnostischen Hilfen bei entzündlichen Dickdarmerkrankungen ist die sequentielle Biopsie!

Literatur

1. Blaser MJ, Parsons RB, Wang WLL (1980) Acute colitis caused by campylobacter fetus ss jejuni. Gastroenterology 78:448–453
2. Crohn BB, Ginzburg L, Oppenheimer GD (1932) Regional ileitis: A pathologic and clinical entity. JAMA 99:1323–1329
3. Goligher JC (1981) Surgery of the anus, rectum and colon, 4th edn. Baillière Tindall, London
4. Hermanek P (1981) Pathologie des M. Crohn. In: Gall FP, Croitl H (Hrsg) Entzündliche Erkrankungen des Dünn- und Dickdarms. M. Crohn und Colitis ulcerosa. Perimed, Erlangen
5. Hermanek P, Tonak J (1976) Ischämische Kolitis. Klinikarzt 5:88–90
6. Lambert HP (1980) Bacterial infections of the gastrointestinal tract. In: Wright R (ed) Recent advances in gastrointestinal pathology. Saunders, London Philadelphia Toronto
7. Lennard-Jones JE (1980) Crohn's disease: Definition, pathogenesis and aetiology. In: Wright R (ed) Recent advances in gastrointestinal pathology. Saunders, London Philadelphia Toronto
8. Lloyd-Williams K (1960) Acute solitary ulcers and acute diverticulitis of the caecum and ascending colon. Br J Surg 47:351–358
9 Lockhart-Mummery HE, Morson BC (1960) Crohn's disease (regional enteritis) of the large intestine and its distinction from ulcerative colitis. Gut 1:87–105
10. Lockhart-Mummery HE, Morson BC (1964) Crohn's disease of the large intestine. Gut 5:493–509
11. Morson BC (1971) Histopathology of Crohn's disease. Scand J Gastroenterol 6:573–575
12. Morson BC, Dawson IMP (1979) Gastrointestinal pathology, 2nd edn. Blackwell, Oxford London Edinburgh Melbourne
13. Neumeister K (1973) Die Strahlenreaktionen des Gastrointestinaltraktes. Thieme, Leipzig
14. Reifferscheid M (Hrsg) (1974) Kolondivertikulitis. Akutelle Probleme der Diagnostik und Therapie. Thieme, Stuttgart
15. Sakai L, Keltner R, Kaminski D (1980) Spontaneous and shock-associated ischemic colitis. Am J Surg 140:755–760
16. Surawicz CM, Meisel JL, Ylvisaker T, Saunders DR, Rubin CE (1981) Rectal biopsy in the diagnosis of Crohn's disease: Value of multiple biopsies and serial sectioning. Gastroenterology 80:68–71

Kapitel 11

Ischämische Colitis

H. Menge

Es ist das Verdienst von Boley et al. [1] und folgend besonders von Marston et al. [8], aus der Vielzahl der ätiologisch unklaren Dickdarmerkrankungen die Krankheitseinheit der ischämischen Colitis herausgelöst zu haben. So zeigten Boley et al. [1] anhand von 5 Kasuistiken, daß akute Durchblutungsstörungen an diesem Organ zu reversiblen Schleimhautschädigungen führen können und somit nicht unabdingbar eine transmurale Nekrose hervorzurufen brauchen. Marston et al. [8] belegten sodann an einem größeren Patientenkollektiv, daß 3 deutlich unterschiedliche Schweregrade einer ischämischen Schädigung des Colons differenziert werden können. Es handelt sich zunächst um die alle Wandschichten des Organes betreffende Gangrän, von der die nichttransmurale Nekrose abzugrenzen ist, die folgend in ein Narbengewebe übergehen und nach Monaten zu einer stenotischen Einengung des Lumens führen kann. Ferner ist abzugrenzen die mildeste Form der Anoxie, die lediglich zu einer passageren Schleimhautschädigung führt und eine vollständige Restitution der physiologischen Morphologie erlaubt. Diese 3 unterschiedlich ausgeprägten Schweregrade einer Colonischämie konnten von Marston et al. [9] auch im Tierexperiment nachvollzogen werden. De Dombal et al. [2] wiesen jedoch darauf hin, daß eine derartige Differenzierung nur retrospektiv möglich ist und somit während des akuten Krankheitsgeschehens für den klinischen Gebrauch nur von geringem Nutzen ist. Die Autoren schlugen deshalb vor, lediglich 2 klinische Erscheinungsformen zu unterscheiden. Hierbei handelt es sich einerseits um die Gangrän des Organs und andererseits um die nichttransmuralen Nekrosen (einschließlich der passageren Schleimhautschädigung), die heute als ischämische Colitiden im engeren Sinne bezeichnet werden. Eine Differenzierung dieser 2 Schweregrade einer Colonischämie muß zu einem möglichst frühen Zeitpunkt erfolgen, da Therapie und Prognose entscheidend hiervon abhängig sind. Bevor jedoch hierauf eingegangen wird, soll zunächst die Gefäßversorgung des Organs dargestellt werden, die einige Besonderheiten aufweist und deren Kenntnis die Diagnostik erleichtern hilft.

1 Gefäßversorgung des Dickdarms

Die oralen Anteile des Colons vom Coecum bis zur linken Flexur erhalten ihre Blutzufuhr vermittels der A. mesenterica superior bzw. der aus ihr entspringenden A. ileocolica, A. colica dextra und A. colica media. Colon descendens und Colon sigmoideum repräsentieren hingegen das Versorgungsgebiet der A. mesenterica inferior und ihrer Äste (A. colica sinistra und Aa. sigmoideae). Die proximalen Anteile des Rectums werden von der A. rectalis superior – auch A. haemorrhoidalis superior genannt – versorgt, die ihren Ursprung ebenfalls aus der A. mesenterica inferior nimmt. Das distale Rectum erhält seine Blutzufuhr über die paarige A. rectalis media, die aus der A. iliaca interna oder der A. pudenda interna abzweigt, und die ebenfalls paarige A. rectalis inferior, die ausschließlich aus der A. pudenda interna entspringt. An der Gefäßversorgung des Colons sind somit A. mesenterica superior, A. mesenterica inferior und A. iliaca interna beteiligt. Deren Versorgungsgebiete sind jedoch nicht vollständig getrennt, sondern durch die Drummond-Marginalarterie untereinander verbunden. Ist diese vollständig ausgebildet, so läßt sie sich im gesamten Verlauf des Colons nachweisen. Sie wird von den 3 genannten Arterien gespeist und stellt somit einen präformierten vollständigen Collateralkreislauf dar, so daß auch der Verschluß einer größeren Arterie toleriert werden kann. Allerdings ist bei einem Teil der Patienten diese Marginalarterie an einigen Punkten weniger gut entwickelt, wodurch dieser präformierte Collateralkreislauf einige Schwachstellen aufweisen kann. Eine solche besteht am Übergang des Versorgungsgebietes der A. mesenterica superior in das der A. mesenterica inferior im Bereich der linken Colonflexur. Hier bildet der ascendierende Ast der A. mesenterica inferior eine Bifurkation, deren einer Schenkel den sogenannten Riolan-Bogen formt. Ist dieser ungenügend ausgebildet, ist diese Region des Dickdarms eine Prädilektionsstelle einer Ischämie. Ferner ist die Marginalarterie im Bereich des Colon sigmoideum oft schwach ausgebildet oder kann hier vollständig fehlen. In diesem Fall fehlen ebenso Anastomosen zur A. rectalis superior, so daß Ischämien im rectosigmoidalen Übergangsbereich begünstigt werden. Die A. rectalis media nimmt ihren Ursprung oft und die A. rectalis inferior konstant aus der A. iliaca interna (vermittels der A. pudenda interna), so daß auch Verschlüsse dieses Gefäßes zu Durchblutungsstörungen des Rectums führen können, denn Anastomosen zur A. rectalis superior fehlen oft.

2 Ursachen einer Colonischämie

Langsam sich ausbildende Verschlüsse auch größerer Gefäße können durch eine parallel gehende Erweiterung präformierter Collateralen ausgeglichen werden. Dies ist jedoch bei einer akuten Verlegung der Strom-

I. Ischämie ohne Verschluß einer Arterie
 – Häufige Ursache: Hypotension bei congestiver Kardiomyopathie und Arterio-
                      sklerose der Mesenterialgefäße
                      (+ Digitalistherapie?)
 – Seltenere Ursachen: Hypotension bei Sepsis oder hämorrhagischem Schock u.a.

II. Ischämie bei Verschluß einer großen Arterie
  1. Thromben
   – Häufige Ursache: Arteriosklerose der betroffenen Gefäße
   – Seltenere Ursachen: Contraceptiva,
                         multiple Mikrothromben bei Hämokonzentration
                         (Digitalis- und Diureticatherapie?)
  2. Embolien
   – Häufige Ursache: Coronare Herzerkrankung und deren Folgen
   – Seltenere Ursachen: Endokarditiden,
                         Herzklappenprothesen,
                         congenitale Herzfehler u.a.
  3. Iatrogen
     (Beispiel: Unterbindung der A. mesenterica inferior bei Resektionen von Aneurys-
     men der Aorta abdominalis)

III. Ischämie bei Venenverschlüssen (Thromben)
  – Häufige Ursache: Spontane Entstehung
  – Seltenere Ursachen: Hypercoagulopathien,
                        Tumorinfiltrationen,
                        portale Hypertension,
                        Sepsis
                        Contraceptiva (?) u.a.

IV. Ischämie bei prästenotischer Organdistension
    (Beispiel: oral von lumenverlegenden Malignomen)

V. Ischämie bei Verschluß kleinerer Arterien
   (Beispiel: Diabetes mellitus, Vasculitiden u.a.)

bahn nicht möglich. Unter diesen Bedingungen stehen lediglich die schon vorhandenen Collateralen zum Ausgleich der aufgetretenen Minderdurchblutung zur Verfügung. Ischämien von Colonanteilen treten somit gehäuft auf, wenn an den oben beschriebenen Lokalisationen die Marginalarterie nicht vollständig ausgebildet ist oder wenn diese arteriosklerotisch eingeengt ist. Die Bedeutung derartiger arteriosklerotischer Veränderungen zeigt sich auch in einem Häufigkeitsgipfel der ischämischen Colitis, der im 7. Lebensjahrzehnt liegt.

Die eigentlichen Ursachen einer Anoxie von Colonanteilen sind vielgestaltig (Tabelle 1). In den letzten 20 Jahren scheinen die Ischämien ohne Gefäßverschlüsse jedoch gegenüber denjenigen mit einem z. B. embolischen oder thrombotischen Verschluß einer größerkalibrigen Arterie immer mehr in den Vordergrund zu treten. Patienten, die einen derartigen

„Infarkt ohne Infarkt" erleiden, weisen zumeist eine vorbestehende congestive Kardiomyopathie und eine allgemeine Arteriosklerose auf. Unter diesen Bedingungen ist die Blutzufuhr zum Dickdarm trotz der gleichzeitig bestehenden Arteriosklerose noch ausreichend. Tritt jedoch im Rahmen der Herzerkrankung auf dem Boden von Rhythmusstörungen oder eines Myocardinfarktes eine Hypotension auf, ist jetzt die Sauerstoffzufuhr zum Colon durch die lumeneingeengten Gefäße nicht mehr ausreichend, so daß eine Ischämie resultiert, ohne daß ein arterieller Verschluß nachzuweisen ist. Wahrscheinlich treten unter diesen Bedingungen jedoch zusätzliche Vasoconstrictionen im Bereich der visceralen Arterien auf, so daß systemische und lokale Faktoren an dieser Minderperfusion beteiligt sind. Inwieweit Digitalispräparate, welche ebenfalls zu einer Vasoconstriction führen können [11], an diesen Vorgängen beteiligt sind, kann bisher noch nicht eindeutig beantwortet werden. Allerdings wiesen Fogarty u. Fletcher [3], Whitehead [15] sowie Sharefkin u. Silen [14] darauf hin, daß bei dem Zusammentreffen von Herzinsuffizienz, Digitalisgaben (bzw. Digitalisüberdosierung) und diuretischer Behandlung Colonanoxien ohne Verschluß eines größeren Gefäßes auftreten können. Unter diesen Bedingungen findet sich jedoch eine disseminierte intravasale Gerinnung mit der Bildung multipler Mikrothromben. Wenn auch eine Hypotension kardialer Genese die häufigste Ursache eines „Infarktes ohne Infarkt" ist, so kann in selteneren Fällen auch eine solche bei einer Sepsis, einer Pankreatitis oder einem hämorrhagischen Schock eine Anoxie des Colons hervorrufen. Die Überlegung, daß auch bei einem gesunden, nicht arteriosklerotisch veränderten Gefäßsystem ein Blutdruckabfall zu einer klinisch relevanten ischämischen Schädigung des Darmes führen kann, leitet sich besonders aus tierexperimentellen Befunden ab. Allerdings liegen hierzu bisher lediglich wenige klinische Angaben vor [12]. Eine vorbestehende Arteriosklerose der Mesenterialgefäße begünstigt nicht nur eine Colonischämie während einer Hypotension, sondern bildet auch die Grundlage für eine Thrombose im Bereich der das Colon versorgenden Gefäße. Da die arteriosklerotischen Veränderungen zumeist an Gefäßabgängen ausgeprägt sind, findet sich auch an diesen Prädilektionsstellen die überwiegende Mehrzahl der Thromben. Die vorangehende, langsam sich entwickelnde Lumeneinengung kann bei noch erhaltener Reagibilität der Gefäße zu einer erhöhten Blutzufuhr über die aufgezeigten Collateralen führen. Auch wenn diese nicht ausreichen, um einen thrombusbedingten Verschluß einer größeren Arterie zu kompensieren, bewirken sie doch, daß die Anoxie nicht perakut auftritt und die klinische Symptomatologie weniger plötzlich einsetzt.

Im Gegensatz hierzu führt die seltenere Embolie zu einem Gefäßverschluß, ohne daß sich das Collateralsystem vorher an eine Minderdurchblutung in dem entsprechenden Bereich der Strombahn adaptieren konnte. Ist die Marginalarterie in den erwähnten Abschnitten schwach ausgebildet oder teilweise arteriosklerotisch eingeengt, resultiert ein plötzlich einsetzendes Krankheitsbild.

Die überragende Bedeutung der Marginalarterie zur Kompensation eines Gefäßverschlusses wird besonders ersichtlich bei iatrogen bedingten Anoxien von Colonanteilen, da hierbei genau definierbare Unterbindungen arterieller Gefäße durchgeführt werden. Als Beispiel sei die Ligatur der A. mesenterica inferior anläßlich von Aneurysmaresektionen im Bereich der Aorta abdominalis angeführt, die von der überwiegenden Mehrzahl der Patienten ohne klinische Zeichen einer Colonischämie überstanden wird [4]. Bei diesen Kranken muß daher eine ausreichende Blutzufuhr über die Marginalarterie für das gesamte Versorgungsgebiet der A. mesenterica inferior stattfinden. Die Patienten, bei denen jedoch eine Ischämie (überwiegend des Colon descendens und des Colon sigmoideum) manifest wird, werden in einem Zeitraum von 24–96 h nach der Operation auffällig [10]. Dieses teilweise lange Intervall zeigt an, daß über die Collateralen eine gewisse, wenn auch letztlich nicht mehr ausreichende Blutzufuhr für einen längeren Zeitraum stattfindet. 2 weitere Ursachen einer schweren Colonischämie werden zumeist weniger in Erwägung gezogen. So können Dickdarmverschlüsse – wie sie beim Coloncarcinom auftreten – zu einer Anoxie oberhalb des Passagehindernisses führen [13]. Dies beruht mit Wahrscheinlichkeit darauf, daß durch die Ansammlung des Darminhaltes oral des Verschlusses eine derartige Wanddehnung stattfindet, daß die intramurale Zirkulation vollständig sistiert. Des weiteren führen venöse Verschlüsse, die zumeist durch spontane Thrombosen hervorgerufen werden, zu schweren Ischämien [7], die von denjenigen einer arteriellen Mangeldurchblutung klinisch nicht zu unterscheiden sind.

Die in der Tabelle 1 aufgeführten und zu einem Verschluß meist kleinkalibriger Arterien führenden Erkrankungen bewirken nur selten eine Gangrän des Organs, sie sind jedoch zumeist Ursachen einer ischämischen Colitis im engeren Sinne und somit einer nichttransmuralen anoxämischen Wandschädigung des Organs.

3 Klinik einer Colonischämie

Wie schon dargestellt, handelt es sich zumeist um ältere Menschen mit einer deutlichen Arteriosklerose. Oft besteht gleichzeitig eine congestive Kardiomyopathie, die schon mit Digitalispräparaten und Diuretica behandelt wurde. Ein Teil der Patienten weist zusätzlich Erkrankungen auf, die sich auch am Gefäßsystem manifestieren können – z. B. einen Diabetes mellitus – oder primär Gefäße betreffen – z. B. Vasculitiden.

Das klinische Leitsymptom ist der Schmerz, der zumeist plötzlich auftritt und überwiegend als initial von kolikartigem Charakter beschrieben wird. Er wird zumeist in den linken Mittel- und Unterbauch lokalisiert. Zu diesem Zeitpunkt sind Darmgeräusche noch deutlich vorhanden. Es besteht oft sogar eine Hyperperistaltik. Dieser Befund läßt sich aus experimentellen Beobachtungen erklären, die im Initialstadium einer Ischämie regelmäßig vermehrte Kontraktionen, besonders der anoxämischen Darmanteile, belegen. Hierdurch wird auch das zweite Leitsymptom in Form des Durchfalls einsehbar, der zunächst noch keine Blutbeimengungen aufzuweisen braucht. Liegt eine Gangrän von Organanteilen vor, geht der zunächst kolikartige und lokalisierbare Schmerz innerhalb weniger Stunden in einen diffusen Dauerschmerz über. Parallel hierzu nehmen die Darmgeräusche ab und sind dann nicht mehr hörbar, da sich aufgrund der Ischämie und der Peritonitis ein paralytischer Ileus ausbildet. Der Patient erscheint jetzt schwerstkrank mit kaltschweißiger Haut, Tachykardie, arterieller Hypotension und niedrigem zentralen Venendruck.

Die ischämische Colitis im engeren Sinne ist gleichfalls durch einen akut einsetzenden Bauchschmerz gekennzeichnet, der überwiegend im linken unteren Quadranten des Abdomens lokalisiert ist. Er ist jedoch nicht derartig heftig wie bei einer Gangrän und ist bei der körperlichen Untersuchung als ausgeprägter Druckschmerz im linken Unterbauch zu verifizieren. Ebenso finden sich flüssige oder breiige Durchfälle, die keine Blutbeimengungen enthalten müssen. Im Gegensatz zu einer transmuralen Nekrose findet sich jedoch keine Progredienz des Krankheitsbildes. Die Beschwerden sind vielmehr stationär oder sogar leicht rückläufig, wie auch der Patient insgesamt weniger schwer krank erscheint. Somit stellt die sorgfältige Beobachtung des Patienten in der initialen Phase des Krankheitsverlaufes ein wesentliches Kriterium zur Beurteilung des Ausmaßes der vorliegenden Colonischämie dar.

4 Diagnostik und Therapie einer Colonischämie

Liegt eine Gangrän von Colonanteilen vor, gestaltet sich die Diagnostik sehr schwierig, da es sich um schwerstkranke Patienten handelt, denen nur wenige und kaum belastende diagnostische Maßnahmen zugemutet werden können. Die üblichen Laboruntersuchungen ergeben lediglich eine Leukocytose und evtl. eine leichte Acidose als wenig richtungsweisende und unspezifische Befunde. Abdomenleeraufnahmen zeigen erst bei einem fortgeschrittenen Krankheitsbild einen paralytischen Ileus, so daß im Initialstadium auch mit dieser Methode keine wesentlichen Informationen zu erlangen sind. Weitere röntgenologische Untersuchungen können bei den schwerkranken Patienten nicht durchgeführt werden und sind zudem wegen der Gefahr einer Perforation des Hohlorgans kontraindiziert. Eine Angiographie mit Darstellung der A. mesenterica superior und der A. mesenterica inferior ist jedoch bei der Mehrzahl der Erkrankten noch durchführbar. Sie bietet den Vorteil, einen möglichen Verschluß im Bereich der Strombahn beider Gefäße nachzuweisen oder auszuschließen. Da jedoch eine Colonischämie auch ohne Gefäßverschluß auftreten kann und andererseits eine aufzeigbare Lumenverlegung nicht zu einer Gewebsanoxie zu führen braucht, ist auch diese Untersuchung nur von relativer Bedeutung. Sie wird daher nur bedingt zu einer Diagnosenfindung beitragen. Insbesondere darf ein negatives Ergebnis nicht zu einer Verzögerung einer möglichst frühzeitigen chirurgischen Intervention führen.

Liegt der klinischen Symptomatologie eine ischämische Colitis im engeren Sinne zugrunde, können diese Patienten einer ausführlicheren Diagnostik zugeführt werden. Auch jetzt tragen die Labordaten und die Abdomenleeraufnahmen wenig zur Erkennung des Krankheitsbildes bei. Wenn jedoch bei der Verdachtsdiagnose einer Anoxie von Colonanteilen nach einer initialen Beobachtungsphase aufgrund der fehlenden Verschlechterung des Zustandes des Patienten eine nichttransmurale Nekrose wahrscheinlich erscheint, kann eine Kontrastdarstellung des Organs durchgeführt werden. Gegen eine frühe Anwendung dieses Verfahrens bestehen keine Kontraindikationen. Mit Hilfe der früher durchgeführten einfachen Kontrastdarstellung des Colons lassen sich 48–72 h nach dem akuten Ereignis sog. „Daumeneindrücke" nachweisen [16]. Diese sind Ausdruck eines Schleimhautödems und sind daher nur richtungsweisend, da ein Schleimhautödem nicht spezifisch für eine Colonischämie ist. Diese Veränderungen bilden sich bei dem Vorliegen einer transitorischen Mangeldurchblutung vollständig zurück. Liegt allerdings eine tiefergreifende Nekrose vor, so bilden sich anschließend auch röntgenologisch aufzeigbare, unregelmäßig große und begrenzte Ulcerationen aus, die in ein Narbengewebe übergehen können. Die Endoskopie ist bei dieser Form der Erkrankung ein wertvolles Verfahren. Da 85% der Ischämien im Bereich der linken Flexur und distal dieses Punktes gelegen sind [13], ist eine partielle Colonoskopie zur Diagnosenfindung ausreichend. Die zu erhebenden endoskopischen Befunde sind nicht einheitlich und von dem Ausmaß der Anoxie sowie dem Intervall zwischen Krankheitsbeginn und Untersuchungszeitpunkt abhängig. So finden sich als geringfügige Befunde Ulcerationen in weitgehend regelrechter Schleimhaut und als schwerwiegende Veränderungen ausgeprägte, aufgrund des Schleimhautödems pflastersteinartige Reliefveränderungen sowie eine livide-bläuliche Verfärbung der betroffenen Region, wobei die Schleimhautveränderungen durch aufgelagerte graue oder schwarze Membranen verdeckt sein können [5]. Ausführliche Mitteilungen über Endoskopien bei einer Gangrän von Colonanteilen liegen bisher nicht vor. Allerdings sollte bei noch nicht zu sehr beeinträchtigten Patienten auch mit Hilfe dieser Methode eine Diagnosenfindung erleichtert werden, da lediglich eine kurze Inspektion des Lumens notwendig ist.

Aus diesen Ausführungen ergibt sich, daß aus der klinischen Symptomatologie, einem initialen Beobachtungszeitraum des Patienten und den durchführbaren Untersuchungen bei der Mehrzahl der Erkrankten die Diagnose einer Gangrän eines Colonsegmentes oder einer ischämischen Colitis gesichert und somit eine gezielte Therapie durchgeführt werden kann. Diese besteht bei der selteneren Gangrän in einer Resektion des betroffenen Segmentes. Die ischämische Colitis im engeren Sinne wird mit parenteraler Flüssigkeits-, Elektrolyt- und Nutritivazufuhr konservativ behandelt. Anschließend wird eine zunächst schlackenfreie und später schlackenarme Kost verabreicht, da die Heilungsprozesse sich über Monate erstrecken können.

Literatur

1. Boley SJ, Schwartz S, Lash JJ, Sternhill V (1963) Reversible vascular occlusion of the colon. Surg Gynecol Obstet 116:53–60
2. De Dombal FT, Fierher DM, Harris RS (1969) Early diagnosis of ischaemic colitis. Gut 10:131–134
3. Fogarty TJ, Fletcher WS (1966) Genesis of nonocclusive mesenteric ischaemia. Am J Surg 111:130–137
4. Johnson WC, Nabseth DC (1974) Visceral infarction following aortic surgery. Ann Surg 180:312–318
5. Kilpatrick ZM, Farman J, Yesner R, Spiro HM (1968) Ischemic proctitis. JAMA 205:64–70
6. Marcuson RW (1972) Ischaemic colitis. Clin Gastroenterol 1:745–765
7. Marcuson RW, Stewart JV, Marston A (1972) Experimental venous lesions of the colon. Gut 13:1–7
8. Marston A, Pheils MT, Thomas ML, Morson BC (1966) Ischaemic colitis. Gut 7:1–10
9. Marston A, Marcuson RW, Chapman M, Arthur JF (1969) Experimental study of devascularization of the colon. Gut 10:121–130
10. McBurney RP, Howard H, Bicks RO,, Bale GF (1970) Ischemia and gangrene of the colon following abdominal aortic resection. Am Surg 36:205–209
11. Pawlik W, Jacobson ED (1974) Effects of digoxin on the mesenteric circulation. Cardiovasc Res Cent Bull (Houston) 12:80–84
12. Renton CJC (1972) Non-occlusive intestinal infarction. Clin Gastroenterol 1:655–671
13. Saegesser F, Roenspies U, Robinson JWL (1979) Ischemic diseases of the large intestine. Pathobiol Annu 9:303–337
14. Sharefkin JB, Silen W (1974) Diuretic agents. Inciting factors in non-occlusive mesenteric infarction. JAMA 229:1451–1453
15. Whitehead R (1971) Ischaemic enterocolitis, an expression of the intravascular coagulation syndrome. Gut 12:912–917
16. Wittenberg J, Athanosoulis CA, Williams LF, Papedes S, O'Sullivan P, Brown B (1975) Ischemic colitis-radiology and pathophysiology. AJR 123:287–299

Kapitel 12

Strahlencolitis

W. Höchter und R. Ottenjann

Die Strahlentherapie maligner Tumoren ist wie die cytostatische Behandlung keine „selektive" Tumortherapie, sondern trifft immer auch gesundes Gewebe. Zwar sind Nebenwirkungen wie „Strahlenkater" und Hautschäden bei der Anwendung moderner Strahlentechniken in den Hintergrund getreten, doch kommt es bei Strahlentherapie intrapelviner bzw. intraabdomineller Malignome nicht selten zu einer Schädigung von Nachbarorganen im Strahlenfeld, wie z. B. an Rectum und Colon. Dabei ist zwischen akutem und chronischem Strahlenschaden am Darm zu unterscheiden.

1 Akute Strahlencolitis

1.1 Pathogenese

Der akuten Strahlencolitis liegt eine Schädigung des Darmepithels zugrunde, das wie alle „Wechselgewebe" besonders strahlenempfindlich ist.

Tabelle 1. Cyclusstadien von Proliferationszellen

Postmitotische Ruhephase (14 h)
(G_1)
↓
DNS-Synthese-Phase (20 h)
(S)
↓
Prämitotische Ruhephase (6 h)
(G_2)
↓
Mitosephase
(M)

Die normale Darmschleimhaut regeneriert sich aus einer Proliferationszone am Grund der intestinalen Krypten [2].

Die Strahlensensibilität ist in verschiedenen Phasen des Zellcyclus unterschiedlich: Am empfindlichsten sind die Zellen während der Mitose und gegen Ende der postmitotischen G_1-Phase; in der späten S-synthetischen Phase hingegen sind sie relativ strahlenresistent [10, 11] (Tabelle 1). Da die Zellen der Proliferationszone sich in unterschiedlichen Zellcyclusstadien befinden, wird jeweils nur ein Teil des Proliferationspools geschädigt, womit sich die rasche Regenerationsfähigkeit der Darmschleimhaut nach Strahleneinwirkung – innerhalb weniger Tage bis 4 Wochen – erklärt.

1.2 Klinische Symptomatik

Die akute Strahlencolitis manifestiert sich bereits wenige Tage nach Bestrahlungsbeginn im Gefühl der ungenügenden Darmentleerung, einer Neigung zur Diarrhoe oder auch zur Obstipation, Tenesmen und gelegentlichen Blut- und Schleimabsonderungen [5, 6, 8]. Dagegen sind Übelkeit und Erbrechen während der Bestrahlung wohl zentralnervös bedingt; sie treten auch bei Patienten auf, bei denen nachweislich keine Schädigung des Gastrointestinaltraktes vorliegt [6].

1.3 Endoskopisch-histologisches Bild

In der akuten Phase imponiert endoskopisch ein ähnliches Bild wie bei der Colitis ulcerosa mit vermehrter Vulnerabilität und Granulierung der Schleimhaut, Aufhebung der Gefäßzeichnung und gelegentlichen Ulzerationen und Hämorrhagien.

Laut Gelfand et al. [8], die in einer prospektiven Studie 11 Patienten untersuchten, die wegen intrapelviner Tumoren mit Dosen von 35–60 Gy in 1–2 Monaten bestrahlt wurden, fand sich bei 50% aller bestrahlten Patienten eine auffällige Schleimhaut mit Ödem und aufgehobener Gefäßzeichnung; in 75% trat eine symptomatische Rectosigmoiditis auf. Histologische Veränderungen im Sinne einer verstärkten Leukocyteninfiltration der Lamina propria, einer bis zur Hälfte verminderten Mitoserate sowie einer Störung des Kryptengefüges fand er bei allen Patienten, oft waren eosinophile Kryptenabscesse nachweisbar (Abb. 1 u. 2, s. Farbseite 178).

Die elektronenmikroskopischen Studien Triers [24] zeigten eine Schwellung und Dilatation von Mitochondrien und endoplasmatischem Reticulum sowie die Ausbildung von Riesennucleolen und Ausstülpungen der Kernmembran. Es kommt also in der akuten Phase der radiogenen Colitis

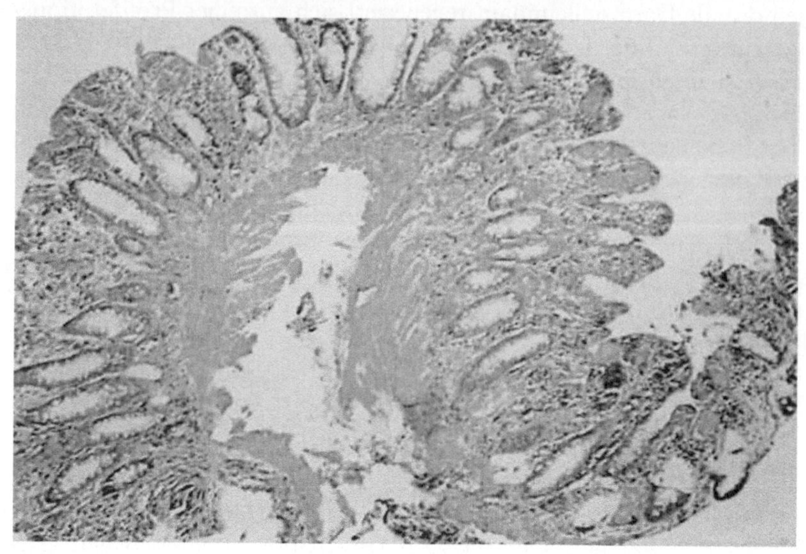

Abb. 1. Initialphase der Strahlencolitis: ödematöse Verquellung der Schleimhaut und ober-flächennahe Kapillarthromben (HE-Färbung). Original von K. Elster

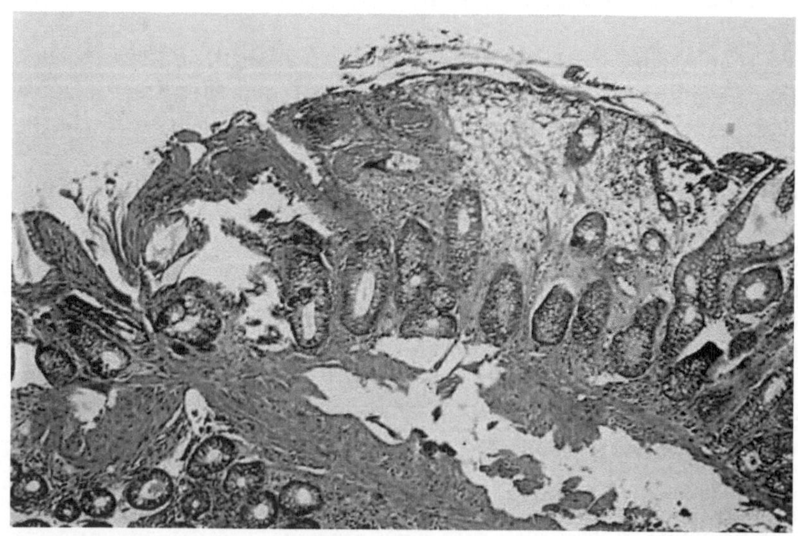

Abb. 2. Initialphase der Strahlencolitis: ausgeprägtes Schleimhautödem mit Entzündung und Lagerungsstörungen der Krypten und Nekrose (HE-Färbung). Original von K. Elster

zu einer morphologisch faßbaren Schleimhautschädigung des im Bestrahlungsfeld gelegenen Darmabschnittes, die bei den meisten Patienten relativ wenig Symptome verursacht und eine rasche Regenerationsfähigkeit aufweist.

2 Der späte Strahlenschaden

2.1 Pathogenese

Den Veränderungen in der Spätphase liegen angiomesenchymale Läsionen zugrunde, d. h. Gefäßalterationen und teils damit zusammenhängende, teils davon unabhängige Veränderungen des Bindegewebes und der Muskulatur sämtlicher Wandschichten [9].

Beim späten Strahlenschaden sind die Läsionen primär in tieferen Wandschichten gelegen, die Schleimhaut selbst wird erst sekundär in Mitleidenschaft gezogen. Die Endothelzellen der kleinen submucösen Arteriolen sind äußerst strahlensensibel. Sie reagieren mit Schwellung, Proliferation und fibrinoider Degeneration. Die Fibrinauflagerung begünstigt die Thrombenbildung, so daß sich schließlich eine obliterierende Endarteriitis und Endophlebitis entwickelt, die ihrerseits zu unterschiedlich ausgeprägten ischämischen Veränderungen der Schleimhaut führt [25]. In schweren Fällen findet man in allen Wandschichten bizarre Fibroblasten; das Bindegewebe und die glatte Muskulatur unterliegen einer hyalinen Degeneration, die zu ausgeprägter Fibrosierung mit Strikturen und Schleimhautdefekten führen kann (Abb. 3 u. 4, s. Farbseite 181) [1]. Sekundär kann eine bakterielle Invasion eintreten.

2.2 Klinische Symptomatik

Der späte Strahlenschaden kann sich Monate bis Jahrzehnte nach einer Strahlentherapie manifestieren. Im eigenen Patientengut (Tabelle 2) traten die Symptome meist in einem Zeitraum von 1–2 Jahren nach Bestrahlung auf; bei über 10% der Patienten lag die Strahlentherapie jedoch mehr als 20 Jahre zurück.

Tabelle 2. Radiogene Colitis

Patienten	55 (1976–1980)
Männer	9
Frauen	46
Alter	65 Jahre (26–77 Jahre)

Tabelle 3. Klinische Symptomatik

Blutung	58,0%
Diarrhoe	49,0%
Schmerzen	36,4%
Obstipation	10,9%

Häufigste Beschwerden sind rectale Blutungen – im eigenen Patientengut 58% –, Blut- und Schleimauflagerungen auf den Faeces, Diarrhoe oder auch Obstipation mit Bleistiftstühlen und krampfartigen abdominellen Schmerzen (Tabelle 3).

2.3 Häufigkeit

Die Häufigkeit des chronischen Strahlenschadens am Darm wird in der Literatur mit 2,4–25% aller abdominell bestrahlten Patienten angegeben [13, 18]. Fletcher et al. [7] berichteten bei einer großen Serie von 500 Patienten mit Cervixcarcinom, die mit Dosen von 5 Gy über 5 Wochen behandelt wurden, über 8% Strahlenschäden am Darm innerhalb von 5 Jahren nach der Bestrahlung.

2.4 Lokalisation

Infolge der engen anatomischen Nachbarschaft zu den weiblichen Genitalorganen sind Strahlencolitiden am häufigsten im Rectum- und Sigmabereich zu finden – im eigenen Patientengut etwa 90%. Seltenere Manifestationen, z. B. bedingt durch die Bestrahlung von Nierentumoren, finden sich am Colon descendens mit linker Flexur, an der rechten Colonflexur [19] sowie am Dünndarm (vor allem Duodenum und Jejunum).
Die meisten der von uns untersuchten Patienten waren wegen gynäkologischer Tumoren bestrahlt worden, seltene Indikationen stellten Prostata-, Blasen-, Nieren-, Colon- und Rectumcarcinome dar.
Vergleicht man die einzelnen Abschnitte des Gastrointestinaltraktes, so sind Rectum und Colon relativ am wenigsten strahlensensibel, die Toleranzgrenze liegt hier bei 40 bis 50 Gy [20]. Bei Dosen über 50 Gy fand Strockbine [22] bei 861 Patienten mit Radiation eines Cervixcarcinoms eine deutliche Zunahme von Strahlencolitiden.

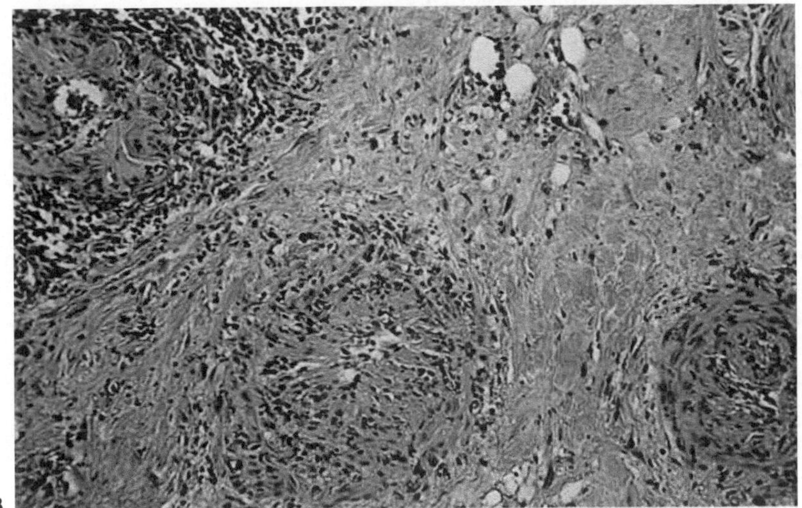

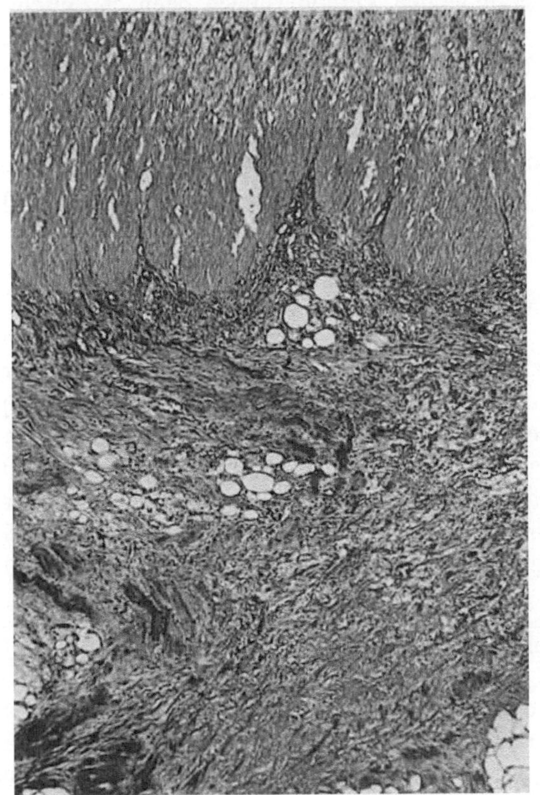

Abb. 3. Spätphase der
Strahlencolitis: obliterierte
Gefäße im fibrosierten
parakolischen Fettgewebe
(HE-Färbung). Original
von H.-J. Seib

Abb. 4. Spätphase der
Strahlencolitis: deutliche
Fibrose des parakolischen
Fettgewebes und Narbe in
der Muscularis propria (v.
Gieson-Färbung).
Original von H.-J. Seib

2.5 Endoskopisch-histologisches Bild

Bei der Endoskopie zeigt sich in unkomplizierten Fällen eine blasse Schleimhaut mit Rarefizierung der Gefäße, daneben Teleangiektasien und z.T. besenreiserartige Gefäßerweiterungen und Gefäßsprossungen, insgesamt also eine pathologisch veränderte Gefäßarchitektur (Abb. 5, 6, s. Farbseite 183).
Mitzunehmendem Schweregrad findet man mehr oder weniger ausgeprägte Hämorrhagien, Nekrosen und Ulcerationen sowie Stenosen (Abb. 6, s. Farbseite 183).
In unserem eigenen Patientengut fanden wir in 58% Stenosierungen, in etwa der Hälfte eine hämorrhagische Rectosigmoiditis und in etwa einem Drittel der Patienten Nekrosen und Ulcera und teleangiektatische Veränderungen (Tabelle 4).
Ein typischer Befund ist das Ulcus in der Rectumvorderwand in einer Höhe von 4–8 cm p. a., das Komplikationen in Form von massiven Blutungen oder Fistelbildungen verursachen kann.
Histologisch sind die tiefgreifenden Veränderungen beim chronischen Strahlenschaden häufig nur am Operationspräparat zu erfassen; das Biopsiepräparat zeigt oft nur einen Teil der tatsächlichen Alterationen. Man findet herdförmige Schleimhautnekrosen und Lagerungsstörungen der Krypten, entzündliche Schleimhautinfiltrationen bis hin zu Kryptenabscessen und eine Zunahme des Bindegewebes in der Lamina propria (ischämieähnliches Bild) (Abb. 7, s. Farbseite 183). Bei 21% unserer Patienten ergab die histologische Beurteilung unauffällige Befunde.

2.6 Röntgenologischer Befund

Da sämtliche Wandschichten von der Strahlenschädigung betroffen werden, entwickeln sich häufig Stenosen, die zum Teil mit dem Endoskop nicht passiert werden können. Das Röntgenbild zeigt in solchen Fällen typischerweise glattwandige, sanduhr- oder trichterförmige Engstellungen mit fehlendem Schleimhautrelief [4, 14]. Diese Veränderungen sind allerdings nicht spezifisch für radiogene Läsionen. Differentialdiagnostisch kommen vor allem maligne Tumoren oder ein Tumorrezidiv in Betracht.

2.7 Prädisponierende Faktoren

Als prädisponierend für die Entwicklung eines chronischen Strahlenschadens gelten lokale Faktoren wie Voroperationen, insbesondere die supracervicale Hysterektomie, sowie entzündliche Prozesse im Bestrahlungsgebiet [4]. Arterieller Hypertonus und Diabetes mellitus, die ihrerseits eine

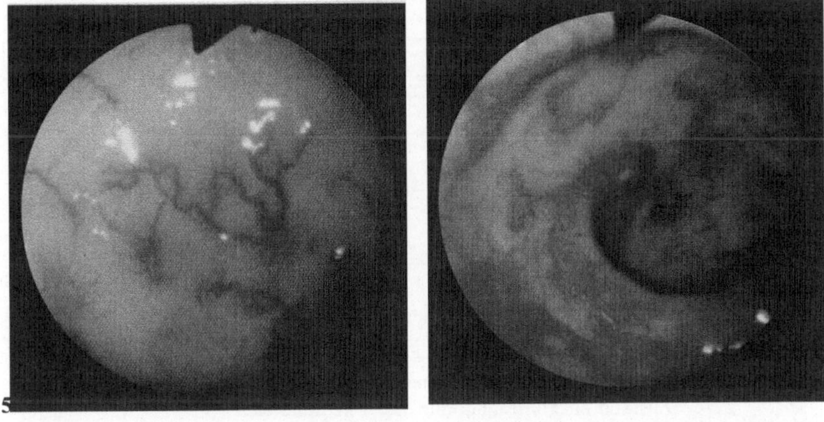

Abb. 5. Endoskopisches Bild einer Strahlencolitis: blasse Schleimhaut mit Rarefizierung der Gefäße, Teleangiektasien, besenreiserartige Gefäßerweiterungen und Gefäßsprossungen

Abb. 6. Neben der pathologisch veränderten Gefäßarchitektur ausgeprägter Hämorrhagien

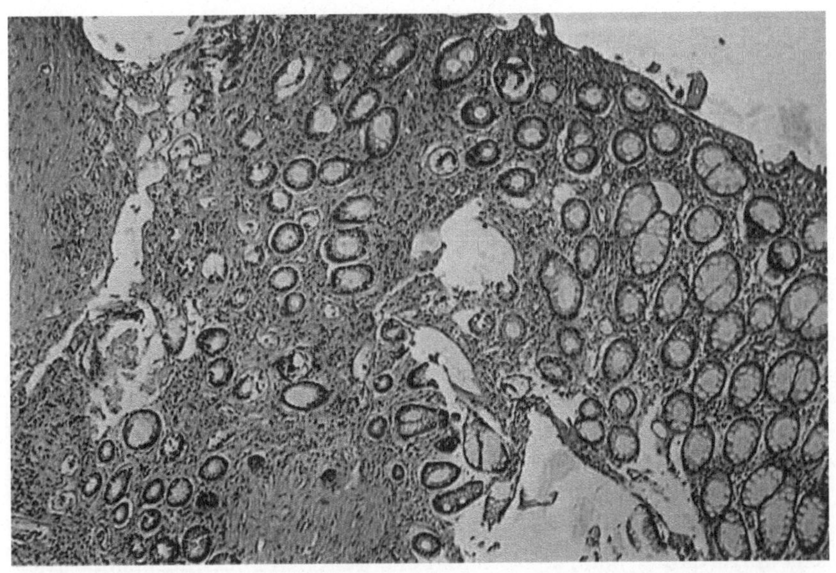

Abb. 7. Im Biopsiepräpart erfaßbare Veränderungen der Spätphase der Strahlencolitis: herdförmige Schleimhautnekrose, Lagerungsstörung der Krypten, entzündliche Schleimhautinfiltration bis hin zu Kryptenabszeßen und Zunahme des Bindegewebes in der Lamina propria (Ischämie-ähnliches Bild). Original von H.-J. Seib

Tabelle 4. Endoskopischer Befund-Spätphase

Stenosen	58,2%
Hämorrhagische Rectosigmoiditis	45,5%
Nekrosen/Ulcera	36,4%
Teleangiektasien	32,7%

Tabelle 5. Prädisponierende Faktoren

1. Lokal	Voroperationen (supravaginale Uterusexstirpation)
	Zustand nach intraabdominellen Entzündungen
2. Allgemein	Arterieller Hypertonus
	Arteriosklerose
	Diabetes mellitus
3. Kombination mit Cytostatica (Actinomycin, Bleomycin, Adriamycin, 5-Fluoruracil)	

Gefäßschädigung verursachen, sowie eine generalisierte Arteriosklerose und Minderdurchblutung des Splanchnicusgebietes aufgrund kardiologischer Erkrankungen erhöhen ebenfalls das Risiko einer radiogenen Colitis. Die Kombination mit Cytostatica, insbesondere Actinomycin, Adriblastin und 5-Fluoruracil, scheint nach Phillips u. Fu [17] eine bis zweifach erhöhte Strahlensensibilität zur Folge zu haben (Tabelle 5).

2.8 Komplikationen

Schwere Komplikationen des chronischen Strahlenschadens sind massive Blutungen und Stenosierungen mit Obstruktion und Fistelbildung. Die Häufigkeit operationsbedürftiger Stenosen nach abdomineller Bestrahlung wird in der Literatur mit 2–15% angegeben [5, 12, 20].
Wir fanden bei 60% unserer Patienten mit Strahlencolitis Stenosierungen, die zum Teil chirurgisches Vorgehen erforderten.
Pneumaturie, fäculente Absonderungen aus der Vagina und schnelle Passage unverdauter Nahrungsbestandteile weisen auf entsprechende Fistelbildungen hin, deren Häufigkeit mit durchschnittlich 4% angegeben wird [26]. In unserem eigenen Patientengut beobachteten wir zwei rectovaginale Fisteln, was einer Häufigkeit von 3,8% entspricht.
Selten ist die Entwicklung intraabdomineller, insbesondere pelviner Abscesse, wie z. B. Douglas-Abscesse, die zur Sepsis führen können, sowie das Auftreten von Perforationen mit nachfolgender Peritonitis.

Bei Mitbeteiligung des Dünndarmes, insbesondere des terminalen Ileums, kann es zum Malabsorptionssyndrom mit Vitamin-B_{12}-Mangel und Verlust von Gallensäuren kommen [16, 23].

In der Literatur wird über einzelne Fälle mit Carcinomen in strahlengeschädigten Darmabschnitten berichtet [3].

Addendum: Jüngst wurde von Sandler und Sandler [21] nachgewiesen, daß bei Frauen mit Bestrahlung wegen gynäkologischer Tumoren nach 10 Jahren ein auf das 2,0- bis 3,6-fach erhöhte Risiko eines Colon-Carzinoms besteht.

2.9 Differentialdiagnose

Anamnese und klinische Symptome werden zusammen mit dem röntgenologischen und endoskopischen Befund die Diagnose stellen lassen. Anamnestisch muß beachtet werden, daß zwischen Bestrahlung und Manifestation radiogener Läsionen am Darm ein Intervall von vielen Jahren liegen kann. Endoskopisch imponiert vor allem die pathologisch veränderte Architektur des Gefäßbildes; diese tritt aufgrund einer sekundären Atrophie der ohnehin schon transparenten colorectalen Schleimhaut besonders deutlich hervor.

Die Biopsien liefern oft nur uncharakteristische Befunde, da die primär in der Submucosa gelegenen Veränderungen meist nicht miterfaßt werden. Bei ausgeprägter Strahlencolitis kann der endoskopische und röntgenologische Aspekt an einen M. Crohn, aber auch an maligne Tumoren oder Tumorrezidive erinnern. Isolierte Ulcera an der Rectumvorderwand in Höhe der Cervix können nach Lokalisation und Aussehen dem sog solitären Rectumulcus gleichen. Bei der akuten Strahlencolitis kommt differentialdiagnostisch vor allem die Colitis ulcerosa in Betracht.

2.10 Therapie

Die therapeutischen Möglichkeiten bei der radiogenen Colitis sind gering. Es werden Cortisoneinläufe, Salazosulfapyridin, Spasmolytica und Sedative empfohlen. Kontrollierte klinische Studien über den Effekt dieser Therapieformen liegen jedoch nicht vor. In manchen Fällen sollen Salicylate das Sistieren der Diarrhoe bewirken, war mit einem Prostaglandinantagonismus erklärt wird [15].

Wir führen eine Stuhlregulierung mit Ballaststoffen (z. B. Weizenkleie oder Metamucil) durch. Leichtere Blutungen, die lediglich zu einem protrahierten Hb-Abfall führen, werden durch Eisensubstitution, bei Bedarf auch mit Bluttransfusionen behandelt. Bei Komplikationen, wie massiven Blutungen, hochgradigen Stenosierungen und Fistelbildungen, ist eine chirurgische Intervention erforderlich. Dabei ist die hohe perioperative Letalität zu berücksichtigen; sie wird in der Literatur mit 7–53% angegeben [5, 12].

Im eigenen Patientengut mußte bei jedem 5. Patienten eine Operation durchgeführt werden; die Ursachen waren meist Stenosen, gefolgt von unstillbaren Blutungen und Fistelbildungen.

2.11 Schlußfolgerungen

Bei den eingeschränkten therapeutischen Möglichkeiten kommt der Prophylaxe radiogener Läsionen durch den Radiotherapeuten eine besondere Bedeutung zu.
Exakte Indikationsstellung zur Strahlenbehandlung, sorgfältige Bestrahlungsplanung bezüglich Einzeldosis und Dosisintervall, Anwendung moderner strahlentherapeutischer Techniken sowie Überwachung der applizierten Strahlendosis mittels Dosimetrie sind erforderlich.

Für die Überlassung von Abbildungen danken wir Herrn Prof. Dr. K. Elster, Institut für Pathologie, Städt. Krankenanstalten Bayreuth (Abb. 1 u. 2) und Herrn Dr. H.-J. Seib, Institut für Pathologie, Städt. Krankenhaus München-Neuperlach (Abb. 3, 4 u. 7).

Literatur

1. Ackermann LV (1972) The pathology of radiation effect of normal and neoplastic tissue. AJR 114:447
2. Bertalanffy FD, Lau C (1962) Cell renewal. Int Rev Cytol 13:357
3. Black WC, Ackermann LV (1965) Carcinoma of the large intestine as a late complication of pelvic radiotherapy. Clin Radiol 16:278
4. Claus HG (1965) Strahlenreaktionen an Rektum und Sigma im Röntgenbild. ROEFO 102:405–417
5. De Cosse JJ, Rhodes RS, Wentz WB, Reagan JW, Dwarken HJ, Holden WD (1969) The natural history and management of radiation-induced injury of the gastrointestinal tract. Ann Surg 170:369–284
6. Earnest DL, Trier JS (1978) Radiation enteritis and colitis. In: Sleisenger MH, Fordtran JS (eds) Gastrointestinal disease. Saunders, Philadelphia London Toronto, pp 1736–1745
7. Fletcher GH, Brown TC, Rutledge SN (1958) Clinical significance of rectal and bladder dose measurements in radium therapy of cancer of the uterine cervix. AJR 79:421–450
8. Gelfand MD, Tepper M, Katz LA, Binder HJ, Yesner R, Floch MH (1968) Acute irradiation proctitis in man. Gastroenterology 54:401–411
9. Gössner W (1972) Grundlagen und allgemeine pathologische Anatomie der Strahlenschäden. Verh Dtsch Ges Pathol 56:168–187
10. Hagemann RF, Lesher S (1971) Intestinal crypt survival and total crypt levels of proliferative cellularity following radiation: Age response and animal lethality. Radiat Res 47:159–167
11. Hagemann RF, Sigvestad CP, Lesher S (1971) Intestinal crypt survival and total crypt levels of proliferating cellularity following irradiation; fractionated X-ray exposure. Radiat Res 47:149–158
12. Lenner V (1980) Therapie von Strahlenfrüh- und -spätschäden des Darmes. Dtsch Med Wochenschr 105:912–914

13. Mason GR, Guernsey JM, Hanks GE, Nelson TS (1968) Surgical therapy for radiation enteritis. Oncology 22:241
14. Mason GR, Dietrich P, Friedland GW, Hanks GE (1970) The radiological findings in radiation-induced enteritis and colitis. A review of 30 cases. Clin Radiol 21:232
15. Mennie AT, Dalley V (1973) Aspirin in radiation induced diarrhea. Lancet I:1131
16. Newman A, Katsaris J, Blendis LM, Charlesworth M, Walter LH (1973) Small-intestinal injury in woman who have had pelvic radiotherapy. Lancet II:1471
17. Phillips TL, Fu KK (1976) Quantification of combined radiation therapy and chemotherapy effects on critical normal tissue. Cancer 37:1186–1200
18. Roswit B, Malsky SJ, Reid CB (1963) Severe radiation injuries of the stomach, small intestine, colon and rectum. AJR 157:62
19. Rübe W, Seegelken K (1974) Dickdarmstenosen nach Bestrahlung von Nierentumoren. Strahlentherapie 147:63–68
20. Russell JC, Welch JP (1979) Operative management of radiation injuries of the intestinal tract. Am J Surg 137:433
21. Sandler RS, Sandler DP (1983) Radiation – induced cancers of the colon and rectum: assessing the risk. Gastroenterology 84:51
22. Strockbine MF, Hancock JE, Fletcher GH (1970) Complications in 831 patients with squamous cell carcinoma of the intact uterine cervix treated with 3000 rads or more whole pelvis radiation. AJR 108:293–304
23. Tankel HI, Clark DH, Lee FD (1965) Radiation enteritis with malabsorption. Gut 6:560
24. Trier JS, Browning TH (1966) Morphologic response of human small intestine to X-ray exposure. J Clin Invest 45:194–204
25. Warren S, Friedman NB (1942) Pathology and pathologic diagnosis of radiation lesions in the gastrointestinal tract. Am J Pathol 18:499–526
26. Weise W, Reichel G (1968) Fistelhäufigkeit nach empirisch durchgeführter Radiumdosierung. Zentralbl Gynaekol 14:494–500

Kapitel 13

Nichtinfektiöse Sonderformen der Colitis – Endoskopisch-histologische Befunde

W. Kühner, W. Höchter und H. J. Seib

1 Ischämische Colitis

Aufgrund endoskopisch-histologischer Befunde wurde in unserer Abteilung in 40 Fällen die Diagnose einer ischämischen Colitis gestellt. In mehr als 90% lagen koexistente kardiovasculäre Erkrankungen vor; einmal waren Anticonceptiva Ursache einer ischämischen Colitis (Antibabypillencolitis).

Der Endoskopiker wird in der Regel mit der nichtokklusiven Fom der ischämischen Colitis, die Mucosa und Submucosa befällt, konfrontiert. Der endoskopische Befund ist abhängig vom Stadium, in dem die ischämisch geschädigte Darmwand untersucht wird. Im Frühstadium sieht man segmentär begrenzte ödematös verdickte Schleimhautareale mit petechialen und zum Teil auch konfluierenden Blutungen (Abb. 1). Je nach Schweregrad und Alter der Blutungen ist die Mucosa oftmals schwärzlich gefärbt und massiv ödematös verdickt (Abb. 2). Nach Tagen bis Wochen bildet sich die ödematös verdickte, hämorrhagisch imbibierte Mucosa zurück, und es verbleiben unregelmäßig begrenzte oberflächliche Ulcerationen. Vor allem im Bereich tiefer konfluierender, bis in die Submucosa reichender Ulcera kann es zu Darmstenosierungen bei Fibrose der Submucosa kommen. Diese Stenosen stellen eine absolute Indikation zur endoskopisch-bioptischen Diagnostik dar, da die Röntgenuntersuchung die Dignität der Stenose nicht zweifelsfrei ermitteln kann.

Abb. 1. Hochgradiges Schleimhautödem und diffuse Hämorrhagie bei ischämischer Colitis

Abb. 2. Schwere ischämische Colitis mit hochgradiger Schleimhautschwellung und blutiger Imbibierung sowie Blutauflagerungen

Abb. 3. Hämorrhagien und Erosionen bei unregelmäßiger Schleimhautoberfläche, Bild der Diversionscolitis

Abb. 4. Histologisches Bild der kollagenen Colitis: unter dem Oberflächenepithel bandartig verdickte Kollagenschicht

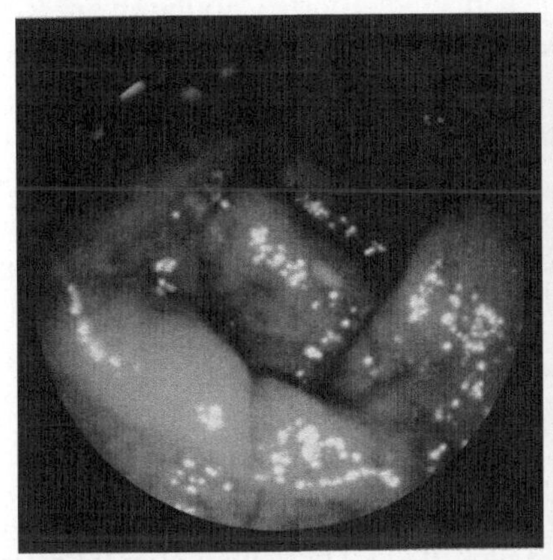
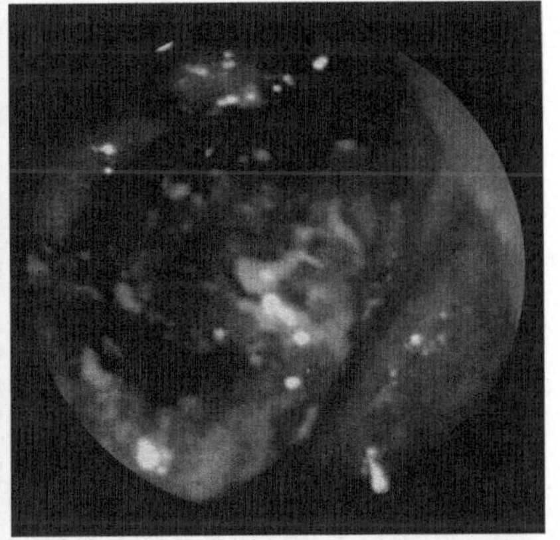

Abb. 1

Abb.

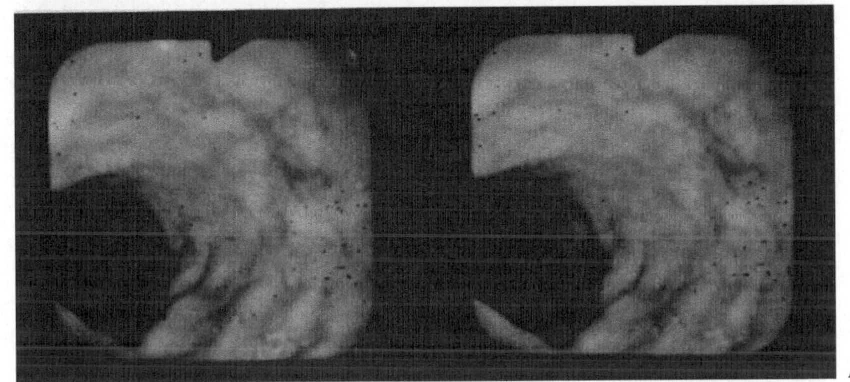

Abb.

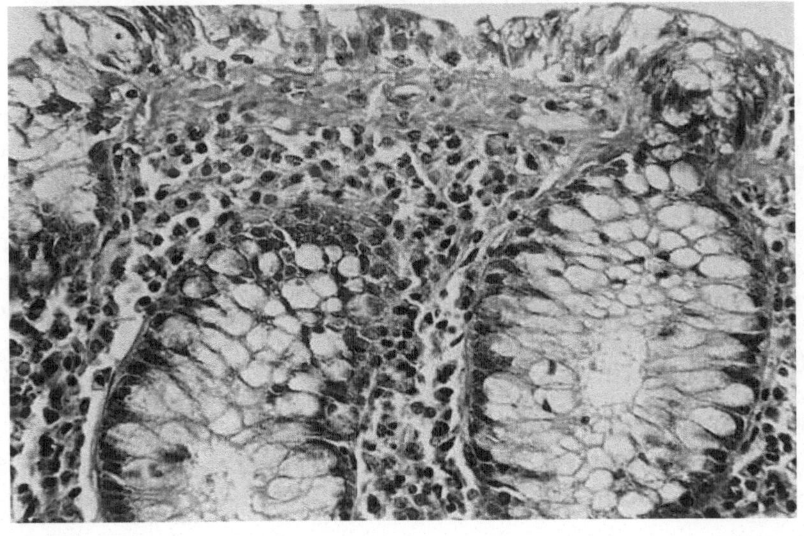

Abb. 4

Im Initialstadium finden sich feingeweblich dilatierte Capillaren am Rande der Nekrosen und Ulcera. Vereinzelt werden auch in der Submucosa Mikrothromben angetroffen.

Häufigste Lokalisation ist das linke Colon, vor allen Dingen die linke Flexur, da diese zwischen dem Versorgungsgebiet der A. mesenterica superior und der A. mesenterica inferior liegt, deren kleinkalibrige Anastomosen als Collateralen funktionell nicht ausreichen. In wenigen Fällen kann auch das Rectum von der mangelnden Hämoperfusion betroffen sein.

2 Diversionscolitis

Sie findet sich in ausgeschalteten Darmsegmenten (z. B. temporärer doppelläufiger Anus praeternaturalis). Glick et al [2] berichten über 9 Patienten mit Diversionscolitis als eigenständiges Krankheitsbild. Wir selbst beobachteten 3 Patienten mit dopelläufigem temporären Anus praeternaturalis, bei denen die Coloskopie entzündliche Veränderungen im ausgeschalteten Darmsegment aufzeigte.

Charakteristisch ist eine granulierte Mucosa mit Erosionen, feinfleckigen Blutungen („pin points") und Kontaktblutungen mit deutlich hervortretenden Lymphfollikeln (Abb. 3). Ulcera und Nekrosen fehlen. Die Histologie zeigt eine unspezifische Colitis mit vorwiegend neutrophiler Infiltration und vereinzelten Kryptenabscessen.

Kontrolluntersuchungen haben gezeigt, daß sich nach Reanastomosierung die entzündlichen Veränderungen im primär ausgeschalteten Darmsegment innerhalb weniger Wochen zurückbilden.

3 Kollagene Colitis

Lindström [5] berichtete 1976 erstmals über eine pathogenetisch ungeklärte Darmerkrankung, die sich klinisch vor allen Dingen durch therapieresistente wäßrige Diarrhoen auszeichnet. Die Diagnose stützt sich auf den histologischen Befund einer verdickten subepithelialen Basalmembran mit exzessiver Ablagerung von Kollagen (Abb. 4) [1–4]. Die entzündlichen Veränderungen sind minimal. Fibrinöse Exsudate werden bisweilen angetroffen. Das coloskopische Bild ist weitgehend unauffällig, bisweilen zeigen sich Fibrinfäden und ein verwaschenes Gefäßbild.

Die Elektronenmikroskopie bestätigt den histologischen Befund und zeigt das für Kollagenfasern typische Querbandenmuster (Abb. 5).

Bei einer Patientin trat das Krankheitsbild unter der Therapie mit einem H_2-Receptorenblocker auf. Systematische Untersuchungen an bislang 25 langfristig mit Cimetidin behandelten Patienten haben jedoch keinen ur-

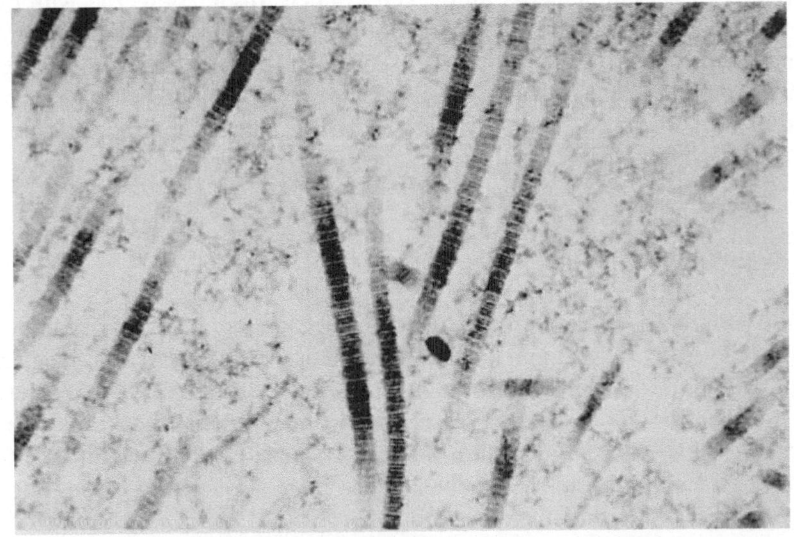

Abb. 5

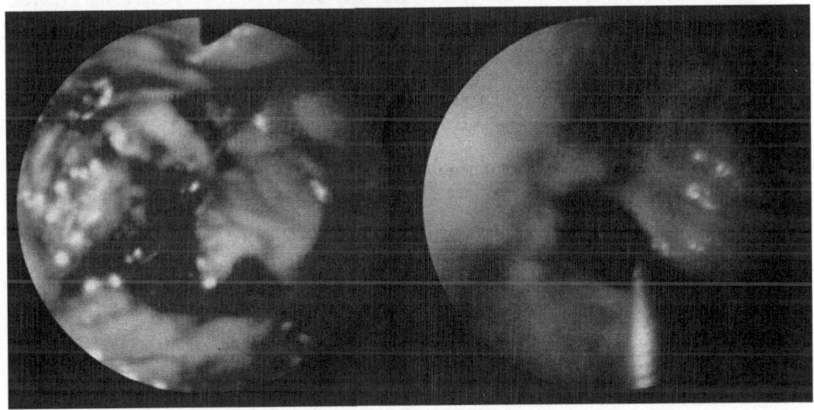

Abb. 6

Abb. 5. Elektronenmikroskopisches Bild einer kollagenen Colitis: parallel angeordnete Kollagenfasern mit asymmetrischem Querbandmuster (Faserbreite etwa 35 nm, wahrscheinlich Kollagen Typ III).

Abb. 6. Ergotaminsuppositorien-Colitis: nahezu komplette Stenose (Okklusion) mit Fibrinauflagerungen und Hämorrhagien (linkes Bild) und Stenose im Heilungsstadium nach Absetzen von Ergotamin und passagerem Anus praeternaturalis (*rechtes Bild*)

191

sächlichen Zusammenhang aufdecken können. In der Folgezeit wurden 2 weitere Patienten mit kollagener Colitis „entdeckt". Bei der erstgenannten Patientin führte die symptomatische Therapie mit Cortison (täglich 20–30 mg Ultralan) [4] zu einem Rückgang der Beschwerden und Symptome. Histologisch zeigte sich bei Kontrollen nach mehreren Monaten eine persistent verdickte subepitheliale Basalmembran.

4 Ergotamincolitis

Ergotaminhaltige Medikamente werden insbesondere in der Migränetherapie eingesetzt. Ergotamin kann in hoher Dosierung zu Arterienspasmen und zur Gangrän der oberen und unteren Extremitäten führen. Wienert u. Grußendorf [6] berichteten über einen anocutanen Ergotismus gangraenosus bei einer 35jährigen Frau nach Langzeitbehandlung mit ergotaminhaltigen Suppositorien. Neben analen Ulcerationen zeigte sich endoskopisch-histologisch eine ausgeprägte Proktitis.
Wir beobachteten eine 46jährige Patientin mit einem 15 Jahre währenden Abusus von ergotaminhaltigen Suppositorien wegen heftiger Migräneattacken. Eine rectovaginale Fistel führte die Patientin erstmals in medizinische Behandlung. Die Fistel hatte ihren Ursprung im Bereich einer Stenose wenige Zentimeter oberhalb des Anus, die endoskopisch nicht passierbar war (Abb. 6). Im Bereich der Stenose zeigten sich entzündliche Veränderungen mit Fibrinbelägen und Kontaktblutung. Wegen Ileussymptomatik wurde eine temporärer Anus praeternaturalis angelegt, worauf die entzündlichen Läsionen – bei Vermeiden ergotaminhaltiger Medikamente – innerhalb weniger Wochen heilten. Die circuläre Stenose wurde anschließend incidiert und der Anus praeternaturalis zurückverlegt.

Literatur

1. Bogomoletz WV, Adnet JJ, Feydy P, Dupont P (1980) Collagenous colitis: A recognised entity. Gut 21:164
2. Glick ME, Glotzer DJ, Goldman H (1979) Diversion colitis – The identification and characterization of a distinct clinical entity. Gastroenterology 5:1139
3. Güller R, Anabitarte M (1981) Die „Kollagenkolitis". Schweiz Med Wochenschr 111:1076
4. Höchter W, Seib H-J, Elster K, Kaduk B, Ottenjann R (1982) Kollagene Kolitis. Dtsch Med Wochenschr 107:257
5. Lindström CG (1976) Collagenous colitis with watery diarrhoea – a new entity. Pathol Eur 11:87
6. Wienert V, Grußendorf EJ (1980) Anocutaner Ergotismus gangraenosus. Hautarzt 2:668

Kapitel 14

Pathogenese und elektive Therapie der Peridiverticulitis

Th. Raguse

1 Ätiologie und Morbidität

Mit einer globalen Incidenzquote von 5–37% stellt die Divertikelerkrankung des Colons heute das häufigste Dickdarmleiden dar. Charakteristisch ist die Krankheitszunahme mit fortschreitendem Alter, ferner ihr häufiger Beginn im Sigma mit der Neigung zur Ascension. Wir sehen aber auch den umgekehrten Weg mit Primärbefall des rechten Colons und zunehmend distalem Befall, wie das von Malta, Japan und dem Vorderen Orient berichtet wird [1, 14, 15, 17, 25, 31, 33, 34, 43, 49, 59, 66, 68, 75, 87, 93, 118, 122, 124, 125] (Abb. 1).

Die Ursache der Divertikulose ist ungeklärt, Ernährungsfaktoren mit Mangel an Ballaststoffen werden diskutiert. Dies belegen Tierexperimente von Carlson u. Hölzel [20], Hodgson [53] sowie Smith et al. [122] und der Erfolg faserreicher Diäten in den unkomplizierten Stadien. Die Ernährungsfaktoren erklären auch die seit der Jahrhundertwende stetige Zunahme dieser Erkrankung, ebenso ihr gehäuftes Auftreten in hochzivi-

Abb. 1.
Divertikelerkrankung:
Incidenz (global)

5–37%

Autoren: Akovbiantz (1968), Brodribb (1976), Bünte (1976), Burkitt (1973), Byrne (1972), Härb (1969), Heiny (1975), Hughes (1969), Ellis (1973), Klems (1970), Morson (1969), Parks (1968), Raia (1973), Romsdahl (1963), Simonowitz (1977), Strohmeyer (1976)

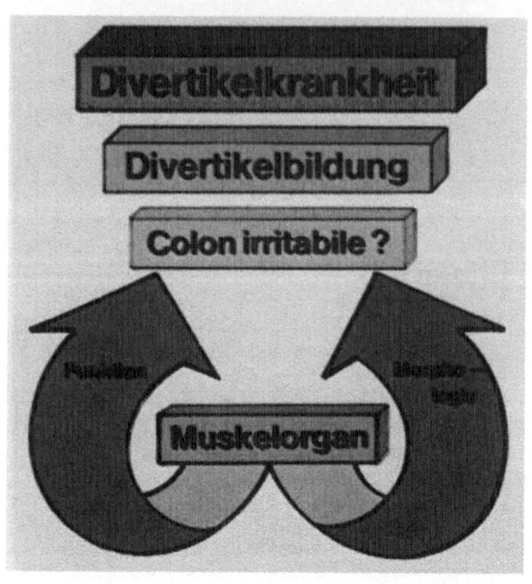

Abb. 2. Pathogenetische Faktoren zur Divertikelbildung und -krankheit

lisierten Ländern [14, 15, 30, 37, 44, 53, 62, 77, 82, 83, 128]. Ein Großteil der Divertikelträger bleibt zeitlebens beschwerdefrei, die Divertikulose kann jedoch auch jederzeit zu einer schmerzhaften Divertikelerkrankung oder zu einer Diverticulitis mit Komplikationen führen. Die klinische Erfahrung lehrt, daß der erste Diverticulitisanfall selten der letzte sein wird. In 33–66% muß mit wiederholten Hospitalisierungen gerechnet werden, trotz der sich offensichtlich ändernden Morbiditätscharakteristik unter Einhaltung faser- und schlackenreicher Kostformen [60]. Weiterhin gilt heute die Tatsache als gesichert, daß von 100 Divertikulosepatienten 5 nach 10 Jahren, 10 nach 25 und 17 nach 40 Jahren wegen einer hochgradigen Diverticulitis operiert werden müssen. Wird kein operativer Eingriff vorgenommen, werden bei 25–35% der Kranken potentiell bedrohliche Komplikationen auftreten. Diese regelhafte Beziehung zwischen Krankheitsdauer und Zunahme der Komplikationen einerseits sowie der Ausbreitungsneigung andererseits ist besonders bei jugendlichen Divertikuloseträgern wichtig. 20–25% aller Operationsindikationen fallen auf die Patientengruppe unter 40 Jahre, obwohl diese Altersstufe nur in 1–10% von der Divertikelerkrankung betroffen ist [1, 8, 10, 19, 21, 26, 31, 33–35, 36, 47–49, 51, 52, 58, 66, 67, 76, 80, 87, 108, 111–115, 117, 124, 125, 129, 130].

Den aufgezeigten Gegebenheiten liegt pathogenetisch ein abnormes Muskelorgan zugrunde. Morphologische Eigenheiten und funktionelle Kriterien gilt es gleichermaßen zu erwähnen, ohne zu präjudizieren, ob beide Veränderungen nebeneinander bestehen oder die eine Störung durch die andere bedingt ist (Abb. 2).

194

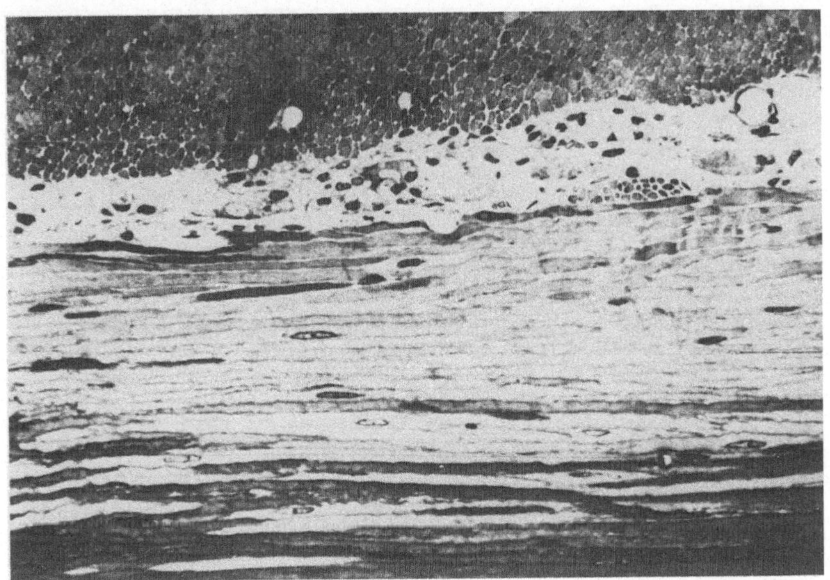

Abb. 3. Normaldarm (längsgeschnitten), Längsmuskulatur oben – parallele Ausrichtung der Muskelzellen. Semidünnschnitt nach Richardson

2 Morphologie

Schon seit Haberschon (1857) ist bekannt, daß Verdickung der Colon-wand und Divertikelbildung parallele Befunde sind. Grob orientierend imponieren sowohl eine verdickte Längs- als auch Ringmuskulatur [2, 7, 81, 105, 108, 118, 123, 132, 133].
Gemeinsam mit Bubenzer [101] und Kühnel [102, 103] durchgeführte gezielte licht- und elektronenmikroskopische Analysen weisen jedoch primär allein im Längsmuskel herausragende Befunde auf. Die Tänien besitzen im Normalzustand parallel ausgerichtete Muskelzellen mit glatten Oberflächen und schlanken spindeligen Kernen (Abb. 3). Im Divertikeldarm herrscht dagegen ein anderes Bild vor. Hier verlaufen die Myocyten nämlich nicht parallel, sondern spitzwinklig zueinander (Abb. 4). Ferner fallen bereits lichtmikroskopisch unregelmäßig konturierte, teils sägeblattartige Zellmembranen und korkenzieherartig gewundene Zellkerne auf. Elektronenmikroskopisch wird deutlich, daß die Sägeblattstruktur der Myocyten durch lange, dornartige Sarkolemausstülpungen hervorgerufen wird (Abb. 5a, b). Diese Form der räumlichen Anordnung der Myocyten und deren spezifische cytoplasmatische Organisation entspricht der eines intensiv kontrahierten Muskels, wie er von Gabella [39–41], Kelly [63] und Lane [72] an glattmusculären Kontraktionszuständen im Tier-

195

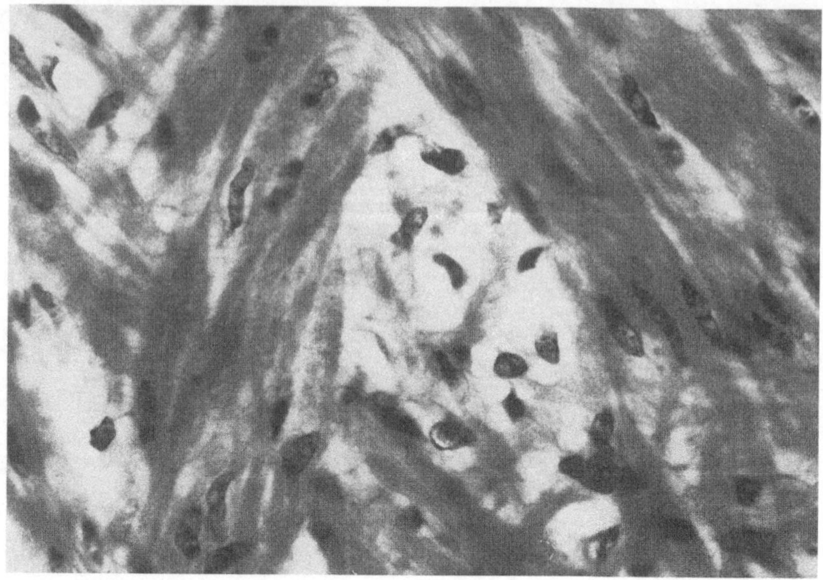

Abb. 4. Divertikeldarm (längsgeschnitten), Längsmuskulatur, spitzwinklig zueinander verlaufende Myocyten (Fischgrätenstruktur)

experiment aufgezeigt werden konnte. Für die mit einer vermehrten Kontraktion der glatten Muskelzellen zu erwartende erhöhte Stoffwechselfunktion lassen sich auch im elektronenmikroskopischen Bild regelmäßige charakteristische Merkmale nachweisen, nämlich eine reichhaltige Randvesiculation und eine Anhäufung von Pinocytosebläschen im Cytosplasma (Abb. 6). Schließlich sprechen in mit Aldehyd-Fuchsin gefärbten Schnitten stets nachweisbare Kontraktionsbänder, die das Bild von Uterus-myomatosus-Knötchen imitieren, dafür, daß hier ein intensiver Kontraktionszustand der Tänien vorliegt, und zwar auch außerhalb divertikeltragender Darmanteile (Abb. 7a, b). Untermauert wird das durch weitere strukturelle Umbauprozesse mit dem Nachweis von echten Myomen und Myomenkeimen im Tränienbereich.

Anders stellt sich dagegen das Gefüge in der Ringmuskulatur dar. Ein ordnendes Prinzip wie beim Normaldarm läßt sich jedoch nicht nachweisen. Infolge einer Stauchung scheinen die Muskelzellen in ihrer Längsrichtung beträchtliche Kaliberschwankungen mit teilweise enormer Grö-

---

Abb. 5a, b. Divertikeltänie (**a** längs, **b** quer), intensive kontraktionsbedingte Verzahnung benachbarter Muskelzellen durch Sarkolemausstülpungen

196

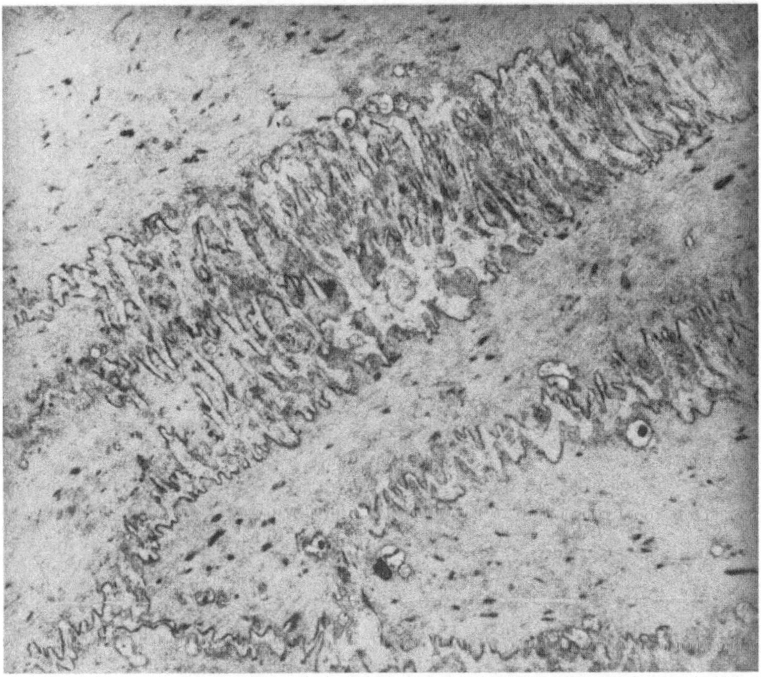

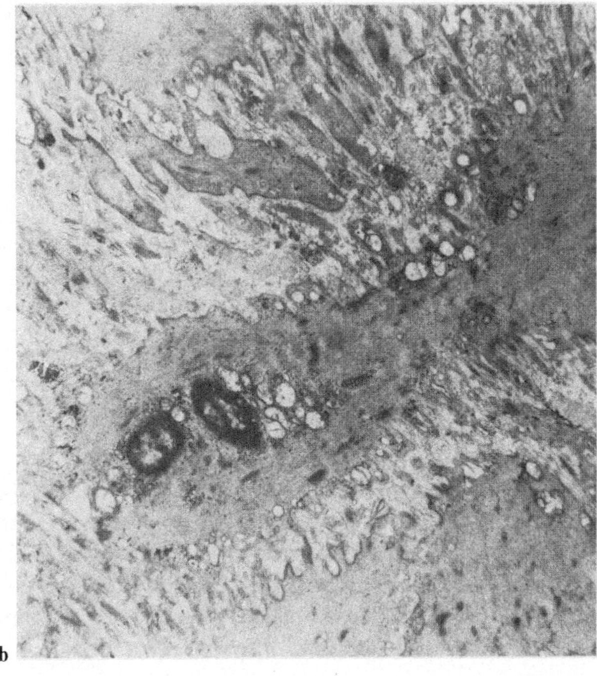

Abb. 5a

Abb. 5b

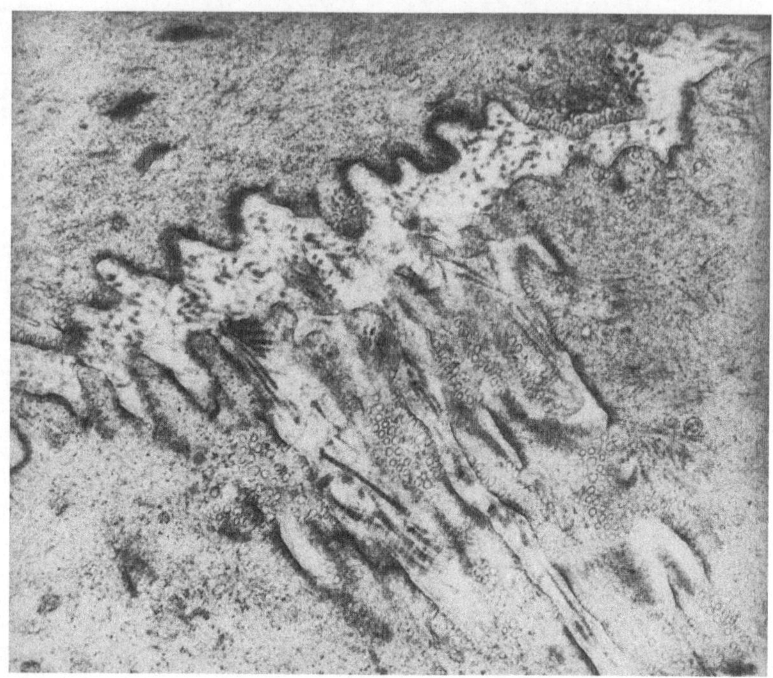

Abb. 6. Divertikeldarm (längs), Anhäufung von Pinocytosebläschen als Ausdruck eines gesteigerten Zellstoffwechsels

ßenzunahme zu erfahren. Gleichzeitig scheren benachbarte Zellen infolge der Längsstauchung aus dem Ringverlauf aus und schieben sich aneinander vorbei. Im Gegensatz zur Längsmuskulatur fehlen Anzeichen einer vermehrten Kontraktion und die daraus abzuleitenden morphologischen Kriterien einer erhöhten Funktion (Abb. 8 u. 9) [39–41, 63, 72, 99, 101, 103].

3 In-vitro-Funktion

Die morphologischen Eigenheiten der Divertikeltänie mit dem Nachweis eines erhöhten Zellstoffwechsels spiegeln sich auch in der Funktionsanalyse wider. So zeigen In-vitro-Untersuchungen an isolierten Längsmuskelpräparaten im Vergleich zu gesunden und Colitis-ulcerosa-Därmen eine erhöhte elektrische und mechanische Aktivität einschließlich des Motilitätsindexes. Ringmuskelpräparate gesunder und divertikeltragender

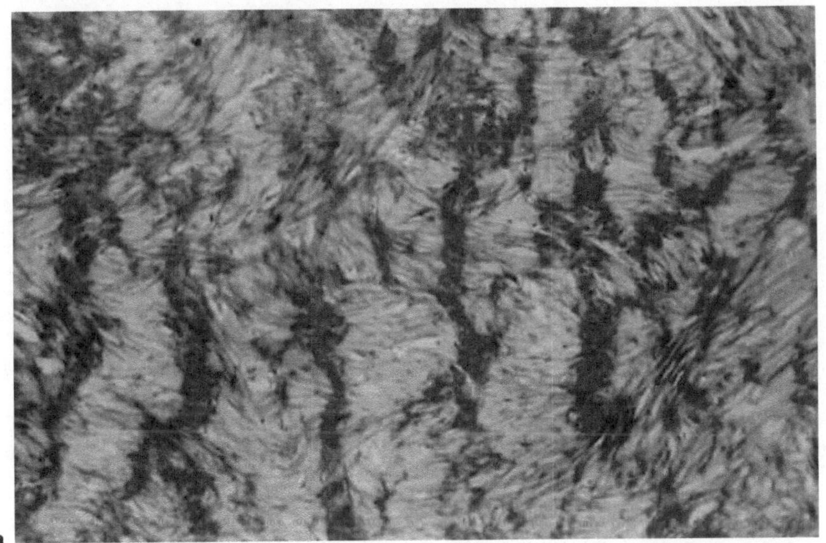

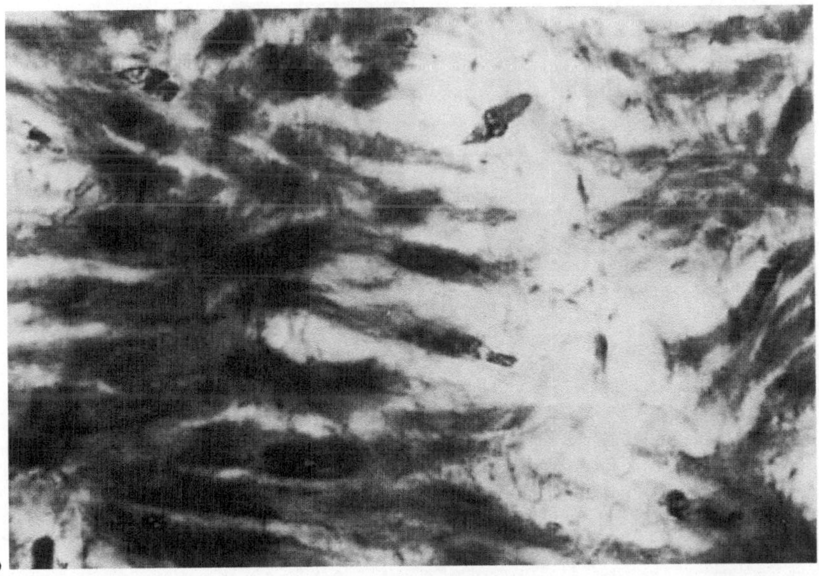

Abb. 7a, b. Divertikeldarm mit typischer Kontraktionsbänderung, Aldehyd-Fuchsin-Färbung

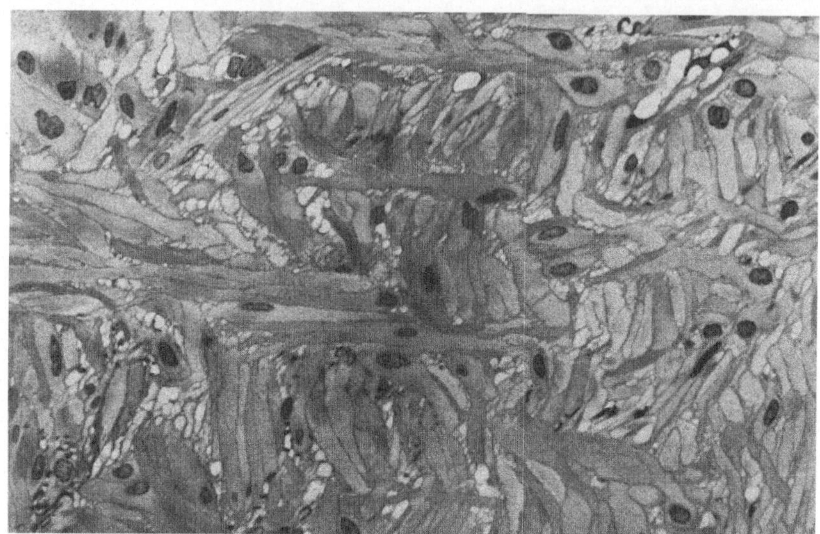

Abb. 8. Divertikeldarm (längs), Ringmuskulatur mit stauchungsbedingter Auflösung des geordneten, parallelen Zellverbandes, Methylenblau-Azur II

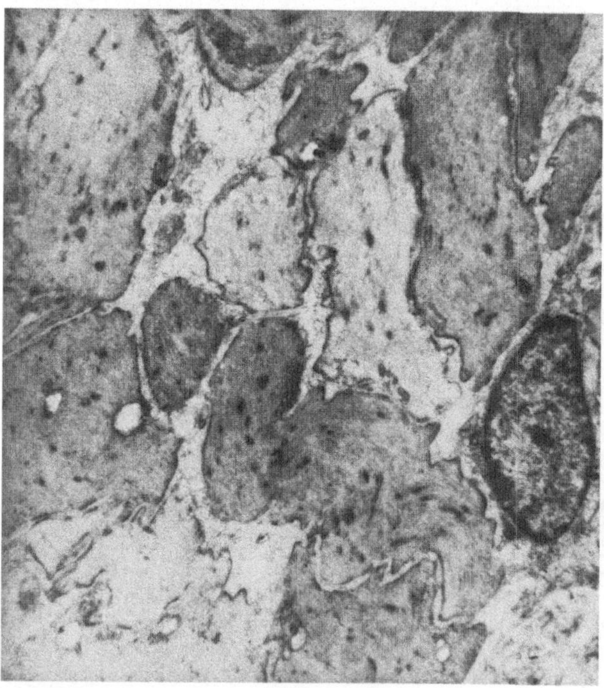

Abb. 9. Divertikeldarm, gestauchte Myocyten der Ringmuskulatur als Folge der Tänienkontraktion

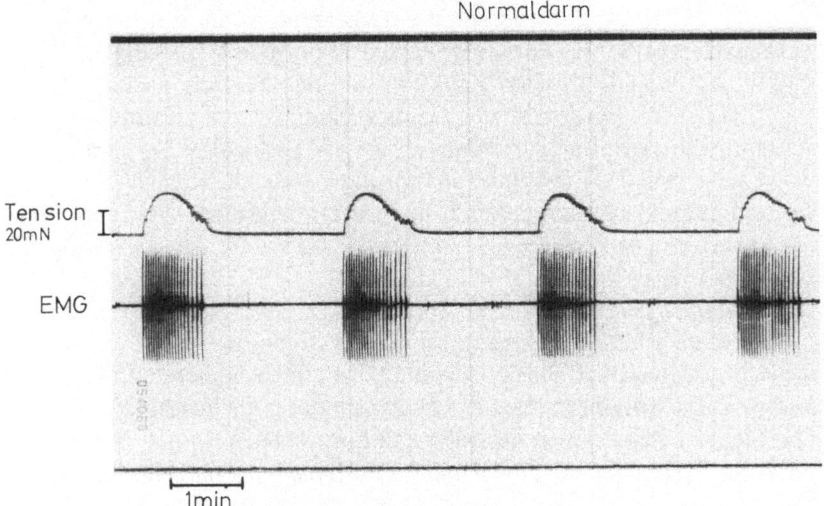

Abb. 10. Normaldarmtänie, EMG und Mechanogramm

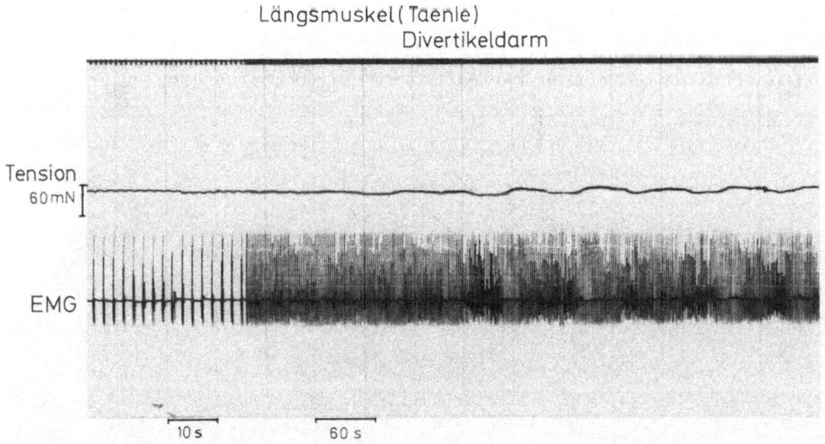

Abb. 11. Divertikeldarm, Tänie mit maximal gesteigerter Funktion im EMG und Mechanogramm

Dickdärme unterscheiden sich dagegen in ihrer Funktion nicht. Ferner kann regelhaft nachgewiesen werden, daß diese auf die Divertikeltänie beschränkten Funktionsstörungen wohl myogener Natur sind. So vermag nämlich Tretodotoxin – ein spezifischer Nervenhemmstoff – diese abnorme Funktion nicht zu unterdrücken (Abb. 10 u. 11) [97–100, 102].

4 Pathogenese

Morphe und Funktion sind somit entscheidend in der Pathogenese der Divertikelerkrankung. Die aufgezeigten abnormen strukturellen Bilder und die auffallende In-vitro-Funktion sind nämlich schon in den frühesten Stadien des Divertikelnachweises vorhanden und erfahren eine Bestätigung durch die immer wieder auch in vivo gesteigerte Motilität. Möglicherweise gehen diese Funktionsstörungen, wie sie ähnlich auch beim Colon irritabile vorhanden sind, den morphologischen Veränderungen der Divertikulose voraus [7–9, 14, 21, 27, 28, 51, 52, 59, 65, 79, 84, 87, 127–129, 132, 133] (Abb. 2).

In den segmentierenden Hochdruckzonen, die durch nervale und hormonelle Stimuli eine Potenzierung erfahren können, entstehen konsekutiv die Pulsionsdivertikel. Pulsionsbedingte Ringmuskeldefekte sind nämlich schon in den Anfangsstadien der Prolapsbildung nachweisbar (Abb. 12). Das Sigma scheint diesen nervalen und hormonellen Stimuli in besonderer Weise ausgesetzt, mit ein Grund für die häufige Primärlokalisation der Divertikel in diesem Dickdarmanteil [87, 88, 99, 105, 108, 123, 124].

Mit Auftreten der kontraktionsbedingten Muskelverdickung und mit zunehmendem Alter der Patienten ändert sich die Verlaufsrichtung der Ar-

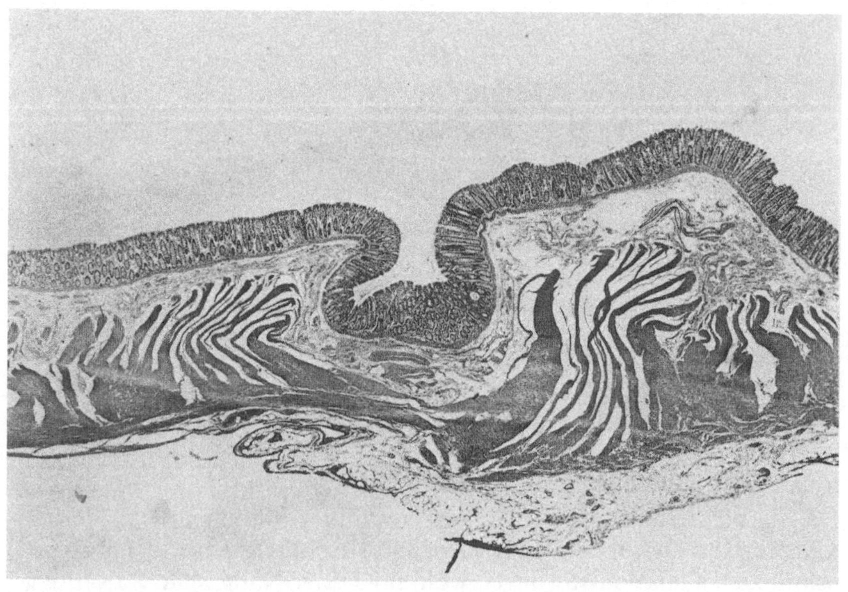

Abb. 12. Divertikeldarm (längs), Divertikelentstehung mit pulsionsbedingtem Ringmuskeldefekt

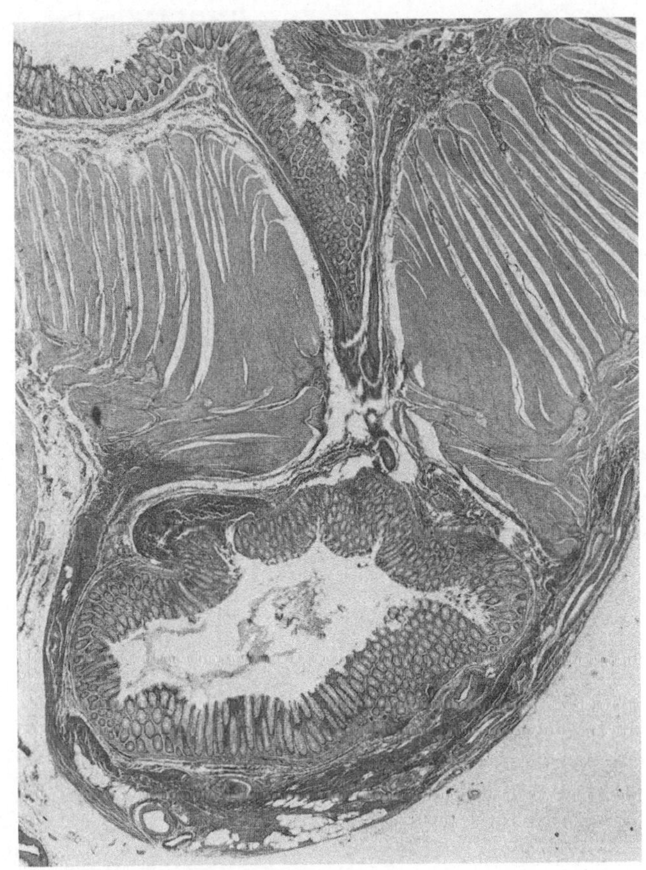

Abb. 13. Musculär bedingte Divertikelhalseinengung mit Kotstau. Elastica Van Gieson

terien durch die Colonwand von einer schrägen in eine senkrechte Richtung, dadurch entstehen zusätzliche Schwachstellen. Auch Adipositas und Bindegewebsschwäche im Colonbereich spielen eine begünstigende Rolle für die vorwiegend im Rechtscolon lokalisierte atrophe Form der Divertikulose. Der von Mann [74] postulierte „rectosigmoidale Sphincter" hat dagegen unseres Erachtens keine Bedeutung für die Entstehung der Divertikulose.

Entscheidend sind vielmehr die myogen gestörte Längsmuskelfunktion und die sie begleitende, durch Längsverkürzung bedingte globale Muskelverdickung. Als deren Folge resultiert im weiteren Krankheitsverlauf die Divertikelhalseinengung mit konsekutivem Kotstau (Abb. 13). Dieser wiederum ist als Ausgangspunkt der fortschreitenden Divertikelerkran-

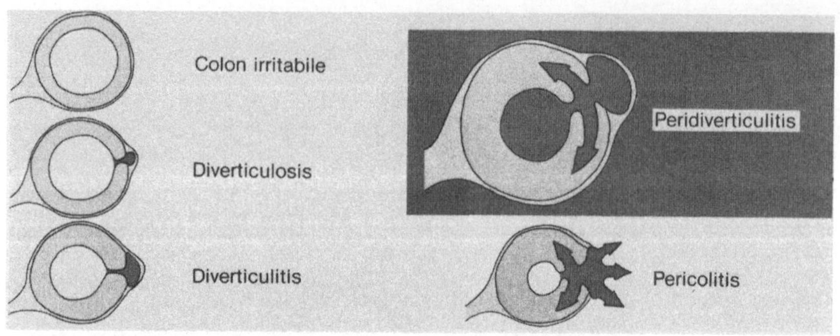

Abb. 14. Morphologische und klinische Einteilung der Divertikelerkrankung des Colons

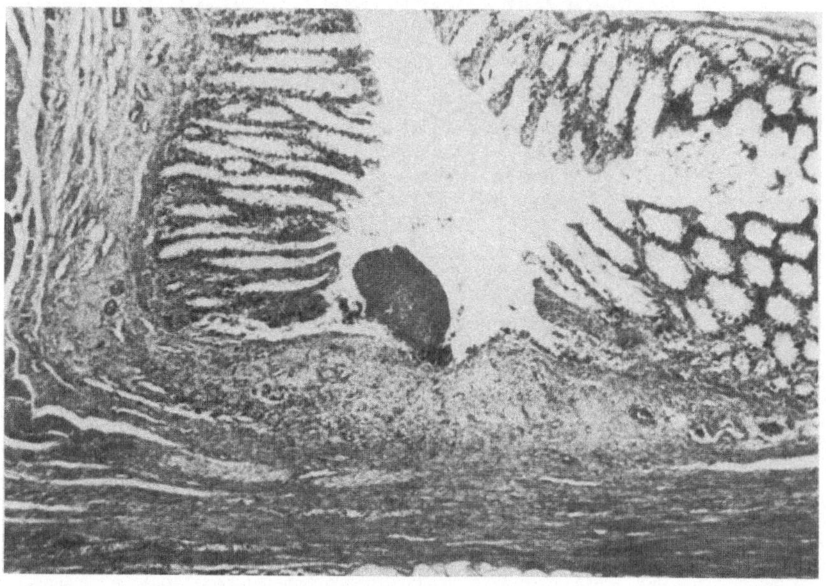

Abb. 15. Drucknekrose in einem Divertikelgrund

kung anzusehen, die sich schließlich sowohl klinisch als auch morphologisch in verschiedenen Schweregraden widerspiegelt (Abb. 14). Der Stase folgt die Entzündung, die anfangs allerdings noch auf die Mucosa beschränkt ist. Erkennbar ist diese lokalisierte Entzündung röntgenologisch an der reversiblen Myokontraktur und ihrem durch einen irritablen Muskel bedingten Schmerzcharakter. Gelingt es in diesem Stadium nicht, den Entzündungsprozeß aufzuhalten, kommt es über Drucknekrosen, Mikroperforation und entzündlicher Durchwanderung zur Überschreitung der Divertikelwand (Abb. 15). Aus der myostatischen wird nun die entzünd-

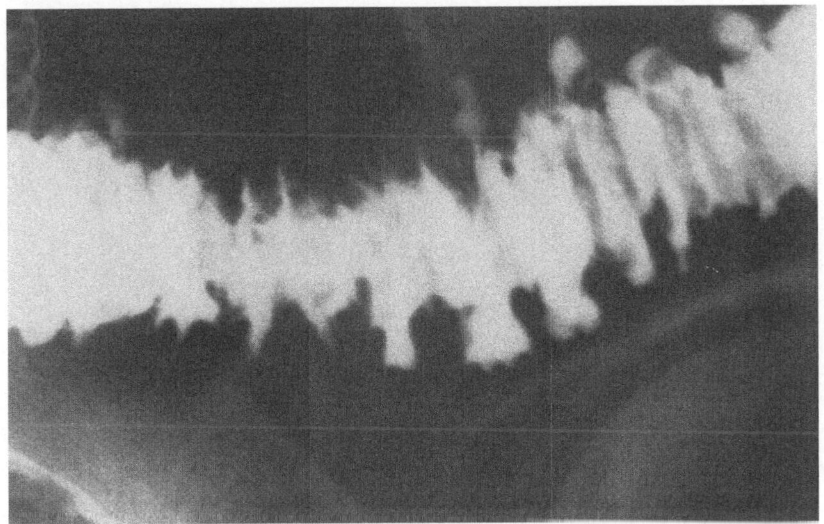

Abb. 16. Peridiverticulitis, im Röntgenbild nicht mehr lösbarer l'etat d'accordeon trotz Spasmolyticaapplikation

lich-sklerotische Kontraktur, die Peridiverticulitis. Klinisch erkennbar wird das durch die Symptome, die Körte so trefflich mit „Linksappendicitis" bezeichnet hat. Ihre Merkmale sind die BSG-Erhöhung, die Leukocytose, das Fieber und der im Röntgenbild nicht mehr lösbare l'etat d'accordeon trotz Spasmolyticaapplikation (Abb. 16). Sie ist die Initialzündung für die Penetration oder gedeckte Perforation weiterer Divertikel. Dieser Ablauf ist dann besonders ausgeprägt, wenn eine Penetration oder Perforation inkompletter oder intramuraler Divertikel vorliegt. Denn mit Überschreitung der Divertikelwand kann die Entzündung direkt auf das Muskellager übergreifen (Abb. 17). Die Ausbreitung der Entzündung ist daher von nun an gesetzmäßig progredient, und es ist nur noch eine Frage der Zeit, bis die Serosa überschritten und somit die Pericolitis mit ihren vielfältigen, mitunter lebensbedrohlichen Komplikationen etabliert ist. Die Peridiverticulitis muß somit als Beginn der Komplikation angesehen werden [78, 99, 105, 108, 116].

5 Therapie

Abgesehen von den mit 5% seltenen fulminanten Diverticuloseblutungen, die einer Resektionsbehandlung bedürfen, sprechen Entzündungen, die nicht auf die Darmwand übergegriffen haben, auf konservative Be-

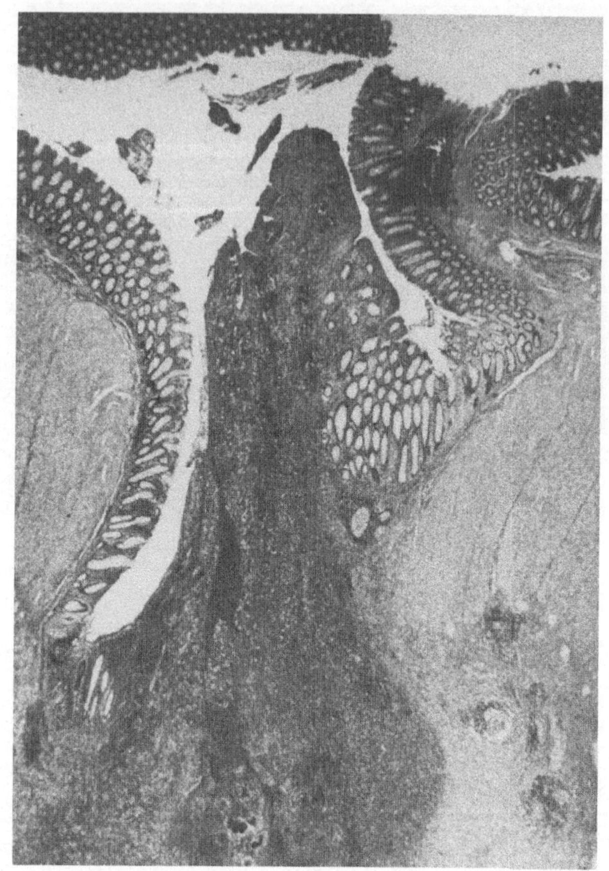

Abb. 17. Peridiverticulitis bei inkompletten, intramuralen Divertikeln. HE

handlungsmaßnahmen an. Bewährt haben sich neben den Antibiotica und Spasmolytica vor allen Dingen Diäten mit schlacken- und faserreicher Kost. Interessant erscheint zudem der therapeutische Einsatz des Glucagons, vor allen Dingen zur Coupierung heftiger Schmerzattacken, die von einem irritablen Muskel herrühren. Wie In-vivo-Untersuchungen zeigen, wird hiermit die krankheitsspezifische gesteigerte Motilität schlagartig beseitigt [16, 23, 24, 28, 30, 37, 66, 69, 77, 79, 82, 83, 87, 91, 98, 108, 124, 125, 129] (Abb. 18).
Die folgenden Stadien der Diverticulitis können wegen der möglichen Komplikationen nicht mehr konservativ behandelt werden. Selbst passagere Kotableitungen bringen den Prozeß nicht zum Stillstand (Abb. 19) [5, 6, 14, 15, 19, 29, 32, 35, 36, 45, 53, 65, 68, 84, 91, 96, 112, 114, 128, 134, 135].

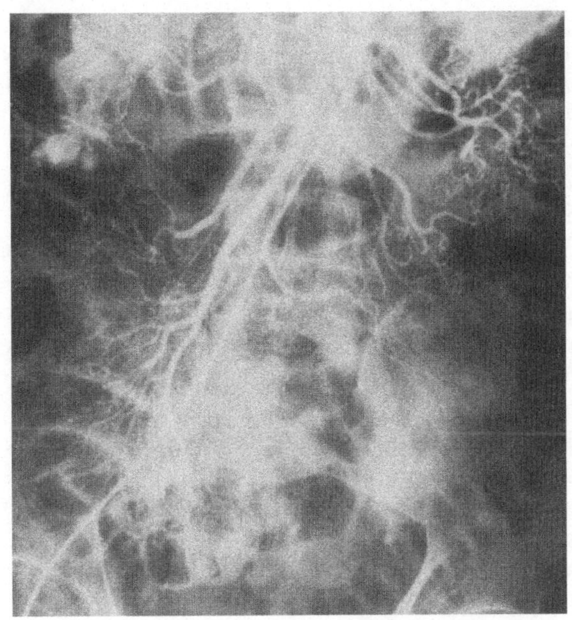

Abb. 18. Selektive Angiographie mit Nachweis einer ausgedehnten Divertikelblutung unterhalb der rechten Flexur

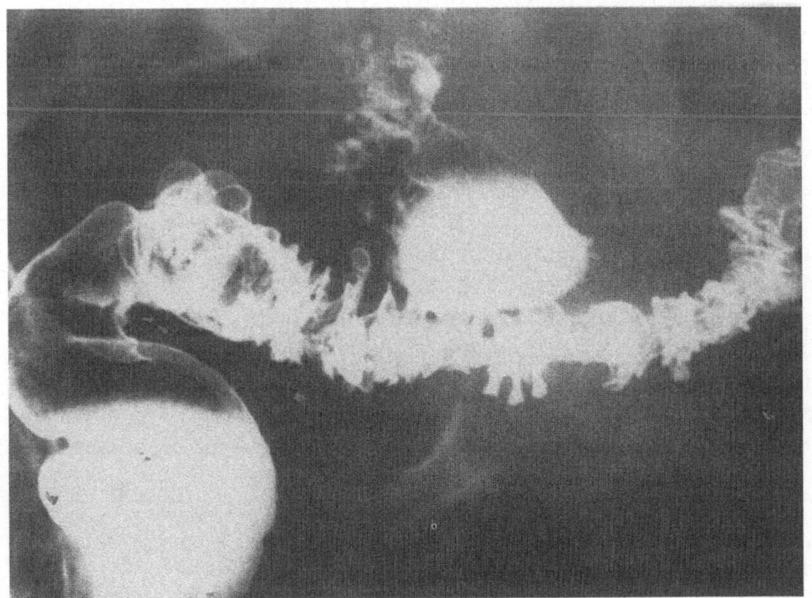

Abb. 19. Peridiverticulitis mit Divertikelperforation

5.1 Resektion

Lebensbedrohliche Zustandsbilder zwingen zum Noteingriff, der je nach
Art, Ausmaß und Komplikationen ein Mortalitätsrisiko von 9,5–87%
hat. Oft sind Mehrfacheingriffe nötig. Daher wird heute die schon in den
zwanziger Jahren empfohlene, jedoch lange Zeit in Vergessenheit gerate-
ne, frühe chirurgische Intervention gefordert [3, 6, 12, 26, 50, 57, 74, 89,
90, 92, 94, 105, 106, 108, 116].
Das Ziel ist also der Elektiveingriff mit Frühresektion des entzündlich
veränderten Darmsegmentes, meist des Sigmas (Abb. 20). Von Bedeutung
ist, daß in der Regel einzeitig mit primärer Anastomosierung vorgegan-
gen werden kann. Allenfalls markieren wir bei bestehenden Bedenken zur
Sicherheit der Naht das rechtsseitige Colon transversum nach dem Vor-
schlag von Deucher (persönliche Mitteilung) mit einem Zügel (Abb. 21).
Er wird durch die Bauchhaut nach außen geleitet, und bei Bedarf kann
so in Lokalanaestesie sehr rasch das Colon transversum vorgelagert und
somit ein protektiver Kotableitungsafter angelegt werden. Die Berechtigung dieser elektiven operativen Therapie leitet sich aus den guten klinischen Ergebnissen ab. Die Letalität der Frühresektion liegt unter 1%
(Abb. 22). Demgegenüber ist der Elektiveingriff in fortgeschritteneren
Stadien mit inkompletten Stenosierungen, Organfistelungen sowie lokalisierten Abscessen und umschriebenen Peritonitiden mit einer deutlich höheren Sterblichkeit belastet [5, 6, 12, 22, 26, 32, 44, 46, 47, 50, 60, 62, 67,
68, 80, 92, 96, 105, 108, 111, 112, 130, 131, 134, 135].

5.2 Myotomie

Mitteilungen von Bolt u. Hughes [11], Boyden [13], Charnock et al. [22],
Larsen [69], Parks [85, 86, 88], Reilly [110] und Smith et al [120] und eigene
Untersuchungen belegen, daß trotz Frühresektion 5–30% der Patienten
nicht beschwerdefrei werden. Selbst Divertikelrezidive und Ascensionen
sind zu verzeichnen. Diese Zahlenangaben sind mit der Mißerfolgsquote
konservativer Maßnahmen in den unkomplizierten Stadien vergleichbar
[14, 15, 53, 69, 82, 83]. Prä- und postoperative Motilitätsuntersuchungen
und Mitteilungen von Parks [85, 86, 88], Smith [119, 120], Rodkey u.
Welch [112] und Targart [126] bestätigen das und lassen vermuten, daß
im Restdarm ein erkrankter Muskel belassen wird. Auch die aufgezeigten

---

Abb. 20. Resektion des peridiverticulitisch veränderten Sigmas mit primärer Anastomose
ohne Anlage eines Derivationsstomas

Abb. 21. Anzügeln des rechten Colon transversum nach Sigmaresektion, bei Bedarf Vorla-
gerung dieses Darmteils und Anlage eines Derivationsstomas in Lokalanästhesie

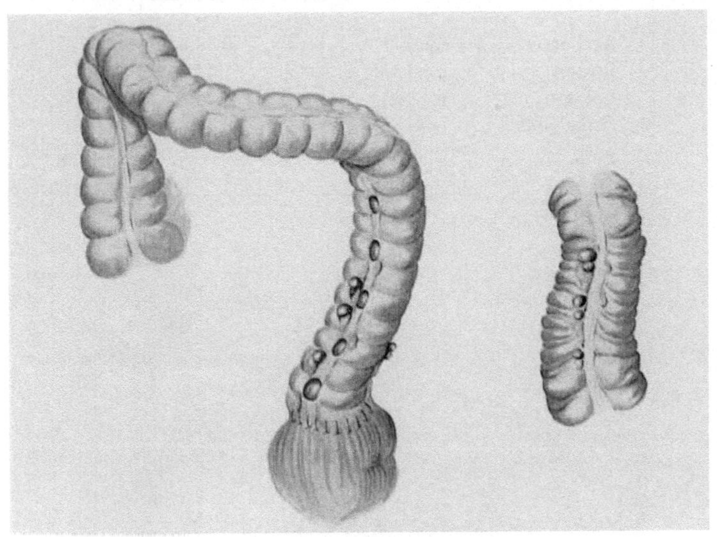

Abb. 20

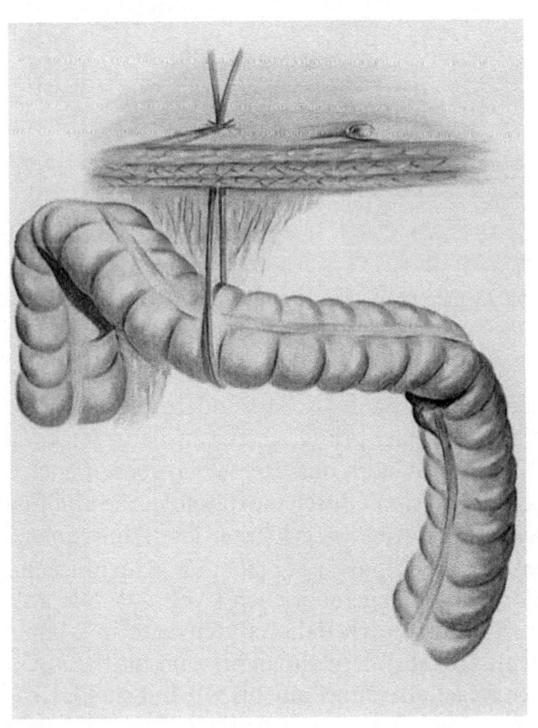

Abb. 21

Aachen	n = 173	† = 1	0,58%
Boston	n = 139	† = 2	1,43%
London	n = 132	† = 1	0,75%
Philadelphia	n = 137	† = 1	0,71%
Kiel	n = 27		0%

Abb. 22. Risiko der Frühresektion

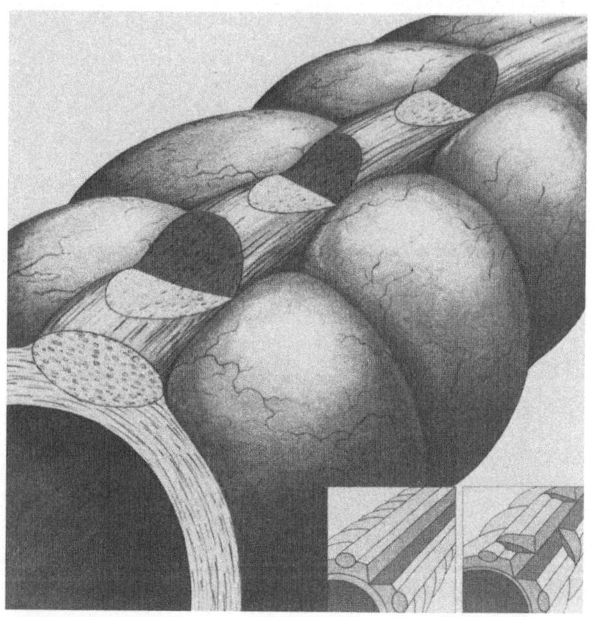

Abb. 23. Quermyotomie – alternierende Incision der antimesenterialen Tänien in 2-cm-Abständen, unten rechts Längs- und kombinierte Myotomie

eigenen morphologischen und funktionellen Untersuchungen mit dem Nachweis einer primär gestörten Tänie auch außerhalb des Divertikelbefalls untermauern das. Restbeschwerden nach Resektion sowie Rezidive lassen sich somit durch morphologische und funktionelle Eigenheiten dieses Kankheitsbildes erklären. Die Konsequenz wäre, zusätzlich zur Resektion die Längs-, aber nicht die Ringmuskelmyotomie in das operative Vorgehen miteinzubeziehen (Abb. 23). Die antimesenterialen Tänien im Restdarm werden daher stufenweise in 2-cm-Abständen quer incidiert, beim Linksbefall maximal bis zum mittleren Colon transversum [112], in der Regel allerdings nur bis zur linken Flexur. Durch Verlängerung des kontrakten Darmes mit Aufhebung der vermehrten Haustrierung erfolgt die Druckentlastung (Abb. 24). Das kann ohne zeitlichen Mehraufwand

210

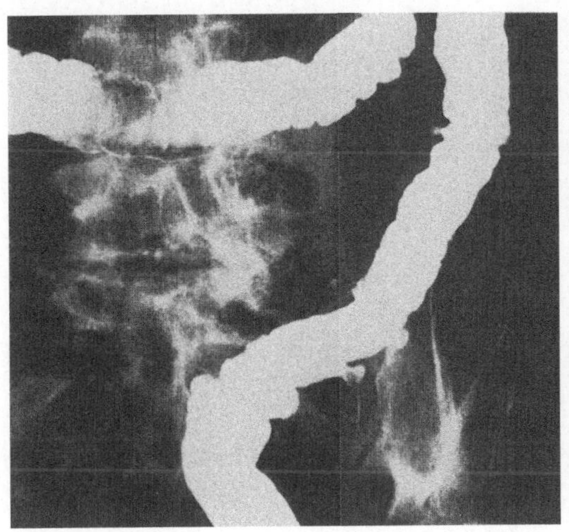
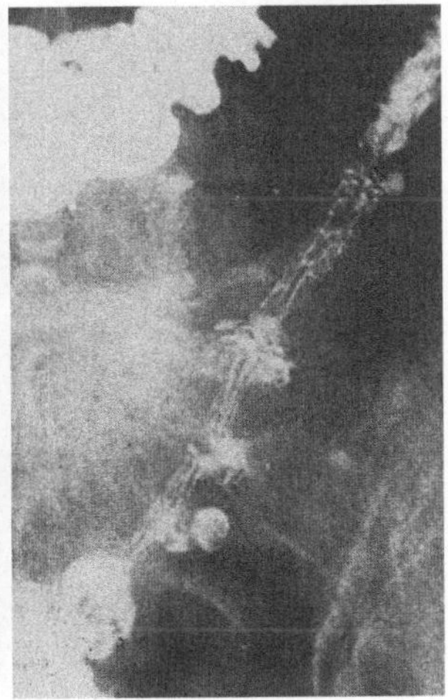

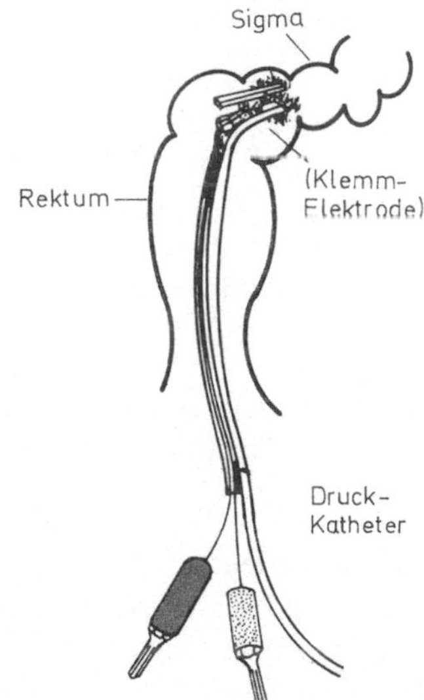

Abb. 25. Simultane In-vivo-Registrierung von
transmucösem EMG und intraluminalem Druck

und ohne Risiko durchgeführt werden, denn bislang wurden nach Quermyotomie keine letalen Komplikationen beobachtet [42, 54–56, 70, 71, 73, 74, 79, 98, 102, 107, 108].
Die Richtigkeit dieses kombinierten Vorgehens konnte in einer prospektiven Studie, die 31 Patienten mit einer Peridiverticulitis einschloß, belegt werden [98, 102]. So zeigt sich in der Funktionsanalyse mit intraluminalen Druckmessungen und simultaner transmucöser EMG-Registrierung oberhalb der Anastomose (Abb. 25), daß sowohl die abnorme elektrische

211

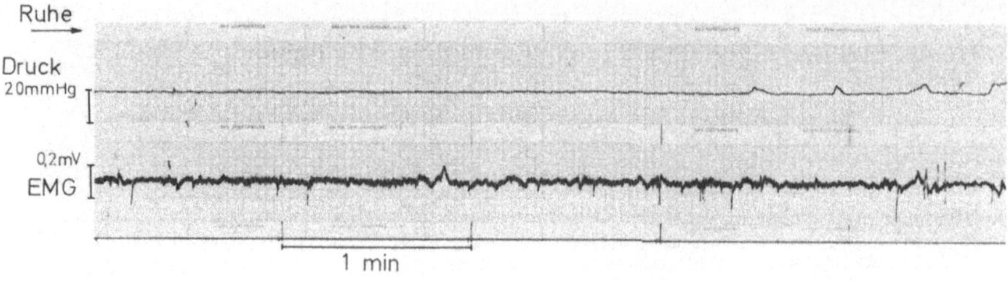

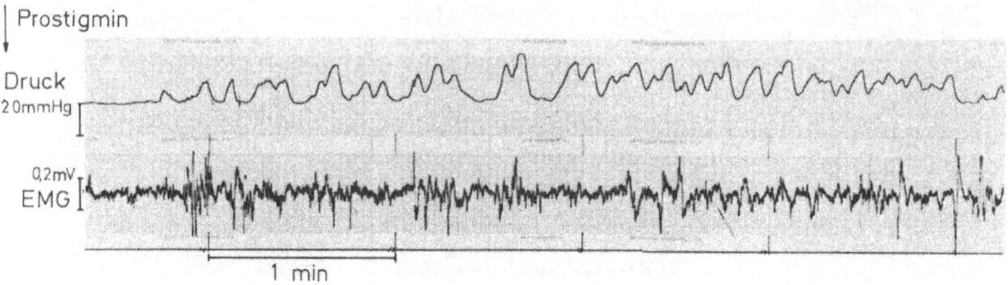

Abb. 26. EMG und Druckverhalten nach Sigmaresektion bei Peridiverticulitis

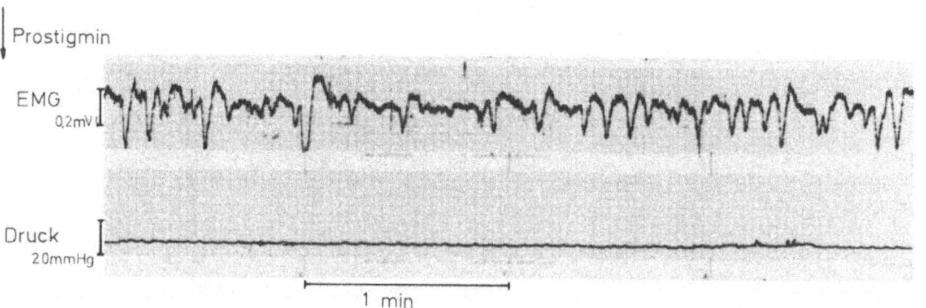

Abb. 27. EMG und Druckverhalten nach Sigmaresektion mit zusätzlicher Quermyotomie, unauffälliges Motilitätsverhalten unter Prostigminstimulation

Aktivität wie auch die nach Prostigmingaben abnorm gesteigerte Motorik, wie sie für die Diverticulitis typisch ist, mit einer Resektion allein nicht beseitigt wird. Dagegen stellt sich nach zusätzlich zur Resektion durchgeführter Myotomie ein normales, dem gesunden Kontrollkollektiv ähnliches Funktionsmuster des Restdarmes ein (Abb. 26 u. 27) [27, 30, 65, 70, 71, 85, 87, 88].

Auch retrospektive klinische Untersuchungen unserer Patienten bestätigen das. Lediglich jene Operierte, bei denen zusätzlich zur Resektion die Myotomie durchgeführt wurde, waren 36 Monate bis 5 Jahre post operationem beschwerdefrei, ausschließlich Resezierte dagegen nur zu 80%. 68 Patienten mit funktionellen Beschwerden bei nachgewiesener Divertikulose und blander Diverticulitis konnten ferner zum Vergleich mit streng überwachter konservativer Therapie nur in 60% dauerhaft von ihrem Be-

212

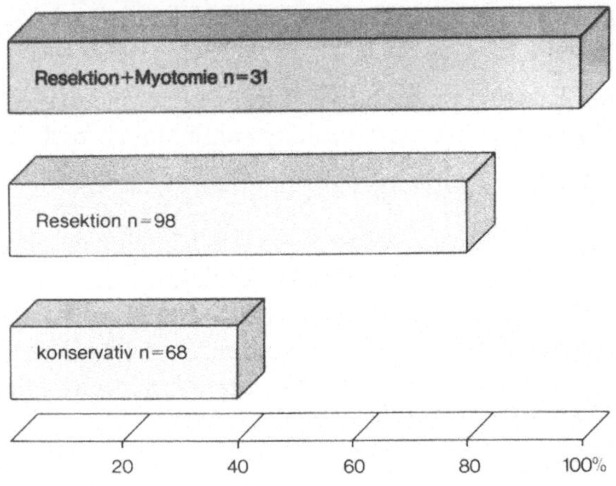

Abb. 28. Divertikulose ohne krankheitsspezifische Beschwerden – 36 Monate nach Therapie

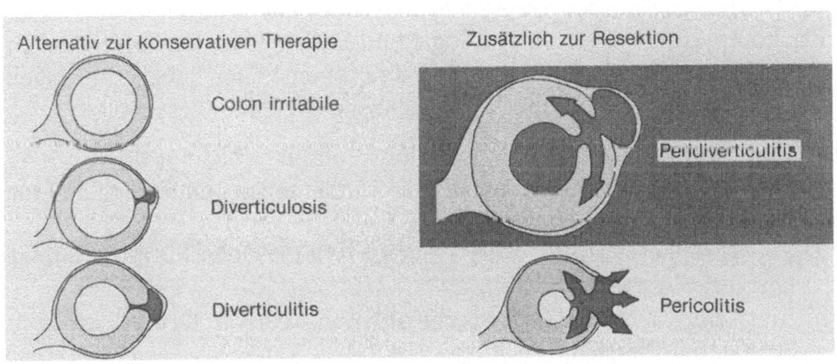

schwerdebild befreit werden (Abb. 28). Die Längsspaltung der Ringmuskulatur dagegen, wie es Reilly [109, 110] vorschlug, halten wir aufgrund der aufgezeigten pathophysiologischen Gegebenheiten sowie der schlechten klinischen Erfahrungen von Attisha u. Smith [4], Charnock et al. [22], Mann [74], Parks [85, 86, 88], Prasad u. Daniel [95] und Smith et al [119–121] für nicht gerechtfertigt, zumal sie zusätzlich noch mit einer nicht unerheblichen Mortalität von bis zu 5% belastet ist. Diese Zahlen dürften auch für die kombinierte Myotomie gelten.

Als ausschließliches Vorgehen kommt die Längsmuskelspaltung im Stadium der Peridiverticulitis, wie Hodgson [56] sie vorschlug, allerdings zu spät. Die entzündlich sklerotisch fixierte Kontraktur wird durch sie nicht beseitigt [42, 97, 99, 107].

Völlig anders ist dagegen die Situation in den Vorstadien der Peridiverticulitis. Hier bietet sich die Quermyotomie als Alternative zur konservativen Therapie für jene 5–40% der Patienten an, die trotz streng überwachter konservativer Behandlungsmaßnahmen nicht beschwerdefrei werden
(Abb. 29). Wie für die Divertikulose und die blande Divertikulitis gilt das
möglicherweise auch für das spastische Colon. Neben der Schmerzaus-
schaltung hat die Querincision der Tänien hier zusätzlich noch einen Prä-
ventiveffekt, nämlich die Verhinderung der Divertikelneubildung oder
Ascension, aber auch die Vermeidung einer Krankheitsprogression von
den unkomplizierten in die komplizierten Stadien, ein Gesichtspunkt, der
speziell im jugendlichen Alter Berücksichtigung finden sollte [52, 69, 87,
97–99, 102, 107, 109, 110, 134, 135].

6 Zusammenfassung

Epidemiologische, morphologische und funktionelle Studien zur Klärung
der komplexen Frage von Ätiologie und Pathogenese der Divertikelentstehung und der hieraus folgenden Krankheitsbilder haben zum Nachweis der charakteristischen Veränderungen geführt. Diese sind:

1. Eine Verdickung der Colonwandmuskulatur – bedingt durch die erhöhte Kontraktionsbereitschaft der Tänien mit sekundärer Stauchung
   des Ringmuskelverbandes.
2. Eine gesteigerte Motilität der Tänien, als deren Folge die intraluminale
   Duckerhöhung als ein Teilaspekt anzusehen ist.
3. Ein Kotstau in den Divertikeln mit konsekutiver Drucknekrose im
   Schleimhautbereich.
4. Eine Durchwanderung der Schleimhautbarriere und eine nachfolgende Ausbreitung der Entzündung in die Muskulatur mit Fortschreiten
   in Richtung auf das Pericolon. Den inkompletten Divertikeln kommt
   hierbei ein besonderer Stellenwert zu.
5. Mit Beginn der Peridiverticulitis, d.h. mit Übergriff der Entzündung
   auf die Darmwand, ist die komplizierte Divertikelerkrankung mit ihrer Neigung zur lebensbedrohlichen Progredienz etabliert.

Einigkeit herrscht darin, daß die Divertikulose und die blande Diverticulitis, deren Entzündung sich auf den Prolaps selbst beschränkt, auf kon-
servativem Wege eine Besserung des klinischen Beschwerdebildes erfahren.
Schon zu Beginn der Komplikationen, der Peridiverticulitis des Colons,
ist dagegen die Resektion des entzündlichen Darmsegmentes angezeigt.
Die Progression in die lebensbedrohlichen Komplikationen wird dadurch
unterbunden. Die Letalität dieses Elektiveingriffes als Frühresektion liegt

unter 1%. 5–30% der so behandelten Patienten werden jedoch nicht beschwerdefrei. Verlgeichende licht- und elektronenmikroskopische und funktionelle In-vitro-Untersuchungen geben eine Erklärung hierfür. Sie zeigen, daß der Längsmuskulatur des Divertikeldarms pathogenetisch eine zentrale Rolle zukommt. Die Ergebnisse legen nahe, die Längsmuskulatur im Restdarm quer zu incidieren, um Restbeschwerden und Rezidive zu vermeiden. Neben der Zusatztherapie zur Frühresektion peridiverticulitisch veränderter Darmsegmente stellt die Quermyotomie ein Alternativverfahren zum konservativen Behandlungskonzept der unkomplizierten Stadien wie der Divertikulose und der blanden Diverticulitis dar.

Literatur

1. Akovbiantz A, Aeberhard P, Arma S (1968) Kolondivertikulose-Divertikulitis. Praxis 57:375–379
2. Arfwidsson S, Lehmann L, Winberg T (1964) Pathogenesis of multiple diverticula of the sigmoid colon in diverticular disease. Acta Chir Scand 342:1–68
3. Asch MJ, Markowitz AN (1967) Diverticulitis coli: A surgical appraisal. Surgery 62:239–247
4. Attisha RP, Smith AN (1969) Pressure acitivity of the colon and rectum in diverticular disease before and after sigmoid myotomy. Br J Surg 56:891–894
5. Auguste LJ, Wise L (1981) Surgical management of perforated diverticulitis. Am J Surg 141:122–127
6. Bacon HE, Nagsnoc M (1964) A plea for prophylactic resection as definitive therapy for diverticulitis of the colon. Am J Surg 108:830–833
7. Becker V (1976) Pathologisch-anatomische Aspekte zur Entstehung von Divertikeln und ihre Komplikationen. Langenbecks Arch Chir 342:401–409
8. Berman PM, Kirsner JB (1972) Diverticular disease of the colon in the elderly. Geriatrics 1:70–75
9. Berman PM, Kirsner JB (1973) Diverticular disease of the colon – the possible role of "Roughage" in both food and life. Dig Dis 18:506–507
10. Boles RS, Jordan SM (1958) The clinical significance of diverticulosis Gastroenterology 35:579–582
11. Bolt DE Hughes CE (1966) Diverticulitis, a follow up of 100 cases. Br Med J I:1 205–1 209
12. Botsford TW, Zollinger RM, Hicks R (1971) Mortality of the surgical treatments of diverticulitis. Am J Surg 121:702–705
13. Boyden AM (1950) The surgical treatment of diverticulitis of the colon. Ann Surg 132:94–99
14. Brodribb AM (1977) The treatment of symptomatic diverticular disease with highfibre diet. Lancet I:644–647
15. Brodribb AM, Humpfreys DM (1976) Diverticular disease: Three studies. Part I – Relation to other disorders and fibre intake. Br Med J 1:424–430
16. Brwon HW, Roy S (1968) Haemorrhage in diverticulitis. Int Surg 49:135–142
17. Burkitt DP (1973) Some diseases characteristic of modern western civilisation: Br Med J I:274–278

18. Burkitt DP (1976) A deficiency of dietary fibre may be one cause of certain colonic and venous disorders. Dig Dis 21:104–109

19. Byrne JJ, Garick EI (1971) Surgical treatment of diverticulitis Am J Surg 121:379–384

20. Carlson AJ, Hoelzel F (1949) Relation of diet to diverticulitis of the colon in rats. Gastroenterology 12:108–115

21. Chapmann M, Misiewicz JJ (1968) Changes in the haustral pattern in diverticular disease and the irritable colon syndrom. Gut 9:735

22. Charnock FML, Rennie JR, Wollwood JM, Todd JP (1977) Results of colectomy for diverticular disease of the colon. Br J Surg 64:417–419

23. Chaudhary NA, Truelove SC (1961) Human colonic activity: A comparative study of normal subjects with ulcerative colitis, and patients with the irritable colon syndrome. Part I–III. Gastroenterology 40:1–36

24. Chowdhary AR, Lorber SH (1977) Effects of glucagon and secretin on food – of morphine – induced motor activity of the distal colon, rectum and sphincter. Dig Dis 22:775–780

25. Classen M (1973) Divertikel des Darmes. In: Demling L (Hrsg) Klinische Gastroenterologie. Thieme, Stuttgart, S 359–365

26. Colcock BP (1958) Surgical management of complicated diverticulitis. N Engl J Med 259:570–575

27. Connell AM (1975) Applied physiology of the colon: Factors relevant to diverticular disease. Clin Gastroenterol 4:23–30

28. Daniels O, Basu PK, Al-Samarrai HM (1974) Use of glucagon in the treatment of acute diverticulitis. Br Med J 3:720–722

29. Dietz R, Encke A (1976) Zur Behandlung der Sigmadivertikulitis. Med Welt 27:292–295

30. Eastwood MA (1975) Medical and dietary management. Clin Gastroenterol 4:85–97

31. Ellis H (1970) Colonic diverticula: Pathology and natural history. Br Med J 3:565–567

32. Eng K, Ranson JHC, Localio SA (1977) Resection of the perforated segment. Am J Surg 133:67–72

33. Ernsting MD (1972) Beziehung der Divertikulose zum Lebnsalter. Med Dissertation, Universität Erlangen Nürnberg

34. Eusebio EB, Eisenberg MM (1973) Natural history of diverticular disease of the colon in young patients. Am J Surg 125:308–311

35. Filippini L (1969) Die Divertikulitis des Dickdarms. Internist (Berlin) 10:275–278

36. Filippini L (1977) Die Divertikelkrankheit des Sigmas. Schweiz Rundsch Med 66:295–302

37. Findlay J, Smith AN, Sharriff S, Mitchell WD, Eastwood MA (1974) The effect of bran on transit time, bile acid concentration and motility in colonic diverticular disease. Br J Surg 61:323–331

38. Fischer R, Petri H, Friedel C (1964) Klinik und Behandlung der Colondivertikel. Gastroenterologica 101:339–356

39. Gabella G (1974) Structural changes in the taenia coli during elongation and shortening. J Physiol London 242:36–38

40. Gabella G (1976) Structural changes in smooth muscle cells during isotonic contraction. Cell Tissue Res 170:187–201

41. Gabella G (1977) Arrangement of smooth muscle cells and intramuscular septa in the taenia coli. Cell Tissue Res 184:195–212

42. Gallagher DM, Russel TR (1978) Surgical management of diverticular disease. Surg Clin North Am 58:563–572

43. Gear JSS, Fawsdon P, Nolan OJ, Ware A, Menn JJ, Brodribb AJM (1979) Symptomless diverticular disease and intake of dietary fibre. Lancet I:511–514

216

44. Glauser R, Filippini L (1977) Divertikelkrankheit des Dickdarms. Dtsch Med Wochenschr 102:755–759
45. Graudins J (1973) Die Dignität der Dickdarmdivertikel in der Chirurgie. Taegl Prax 14:41–46
46. Graves HA, Franklin RM, Robbins LB, Sawyers JL (1973) Surgical management of perforated diverticulitis of the colon. Am Surg 56:142–147
47. Greene WW (1957) Diverticulitis of the colon – radical versus conservative treatment.
47a. Haberschon SO (1857) Observations on diseases of the alimentary canal. J. Churchill-London
48. Härb H, Kyrle P, Leitner R (1969) Divertikulitis, Diverticulosis coli. Wien Med Wochenschr 119:133–135
49. Hamelmann H, Thiede A, Poser H, Sellschopp C (1980) Pathophysiologie und pathophysiologisch orientierte Therapiekonzepte der Divertikulose/Divertikulitis des Dickdarms. Arzt Krankenhaus 6:9–19
50. Hartley RC (1964) Dangers of diverticulitis coli: An estimation of the place of resection in avoidence of complications. Br J Surg 51:45–49
51. Havia I (1971) Diverticulosis of the colon: A clinical and histological study. Acta Chir Scand [Suppl] 415
52. Havia I, Manner R (1971) The irritable colon syndrome. A follow-up study with special referance to the development of diverticula. Acta Chir Scand 137·569–572
53. Hodgson J (1972) Effect of methylcellulose on rectal and colonic pressures in treatment of diverticular disease. Br Med J 3:729–731
54. Hodgson J (1973) Transverse taeniamyotomy for diverticular disease. Dis Colon Rectum 16:283–289
55. Hodgson J (1974) Transverse taeniamyotomy. A new surgical approach for diverticular disease Ann R Coll Surg Eng 55:80–89
56. Hodgson WJB, Schanzer J, Bakare S, McElhinney AJ (1979) Transverse taeniamyotomy in localised acute diverticulitis. Am J Gastroenterol 71:61–67
57. Hollender LF, Meyer C, Bur F, Marie A (1974) Plädoyer für die Frühresektion der Sigma-Divertikulitis. In: Reifferscheid M (Hrsg) Kolondivertikulitis. Thieme, Stuttgart S 72–84
58. Horner JL (1958) Natural history of diverticulosis of the colon. Am J Dig Dis 3:343–350
59. Hughes LE (1969) Postmortem survey of diverticular disease of the colon. Gut 10:336–351
60. Hyland JMP, Taylor J (1980) Does a high fibre diet prevent the complications of diverticular disease. Br J Surg 67:77–79
61. Johnson AG (1972) The effect of transverse section of taenia coli on intracolonic pressures in the rabbit. Scand J Gastroenterol 7:321–327
62. Kasper H (1979) Die Bedeutung der Ballaststoffe für die Entstehung der Behandlung gastroenterologischer Erkrankungen. Med Klin 74:1 563–1 568
63. Kelly RE, Rice RV (1969) Ultrastructural studies on the contraction mechanism of smooth muscle. J Cell Biol 42:683–694
64. Kettlewell MGW, Chir M, Moloney GE (1977) Combined horizontal and longitudinal colomyotomy for diverticular disease. Dis Colon Rectum 20:24–28
65. Kirwan WO, Smith AM (1977) Colonic propulsion in diverticular disease, idiopathic constipation, and the irritable colon syndrome. Scand J Gastroenterol 12:331–335
66. Klems H (1970) Klinik und Therapie der Dickdarmdivertikulose. Med Klin 65:579–584
66a. Körte W (1921) Über entzündliche Geschwülste am Darm. Lang. Arch. klin. Chir. 118:138–163

67. Kraft-Kinz J, Prexl HI (1976) Die komplizierte Divertikulitis und ihre Behandlung. Langenbecks Arch Chir 342:432–437
68. Kümmerle F, Brückner R (1977) Chirurgische Therapie der Divertikelkrankheit des Dickdarms. Schweiz Med Wochenschr 107:498–505
69. Kümmerle F, Brückner R, Fuchs HF, Ottenjann R, Painter NS, Railly M (1980) Standpunkte: Klinik und Therapie der Divertikulitis des Dickdarms. Dtsch Med Wochenschr 105:661–665
70. Landi E (1979) Résultats cliniques et manométriques un an après l'intervention de myotomie transversale multiple pour la maladie diverticulaire du côlon sigmoide. J Chir (Paris) 115:167–170
71. Landi E, Fanchini A, Landa L, Maniscalco L (1979) Multiple transverse taeniomyotomy for diverticular disease. Surg Gynecol Obstet 148:221–226
72. Lane BP (1965) Alterations in the cytologic datail of intestinal smooth muscle cells in varous stages of contraction. J Cell Biol 27:199–213
73. Liebert CW, De Weese BM (1981) Primary resection without anastomosis for perforation of acute diverticulitis. Surg Gynecol Obstet 152:30–32
74. Mann CV (1979) Neues über die Divertikulitis. Proktologie 1:20–25
75. Manousos ON, Truelove SC, Kumsden K (1967) Prevalence of colonic diverticulosis in general population of Oxford area. Br Med J 3:762–763
76. Marshall SF (1963) Earlier resection in one stage for diverticulitis of the colon. Am J Surg 29:337–341
77. Matzkies F, Berg G (1978) Dietary fibre syndrome as the cause of disease in civilised societies. Acta Hepatogastroenterol (Stuttg) 25:402–407
78. Ming SC, Fleischner FG (1965) Diverticulitis of the sigmoid colon. Surgery 58:627–633
79. Misiewicz IJ (1975) Colonic motility. Gut 16:311–314
80. Mitty WF (1969) Surgical management of complications of diverticulitis in patients over seventy years of age. Am J Surg 117:270–276
81. Morson BC (1975) Pathology of diverticular disease of the colon. Clin Gastroenterol 4:37–52
82. Painter NS (1972) Diverticular disease of the colon and constipation and their relationship to our diet. Nurs Times 68:564–565
83. Painter NS (1977) The epidemiology, history and pathogenesis of diverticulosis coli – basis for treatment with improcessed bran. Schweiz Med Wochenschr 107:486–493
84. Parks AG (1975) Ätiologie und Pathogenese der Divertikulose. Schweiz Med Wochenschr 105:825–835
85. Parks TG (1970) Rectal and colonic studies after resection of the sigmoid for diverticular disease. Gut 11:121–125
86. Parks TG (1970) Prognosis in diverticular disease of the colon. Proc Sec Med 63:1 262–1 263
87. Parks TG, Connell AM (1969) Motility studies in diverticular disease of the colon. Gut 10:534–542
88. Parks TG, Connell AM (1970) The outcome in 455 patients admitted for treatment of diverticular disease of the colon. Br J Surg 57:775–778
89. Paulino F, Roselli A, Martins U (1971) Pathology of diverticular disease of the colon. Surgery 69:63–69
90. Penfold JC (1973) Management of uncomplicated diverticular disease by colonic resection in patients at St. Mark's Hospital 1964–1969. Br J Surg 60:695–698
91. Phillip J (1978) Behandlung der Divertikelkrankheit des Colons. Dtsch Med Wochenschr 104:995–996
92. Pitzler K, Rupprecht H (1977) Die chirurgische Therapie der Sigmadivertikulitis. Zentralbl Chir 102:243–251

93. Podesta MT, Pace JL (1975) Distribution of diverticula of the large intestine based on post-mortem studies Int Surg 60:395–399

94. Ponka JL, Shaalan AK (1964) Changing aspects in surgery of diverticulitis. Surgery 56:31–42

95. Prasad JK, Daniel O (1971) Recurrence of high intracolonic pressure following sigmoid myotomy. Br J Surg 58:304–309

96. Pross E, Kümmerle F (1973) Die Kolon-Divertikulitis. Dtsch Med Wochenschr 98:1108–1112

97. Raguse T (1979) Die Myotomie im Therapiekonzept der Dickdarmdivertikulitis. Langenbecks Arch Chir 348:51–60

98. Raguse T (1980) Funktionelle Untersuchungen vor und nach operativer Behandlung der Sigmadivertikulitis. In: Reifferscheid M, Peters H (Hrsg) Gastrointestinale Endoskopie. Bibliomed, Melsungen, S 33–44

99. Raguse T (1980) Untersuchungen zur Divertikelerkrankung des Kolons. Habilitationsschrift, RWTH Aachen

100. Raguse T (1980) Horizontal myotomy – Causal procedure in diverticular disease. In: Pichlmaier H, Grundmann R (eds) Surgery of the colon and rectum. Thieme, Stuttgart, pp 75–80

101. Raguse T, Bubenzer J (1979) Funktionelle und morphologische Untersuchungen zur Divertikelerkrankung des Dickdarms. Langenbecks Arch Chir [Suppl] 139–143

102. Raguse T, Kühnel W (1980) Funktionsorientiertes Therapiekonzept bei der Divertikelerkrankung des Kolons. Langenbecks Arch Chir 352:611

103. Raguse T, Kühnel W (1981) Zur Pathogenese der Divertikelerkrankung des Kolons. Leber Magen Darm 11:147–158

104. Raia A, Gama AH, Pinotti HW, Rodrigues JJG (1973) Diverticular disease in the transposed colon used for esophagoplasty: Report of two cases. Ann Surg 177:70–74

105. Reifferscheid M (1967) Pathogenese der Sigma-Divertikulitis und die Indikation zur Resektionsbehandlung. Langenbecks Arch Chir 318:134–160

106. Reifferscheid M (1976) Die Frühresektion der Divertikulitis. Langenbecks Arch Chir 342:439–444

107. Reifferscheid M (1979) Resektion und Myotomie des Divertikeldarms. Dtsch Med Wochenschr 18:671–675

108. Reifferscheid M, Raguse T (1977) Die chirurgische Behandlung der Divertikulitis. Chirurg 48:577–582

109. Reilly M (1964) Sigmoid myotomy. Proc R Soc Med 57:556–557

110. Reilly M (1970) Sigmoid myotomy: Five-year results. Proc R Soc Med 63:139–144

111. Rodkey GV, Welch CE (1965) Diverticulitis of the colon. Evolution in concept and therapy. Surg Clin North Am 45:1231–1243

112. Rodkey GV, Welch CE (1974) Colonic diverticular disease with surgical treatment. A study of 338 cases. Surg Clin North Am 54:655–674

113. Rugtiv GM (1975) Diverticulitis: Selective surgical management. Am J Surg 130:219–225

114. Schellerer W (1970) Die Behandlung der Sigmadivertikulitis. Dtsch Med Wochenschr 13:690–694

115. Schellerer W (1976) Nachuntersuchungsergebnisse konservativ behandelter Divertikulitis-Patienten. Langenbecks Arch Chir 342:449–452

116. Schreiber W (1965) Neue Gesichtspunkte zur Divertikulitis des Dickdarms. Dtsch Med Wochenschr 90:1998–2003

117. Simonowitz D, Paloyan D (1977) Diverticular disease of the colon in patients under 40 years of age. Am J Gastroenterol 67:69–72

118. Slack WW (1966) Bowel muscle in divertiuclar disease. Gut 7:668–670

119. Smith AN, Attisha RP, Balfour T (1969) Clinical and monometric results one year after sigmoid myotomy for diverticular disease. Br J Surg 56:895–899
120. Smith AN, Giaunakos V, Clarke S (1971) Late results of colomyotomy. J R Coll Surg 16:276–280
121. Smith AN, Kirwan WO, Shariff PS (1974) Motility effects of operations performed for diverticular disease. Proc R Soc Med 67:1 041–1 043
122. Smith AN, Shariff PS, Giaunakos V (1976) The effect of diet and operations on experimental diverticular disease. EUSRMB [Suppl] 8:16
123. Stelzner F (1976) Strukturveränderungen der Colonwand als Ursache der Diverticulose und der Diverticulitis. Langenbecks Arch Chir 342:411–412
124. Strohmeyer G (1976) Internistische Aspekte der Divertikulose und Divertikulitis. Langenbecks Arch Chir 342:413–420
125. Strohmeyer G (1978) Funktionelle Störungen des Gastrointestinaltraktes. Leber Magen Darm 8:177–182
126. Targat REB (1969) Diverticular disease of the colon: Clinical aspects. Br J Surg 56:417–423
127. Taylor I, Duthie HL (1974) The effect of stimulation on the myoelectrical activity of the rectosigmoid in man. Gut 15:599–607
128. Taylor I, Duthie HL (1976) Bran tablets and diverticular disease. Br Med J I:988–990
129. Taylor I, Duthie HL, Smallwood R (1975) The effects of glucagon on colonic myoelectrical activity. In: Vantrappen G, Agg HO (eds) Proceeding of the 5th international Symposium on gastrointestinal motility. Typoff, Herentals, pp 76–81
130. Watkins GL, Oliver GA (1966) Management of perforative sigmoid diverticulitis with diffusing peritonitis. Arch Surg 92:928–933
131. Watkins GL, Oliver GA (1971) Surgical treatment of acute perforative sigmoid diverticulitis. Surgery 69:215–219
132. Williams I (1963) Changing emphasis in diverticulr disease of the colon. Br J Radiol 36:393–406
133. Williams I (1968) Diverticular disease of the colon. Gut 9:498–501
134. Zollinger RW (1968) The prognosis of diverticulitis of the colon Arch Surg 97:418–422
135. Zollinger RW, Zollinger RM (1971) Diverticular disease of the colon. Adv Surg 5:255–280

Kapitel 15

Therapie der komplizierten Peridiverticulitis

K. E. Frede

1 Definition und klinische Klassifikation

Die komplizierte Peridiverticulitis ist die Folge eines Entwicklungsgangs, der mit Kotretention und Bildung von Fäcolithen in Divertikeln beginnt und über koprostatische Drucknekrosen der Divertikelschleimhaut, Mikroperforationen, Mikroabscessen und Einschmelzungsherden zu ausgedehnten peridiverticulitischen Entzündungsherden führt [30]. Aus dieser „Zwangsläufigkeit der Progredienz" [31] lassen sich alle Diverticulitiskomplikationen ableiten: die gedeckte und die freie Perforation, der entzündliche Pseudotumor mit Darmstenose, die Fistelbildung zu Nachbarorganen sowie die septische Streuung. Auch die Divertikelblutung kann, muß aber nicht, durch eine Peridiverticulitis ausgelöst werden (Abb. 1).

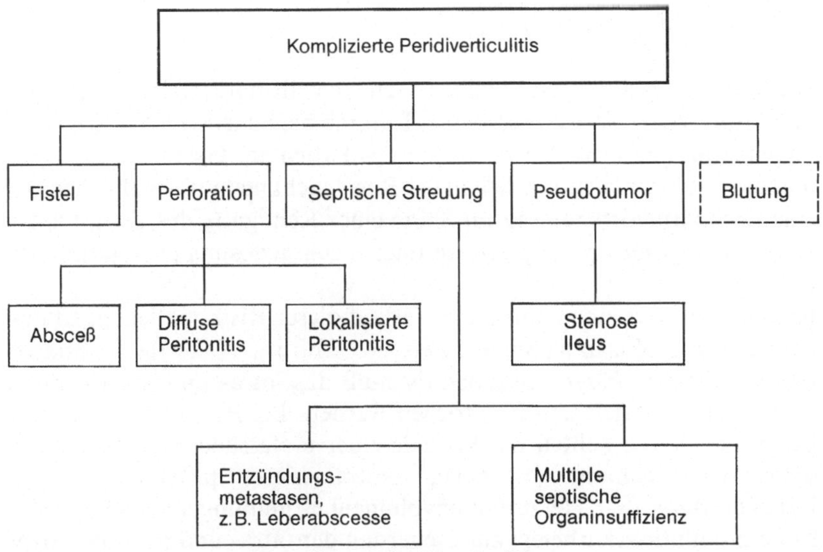

Abb. 1. Verlaufsformen der komplizierten Peridiverticulitis

2 Indikation zur operativen Therapie

Vordringlichstes Ziel in der Behandlung der *komplizierten Peridiverticulitis* ist die Beseitigung des septischen Focus, d. h. des primären Entzündungsherdes. Dieses Ziel läßt sich ausschließlich durch *operatives Vorgehen* erreichen. In der Regel zwingt die Symptomatik zur *Notfalloperation* im akuten Stadium (z. B. Perforation mit Peritonitis), selten wird ein *elektiver Eingriff* nach kardiopulmonaler Vorbehandlung und lokaler Darmvorbereitung möglich sein (z. B. bei Fistelbildung). Die Risiken der Notfalleingriffe bei den meist älteren und mit vorbestehenden kardiopulmonalen Hypotheken zusätzlich belasteten Patienten dürfen nicht unterschätzt werden. Sie sollten jedoch keineswegs zu Kompromissen in der chirurgischen Taktik verleiten, deren Folgen fast immer fatal sind.

Bei der *Divertikelblutung* hingegen hat sich operative Zurückhaltung bewährt. Meist sistiert die Blutung unter konservativen Maßnahmen. Zudem ist der eindeutige Nachweis der Blutungsquelle schwierig und gelingt häufig nicht. Deshalb ist nur bei lebensbedrohlicher, mit konservativer Therapie nicht beherrschbarer Blutung die Indikation zur Notfalloperation gegeben, und zwar im klaren Bewußtsein, daß der Eingriff in einer totalen Colektomie enden kann, wenn die Blutungsquelle auch intraoperativ nicht eindeutig zu lokalisieren ist [4, 9, 19, 25, 34, 36].

3 Operative Therapie

3.1 Präoperative Vorbereitung

Die hohe Morbidität und Letalität nach Notfalleingriffen bei komplizierter Peridiverticulitis erklären sich z. T. durch die fehlende Zeit für eine genügende präoperative Vorbereitung des Patienten: Gestörte kardiopulmonale Funktionen lassen sich in der Regel nicht mehr normalisieren; auf eine Dickdarmvorbereitung im Sinne einer Reinigung des Darmlumens durch orthograde Spülung mit isotoner Kochsalzlösung [7, 26] muß verzichtet werden.

Entscheidend für einen günstigen Verlauf dieser Risikopatienten ist deshalb eine gute Zusammenarbeit zwischen Chirurg, Anaesthesist und Intensivmediziner: Bereits präoperativ muß das intra- und postoperative Management gemeinsam besprochen werden. Bei Patienten mit hohem kardialem Risiko sollten die Vorteile einer umfassenden hämodynamischen Überwachung (arterielle, zentralvenöse, pulmonal-arterielle Druckmessung, evtl. Herzminutenvolumenbestimmung mittels Pulmonalisthermodilutionskatheter) zur Steuerung der intra- und postoperativen kardiocirculatorischen Therapie (Volumensubstitution, Catecholamine,

222

Vasodilatatoren) genutzt werden. Vorkehrungen organisatorischer und apparativer Art für eine postoperative Weiterbehandlung auf der Intensivstation sollten bereits präoperativ getroffen werden.

3.2 Operationsverfahren

Zur Entfernung des septischen Focus bieten sich 3 Verfahren an:

- *Einzeitiges Vorgehen:* Resektion des Entzündungsherdes mit primärer Colonanastomose.
- *Zweizeitiges Vorgehen:*
  a) Resektion des Entzündungsherdes mit primärer Colonanastomose und zusätzlicher proximaler Kotableitung.
  b) Resektion des Entzündungsherdes mit endständiger Colostomie und blindem Verschluß des distalen Darmendes (Verfahren nach Hartmann [18]).

Verfahren *ohne* primäre Herdsanierung, wie die ausschließliche Drainage des Entzündungsherdes oder wie die alleinige entlastende Colostomie als erste von 3 Operationen (*dreizeitiges Vorgehen*), sind unserer Meinung nach nicht mehr vertretbar, da der Ausgangspunkt für mögliche fatale Komplikationen in situ belassen wird. Nur bei massivem Dickdarmileus infolge Diverticulitistumor *ohne akute Entzündungssymptomatik* ist bei Patienten in schlechtem Allgemeinzustand eine primär entlastende Cöcostomie gerechtfertigt.

3.2.1 Einzeitiges Vorgehen

Am Beispiel einer Peridiverticulitis des Sigmas als weitaus häufigste Diverticulitislokalisation [23] soll das operativ-taktische Vorgehen skizziert werden, ohne näher auf technische Details [12] einzugehen.
Die Operation wird in Rückenlage mit der Möglichkeit, in Steinschnittlage überzugehen, vorgenommen. Die Laparotomie erfolgt als großzügige Incision zwischen Symphyse und Nabel mit schräger Verlängerung zum linken Rippenbogen. Dieser Zugang garantiert eine genügende Übersicht über das gesamte Colon descendens und Sigma und ermöglicht eine problemlose Mobilisation der linken Colonflexur, falls diese notwendig wird. Infolge der schweren Peridiverticulitis bestehen häufig ausgedehnte Verwachsungen zur inneren Bauchwand, zum großen Netz und zu den Nachbarorganen Dünndarm, Blase oder Adnexen. Ist die Übersicht nach Lösen solcher Verwachsungen hergestellt, wird über das notwendige Ausmaß der Colonresektion entschieden. Häufig finden sich neben schweren entzündlichen Sigmaveränderungen auch vereinzelte Divertikel ohne Entzündungszeichen in den proximal gelegenen Colonabschnitten. Ziel der operativen Therapie ist die Resektion des diverticulitischen Dick-

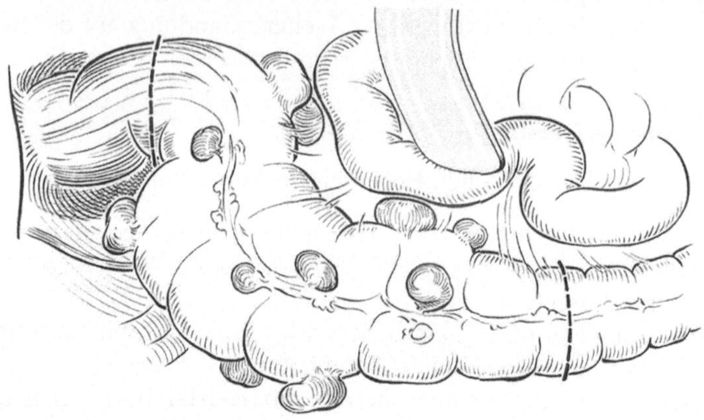

Abb. 2. Operationsbefund einer Sigmadiverticulitis mit Markierung der Resektionsebenen [12]

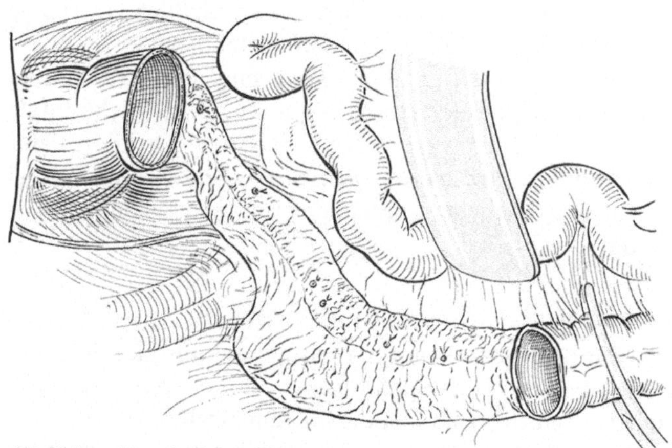

Abb. 3. Das diverticulitische Sigma ist reseziert. Das entzündlich verdickte Mesosigma wurde darmnahe skeletiert [12]

darmsegmentes, *nicht* die Entfernung *aller* Divertikel. Die Erfahrung lehrt, daß weiter proximal gelegene einzelne Divertikel bei sonst normaler Colonwandbeschaffenheit bedeutungslos sind und daß von solchen belassenen Divertikeln keine Rezidive zu erwarten sind [14, 25, 31, 35]. Es genügt also, die orale Resektionslinie etwa 10 cm proximal vom Entzündungsherd festzulegen. Eine linksseitige Hemicolektomie ist bei Sigmadiverticulitis somit nur selten indiziert. Die aborale Resektionsebene liegt am Übergang vom Sigma zum immer divertikelfreien Rectum (Abb. 2). Im Gegensatz zur Tumorchirurgie wird bei der Diverticulitis das Mesosigma darmnahe skeletiert, um den Darmenden eine maximale Vascularität zu sichern (Abb. 3). Bei schweren peridiverticulitischen Veränderun-

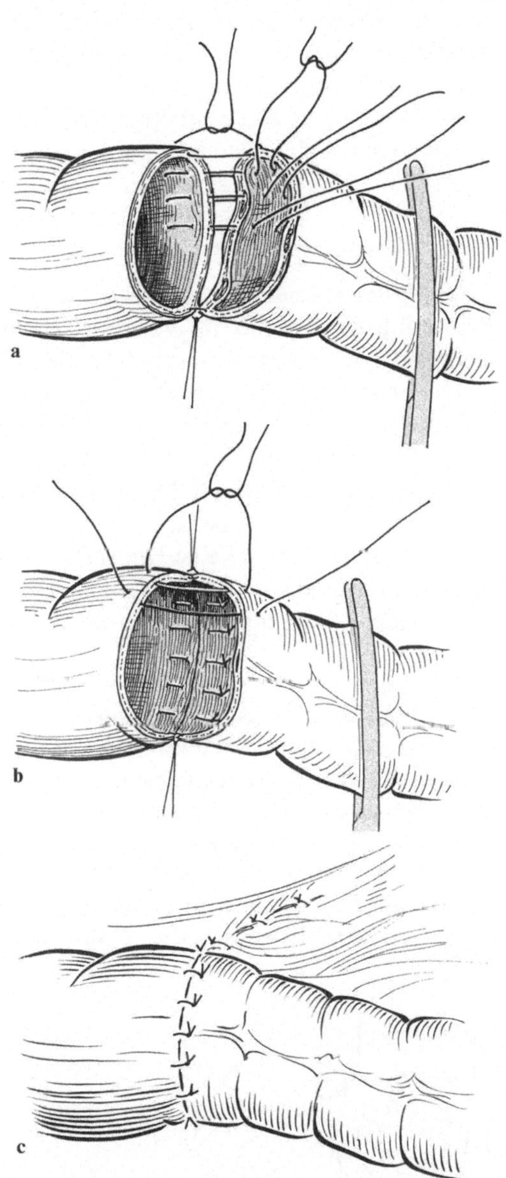

Abb. 4 a–c. End-zu-End-Anastomose der Darmenden. **a** Vereinigung der Hinterwand durch intraluminale Rückstichnähte, **b** Vereinigung der Vorderwand durch seromusculäre Tangentialnähte, **c** spannungsfreie Anastomose, Verschluß des Mesoschlitzes [12]

gen, Diverticulitistumor oder Fistelbildung kann dieser Schritt sehr schwierig sein. Nach Resektion werden die beiden Darmenden in Hinblick auf ihre Reanastomosierung kritisch überprüft: Zeigen sie gute Vacularität, ist ihre Vereinigung spannungsfrei möglich, und ist das proximale Colon nicht wesentlich gestaut, wird der erfahrene Colonchirurg primär anastomosieren (Abb. 4). Wir bevorzugen bei der Anastomosierung der Darmenden die End-zu-End-Vereinigung mit einreihigen Allschichtdarmnähten [2, 3, 12]. Anschließend wird die Nähe der Anastomose mit einem weichen Dochtdrain (Penrose-Drain) drainiert. Der Eingriff wird beendet mit einer Spaltung der distalen Zweidrittel des inneren Analsphincters [32]. Dadurch werden die ersten Defäkationen erleichtert und so eine nicht unwesentliche Entlastung der Anastomose erreicht.

3.2.2 Zweizeitiges Vorgehen

3.2.2.1 Primäre Resektion und Anastomose mit proximaler Kotableitung

Bei geringstem Zweifel an Vascularität, Spannungsfreiheit oder Nahttechnik der Anastomose wie auch bei Ileus wird zusätzlich ein proximales Colostoma erforderlich, um den Darm temporär zu entlasten. Dieses Colostoma kann als doppelläufige Transversostomie oder als Cöcostomie angelegt werden [16]. In der Regel gewährleistet eine weite Cöcostomie eine genügende Drainage [3]. Nach 8–14 Tagen hat eine solche temporäre Colostomie ihre Aufgabe der Anastomosenentlastung erfüllt. Ergeben sich dann radiologisch keine Hinweise für eine Anastomoseninsuffizienz oder -stenose, wird sie verschlossen. Dieser Eingriff ist bei korrekter Technik der Stomakonstruktion einfach und für den Patienten wenig belastend.

3.2.2.2 Primäre Resektion ohne Anastomose

Mitunter erlauben die Schwere der peridiverticulitischen Komplikation und der kritische Allgemeinzustand des Patienten nach Entfernung des septischen Focus nicht auch noch eine technisch aufwendige Reanastomosierung. In dieser Situation hat sich das Vorgehen nach Hartmann [18] bewährt [1, 21]: Der peridiverticulitische Darmabschnitt wird reseziert. Das distale Darmende wird blind verschlossen (Abb. 5). Das proximale Darmende wird als endständige Colostomie durch eine separate Bauch-

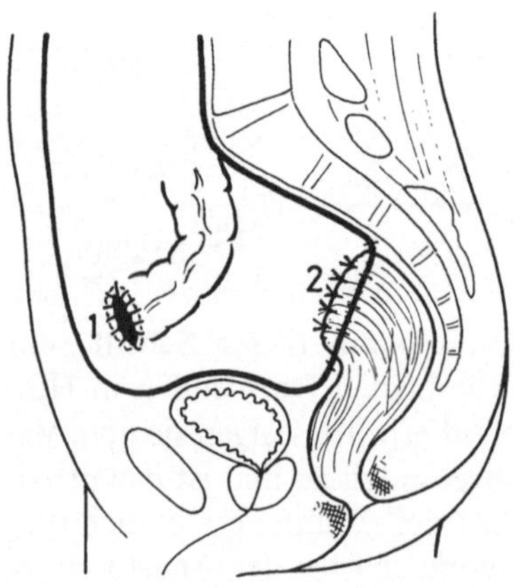

Abb. 5. Operatives Vorgehen nach Hartmann: Resektion des diverticulitischen Dickdarmsegmentes. Endständige Colostomie (*1*) und blinder Verschluß des distalen Darmendes (*2*)

wandincision nach außen geführt und mittels Haut-Schleimhaut-Nähten fixiert. Dieses Vorgehen vereinigt die Vorzüge der Primärresektion mit der Möglichkeit einer späteren Rückverlagerung des Stomas und einer Wiederherstellung der Darmkontinuität. Allerdings setzt dieser Zweiteingriff eine größere Erfahrung in der Colonchirurgie voraus.

3.2.3 Vorgehen bei Fistelbildung

Die Sanierung einer durch Fistelbildung zu Nachbarorganen komplizierten Peridiverticulitis besteht ebenfalls in der primären Resektion des diverticulitischen Dickdarmsegmentes; zusätzlich wird die Fistel angegangen. Die häufigste Form ist die sigmoidovesicale Fistel. Der Fistelgang zur Blase wird dargestellt und unter Mitnahme veränderter Blasenwandanteile durch circuläre Umschneidung excidiert. Die Blasenwand wird mit resorbierbaren Nähten wieder verschlossen.

Eingriffe bei Fistelbildung sind wegen ausgeprägter chronisch-entzündlicher Verwachsungen meist schwierig und zeitaufwendig. Da die Indikation zur Notfallopcration nur selten gegeben ist, sollten diese Eingriffe nur nach guter allgemeiner und lokaler Vorbehandlung vorgenommen werden.

3.3 Zusatzmaßnahmen bei komplizierter Peridiverticulitis

Es gilt als erwiesen, daß in der elektiven Dickdarmchirurgie eine rational durchgeführte *Antibioticaprophylaxe* wirksam und deshalb sinnvoll ist. Durch kurzfristige Antibioticagabe (über 24–48 h) läßt sich die Wundinfektionsrate und darüber hinaus auch die stationäre Behandlungsdauer signifikant reduzieren [10]. Die klassischen, tierexperimentellen Untersuchungen von Burke [5] haben gezeigt, daß eine wirkungsvolle Prophylaxe *vor* Kontamination des Gewebes mit pathogenen Keimen beginnen muß. Das Antibioticum muß also präoperativ mit Narkoseeinleitung oder spätestens mit Operationsbeginn erstmals verabreicht werden. Bei der Wahl des Antibioticums ist es wichtig, ein breites Spektrum von Keimen des Colons zu erfassen. Ob dabei auch anaerobe Keime mitberücksichtigt werden müssen, ist noch nicht endgültig entschieden. Untersuchungen von Kelly [24] haben ergeben, daß zwischen aeroben und anaeroben Organismen ein Synergismus besteht, der möglicherweise ein auf anaerobe Keime wirksames Antibioticum bei prophylaktischer Anwendung überflüssig machen würde.

In der chirurgischen Therapie der komplizierten Peridiverticulitis ist eine Antibioticaprophylaxe auf jeden Fall indiziert. Je nach bakteriologischem Untersuchungsbefund intraoperativ entnommener Proben wird sich an diese Prophylaxe gegebenenfalls eine *gezielte Antibioticatherapie* anschließen müssen.

Bei freier Perforation mit diffuser, meist kotiger Peritonitis ist nach Resektion des septischen Herdes und Wiederherstellung der Darmkontinuität eine ausgiebige *intraoperative Spülung der Bauchhöhle* angezeigt. Dabei ist der mechanische Reinigungseffekt von der Größe des Spülvolumens abhängig. Einige Autoren spülen mit 20–40 l [6]. Als Spülflüssigkeit genügt körperwarme Ringerlösung. Vor Verschluß der Bauchwand kann der Spülflüssigkeit ein schwer resorbierbares Antibioticum zugesetzt werden.

Bei schwerem septischen Krankheitsbild wird darüber hinaus auch die *postoperative Peritoneallavage* diskutiert. Über zu- und ableitende Drains (Vierquadrantendrainage) wird die Bauchhöhle mit ca. 30 l Peritonealdialyselösung tgl. gespült, dem ein schwer resorbierbares Antibioticum zugesetzt werden kann. Diese Spülbehandlung setzt eine besonders sorgfältige Bilanzierung voraus.

Eine der schwerwiegendsten peridiverticulitischen Komplikationen sind *Leberabscesse*, sei es infolge hämatogener Bakterienbesiedlung via Pfortader, sei es infolge arterieller septischer Streuung. Es ist selbstverständlich, daß jeder Therapie eines Leberabscesses die Entfernung des septischen Focus, d. h. die Resektion des peridiverticulitischen Entzündungsherdes, vorauszugehen hat. Die Behandlung von Leberabscessen selbst besteht in chirurgischer Ausräumung und Drainage, kombiniert mit gezielter antibiotischer Therapie. Die Absceßausräumung und Drainage – am besten in Form einer Spüldrainage – hat großzügig zu erfolgen. Eine Drainage durch percutane Punktion wird kaum Aussicht auf Erfolg haben. Je nach Absceßlokalisation wird der operative Zugang extraperitoneal, meist aber intraperitoneal gewählt werden müssen.

Nach Ausräumung großer Leberabscesse stellt sich nicht selten das Problem, eine Residualhöhle sanieren zu müssen. In solchen Situationen hat sich die *Omentumtransposition* bewährt [29]: Ein gestielter Anteil des großen Netzes wird in die Absceßhöhle verlagert und der Hohlraum dadurch ausgefüllt.

4 Operationsergebnisse

Zeitpunkt der Operation und Schwere des diverticulitischen Befundes bestimmen die Operationsergebnisse. Elektive Eingriffe wie auch dringliche Wahloperationen, bei denen Zeit für kardiopulmonale Vorbehandlung und Darmvorbereitung verbleibt, haben eine ungleich bessere Prognose als Notfalleingriffe. Während die postoperative Letalität in der ersten Gruppe mit 0–3% angegeben wird [13, 20, 22, 27, 28], ist sie bei lebensbedrohlicher komplizierter Peridiverticulitis auch heute noch erschreckend hoch. Literaturangaben schwanken zwischen 12–50% [1, 8, 13, 15, 17, 20, 22, 25].

Weitgehende Einigkeit herrscht inzwischen darüber, daß die primäre Resektion des Entzündungsherdes die vordringlichste Therapiemaßnahme sein muß. Ein Vorgehen, bestehend aus alleiniger Drainage des Entzündungsherdes und/oder proximaler Kotableitung, widerspricht den chirurgischen Grundregeln, jeden septischen Focus frühzeitig und vollständig zu entfernen. Die Effizienz dieses Therapiekonzeptes spiegelt sich in den Ergebnissen einer Sammelstatistik von Greif et al. wider: Wurde bei perforierter Sigmadiverticulitis mit lokalisierter bzw. mit diffuser Peritonitis primär nur ein Colostoma angelegt, betrug die Operationsletalität 12% bzw. 29%; wurde hingegen der peridiverticulitische Herd primär reseziert, war die Letalität mit 2% bzw. mit 12% deutlich niedriger [15].
Die Frage, die sich heute stellt, betrifft deshalb weniger den Zeitpunkt der Resektion als vielmehr den der Anastomosierung und damit die Frage nach dem Risiko einer Anastomoseninsuffizienz. Mitbestimmend für die Heilung der Colonanastomose sind einerseits patientengebundene Faktoren wie Alter, Ausmaß des Infektes, Anämie [33], andererseits aber auch Operationszeitpunkt und -dauer, Lage der Anastomose und ferner der Operateur selbst [11, 33]. Nach Schrock et al. [33] ist die Insuffizienzrate bei Notfalleingriffen doppelt so hoch wie die bei Elektiveingriffen. Fielding et al. [11] berichten über eine Insuffizienzrate von 10,8% bei intraperitoneal gelegenen Anastomosen, hingegen von 18,7% bei unterhalb der peritonealen Umschlagsfalte gelegenen Anastomosen. Wir selbst sahen in einer Serie von 42 Notfalleingriffen mit Resektion und primärer Anastomose wegen gedeckter (16 Patienten) oder freier (26 Patienten) Perforation eine tödliche Insuffizienz bei tiefer Anastomose unterhalb der peritonealen Umschlagsfalte [17]. Interessant sind die Ergebnisse von Fielding et al. [11] auch bezüglich des Risikofaktors Operateur: Unter 28 erfahrenen Colonchirurgen (Consultants) divergierte die Anastomosenheilung ganz erheblich. Bei 14 Chirurgen lag die Insuffizienzrate unter 10%, bei 8 Chirurgen dagegen zwischen 26% und 35%.
Die Ergebnisse dieser Studien bestätigen unsere eigenen Erfahrungen, nach denen das Risiko einer Nahtinsuffizienz immer dann vertretbar klein ist, wenn die Anastomose von einem erfahrenen Colonchirurgen in subtiler Technik ausgeführt wird und wenn die Grenzen der Indikation zum ein- oder zweizeitigen Vorgehen streng beachtet werden.

5 Schlußfolgerungen

Für die chirurgische Behandlung der komplizierten Peridiverticulitis möchten wir folgendes Vorgehen empfehlen:
Vordringlichste Maßnahme ist die Primärresektion des peridiverticulitischen Herdes. Eine primäre Wiederherstellung der Darmkontinuität soll-

te immer dann angestrebt werden, wenn die Anastomosierung intraperitoneal möglich und ein in der Colonchirurgie erfahrener Operateur verfügbar ist. Bei gedeckter Perforation, Diverticulitistumor oder Absceß bietet dieses *einzeitige Vorgehen* mit seiner geringen Operationsletalität und Morbidität sowie seiner kurzen Hospitalisationsdauer entscheidende Vorteile. Auch bei freier Perforation mit diffuser Peritonitis kann der versierte Colonchirurg die Vorteile des einzeitigen Verfahrens nutzen unter der Voraussetzung, daß die Anastomose intraperitoneal gelegen ist und zusätzliche gravierende Risikofaktoren fehlen.

Bei geringstem Zweifel an Vascularität oder Spannungsfreiheit der Anastomose wie auch bei stärker gestautem proximalem Darm ist ein zusätzliches Colostoma erforderlich (*zweizeitiges Verfahren*). Der auf dem Gebiet der Colonchirurgie weniger erfahrene Chirurg ist gut beraten, wenn er die Indikation zu einer solchen zusätzlichen Kotableitung großzügig stellt.

Erlaubt die Schwere des peridiverticulitischen Befundes oder der kritische Zustand des Patienten nach Primärresektion des Entzündungsherdes nicht auch noch eine aufwendige Anastomose – wie z. B. bei tiefer Anastomose unterhalb der peritonealen Umschlagsfalte – ist die Indikation zum *Verfahren nach Hartmann* gegeben. Hat sich der Patient von seiner schweren Krankheit genügend erholt, wird die Darmkontinuität durch eine sekundäre Anastomose wiederhergestellt.

Literatur

1. Alexander-Williams J (1976) Management of the acute complications of diverticular disease: The dangers of colostomy. Dis Colon Rectum 19:289–292
2. Allgöwer M (1973) Fortschritte der Technik in der Colonchirurgie. Langenbecks Arch Chir 334:87–98
3. Allgöwer M, Hasse J, Herzog B (1971) Colonresektionen. Chirurg 42:1–10
4. Berardi RS, Siroospour D (1976) Diverticular disorders of the colon, results of treatment in 128 patients. Int J Surg 61:490–493
5. Burke JF (1961) The effective period of preventive antibiotic action in experimental incisions and dermal lesions. Surgery 50:161–168
6. Condon RE (1976) Management of the acute complications of diverticular disease: Peritonitis and septicemia. Dis Colon Rectum 19:296–300
7. Crapp AR, Powin SJA, Tillotson P, Cooke WT, Alexander-Williams J (1975) Preparation of the bowel by whole-gut irrigation. Lancet II:1239–1240
8. Deucher F, Blessing H, Fartab M (1974) Die chirurgische Behandlung der Kolon-Divertikulitis. Bericht über 152 Fälle. In: Reifferscheid M (Hrsg) Kolon-Divertikulitis. Thieme, Stuttgart
9. Dropanas T, Pennington G, Happelman M, Linsey ES (1973) Emergency subtotal colectomy: Preferred approach to management of massivly bleeding diverticular disease. Ann Surg 177:519–526

10. Dürig M, Neff U, Rittmann WW, Leutenegger A (1981) Antibiotika-Prophylaxe in der elektiven Kolonchirurgie: Ergebnisse einer randomisierten und kontrollierten Doppel-blind-Studie mit Cefazolin. In: Herfarth C, Horn J, Daschner F (Hrsg) Antibiotika-Prophylaxe in der allgemeinen Chirurgie. Huber, Bern Stuttgart Wien

11. Fielding LP, Stewart-Brown S, Blesowsky L, Kearney G (1980) Anastomotic integrity after operation for large-bowel cancer: A multicentre study. Br Med J II:411–414

12. Frede KE (1981) Divertikulose, Diverticulitis. In: Allgöwer M, Harder F, Hollender LF, Peiper HJ, Siewert JR (Hrsg) Chirurgische Gastroenterologie. Springer, Berlin Heidelberg New York

13. Frede KE, Allgöwer M (1979) Ergebnisse der primären Resektion bei einfacher und komplizierter Divertikulitis. Therapiewoche 29:742–744

14. Gallagher DM, Russell TR (1978) Surgical management of diverticular disease. Surg Clin North Am 58:563–572

15. Greif SM, Fried G, McSherry CK (1980) Surgical treatment of perforated diverticulitis of the sigmoid colon. Dis Colon Rectum 23:483–491

16. Grötzinger U, Harder F (1981) Colostomie. In: Allgöwer M, Harder F, Hollender LF, Peiper H-J, Siewert JR (Hrsg) Chirurgische Gastroenterologie. Springer, Berlin Heidelberg New York

17. Harder F, Frede KE, Hasler D, Neff U, Tondelli P, Allgöwer M (1981) Ein- und mehrzeitiges Verfahren bei der Diverticulitis. Helv Chir Acta 48:767–773

18. Hartmann H (1921) Nouveau procédé d'ablation des cancers de la partie terminale du colon pelvien. Congr Fr Chir 30:411

19. Heberer G, Brehm H von, Hirschfeld J (1970) Die Divertikelerkrankungen des Dickdarms. Chirurg 41:252–259

20. Heberer G, Hoffmann K, Bary S von (1976) Operative Behandlung entzündlicher Dickdarmerkrankungen: Colitis ulcerosa, Morbus Crohn, Divertikulitis. Dtsch Med Wochenschr 101:605–611

21. Hell K, Allgöwer M (1976) Die Colonresektion. Springer, Berlin Heidelberg New York

22. Hollender LF, Meyer C (1976) Komplikationen der Divertikulose. Zentralbl Chir 101:430–434

23. Horner JL (1958) Natural history of diverticulosis of the colon. Am J Dig Dis 3:343–350

24. Kelly MJ (1980) Wound infection: A controlled clinical and experimental demonstration of synergy between aerobic (Escherichia coli) and anaerobic (Bacteroides fragilis) bacteria. Ann R Coll Surg 62:52–59

25. Kümmerle F, Brückner R (1977) Chirurgische Therapie der Divertikelkrankheit des Dickdarms. Schweiz Med Wochenschr 107:498–505

26. Levy AG, Benson JW, Hewlett EL, Herdt JR, Doppman JL, Gordon RS (1976) Saline lavage: A rapid effective and acceptable method for cleaning the gastrointestinal tract. Gastroenterology 70:157–161

27. Lockhart-Mummery HE (1971) Diverticulitis: The indications for elective surgery. Aust NZ J Surg 41:117–119

28. Löhr B, Thiede A, Poser H, Kampe A (1978) Divertikulose und Divertikelkrankheit. Dtsch Med Wochenschr 103:1145–1150

29. Neff U, Liebermann-Meffert D, Tondelli P, Rist M, Allgöwer M (1980) Behandlung von intraabdominalen Abszessen und Hohlräumen mit gestielter Omentumplastik. Helv Chir Acta 47:611–614

30. Otto HF, Wanke M, Zeitlhofer J (1976) Divertikel, Divertikulose, Divertikulitis. In: Doerr W, Seifert G, Uehlinger E (Hrsg) Darm und Peritoneum-Hernien. Springer, Berlin Heidelberg New York (Spezielle pathologische Anatomie, Bd 2/2, S 408)

31. Reifferscheid M (1967) Pathogenese der Sigma-Divertikulitis und die Indikation zur Resektionsbehandlung. Langenbecks Arch Chir 318:134–160
32. Rüedi TP, Allgöwer M (1970) Sphincterotomie nach Eisenhammer bei gutartigen Analleiden. Chirurg 41:150–154
33. Schrock TR, Deveney CW, Dunphy JE (1973) Factors contributing to leakage of colonic anastomoses. Ann Surg 177:513–518
34. Stalder GA (1977) Klinik und konservative Therapie der Kolondivertikel. Schweiz Med Wochenschr 107:493–498
35. Stelzner F, Lierse W (1976) Über die Entwicklung der Divertikulose und der Divertikulitis. Langenbecks Arch Chir 341:271–280
36. Veideheimer MC, Corman ML, Coller JA (1978) Colonic hemorrhage. Surg Clin North Am 58:581–590

Kapitel 16

Ätiopathogenese und Klinik der chronisch entzündlichen Darmkrankheiten

H. Fahrländer

Unter dem Begriff der „chronisch entzündlichen Darmkrankheiten" werden die Colitis ulcerosa, die Enterocolitis regionalis Crohn und die dazwischen liegenden, nicht sicher klassifizierbaren, akuten oder akut rezidivierenden Colitiden zusammengefaßt. Verursacht werden die chronisch entzündlichen Darmkrankheiten wahrscheinlich durch einen, vielleicht durch mehrere exogene Faktoren, die auf ein Immunsystem des Darmes treffen, das, genetisch bedingt, qualitativ anders reagiert als das normale Immunsystem. Ob es sich bei den exogenen Faktoren um Keime, um Viren oder um andere makromolekulare Körper handelt, ist zur Zeit wieder völlig offen [70]. Die Viren, die bei einer größeren Zahl von Patienten mit chronisch entzündlichen Darmkrankheiten nachgewiesen worden sind, wirken cytopathisch in Gewebskulturen, rufen aber beim Versuchstier keine Darmkrankheit hervor [11, 25]. Sie sind somit mit den chronisch entzündlichen Darmkrankheiten in irgendeiner Weise assoziiert, wahrscheinlich aber nicht deren Ursache. Ähnliches gilt für die von Parent et al. [54] sowie Belsheim et al. [4] aus entzündetem Gewebe gezüchteten pseudomonasähnlichen membrandefekten Keime. Wurden solche Keime in die Darmwand von Kaninchen eingebracht, kam es zu einer Vielzahl unspezifischer Veränderungen, nur vereinzelt aber zu Erkrankungen, die eine gewisse Ähnlichkeit mit der Enterocolitis regionalis Crohn oder der Colitis ulcerosa hatten.

Auch bezüglich der membrandefekten Keime wird derzeit angenommen, daß lokale Umstände ihre Entstehung bei chronisch entzündlichen Darmkrankheiten begünstigen, daß sie aber dieselben nicht verursachen.

Die zweifellos vorhandene genetische Disposition zur Entstehung einer chronisch entzündlichen Darmkrankheit hat ihre molekulare Basis wahrscheinlich im Immunsystem. Bei den Immunreaktionen, die im Darm nach Exposition gegen die noch unbekannten Antigene ablaufen, sind das Monocyten-Makrophagensystem, das T- und das B-Lymphocytensystem beteiligt. Bisher ist es trotz vielfacher Untersuchungen nicht gelungen, die

Tabelle 1. Die Epidemiologie der Colitis ulcerosa

Geographischer Bereich	Autoren	Zeit-periode	Incidenz = Neu-erkrankungen/ 10^5 Einwohner/ Jahr
A. Großbritannien			
– Oxford und Umgebung	Evans u. Acheson [16]	1951–1960	6,5
– Cardiff	Morris u. Rhodes [50]	1968–1977	7,2
– Nordostschottland	Sinclair et al. [60]	1967–1976	11,3
B. Skandinavien			
– Norwegen	Myren et al. [53]	1956–1960	2,3
		1965–1969	3,3
– Kopenhagen	Bonnevie et al. [9]	1961–1966	7,3
C. USA			
– Rochester (Minnesota)	Sedlack et al. [59]	1935–1944	4,4
		1945–1954	7,4
		1955–1964	8,7
– Baltimore (Maryland)	Monk et al. [49]	1960–1963	4,6
D. Israel			
– Tel Aviv	Gilat et al. [24]	1961–1970	3,7

qualitative Veränderung in ein einzelnes der 3 Zellsysteme zu lokalisieren und zu definieren. Eine rationalere Behandlung der chronisch entzündlichen Darmkrankheiten wird erst möglich sein, wenn entweder die Antigene identifiziert oder die molekularen Vorgänge im Immunsystem genauer bekannt sind.

1 Epidemiologie der chronisch entzündlichen Darmkrankheiten

Gesicherte Angaben über die Incidenz (Anzahl der Neuerkrankungen pro Jahr bezogen auf 100 000 Einwohner) der chronisch entzündlichen Darmkrankheiten stehen vor allem aus Großbritannien, aus Skandinavien, aus den USA sowie vereinzelt aus der Schweiz und aus Israel zur Verfügung (Tabellen 1–4). Sie zeigen für die Colitis ulcerosa eine Incidenz zwischen 2,3 und 11,3. Dort, wo Zahlen aus verschiedenen Zeitperioden zur Verfügung stehen, läßt sich keine Zunahme der Colitisincidenz in den letzten Jahrzehnten erkennen.

Goligher et al. [30] veröffentlichten 1968 mit Vorbehalten die Resultate einer Umfrage über die Häufigkeit der Colitis ulcerosa, die summarische Angaben aus der BRD, aus Jugoslawien, aus Spanien, Chile, Mexiko, Iran und Japan enthält. Die in diesen Ländern geschätzte Incidenz lag im-

Tabelle 2. Die Epidemiologie der Enterocolitis regionalis Crohn in Großbritannien und Irland

Autoren	Geographischer Bereich	Zeitperiode	Incidenz= Neuerkrankungen/ 10^5 Einwohner/Jahr
Mayberry et al. [47]	Cardiff	1934–1945	0,2
		1946–1950	Anstieg auf 1,0
		1951–1960	Anstieg auf 2,5
		1961–1970	Anstieg auf 4,0
		1971–1977	Anstieg auf 5,0
Kyle u. Stark [42]	Aberdeen und Nordostschottland	1955–1960	1,2–2,0
		1961–1966	2,8–3,3
		1967–1972	4,5–4,3
		1972–1975	2,6
Evans u. Acheson [16]	Oxford und Umgebung	1951–1960	0,8 (nur Ileitis)
Miller et al. [48]	England und Wales	1958–1971	Anstieg von 0,7 auf 3,6
Smith et al. [61]	Glasgow und Umgebung	1961–1965	1,4 auf 2,2 ♀ 1,0 auf 1,6 ♂
De Dombal [12]	Leeds	1963–1968	3,4
Tresadern et al. [64]	Gloucester	1966–1970	1,5
Humphreys [38]	Nordirland	1967–1973	
	– Belfast		3,5
	– Londonderry		2,2
	– Down		0,3

mer tiefer, als sie sich aus den in Tabelle 1 zusammengestellten Studien mit gesicherten epidemiologischen Daten ergibt. Die ulceröse Colitis kommt auch im nördlichen Indien [62], bei Afrikanern [34], bei Beduinen [58], in der Türkei [41] und in Thailand [67] vor. Erstaunlicherweise sind trotz der genetischen Korrelation zwischen Colitis ulcerosa und Enterocolitis regionalis Crohn die epidemiologischen Daten über diese zwar zahlreicher, aber beschränkt auf Großbritannien, Skandinavien, USA, die Schweiz und Israel. Daß die Enterocolitis regionalis Crohn auch in Ost- und Südeuropa vorkommt, ist bekannt, epidemiologische Daten fehlen aber vollständig. Belegt ist das Vorkommen der Crohn-Erkrankung bei der schwarzen Bevölkerung der USA [49] und in der Karibik [3]. Die in Tabellen 1–4 zusammengefaßten Angaben lassen erkennen, daß die Colitis ulcerosa überall dort, wo Vergleiche möglich sind, ca. 2mal häufiger vorkommt als die Enterocolitis regionalis Crohn und daß deren Häufigkeit dort, wo über längere Zeitperioden untersucht werden konnte (Cardiff, Aberdeen, Mittelschweden, Malmö), seit Mitte der Sechziger Jahre erheblich zugenommen hat. Ob der in Aberdeen ab Mitte der sieb-

235

Tabelle 3. Die Epidemiologie der Enterocolitis regionalis Crohn in Skandinavien

Autoren	Geographischer Bereich	Zeitperiode	Incidenz = Neuerkrankungen/ 10^5 Einwohner/Jahr
Bergmann u. Krause [5]	Mittelschweden	1956–1967	2,5
		1968–1973	5,0
Brahme et al. [10]	Malmö	1958–1965	3,5
		1966–1973	6,0
Gjone et al. [26]	Norwegen	1956–1963	0,26
Myren et al. [53]		1964–1969	0,9
Havia u. Thomasson [36]	Turku (Finnland)	1949–1970	0,27
Höj et al. [37]	Kopenhagen	1960–1970	1,3

Tabelle 4. Die Epidemiologie der Enterocolotis regionalis Crohn außerhalb Großbritanniens und Skandinaviens

Autoren	Geographischer Bereich	Zeitperiode	Incidenz = Neuerkrankungen/ 10^5 Einwohner/ Jahr
Sedlack et al. [59]	Rochester (Minnesota, USA)	1935–1944	2,4
		1945–1954	2,5
		1955–1965	1,5
Monk et al. [49]	Baltimore (Maryland, USA)	1960–1963	1,8 ($♀:♂ = 1,2:2,5$)
Fahrländer u. Baerlocher [17]	Basel (CH)	1960–1969	1,6
Rozen et al. [57]	Tel Aviv (Israel)	1970–1976	1,2

ziger Jahre vermerkte Rückgang auch andernorts bestätigt wird, bleibt abzuwarten. In mehreren epidemiologischen Untersuchungen wird vermerkt, daß die Crohn-Erkrankung in städtischen Verhältnissen häufiger auftritt als in ländlichen Gegenden. Zahlenmäßig belegt ist dieser Unterschied aber nur für Nordirland [38]. Den in Tabellen 1–4 aufgeführten Daten ist zu entnehmen, daß in Großbritannien, Skandinavien, den USA, wahrscheinlich auch im westlichen Zentraleuropa mit ca. 4–8 jährlichen Neuerkrankungen an Colitis ulcerosa und 2–4 jährlichen Neuerkrankungen pro 100 000 Einwohner an Enterocolitis regionalis Crohn zu rechnen ist.

2 Klinik und Differentialdiagnose der Colitis ulcerosa

Bei der Colitis ulcerosa handelt es sich um eine Schleimhauterkrankung mit diffus verteilten, mikroskopisch kleinen oder auch größeren Geschwüren, Kryptenabscessen und Becherzellverlusten. Bei schweren Erkrankungen können größe Teile der Dickdarmschleimhaut abgestoßen werden, übrigbleibende Schleimhautinseln hypertrophieren dann zu entzündlichen Pseudopolypen.

Die Schleimhaut des Enddarms ist an der Erkrankung praktisch immer beteiligt; je nach Ausdehnung des entzündlichen Prozesses spricht man von einer Proctitis resp. Proctosigmoiditis ulcerosa und von einer linksseitigen, subtotalen oder totalen Colitis. Die Erkrankung verläuft meist in Schüben, die von mehr oder weniger langen Remissionsphasen unterbrochen werden; kontinuierliche Krankheitsverläufe bilden die Ausnahme. Zwischen der Schwere der einzelnen entzündlichen Schübe und der Ausdehnung der Erkankung bestehen enge Beziehungen. Hohes Fieber, hohe Pulsfrequenz, zahlreiche blutige Entleerungen, Hypoproteinämie, Hypovolämie und Anämie kennzeichnen den schweren Schub und deuten entweder auf eine schon bestehende, subtotale oder totale Colitis oder aber auf eine Ausbreitung eines vorher limitierten Prozesses über den ganzen Dickdarm hin. Subfebrile bis febrile Temperaturen und 6 8 schleimig-blutige Entleerungen zusammen mit deutlichem Krankheitsgefühl kennzeichnen die mittelschweren Schübe und einen entzündlichen Prozeß, der über das Rectosigmoid hinausreicht. Die Proctitis resp. Proctosigmoiditis ulcerosa beeinträchtigt den Allgemeinzustand wenig und belästigt den Patienten nur wegen der oft imperativen, schleimig-blutigen Darmentleerungen. In den USA leiden etwa 90% aller Patienten an limitierten, meist auf das Rectum und Sigma beschränkten Colitiden, nur bei 10% ist mit totalen Colitiden zu rechnen [20]. Die in Tabelle 5 zusammengestellten Langzeitbeobachtungen aus England [68], Deutschland [52] und der Schweiz [18] zeigen, daß dies auch in Europa nicht anders ist. Die Colitis ulcerosa ist mit den heutigen Behandlungsmöglichkeiten nur für die kleine Zahl derjenigen, die an totaler Colitis leiden, eine schwere und potentiell gefährliche Krankheit, für alle anderen Colistiträger eine vielleicht unangenehme, aber gut tragbare und mit einem normalen individuellen und beruflichen Leben vereinbare Störung geworden.

Angesichts der Tatsache, daß die Dickdarmschleimhaut auf eine Vielzahl von Aggressionen immer nur in der Form einer hämorrhagisch-ulcerösen Entzündung reagieren kann, ist die *Differentialdiagnose* der Colitis ulcerosa recht umfänglich (Tabelle 6). Eine *Proctitis ulcerosa* ist abzugrenzen gegen die stauungsbedingte Proktitis bei Hämorrhoidalprolaps, gegen das solitäre Rectumulcus, gegen die recht häufig gewordene Gonokokkenproktitis, gegen das seltene Lymphogranuloma venereum und gegen

Tabelle 5. Verlauf der Colitis ulcerosa in Leeds, Basel und Hamburg

Verlauf	Leeds 1966		Basel 1974		Hamburg 1978	
	465 Patienten 1324 Patientenjahre		149 Patienten 1621 Patientenjahre		266 Patienten 27743 Patientenmonate (2316 Patientenjahre)	
	n	[%]	n	[%]	n	[%]
Patientenjahre mit Remission	767	(55,7)	605	(37,3)	19843	(71,4)
Patientenjahre mit aktiver Erkrankung	587	(44,3)	1016	(62,7)	7954	(28,6)
Davon:						
– Leichte Schübe	361	(61,5)	649	(63,8)	4880	(61,4)
– Mittlere Schübe	140	(23,9)	300	(29,5)	2413	(30,3)
– Schwere Schübe	86	(14,6)	67	(6,6)	661	(8,3)

Tabelle 6. Die Differentialdiagnose der Colitis ulcerosa

Proctitis ulcerosa	– Proctitis bei Hämorrhoidalprolaps – Solitäres Rectumulcus – Gonokokkenproctitis – Lymphogranuloma venereum – Ischämische Proctitis	
Linksseitige und subtotale Colitis	*Bakteriell:*	– Salmonellosen – Shigellosen – Campylobacter – Yersinien – Pseudomembranöse Colitis (Staphylokokken?, Toxin von Clostridium difficile)
	Protozoen:	– Amöben – Schistosomen
	Vasculär:	– Ischämische Colitis – Periarteriitis nodosa
	Andere:	– Bestrahlungskolitis – Morbus Behçet – Diverticulitis – Diversionscolitis

Tabelle 7. Die Lokalisation der Crohn-Erkrankung. Zusammengestellt aus 9 Arbeiten mit 75–615 Fällen. Beobachtungszeit: 1919–1973

Gesamtzahl	Ileitis terminalis	Ileocolitis	Colitis	Andere
2492	737 (29,6%)	994 (39,9%)	682 (27,4%)	79 (3,1%)

die ischämische Proktitis. Bei linksseitigen und subtotalen Colitiden ist differentialdiagnostisch an Salmonellen- und Shigelleninfekte zu denken. Erst in den letzten Jahren beschrieben wurden hämorrhagische Colitiden, die durch Campylobacter, Yersinia enterocolitica sowie durch das Toxin von Clostridium difficile hervorgerufen werden [8, 44, 56].
Alle bakteriellen Darminfekte, auch die „pseudomembranösen" Colitiden nach Clindamycin und Lincomycin, sind im Prinzip selbstlimitierende Krankheiten. Sie können sich aber doch über Wochen hinziehen und zum Bild der schweren ulcerösen Colitis führen. Zur Differentialdiagnose der Colitis ulcerosa gehören auch die ischämischen Colitiden, die seltene Periarteriitis nodosa des Dickdarms, Bestrahlungscolitiden, der Morbus Behçet und die Diverticulitis. Neuerdings wurde von Glotzer et al. [28] in Colonteilen, die durch einen Anus praeter aus dem Fäkalienstrom ausgeschlossen wurden, eine von der Colitis ulcerosa nicht unterscheidbare „diversion colitis" beschrieben, die nach Anusverschluß verschwindet.

3 Klinik und Differentialdiagnose
der Enterocolitis regionalis Crohn

Die Verteilung der Crohn-Erkrankung auf die verschiedenen Dünn- und Dickdarmabschnitte ist nach den Arbeiten von Fromm et al. [23], Krause et al. [40], Lockhart-Mummery [46], Arvanitakis u. Manier [2], de Dombal et al. [13], Fahrländer u. Shalev [19], Farmer et al [21] sowie Truelove u. Pena [65] in Tabelle 7 zusammengestellt. Danach ist in 30% aller Fälle das terminale Ileum allein, in weiteren 40% neben dem terminalem Ileum auch das angrenzende Colon (Ileocolitis) und in ca. 27% aller Fälle der Dickdarm allein befallen. Granulomatöse Erkrankungen des oberen Dünndarms, des Duodenums, des Magens und der Speiseröhre sowie isolierte Analerkrankungen werden in 3–5% aller Fälle beobachtet (Abb. 1). Erkrankungen der Mundhöhle, der Zunge, der Haut und sogar der Knochen wurden vereinzelt beschrieben.
Klinisch präsentiert sich die Crohn-Erkrankung in der Regel mit schmerzhaften, breiigen bis schleimigen Durchfällen, mit geringer oder fehlender Blutbeimengung, mit mäßigem, selten auch hohem Fieber, mit Anämie, Anorexie und Abmagerung. Diese Symptome entwickeln sich oft außerordentlich langsam, Perioden mit mäßigen Beschwerden folgen beschwerdefreien Zeiten. Ganz besonders schwierig ist die Diagnosestellung bei wenig ausgedehnten, terminalen Ileitiden oder Ileocolitiden, bei denen unbestimmte Unterbauchschmerzen im Vordergrund stehen, die Durchfälle hingegen über längere Zeit nur sporadisch auftreten oder fehlen. Das weite Spektrum der möglichen Initialsymptome der Crohn-Erkrankungen umfaßt auch das Fehlen abdomineller Beschwerden und

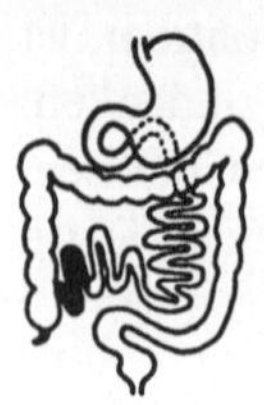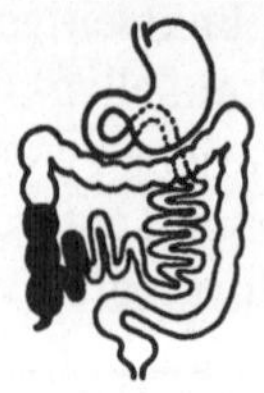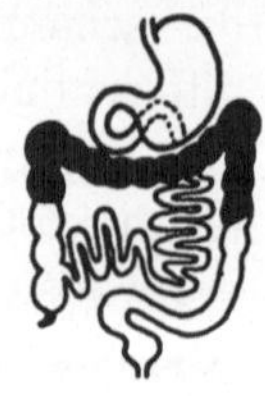

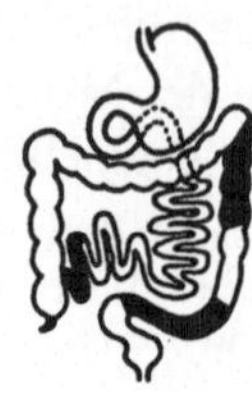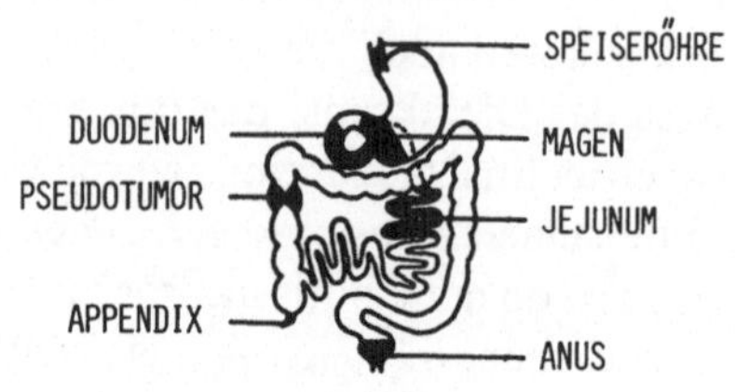

Abb. 1. Verteilung der Enteritis regionalis Crohn

Tabelle 8. Häufige und seltene Initialsymptome der Enterocolitis regionalis Crohn

1. Häufige abdominelle Initialsymptome
   a) Chronische, schmerzhafte Durchfälle meist ohne, seltener mit Blutabgängen, mit oder ohne Fieber
   b) Anale Fistelbildung
   c) Unterbauchschmerzen rechts („Pseudoappendicitis")
   d) Rezidivierende Oberbauchschmerzen („Pseudoulcus")

2. Seltenere intestinale Initialsymptome
   a) Illeus des Dünndarms, des Dickdarms
   b) Tumor in abdomine (entzündliche Konglomerattumoren)

3. Extraintestinale Initialsymptome
   a) Malabsorptionszeichen (Ödeme, Anämie, Elektrolytstörungen)
   b) Monarthritis, Polyarthritis
   c) Hauterscheinungen (Erythema nodosum)
   d) Augensymptome (Uveitis, Episcleritis)
   e) Toxische Anämie
   f) Status febrilis
   g) Hydronephrose

reicht dann über die Zeichen der konsumierenden Krankheit mit Abmagerung, Anorexie, ja Kachexie zum Status febrilis unklarer Ätiologie und zu Arthritiden, Haut- und Augenerkrankungen bis hin zum palpablen, entzündlichen Tumor, zur Hydronephrose und zu schweren Ödemen infolge Hypoproteinämie (Tabelle 8). Latent vorhandene terminale Ileitiden können akut exacerbieren und dann zum Dünndarmileus oder zum

Tabelle 9. Diagnostische Kriterien bei Enterocolitis regionalis Crohn. (Nach [45])

A. Radiologische, endoskopische oder operative Kriterien
   1) Diskontinuierliche Erkrankung
   2) Ileumbeteiligung
   3) Vorhandensein tiefer Schleimhautrisse (Fissuren)

B. Darm- und Hautbefall
   4) Enterocutane Fisteln
   5) Chronische Analerkrankungen

C. Histologische Befunde
   6) Normaler Schleimgehalt der Becherzellen im entzündeten Gebiet
   7) Lymphfollikel in Mucosa und Submucosa

Sind in der Biopsie Granulome vorhanden, so genügt zusätzlich eines der Kriterien 1–7
   zur Diagnose
Fehlen Granulome, so müssen 3 der 7 Kriterien erfüllt sein

Bild der akuten Appendicitis führen. Auch Analfisteln, oft ganze Fistel-systeme, Fisteln zwischen Darmschlingen, blind endende Fisteln und solche zu Nachbarorganen treten entweder schon initial oder im späteren Verlauf einer Crohn-Erkrankung in ca. 30% aller Fälle auf. Besonders häufig sind die Analfisteln bei Colon- und vor allem bei Rectumerkrankungen.

Die 7 wesentlichen Kriterien zur Diagnose der Crohn-Erkrankung sind nach Lennard-Jones et al [45] in der Tabelle 9 zusamengestellt. Mindestens 3 dieser Kriterien müssen erfüllt sein, außer es seien in der Schleimhautbiopsie Granulome vorhanden, dann genügt ein einziges zusätzliches der 7 Kriterien zur Diagnosestellung. Krankheitsaktivität, Beginn und Ende eines entzündlichen Schubes lassen sich bei der Enterocolitis regionalis Crohn viel schwieriger erfassen als bei der Colitis ulcerosa. Die enge Beziehung zwischen Schwere der Krankheitssymptome und Ausdehnung der Krankheit fehlen bei der regionären Enterocolitis. Für die Beurteilung der Krankheitsaktivität muß eine größere Anzahl von Faktoren berücksichtigt werden. Durch Regressionsanalysen vorgegebener Variabler und deren Gewichtung wurde versucht, die Krankheitsaktivität objektiv in Form eines Aktivitätsindexes auszudrücken.

Der von Best et al. [6] beschriebene Aktivitätsindex berücksichtigt neben Meßwerten auch subjektive Angaben des Patienten. Ein von Van Hees et al. [66] angegebener Aktivitätsindex berücksichtigt nur objektive Kriterien. Leider korrelieren die beiden Indices mindestens in den Grenzgebieten der Aktivität resp. Inaktivität der Krankheit schlecht, wobei der Index von Van Hees wahrscheinlich zuverlässiger ist. Da vor dem Auftreten eines neuen entzündlichen Schubes und auch nach dessen Abklingen die morphologischen Veränderungen am Dünndarm weiter bestehen und

Tabelle 10. Die Differentialdiagnose der Enterocolitis regionalis Crohn

Ileitis terminalis und Ileocolitis	– Yersinia (Pasteurella) enterocolitica – Primäre, sekundäre Ileocöcaltuberkulose – Malignes Lymphom – Primäre Amyloidose
Regionäre Colitis	– Ischämische Colitis (im Spätstadium) – Diverticulitis – Coloncarzinom – Bestrahlungscolitis – Morbus Behçet – Tuberkulose des Dickdarms
Proctocolitis granulomatosa	– Lues – Lymphogranuloma venereum

Tabelle 11. Die systemischen Begleitkrankheiten der chronisch entzündlichen Darmkrankheiten. (Nach [32])

1. „Colitische" Begleitkrankheiten – Enge Beziehung zur Aktivität der Grundkrankheit – Relativ selten bei Dünndarmerkrankung	– Gelenke (nichtdeformierende Arthritis) – Haut $\Big\langle$ Erythema nodosum / Pyoderma gangraenosum – Auge $\Big\langle$ Uveitis / Episcleritis – Autoimmunhämolytische Anämie
2. Unspezifische Begleitkrankheiten – Ohne enge Beziehung zur Aktivität der Grundkrankheit	– Lebererkrankungen – Primär sklerosierende Cholangitis – Arterielle, venöse Thrombosen – Amyloidose – Peptische Ulcera
3. Metabolische Folgen der Dünndarmresektion	– Diarrhoe – Malabsorption – Cholelithiasis – Nephrolithiasis

auch am Dickdarm Regressionen nicht immer beobachtet werden können, helfen Röntgenuntersuchungen und Endoskopie wenig in der Abschätzung der Krankheitsaktivität und in der Frage des Schubbeginnes und des Schubendes. Leider hat die nordamerikanische multizentrische Therapiestudie wegen der Einwände, die gegen den Aktivitätsindex, der als Maß für den Therapieerfolg verwendet wurde, und wegen widersprüchlicher Ergebnisse anderer kontrollierter Therapiestudien keine unbestrittenen Therapieschemata zur Behandlung der Crohn-Erkrankung ergeben [15, 29, 39].

Die *Differentialdiagnose* der Crohn-Erkrankung ist in Tabelle 10 dargestellt. Je nachdem, ob es sich um eine Ileitis resp. eine Ileocolitis, eine regionäre Colitis oder um eine Erkrankung des Enddarmes handelt, ändern sich auch die differentialdiagnostischen Überlegungen. Bezüglich der Ileitis und Ileocolitis hat es sich gezeigt, daß die meist unter dem Bild einer Appendicitis verlaufenden, akuten Ileitiden vorwiegend, wenn nicht ausschließlich, durch Yersinia enterocolitica verursacht sind. Bei chronischen Ileocolitiden ist immer auch an eine primäre oder sekundäre Darmtuberkulose und an ein malignes Lymphom zu denken. Zur Differentialdiagnose der regionären Colitis gehören die Spätstadien der ischämischen Colonerkrankungen, daneben die Diverticulitiden, bei stenosierenden, granulomatösen Entzündungen auch das Coloncarcinom. Morbus Behçet und Dickdarmtuberkulosen scheinen im Vorderen Orient, in der Türkei und in Nordafrika relativ häufig vorzukommen. Sie sind in Europa sehr selten. Bei granulomatösen Erkrankungen des Enddarms ist an die Möglichkeit einer Lues oder eines Lymphogranuloma venereum zu denken.

4 Nichtklassifizierbare Colitiden

Bei 10–20% aller Colektomiepräparate kann makroskopisch und histologisch keine Zuteilung zur Colitis ulcerosa oder zur Crohn-Erkrankung vorgenommen werden [43, 55]. Klinisch verlaufen die nichtklassifizierbaren Colitiden meist akut, manchmal akut-rezidivierend, notfallmäßige Colektomien sind häufig. Entzündlich verändert ist meist der ganze Dickdarm, oft mit Ausnahme des Rectums. Lokalisationen im rechtsseitigen Colon mit Beteiligung des terminalen Ileums kommen vor. Eine genaue histologische Beschreibung dieser nichtklassifizierbaren Colitiden wurde durch Gloor [27] vorgenommen. Alle Autoren, die sich mit ihnen befaßt haben, weisen darauf hin, daß es sich nicht um eine eigenständige Variante der chronisch entzündlichen Darmkrankheiten handelt, sondern daß es meist möglich ist, eine Zuteilung entweder zur Colitis ulcerosa oder zur Crohn-Erkrankung vorzunehmen, wenn histologische Befunde aus früheren Untersuchungen verwertet werden können oder wenn nach Abklingen des akuten Schubes erneut biopsiert werden kann.

5 Systemische Begleitkrankheiten der chronisch entzündlichen Darmkrankheiten

Nach Auswertung von 700 Krankengeschichten haben Greenstein et al. [32] die systemischen Begleitkrankheiten der chronisch entzündlichen Darmkrankheiten in 3 Gruppen unterteilt (Tabelle 11). Die 1. Gruppe umfaßt mit den Arthritiden, den Haut- und Augenerkrankungen sowie den autoimmunhämolytischen Anämien extraintestinale Veränderungen, deren Aktivität mit derjenigen des Grundleidens eng korreliert. Da sie gehäuft bei Colitis ulcerosa und bei Crohn-Colitis auftreten und bei isoliertem Dünndarmbefall fast immer fehlen, werden sie als „colitische" Begleitkrankheiten bezeichnet. Die Erkrankungen der 2. Gruppe, vor allem die Leber- und Gallenwegserkrankungen, sind unabhängig von der Aktivität der Grundkrankheit und verschwinden auch nach deren operativen Sanierung nicht. Interessanterweise treten die colitischen Begleitkrankheiten sowie die Leber- und Gallenwegsbeteiligungen gelegentlich auch nach intestinalen Bypassoperationen auf. Es wird deshalb vermutet, daß bei den systemischen Begleitkrankheiten bakterielle Toxine, evtl. bakterielle Immunkomplexe, ursächlich beteiligt sind [63]. Die metabolischen Folgen ausgedehnter Dünndarmerkrankungen, vor allem aber der Dünndarmresektionen, sind in der 3. Gruppe der Begleitkrankheiten zusammengefaßt.

6 Carcinom und chronisch entzündliche Darmkrankheiten

Die Wahrscheinlichkeit, daß sich auf dem Boden einer ulcerösen Colitis, die im Jugendalter begann, den ganzen Dickdarm betraf, mehr als 10 Jahre dauerte und nie abheilte, ein Colonkrebs ausbildet, ist rein rechnerisch sehr groß. Praktisch gesehen kommt diese riskante Konstellation nicht allzu häufig vor, da die totale, kontinuierlich verlaufende Colitis allein schon eine Indikation zur totalen Colektomie darstellt und es daher gar nicht zur Krebsbildung kommen kann. Die wenigen Ausnahmen müssen nach den ersten 10 Krankheitsjahren mindestens einmal jährlich durch Coloskopie und Mehrfachbiopsie überwacht werden. Die Biopsien dienen dem evtl. Nachweis der von Morson u. Pang [51] beschriebenen, präcancerösen Schleimhautdysplasien, deren Bedeutung für die Früherkennung des die Colitis ulcerosa komplizierenden Coloncarcinoms vielfach, zuletzt von Dickinson et al. [14], Granqvist et al. [31] und Blackstone et al. [7], bestätigt wurde. Eine wertvolle Ergänzung zum histologischen Befund bildet der Nachweis von CEA in den Dickdarmepithelien, der bei schweren Dysplasien positiv, bei leichteren Dysplasien negativ ausfällt. Bei schweren Dysplasien ist die „blinde" Colektomie immer indiziert, da bis zur Hälfte aller Fälle bereits ein Coloncarcinom aufweisen. Leichtere Dysplasien müssen engmaschig überwacht werden. Sie sind gelegentlich bei der Zweituntersuchung nicht mehr nachweisbar. Wichtig ist der Entnahmeort der Biopsien. Sie sollen aus der atrophischen Schleimhaut, nicht aus akut entzündeten Abschnitten, aber auch aus entzündlichen und flach erhobenen Pseudopolypen entnommen werden. Die Carcinome bei Colitis ulcerosa treten oft nach längeren, beschwerdearmen Intervallperioden auf, ihre Symptome täuschen einen neuen entzündlichen Schub vor. Die Diagnose wird deshalb oft verzögert gestellt. Multizentrische Carcinome kommen vor.

Daß auch bei der Crohn-Erkrankung Carcinome der Speiseröhre, des Magens und der Bauchspeicheldrüse gehäuft auftreten, ist durch die Langzeitbeobachtungen von Fielding et al. [22], Alexander-Williams [1] sowie Gyde et al. [35] gesichert. Auch eine Häufung von Dünndarmcarcinomen in entzündeten, operativ überbrückten und in situ belassenen Schlingen ist gesichert, spielt aber kaum eine Rolle, da Ausschaltoperationen heute nicht mehr durchgeführt werden. Umstritten ist die Frage, ob wie bei der Colitis ulcerosa auch bei totaler Crohn-Colitis gehäuft Coloncarcinome auftreten. Die entsprechenden Angaben stützten sich auf eine retrospektive Studie von Weedon et al. [69] an einem hochselektionierten Krankengut. Nachuntersucht wurden nämlich 449 Patienten, die die Mayo Clinic zwischen 1919 und 1963 wegen einer totalen Crohn-Colitis aufgesucht hatten und die bei Krankheitsbeginn weniger als 21 Jahre alt waren. Insgesamt wurden bei diesen Kranken 12 Carcinome gefunden, davon 1 im Dünndarm, 8 im Colon und Rectum, 3 anderswo. Die Darmkrebse traten einmal nach 7 Jahren, in den 8 anderen Fällen nach 16–45 Jahren auf. Daraus wurde mit der "life-table"-Methode eine knapp signifikante Häufung von Coloncarcinomen bei totaler Crohn-Colitis errechnet. Die Validität dieser Befunde wurde u. a. von Greenstein et al. [3] bezweifelt, eine Indikation zur prophylaktischen Colektomie bei langdauernder Crohn-Colitis ergibt sich daraus nicht.

Literatur

1. Alexander-Williams J (1976) Inflammatory disease of the bowel: The risk of cancer. Dis Colon Rectum 19:579–581
2. Arvanitakis C, Manier JW (1973) Crohn's disease: A clinical study of 75 patients. Am J Gastroenterol 59:532–540
3. Bartholomew C, Butler A (1979) Inflammatory bowel disease in the West Indies. Br Med J II:824–825
4. Belsheim MR, Darwish R, Watson WC, Sullivan SN (1980) Bacterial L forms in inflammatory bowel disease. Gastroenterology 78:1 139
5. Bergman L, Krause U (1975) The incidence of Crohn's disease in central Sweden. Scand J Gastroenterol 10:725–729
6. Best WR, Becktel JM, Singleton JW, Kern F (1976) Develompent of a Crohn's disease activity index. National Cooperative Crohn's Disease Study. Gastroenterology 70:439–444
7. Blackstone MO, Riddell RH, Rogers BHG, Levin B (1981) Dysplasia associated lesion or mass (DALM) detected by colonoscopy in long-standing ulcerative colitis: An indication for colectomy. Gastroenterolgy 80:366–374
8. Blaser MJ, Parsons RB, Wang WLL (1980) Acute colitis caused by campylobacter fetus ss. jejuni. Gastroenterology 78:448–453

9. Bonnevie O, Riis P, Anthonisen P (1968) An epidemiological study of ulcerative colitis in Copenhagen county. Scand J Gastroenterol 3:432–438

10. Brahme F, Lindström C, Wenckert A (1975) Crohn's disease in a defined population. An epidemiological study of incidence, prevalence, mortality, and secular trends in the city of Malmö, Sweden. Gastroenterology 69:342–351

11. Cave D, Kirsner J, McLaren L et al (1980) Infectious agents in inflammatory bowel disease (IBD): A status report. Gastroenterolgoy 78:1185

12. De Dombal FT (1971) Crohn's disease. Epidemiology and natural history. Proc R Soc Med 64:161

13. De Dombal FT, Burton IL, Clamp SE; Goligher JC (1974) Short-term course and prognosis of Crohn's disease. Gut 15:435–443

14. Dickinson RJ, Dixon MF, Axon ATR (1980) Colonoscopy and the detection of dysplasia in patients with longstanding ulcerative colitis. Lancet II:620–622

15. Editorial (1980) Management of Crohn's disease: Time for audit? Br Med J II:893–894

16. Evans JG, Acheson ED (1965) An epidemiological study of ulcerative colitis and regional enteritis in the Oxford area. Gut 6:311–324

17. Fahrländer H, Baerlocher C (1971) Clinical features and epidemiological data on Crohn's disease in the Basle area. Scand J Gastroenterol 6:657–662

18. Fahrländer H, Shalev E (1974) Colitis ulcerosa. Verlaufsstudie anhand von 160 über durchschnittlich 10½ Jahre beobachteten Fällen. Dtsch Med Wochenschr 99:2141–2147

19. Fahrländer H, Shalev E (1974) Die Enterocolitis regionalis Crohn. Eine Verlaufs- und Vergleichsstudie anhand von 182 Patienten. Dtsch Med Wochenschr 99:2207–2217

20. Farmer RG (1981) Factors in the long-term prognosis of patients with inflammatory bowel disease. Am J Gastroenterol 75:97–103

21. Farmer RG, Hawk WA, Turnbull RB (1975) Clinical patterns in Crohn's disease: A statistical study of 615 cases. Gastroenterology 68:627–635

22. Fielding JF, Prior P, Waterhouse JA, Cooke WT (1972) Malignancy in Crohn's disease. Scand J Gastroenterol 7:3–7

23. Fromm H, Wilson FA, Rodgers JB, Balint JA (1971) Granulomatous bowel (Crohn's) disease. A retrospective study of the course and treatment. Arch Intern Med 128:739–745

24. Gilat T, Ribak J, Benaroya et al. (1974) Ulcerative colitis in the Jewish population of Tel-Aviv Jafo. I. Epidemiology. Gastroenterology 66:335–342

25. Gitnick GL (1980) Etiology of inflammatory bowel diseases: Are we making progress? Gastroenterology 78:1090–1092

26. Gjone E, Orning OM, Myren J (1966) Crohn's disease in Norway 1956–63. Gut 7:372–374

27. Gloor F (1981) Die nicht klassifizierbaren ulzerösen Kolitiden. Schweiz Med Wochenschr 111:779–783

28. Glotzer DJ, Glick ME, Goldman H (1981) Proctitis and colitis following diversion of the fecal stream. Gastroenterology 80:438–441

29. Goldstein F, Thornton JJ, Abramson J (1981) Comments on National Cooperative Crohn's Disease Study (NCCDS). Gastroenterology 78:1647–1649

30. Goligher JC, de Dombal FT, Watts JMcK, Watkinson G (1968) Ulcerative colitis. Baillière Tindall & Cassel, London

31. Granqvist S, Gabrielsson N, Sundelin P, Thorgeirsson T (1980) Precancerous lesions in the mucosa in ulcerative colitis. A radiographic, endoscopic, and histopathologic study. Scand J Gastroenterol 15:289–296

32. Greenstein AJ, Janowitz HD, Sachar DB (1976) The extra-intestinal complications of Crohn's disease and ulcerative colitis: A study of 700 patients. Medicine (Baltimore) 55:401–412

33. Greenstein AJ, Sachar DB, Pucillo A et al. (1978) Cancer and Crohn's disease after diversionary surgery. Am J Surg 135:86–90
34. Greenwood BM, Larbi EB (1966) Ulcerative colitis in Africans. Br Med J I:1 300
35. Gyde S, Macartney J, Prior P et al. (1979) Cancer und Crohn's disease. Gut 20:A951
36. Havia T, Thomasson B (1972) Crohn's disease. A follow-up study. Acta Chir Scand 138:844–847
37. Höj L, Jensen B, Bonnevie O, Riis P (1973) An epidemiological study of regional enteritis and acute ileitis in Copenhagen county. Scand J Gastroenterol 8:381–384
38. Humphreys WG (1975) An epidemiological survey of Crohn's disease in Northern Ireland. Proc R Soc Med 68:572–574
39. Korelitz BI, Present DH (1981) Shortcomings of the National Crohn's Disease Study: The exclusion of azathioprine without adequate trial. Gastroenterology 80:193–194
40. Krause U, Bergman L, Norlén BJ (1971) Crohn's disease. A clinical study based on 186 patiens. Scand J Gastroenterol 6:97–108
41. Kusakcioglu O, Kusakcioglu A, Oz F (1979) Idiopathic ulcerative colitis in Istanbul: Clinical review of 204 cases. Dis Colon Rectum 22:350–355
42. Kyle J, Stark G (1980) Fall in the incidence of Crohn's disease. Gut 21:340–343
43. Lee KS, Medline A, Shockey S (1979) Indeterminate colitis in the spectrum of inflammatory bowel disease. Arch Pathol Lab Med 103:173–176
44. Leino R, Kalliomäki JL (1974) Yersioniosis as an internal disease Ann Intern Med 81.458–461
45. Lennard-Jones JE, Ritchie JK, Zohrab WJ (1976) Proctocolitis and Crohn's disease of the colon: A comparison of the clinical course. Gut 17:477–482
46. Lockhart-Mummery HE (1972) Crohn's disease of the large bowel. Br J Surg 59:823–826
47. Mayberry J, Rhodes J, Hughes LE (1979) Incidence of Crohn's disease in Cardiff between 1934 and 1977. Gut 20:602–608
48. Miller DS, Keighley AC, Langman MJS (1974) Changing pattern in epidemiology of Crohn's disease. Lancet II:691–693
49. Monk M, Mendeloff AI, Siegel CI, Lilienfeld A (1967) An epidemiological study of ulcerative colitis and regional enteritis among adults in Baltimore. I. Hospital incidence and prevalence, 1960 to 1963. Gastroenterology 53:198–210
50. Morris TJ, Rhodes J (1980) Incidence of proctocolitis in the Cardiff Region 1968–1977. Gut 21:A923–A924
51. Morson BC, Pang LSC (1967) Rectal biopsy as an aid to cancer control in ulcerative colitis. Gut 8:423–434
52. Müller-Wieland K (im Druck) Handbuch Innere Medizin. Springer, Berlin Heidelberg New York
53. Myren J, Gjone E, Hertzberg JN et al (1971) Epidemiology of ulcerative colitis and regional enterocolitis (Crohn's disease) in Norway. Scand J Gastroenterol 6:511–514
54. Parent K, Mitchell P, Beltaos E (1980) Pilot animal pathogenicity studies with cell wall-defective pseudomonas-like bacteria isolated from Crohn's disease patients. Gastroenterology 78:1 233
55. Price AB (1978) Overlap in the spectrum of non-specific inflammatory bowel disease – "colitis indeterminate". J Clin Pathol 31:567–577
56. Price AB, Davies DR (1977) Pseudomembranous colitis. J Clin Pathol 30:1–12
57. Rozen P, Zonis J Yekutiel P, Gilat T (1979) Crohn's disease in the Jewish population of Tel-Aviv-Yafo. Epidemiologic and clinical aspects. Gastroenterology 76:25–30
58. Salem SN, Shubair KS (1967) Non-specific ulcerative colitis in bedouin arabs. Lancet I:473–475
59. Sedlack RE, Nobrega FT, Kurland LT, Sauer WG (1972) Inflammatory colon disease in Rochester, Minnesota, 1935–1964. Gastroenterology 62:935–941

60. Sinclair TS, Brunt PW, Mowat NAG (1980) Natural history of proctocolitis in the North-east of Scotland: A community study. Gut 21:A924
61. Smith IS, Young S, Gillespie G et al. (1975) Epidemiological aspects of Crohn's disease in Clydesdale 1961–1970. Gut 16:62–67
62. Tandon BN, Mathur AK, Mohapatra LM et al (1965) A study of the prevalence and clinical pattern of non-specific ulcerative colitis in northern India. Gut 6:448–453
63. Thayer WR, Krisner JB (1980) Enteric and extra-enteric complications of intestinal by-pass and inflammatory bowel disease. Are there some clues? Gastroenterology 78:1097–1100
64. Tresadern JC, Gear MWL, Nicol H (1973) An epidemiological study of regional enteritis in the Gloucester area. Br J Surg 60:366–368
65. Truelove SC, Pena AS (1976) Course and prognosis of Crohn's disease. Gut 17:192–201
66. Van Hees PAM, van Elteren PH, van Lier HJJ, van Tongeren JHM (1980) An index of inflammatory activity in patients with Crohn's disease. Gut 21:279–286
67. Viranuvatti V, Damrongsak C, Hitanant S et al (1975) Ulcerative colitis in Thailand. J Med Assoc Thai 58:312–316
68. Watts JMcK, de Dombal FT, Watkinson G et al. (1966) Long-term prognosis of ulcerative colitis. Br Med J I:1447–1453
69. Weedon DD, Shorter RG, Ilstrup DM et al. (1973) Crohn's disease and cancer. N Engl J Med 289:1099–1103
70. Whorwell PJ (1981) Infectious agents in Crohn's disease – Fact or artefact? Scand J Gastroenterol 16:161–166

Kapitel 17

Konservative Therapie
der chronisch entzündlichen Darmerkrankungen

H. MALCHOW

1 Colitis ulcerosa

1.1 Allgemeine Vorbemerkungen zur Therapie

Die Diagnose einer Colitis ulcerosa läßt sich nicht nur durch das Rectoskop und die Histologie stellen. Wenn bei einem akuten Schub durch diese beiden Methoden die Verdachtsdiagnose einer Colitis ulcerosa geäußert wird, ist die Behandlung der akuten Phase unter dieser Diagnose erlaubt. Sobald die akuten Symptome beherrscht sind, muß jedoch die Diagnose „Colitis ulcerosa" erhärtet werden. Dies bedeutet, daß der gesamte Magen-Darm-Trakt untersucht wird. Ist dies geschehen und die Diagnose gesichert, gelten zu ihrer Behandlung eindeutige Regeln.

1.2 Behandlung der Proctitis ulcerohaemorrhagica (Tabelle 1)

Die Proctitis ulcerohaemorrhagica stellt eine Sonderform der Colitis ulcerosa dar. Obwohl am Beginn der Erkrankung nicht sicher vorher gesagt werden kann, ob die Erkrankung zeitlebens auf das Rectum beschränkt bleibt, kommt es bei der Mehrzahl der Patienten nicht zu einer Progres-

Tabelle 1. Therapie der Proctitis ulcerohaemorrhagica

---

1. *Salazosulfapyridinklysmen* 1–2/tgl.
   Kontinuierliche Anwendung bis 14 Tage über das Sistieren der blutigen Stühle hinaus. Danach Ausschleichen

   Gleichzeitig
   Salazosulfapyridin oral 3 g täglich

2. *Zur Remissionserhaltung*
   Salazosulfapyridin oral 2 g täglich

3. *Bei Versagen der topischen Applikation von Salazosulfapyridin*
   Glucocorticoide als Klysma (z. B. Betnesol Rektal Instillations Lösung)
   Nach Ansprechen: behutsames Ausschleichen

---

sion der Erkrankung in cranialer Richtung, sondern die Erkrankung bleibt auf den Enddarm beschränkt. Obwohl die Proctitis ulcerohaemorrhagica makroskopisch, endoskopisch sowie histologisch keinerlei Unterschiede zu den anderen Formen der Colitis ulcerosa zeigt, bestehen doch erhebliche Unterschiede bei der Behandlung und im Verlauf der Erkrankung. Zumeist ist die Proctitis ulcerohaemorrhagica relativ therapieresistent gegen eine orale Applikation von Salazosulfapyridin. Der Verlauf der Erkrankung ist gutartig.

Eine maligne Entartung ist selten. Somit muß das Hauptziel der Therapie darauf gerichtet sein, die Symptome des Patienten zu lindern. Dies gelingt mit der topischen Anwendung von Salazosulfapyridin oder Prednisolon. Gleichzeitig sollte eine perorale Behandlung mit Salazosulfapyridin eingeleitet werden. Kommt der Patient in Remission, können die lokalen Applikationen der Klistiere ausschleichend beendet werden, lediglich die orale Behandlung mit Salazosulfapyridin sollte beibehalten werden. Läßt sich keine Remission erzielen – was ungewöhnlich ist –, kann auf die orale Gabe von Salazosulfapyridin verzichtet werden. Lokale Maßnahmen, wie Salazosulfapyridin – oder Prednisolonklysmen, sind dann immer wieder einzusetzen. Elementardiäten oder das Dinatriumsalz der Cromoglicinsäure versprechen keine Aussicht auf Erfolg. Die Verordnung von Metronidazol, obwohl noch nicht erprobt, verspricht keine günstige Alternative. Die Verordnung von Azathioprin erscheint bei der Gutartigkeit des Befundes unangemessen.

1.3 Behandlung des akuten Schubes der Colitis ulcerosa

Die akute Exacerbation der Colitis ulcerosa wird mit Prednisolon und Salazosulfapyridin behandelt (Tabelle 2). Die Ausdehnung der Krankheit

Tabelle 2. Therapie des akuten Schubes der Colitis ulcerosa

---

1. *Prednisolon oral*, hochdosiert, langsam reduzieren, z. B.:

Prednisolon 1. Woche	60 mg/tgl.
2. Woche	40 mg/tgl.
3. Woche	30 mg/tgl.
4. Woche	25 mg/tgl.
5. Woche	20 mg/tgl.
6. Woche	15 mg/tgl.
7.–12. Woche	10 mg/tgl.
danach ausschleichen	

   gemeinsam mit

2. *Salazosulfapyridin*   3 (4) g/tgl. verteilt auf 3 Tagesdosen

3. *Bei linksseitiger Colitis*
   Zuerst Versuch mit Salazosulfapyridinklysmen + orale Gabe von Salazosulfapyridin

---

Tabelle 3. Die Anwendung von Salazosulfapyridinklysmen im akuten Schub der Colitis ulcerosa (Doppelblindstudien)

Autoren	Anzahl der Patienten	Zeitdauer	Bewertung des Erfolges
Möller et al. [19]	30	2 Wochen	Sehr gut
Frimberger et al. [10]	33	6 Wochen	Sehr gut
Frühmorgen u. Demling [11]	22	3 Wochen	Sehr gut

im Colon bestimmt die Applikationsart. Bei einer totalen Colitis ulcerosa ist die systemische Wirkung der Glucocorticosteroide erwünscht. Die Applikationsart wird somit intravenös oder oral zu wählen sein. Die Dosis beträgt etwa 1 mg Prednisolon/kg KG. Eine Reduktion der Dosis erfolgt kontinuierlich und richtet sich dabei auch nach den klinischen Erfolgen. Es hat sich dabei bewährt, ein gewisses Schema einzuhalten (Tabelle 2). Salazosulfapyridin wird in einer Dosis von 3 g tgl. (höchstens 4 g) verordnet. Wenn eine sehr ausgeprägte Colitis mit starken Durchfällen besteht, empfiehlt es sich, als Darreichung die Form von magenlöslichen Tabletten zu wählen, da nichtmagenlösliche Dragees möglicherweise unaufgelöst den Magen-Darm-Trakt passieren können. Falls keine stärkeren Durchfälle bestehen, können auch dünndarmlösliche Dragees verwandt werden. Bei der linksseitigen Colitis können ebenso wie bei der Proktitis auch topisch wirkende Arzneimittelzubereitungen mit gutem Erfolg verordnet werden. Sowohl Glucocorticoide als auch Salazosulfapyridin in Form von Klysmen haben sich als wirksam erwiesen [10, 11, 19] (s. a. Tabelle 3).

Bestehen ausgeprägte extraintestinale Komplikationen der Colitis ulcerosa, wird auf die Gabe von Glucocorticoiden nicht verzichtet werden können. Eventuell ist sogar die Kombination mit Azathioprin erforderlich.

1.4 Remissionserhaltung (Tabelle 4)

Das Medikament der Wahl zur Langzeitbehandlung der Colitis ulcerosa (bei jeder Manifestationsform) ist und bleibt Salazosulfapyridin. Salazosulfapyridin besteht aus der 5-Aminosalicylsäure und dem Sulfapyridin. Die Spaltung des Moleküls erfolgt unter der Einwirkung von Darmbakterien. Sulfapyridin wird resorbiert, acetyliert und über die Niere ausgeschieden. Die günstige Wirkung wird der 5-Aminosalicylsäure zugeschrieben, die lokal, nach ihrer Spaltung aus dem Gesamtmolekül im Bereich des Darms wirkt. Da ausschließlich der untere Darm mit Bakterien besiedelt ist, kommt auch die 5-Aminosalicylsäure lediglich im unteren Dünndarm bzw. im Dickdarm zur Wirkung. Die Mindestdosis von Salazosulfapyridin beträgt 2 g, die Höchstdosis 4 g tgl. [2, 3, 7, 8].

Tabelle 4. Rezidivprophylaxe der Colitis ulcerosa

Salazosulfapyridin 2 g/tgl.

Bei einer Allergie gegen Salazosulfapyridin kann auch Prednisolon – niedrig dosiert – zur Remissionsverlängerung beitragen. Hierbei muß jedoch individuell die niedrigst tolerierte Dosis ausgetestet werden. Zum Beispiel können noch 40 mg jeden 2. Tag erfolgreich sein, wenn 15 mg täglich sich als wirkungslos erweisen

---

Die Therapie soll nicht unterbrochen werden und lebenslang – zumindest solange das Colon nicht operativ entfernt wurde – beibehalten werden. Salazosulfapyridin ist die einzige Substanz, über die gesicherte Kenntnisse bestehen, daß sie die Remissionsdauer der Colitis ulcerosa verlängert. Daher kann die Behandlung mit Salazosulfapyridin als Basisbehandlung der Colitis ulcerosa jedweder Ausprägung bezeichnet werden.

1.5 Symptomatische Therapie

Obwohl die blutigen Stühle das Hauptsymptom der Colitis ulcerosa darstellen, ist der Blutverlust meistens nicht so erheblich, daß eine ausgeprägte Anämie auftritt. In der Regel ist die Anämie recht gut kompensiert. Da die Eisenspeicher jedoch meistens erniedrigt sind, empfiehlt sich, nachdem die akute Entzündung beherrscht ist, die Substitution von Eisen auf dem oralen Wege. Anders als beim Morbus Crohn ist die Vitamin-B_{12}-Resorption fast nie beeinträchtigt, so daß eine Substitution mit Vitamin B_{12} nicht erforderlich ist. Durch die Behandlung mit Salazosulfapyridin oder auch Azathioprin kann es jedoch zu Folsäuremangelzuständen kommen, die ebenfalls durch die orale Gabe von Folsäure ausgeglichen werden können. Sofern gleichzeitig zur Colitis ulcerosa eine primär sklerosierende Cholangitis besteht, müssen entsprechende Mangelzustände ausgeglichen werden.

Fast immer beherrschen Stuhlunregelmäßigkeiten zumindest die Phase der akuten Exacerbation der Colitis ulcerosa. Während bei der Proctitis und der linksseitigen Colitis manchmal die Obstipation im Vordergrund steht, sind es bei der totalen Colitis Durchfälle, die den Patienten belästigen. Im akuten Schub der Colitis ulcerosa kann es gefährlich sein, den Stuhl allzusehr einzudicken, weil dies zu einem toxischen Megacolon führen kann. Aus diesem Grunde sollte in der akuten Phase der Colitis ulcerosa von allen Mitteln Abstand genommen werden, die die Transitzeit des Stuhles verlängern, wie zum Beispiel Tinctura opii, Reasec, Imodium, Stopfpulver und andere. Die Anwendung von solchen Medikamenten ist nur bei der chronischen und ausgebrannten Colitis erlaubt, bei der das vernarbte und verkürzte Colon nicht mehr in der Lage ist, aus dem Darminhalt genügend Wasser und Elektrolyte zu resorbieren.

Wenn eine Verstopfung das Krankheitsbild beherrscht, ist die Gabe von Weizenkleie und Leinsamen angebracht. Mit ballastreicher Kost, reichlicher oraler Flüssigkeitsaufnahme und ausreichend körperlicher Bewegung läßt sich doch meist dieses sehr lästige Symptom beherrschen.

1.6 Psychotherapie

Viele Patienten mit Colitis ulcerosa erscheinen psychisch auffällig, so daß eine begleitende psychosomatische Therapie angezeigt erscheint. Eine solche Psychotherapie muß sich nach Freyberger et al. an folgenden Überlegungen ausrichten: Substitution des verlorenen Objektes durch die Schlüsselfigur Arzt. Bereits aus der teilnehmenden interessierten Präsenz des Arztes resultiert für den Patienten das Gefühl einer Sicherung. Auf dieser Basis soll der Patient angeregt werden, sein Leidensgefühl und seine aggressiven Strebungen zu verbalisieren, um sich damit sprachlich abzureagieren.

Eine auf dieser Basis durchgeführte begleitende Psychotherapie kann dazu führen, daß der Zeitraum akuter Schübe etwas verkürzt wird und die Häufigkeit und Dauer der Remissionen gesteigert wird. Darüber hinaus wird eine bessere soziale Einordnung ermöglicht, allerdings ist die psychotherapiebedingte seelische Stabilisierung nicht immer mit einer körperlichen Besserung verknüpft [9].

2 Morbus Crohn

2.1 Allgemeine Vorbemerkungen

Aufgrund des natürlichen Verlaufs der Krankheit, der langsam, aber sicher zu einer Verschlimmerung des Leidens führt, wird fast immer eine Behandlung einzuleiten sein. Diese kann sich jedoch nicht nach einem einheitlichen Schema richten, denn stets sind für die Therapie mehrere Gesichtspunkte zu berücksichtigen: 1. Sicherung der Diagnose, 2. Festlegung der Lokalisation und Ausdehnung, 3. Bestimmung der Aktivität, 4. Alter, 5. Ernährungszustand und 6. Psyche des Patienten.

Da Alter, Ernährungszustand und Psyche bei jeder Krankheit berücksichtigt werden müssen, soll hier nur auf die beiden krankheitsspezifischen Kennzeichen, nämlich Lokalisation und Ausdehnung sowie den Aktivitätsgrad Bezug genommen werden.

2.2 Beurteilung der Aktivität

Die Schwere des Morbus Crohn kann gut und in praktisch geeigneter Form durch den von Best et al. entwickelten Aktivitätsindex (CDAI) abgeschätzt werden (Tabelle 5) [5].

Tabelle 5. Aktivitätsindex für die Schwere des *Morbus Crohn.* Aktivitätsindex: Nr. 1–3 aus dem Wochenbericht des Patienten übertragen. Der Aktivitätsindex steigt mit zunehmender Schwere der Krankheit an. Eine schwere Krankheit kann bei einem Index über 150, ein leichter Verlauf bei einem Index unter 60 angenommen werden

1. Anzahl der weichen Stühle oder Durchfälle in der letzten Woche   × 2=.........
2. Grad der Bauchschmerzen (Summe über eine Woche)   × 5=.........
3. Allgemeinbefinden (Summe über eine Woche)   × 7=.........
4. Andere mit Morbus Crohn assoziierte Symptome (Zutreffendes bitte ankreuzen):

☐ Gelenkschmerz, Arthritis	☐ Iritis, Uveitis
☐ Erythema nodosum	☐ Pyoderma gangraenosum
☐ Stomatitis aphthosa	☐ Analfissur, -fisteln, -abscesse
☐ Andere Fisteln	☐ Temperaturen über 37,5 °C
	in der letzten Woche

    Anzahl der zutreffenden Punkte.........   × 20=.........
5. Symptomatische Durchfallbehandlung wenn ja   × 30=.........
6. Resistenz im Abdomen; nein=0, fraglich=2, sicher=5   × 10=.........
7. Hämatokrit (Frauen 42 minus Hkt, Männer 47 minus Hkt)   × 6=.........
    (Vorzeichen beachten)
8. Gewicht kg, Standardgewicht kg

$$\left(1 - \frac{\text{Gewicht}}{\text{Standardgewicht}}\right) \cdot 100 \text{ (Übergewicht subtrahieren)} \qquad =.........$$

Aktivitätsindex Summe   =.........

Dieser Index eignet sich nicht zur Diagnose. Er macht die Krankheitssituation bei verschiedenen Patienten vergleichbar und objektiviert die Einschätzung des Krankheitsverlaufs. Obwohl dieser Index recht exakt die Schwere des Krankheitsbildes widerspiegelt, gibt er keinen sicheren Aufschluß über den Grad der lokalen entzündlichen Aktivität. So kann beispielsweise nicht sicher abgeschätzt werden, ob eine Verschlechterung durch eine narbige Stenose oder eine entzündlich bedingte Schwellung verursacht ist. Das Ausmaß der Entzündung kann durch den von van Hees et al. [13] entwickelten, für die Praxis weniger geeigneten Aktivitätsindex besser beurteilt werden. Aufschlüsse über die entzündliche Aktivität geben die Endoskopie und der Albuminspiegel. Je niedriger der Albumingehalt ist, um so größer sind die Verluste über die entzündete Oberfläche.

Hilfsweise können auch die Blutsenkungsgeschwindigkeit (BSG) und das Orosomucoid herangezogen werden [1].

2.3 Beurteilung von Lokalisation, Ausdehnung und Komplikationen

Der Morbus Crohn ist eine Erkrankung des gesamten Verdauungstraktes, das bedeutet, daß Manifestationen an jeder Stelle des Intestinalkanales auftreten können. Daher ist nicht allein die Sicherung der Diagnose

254

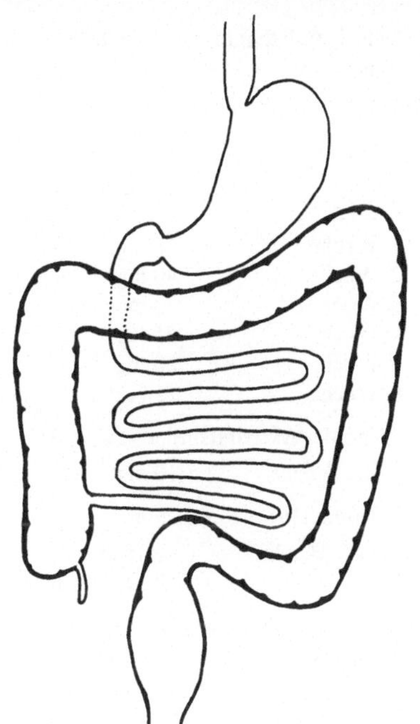

Abb. 1. Skizze zum Eintragen von Lokalisation und Ausdehnung

wichtig, sondern auch von Bedeutung, in welchen Teilen des Verdauungstraktes Manifestationen nachweisbar sind. Aus diesen Gründen sollte zeitlich gleichzeitig mit der Sicherung der Diagnose auch Lokalisation und Ausdehnung endoskopisch oder radiologisch festgelegt werden. Lokalisation und Ausdehnung sollten dann schematisch in eine Skizze eingetragen werden (Abb. 1), damit bei jeder Kontrolluntersuchung und Therapieentscheidung auch Lokalisation und Ausdehnung berücksichtigt werden können. Sind bereits Komplikationen durch die Erkrankung aufgetreten, wie z. B. Fisteln oder Abscesse, sollten diese gleichfalls in das Schema eingetragen werden. Beim Nachweis solcher Komplikationen sollte immer zunächst geprüft werden, ob nicht eine Operation möglich ist.

2.4 Therapeutische Möglichkeiten
unter Berücksichtigung von Aktivität und Lokalisation

2.4.1 Prednisolon

Sofern keine Komplikationen eines Morbus Crohn bestehen, ist Prednisolon das Medikament der Wahl zur Behandlung eines akuten Schubes bei Morbus Crohn. Ein akuter Schub wird angenommen, wenn nach dem Aktivitätsindex (CDAI) von Best et al. [5] eine Punktzahl von >150 er-

Tabelle 6. Behandlungsbeispiel: Morbus Crohn, Aktivitätsindex > 150

	Tagesdosis	
	Prednisolon	Salazosulfapyridin
1. Woche	60 mg	3 g
2. Woche	40 mg	3 g
3. Woche	30 mg	3 g
4. Woche	25 mg	3 g
5. Woche	20 mg	3 g
6. Woche	15 mg	3 g
Wenn der Aktivitätsindex < 150 ist:		
7.–12. Woche	10 mg	3 g
Bei anhaltender Remission:		
13.–26. Woche	5/10 mg alternierend	3 g
Bei weiter anhaltender Remission:		
27.–52. Woche	0/10 mg alternierend	3 g

Vor endgültigem Absetzen endoskopische Beurteilung der
entzündlichen Aktivität

rechnet werden kann. Prednisolon wirkt günstig bei jeder Manifestationsform [24]. Die Dosis beträgt 1 mg/kg KG. Bewährt hat sich ein Dosie-
rungsschema, welches dem der Tabelle 6 entspricht. Das Ausschleichen
von Prednisolon muß sehr behutsam erfolgen.

2.4.2 Salazosulfapyridin

Aufgrund kontrollierter Studien zur Wirksamkeit von Salazosulfapyridin
kann festgestellt werden, daß zumindest im akuten Krankheitsschub die
Wirkung als gesichert betrachtet werden muß [24].
Aus der Erkenntnis, daß die wirksame Komponente durch bakterielle
Spaltung freigesetzt wird, ergibt sich, daß Salazosulfapyridin erst in den
tiefen, durch Bakterien besiedelten Darmabschnitten einen therapeutischen Einfluß hat. Damit stimmt überein, daß Colonmanifestationen relativ am günstigsten ansprechen [24].

2.4.3 Azathioprin

Azathioprin und 6-Mercaptopurin zählen zu den Immunsuppressiva (Cytostatica). Einzelnen Beobachtungen, die eine günstige Wirkung beim
Morbus Crohn mitteilen, stehen eine Reihe von kontrollierten Studien ge-

genüber, die die Wirksamkeit von Azathioprin [16, 22–25] in Frage stellen. Dennoch gibt es eine gesicherte Indikation für Azathioprin. O'Donoghue et al. [20] haben in einer kontrollierten Studie beweisen können, daß diejenigen Patienten, die in der akuten Phase auf Prednisolon günstig ansprechen, durch die Gabe von Azathioprin länger in Remission gehalten werden können, als wenn sie kein Azathioprin bekommen [20]. In ähnlicher Weise konnte auch für das 6-Mercaptopurin eine günstige Wirkung aufgezeigt werden [21].

Unter Berücksichtigung der potentiellen Toxicität kann daher das Azathioprin oder das 6-Mercaptopurin – seine im Organismus entstehende Wirksubstanz – zur Erhaltung der Remission in Kombination mit Prednisolon und anderen Medikamenten eingesetzt werden. Die Dosis des Azathioprins beträgt 2–3 mg/kg KG während des akuten Schubes. Die Dosis soll dann langsam und kontinuierlich so weit reduziert werden, wie es vertretbar ist. Azathioprin und 6-Mercaptopurin können als Reservemedikamente für besonders schwere Verläufe des Morbus Crohn angesehen werden.

2.4.4 Metronidazol

Das gegen anaerobe Bakterien gut wirksame Metronidazol besitzt aufgrund der vorläufigen Mitteilung einer schwedischen multrizentrischen Studie auch eine günstige Wirkung beim aktiven Morbus Crohn. Das Ausmaß dieser Wirkung ist etwa dem des Salazosulfapyridins vergleichbar. Langzeiterfahrungen liegen noch nicht vor. Die empfohlene Tagesdosis liegt zwischen 500 und 1 000 mg. Die wichtigste Nebenwirkung ist das Auftreten einer Allergie. Die übrigen Nebenwirkungen (Tabelle 9, s. S. 264) sind in der Regel dosisabhängig und reversibel. Polyneuropathien können jedoch auch längere Zeit (Monate) nach Absetzen des Medikamentes andauern.

Eine günstige Wirkung kann man sich bei einer Erkrankung des Colons und bei perianalen Komplikationen versprechen [4, 5].

2.4.5 Anwendung für die Praxis

In der Praxis ist man mit dem Problem konfrontiert, daß sowohl die Ausdehnung der Erkrankung, als auch die Aktivität bei unterschiedlichen Patienten jeweils unterschiedlich ist. Aus diesem Grunde soll hier an Hand von 3 Beispielen das praktische Vorgehen besprochen werden.

Beispiel 1 (Abb. 2):
Bei diesem Patienten ist das terminale Ileum betroffen. Sofern die Aktivität der Erkrankung mehr als 150 Punkte im CDAI beträgt und keine Komplikation vorliegt, ist eine Monotherapie mit Prednisolon angezeigt.

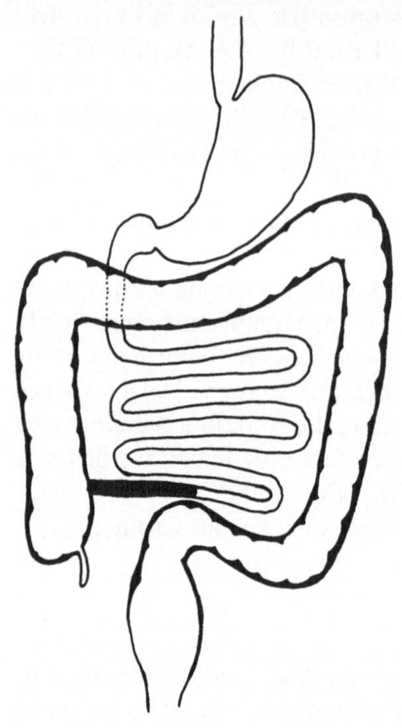

Abb. 2. Beispiel 1: Morbus Crohn im terminalen Ileum

Die Dosierung richtet sich dabei nach dem Dosisschema (Tabelle 6). Es wird versucht, Prednisolon ganz vorsichtig abzusetzen. Kommt es zu einer Exacerbation, beginnt man erneut mit dem gleichen Schema. Kommt man mit dieser Behandlung nicht zum Ziel, sollte als nächster Schritt die Operation erwogen werden, da es sich hier um einen lokalisierten Befall handelt und der Patient mit der Entfernung des Krankheitsherdes, der hier kurativ sein kann, nur profitiert. Voraussetzung ist jedoch, daß keine gastrointestinalen Manifestationen vorliegen.

Beispiel 2 (Abb. 3):
Bei diesem Patienten liegt eine Ileocolitis Crohn vor, das heißt, das terminale Ileum, Coecum, Colon ascendens und Teile des Colon transversum sind befallen. Bei dieser Lokalisation kann man einen Erfolg von einer Therapie mit Salazosulfapyridin erwarten. Dies sollte einschleichend dosiert werden bis zu einer Dosis von 3 (oder 4) g. Kommt es innerhalb einer Zeit von 3 Monaten nicht zu einer Verbesserung des Zustandes, so ist eine zusätzliche Verordnung von Prednisolon angezeigt. Die Dosierung richtet sich dabei nach dem Schema der Tabelle 6.
Bewirkt auch die kombinierte Therapie von Prednisolon und Salazosulfapyridin keine Besserung, so kann in einem nächsten Schritt das Salazosulfapyridin durch Metronidazol ersetzt werden. Bringt auch dies keine Bes-

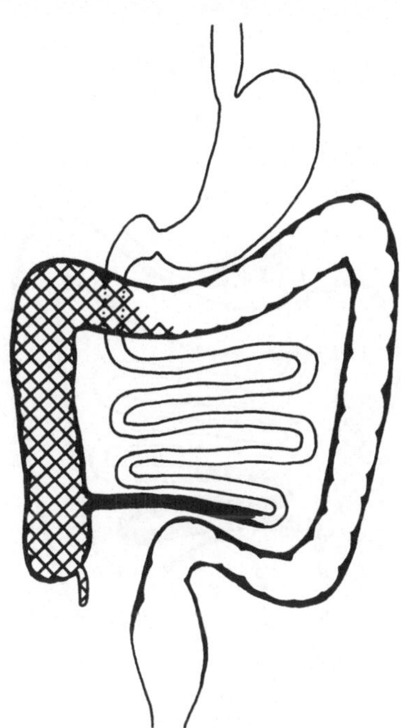

serung, so muß auch hier als nächster Schritt die Operation erwogen werden, da es sich auch bei diesem Patienten um eine begrenzte Lokalisation der Erkrankung handelt, eine kurative Operation möglich ist und mit einer End-zu-End-Ileotransversostomie auch ein optimales Operationsverfahren gegeben ist.

Beispiel 3 (Abb. 4):
Ileum, Colon ascendens, Antrum ventriculi, Duodenum sowie Rectum sind betroffen. Das heißt, es liegen multiple Erkrankungsherde vor. Dies bedeutet, daß eine kurative Operation nicht möglich ist. Aus diesem Grunde muß die konservative Therapie weit intensiver ausgeschöpft werden als bei begrenzten Lokalisationen. Ist die Aktivität hoch, so wird nach dem Schema der Tabelle 6 behandelt. Kommt es zu keiner sicheren Besserung oder folgt auf die Dosisreduktion eine akute Exacerbation, empfiehlt es sich, in einem nächsten Schritt Azathioprin zu geben. Die Dosis sollte hoch genug sein (2,5–3 mg/kg KG), und gleichzeitig sollten Steroide hoch dosiert werden, da bis zum Wirkungseintritt von Azathioprin mindestens 6 Wochen vergehen. Spricht auch dieses Regime nicht an, so kann Salazosulfapyridin noch durch Metronidazol ersetzt werden.
In einer solchen Situation sind nur palliative, gegen Komplikationen gerichtete Operationen möglich. Nach der Operation ist eine Fortsetzung der medikamentösen Therapie erforderlich.

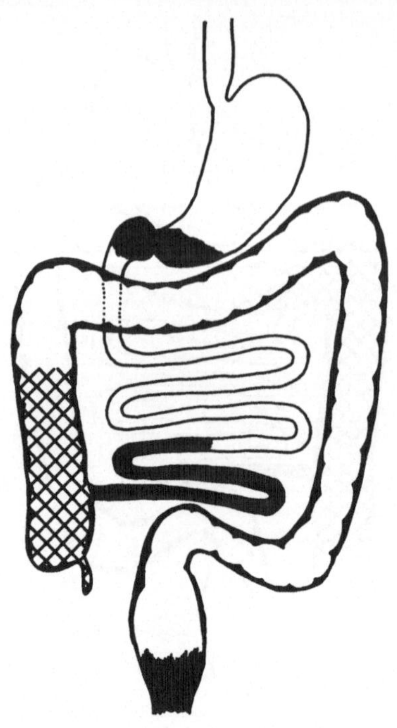

Abb. 4. Beispiel 3: Morbus Crohn mit mehrfachen Manifestationen: Magen, Duodenum, Ileum, Colon, Rectum

2.5 Symptomatische Therapie

Eine symptomatische Therapie ist nur dann erforderlich, wenn über die Beeinflussung der Grundkrankheit hinaus weitere Krankheitserscheinungen behandlungsbedürftig sind. In erster Linie sind diese Maßnahmen auf den Ausgleich des roten Blutbildes ausgerichtet, nämlich bei Eisenmangel die Substitution von Eisen, bei Mangel an Vitamin B_{12} die parenterale Gabe des Vitamins und bei Folsäuremangel die zusätzliche orale Zufuhr von Folsäure.

Eine chologene Diarrhoe kann durch die Gabe von Cholestyramin weitgehend behoben werden. Diarrhoen infolge Verlust an Resorptionsfläche (bei ausgedehntem Dünndarmbefall) müssen nach den Regeln der Behandlung eines Malabsorptionssyndroms behandelt werden. Fällt das Colon als Absorptionsort für Wasser aus, so helfen auch Maßnahmen, die die Transitzeit verlangsamen, wie Diphenoxylat/Atropin oder Loperamid wenig.

2.6 Behandlung mit Elementardiäten

Aufgrund der Erkenntnisse der europäischen multizentrischen Crohn-Studie III (ECCDS-III) kann für den akuten Schub des Morbus Crohn eine Behandlung mit Elementardiäten empfohlen werden. Nach den Erkenntnissen von Heaton et al. sowie Brandes u. Lorenz-Meyer sollte hingegen in der Remission zu einer ballastreichen Kost unter weitgehender Vermeidung von Zucker, hochraffinierten Nahrungsprodukten wie weißes Mehl und Konservierungsstoffen geraten werden [6, 12].

2.7 Psychotherapie

Im Gegensatz zu den Erkenntnissen der Colitis ulcerosa besteht noch keine Einigkeit über den Wert einer begleitenden Psychotherapie bei Morbus Crohn. Entsprechende Studien sind geplant [9].

3 Therapeutische Probleme, die bei den beiden chronisch entzündlichen Darmerkrankungen gemeinsam vorkommen

3.1 Toxisches Megacolon

Das toxische Megacolon tritt als Folge einer fulminanten Colitis (Colitis ulcerosa oder Morbus Crohn) auf und führt zu einer segmentalen oder totalen Dilatation der betroffenen Darmsegmente. Sofern es sich noch um die fulminante Variante einer Colitis handelt, ist eine konservative Therapie gerechtfertigt. Beim toxischen Megacolon hingegen sollen die konservativen Maßnahmen ausschließlich dazu beitragen, den Patienten in einen besseren, operationsfähigen Zustand zu bringen. Hierzu müssen 1. Mangelzustände ausgeglichen werden, d. h. eine Korrektur des Volumenmangels, der metabolischen Alkalose, der Elektrolyte, des Albumins sowie des Blutes erfolgen, 2. ist eine absolute Nahrungskarenz einzuhalten, 3. sind alle Maßnahmen zu unterlassen, die ein Fortschreiten des toxischen Megacolons provozieren könnten, wie die Gabe von Spasmolytica, Antidiarrhoica oder die Vorbereitung zu invasiven Untersuchungen.
Mittels einer Sonde sollte Magensekret und Luft abgesaugt werden. Mit Cimetidin kann das Auftreten von Streßulcera verhindert werden. Eine niedrig dosierte Heparinisierung kann thromboembolischen Komplikationen vorbeugen. Antibiotica sollten die vorliegende oder zu erwartende septische Komplikation bekämpfen oder verhindern. Die Antibiotica müssen insbesondere gegen gramnegative Erreger und anaerobe Keime wirksam sein. Glucocorticoide werden hochdosiert verordnet.
Die Dauer der konservativen Maßnahmen muß sich nach dem Allgemeinzustand des Patienten richten. In aller Regel sollte die Operation nach 12–72 h erfolgen. Tritt während der konservativen Bemühungen eine Ver-

schlechterung auf, ist eine sofortige Notfalloperation angezeigt. Patienten mit toxischem Megacolon sollten in 12 stündigen Intervallen durch Internisten und Chirurgen gemeinsam gesehen werden.

3.2 Gravidität

Eine Gravidität kann in der Frühschwangerschaft zu einer Verschlechterung, im 2. und 3. Trimenon zu einer Besserung der chronisch entzündlichen Darmerkrankungen führen. Um einer Verschlechterung entgegenzuwirken, können nach den heutigen Erkenntnissen Prednisolon und Salazosulfapyridin ohne wesentliches Risiko für Mutter und Kind verordnet werden. Eine Änderung der Dosierung ist nicht erforderlich. Es empfiehlt sich jedoch, bei der Dosis der Steroide so zurückhaltend wie irgend möglich zu sein. Teratogene Schäden durch Salazosulfapyridin sind bislang nicht beschrieben [8, 14].
Stellt sich im Laufe der Gravidität Beschwerdefreiheit ein, können die Medikamente ausschleichend abgesetzt werden. Bei Fortbestehen der Symptome sollte nicht durch das Absetzen der Medikamente eine Verschlechterung der Krankheit riskiert werden.

3.3 Unerwünschte Wirkung der medikamentösen Therapie und mögliche Gegenmaßnahmen

3.3.1 Prednisolon

Die unerwünschten Begleiterscheinungen einer Therapie mit Prednisolon dürfen als allgemein bekannt vorausgesetzt werden. Sie können weitgehend dadurch vermieden werden, daß Prednisolon nur bei klarer Indikation eingesetzt wird, bei hoher Aktivität hochdosiert und bei niedriger Aktivität ausschleichend abgesetzt wird. Ist dennoch eine Dauergabe erforderlich, müssen die Patienten dahingehend informiert werden, ihr Gewicht regelmäßig zu kontrollieren und Muskeln und Knochen durch regelmäßige systematische sportliche Belastung zu trainieren und zu stärken. Neben den ambulanten Kontrollen ist nach den übrigen Nebenwirkungen zu fahnden.

3.3.2 Salazosulfapyridin

Die unerwünschten Wirkungen einer Behandlung mit Salazosulfapyridin sind aus der Tabelle 7 ersichtlich. Die erst in jüngster Zeit erkannte Beeinträchtigung der Spermatogenese ist offenbar nach Absetzen des Medikamentes innerhalb von Wochen oder Monaten reversibel.

Tabelle 7. Seltene unerwünschte Wirkungen von Salazosulfapyridin. (Nach [17])

Allgemeine Überempfindlich-keitsreaktionen	Fieber Arthralgien Lupus-erythematodes-Syndrom Vasculitis Serumkrankheit Anaphylaktischer Schock
Haut	Allergische Exantheme Erythema multiforme Exfoliative Dermatitis und Epidermolyse Photosensibilisierung Alopecie
Knochenmark	Leukopenie, Thrombopenie Agranulocytose Aplastische Anämie
Erythrocyten	Hämolytische Anämie Heinz-Körper-Bildung Methämoglobinämie
Augen	Periorbitales Ödem Conjunctivale Injektion
Abdominalorgane	Völlegefühl, Übelkeit, Erbrechen Stomatitis Blutiger Durchfall Störung der Folsäure- und Digoxinresorption Toxische Leberschädigung (Hepatitis) Pankreatitis
Herz	Myokarditis, Perikarditis
Lunge	Eosinophiles Lungeninfiltrat Fibrosierende Alveolitis Asthma bronchiale
Nieren	Kristallurie (Verstopfung der Tubuli) Hämaturie, Proteinurie Toxische Nephrose Anurie
Hoden	Hemmung der Spermiogenese
Zentralnervensystem	Kopfschmerzen, zum Teil migräneartig Benommenheit, Schwindel, Ohrensausen Neuropathie mit Ausfällen im Bereich der Hinterstränge Geschmacksstörungen Hörstörungen Depressive Reaktionen, Halluzinationen
Harmlose Begleiterscheinungen	Gelborange Verfärbung des Urins im alkalischen Bereich „Cyanose" der Haut ohne Met- oder Sulfhämoglobinämie und ohne Beeinträchtigung des Sauerstofftransportes

3.3.3 Azathioprin

Die unerwünschten Wirkungen von Azathioprin sind in der Tabelle 8 zusammengestellt. Hier ist insbesondere auf die Knochenmarksdepression und die Pankreatitis zu achten.

Tabelle 8. Einige unerwünschte Wirkungen von Azathioprin

Knochenmarksdepression
Andere hämatopoetische Erkrankungen
Intrahepatische Cholestase
Prädisposition für Infekte
Hautausschlag
Gesteigerte Bereitschaft zu einer Tumorerkrankung
Abnormalitäten der Chromosomen

3.3.4 Metronidazol

Die unerwünschten Wirkungen von Metronidazol sind in der Tabelle 9 zusammengestellt. Hier ist insbesondere auf Allergien und neurologische Nebenwirkungen zu achten. Besondere Vorsicht scheint bei einer Langzeittherapie angezeigt zu sein.

Tabelle 9. Unerwünschte Wirkungen von Metronidazol

Allergie
Übelkeit
Kopfschmerz
Schwindel
Müdigkeit
Metallgeschmack
Paraesthesien (Polyneuropathien)
Akustische Halluzinationen
Alkoholunverträglichkeit

Literatur

1. André C, Descos L, Landais P, Fermanian J (1980) Laboratory supplementation of Crohn's disease activity index. Lancet II:594–595
2. Azad Khan AK, Howes DT, Piris J, Truelove SC (1980) Optimum dose of sulphasalazine for maintenance treatment in ulcerative colitis. Gut 21:232–240
3. Baron JH, Connell AM, Lennard-Jones JE, Avery-Jones F (1962) Sulphasalazine and salicylazosulphadimidine in ulcerative colitis. Lancet I: 1094–1096

4. Bernstein LH, Frank MS, Brandt LJ, Boley SJ (1980) Healing of perineal Crohn's disease with metronidazole. Gastroenterology 79:357–365
5. Best WR, Becktel JM, Singleton JW, Kern F Jr (1976) Development of a Crohn's disease activity index. Gastroenterology 70:439–444
6. Brandes JW, Lorenz-Meyer H (1981) Zuckerfreie Diät: Eine neue Perspektive zur Behandlung des Morbus Crohn? Eine randomisierte, kontrollierte Studie. Z Gastroenterol 19:1–12
7. Dissanayake AS, Truelove SC (1973) A controlled therapeutic trial of long-term maintenance treatment of ulcerative colitis with sulphasalizine (salazopyrin). Gut 14:923–926
8. Fahrländer H (1980) Salazosulfapyridin in der Schwangerschaft. Dtsch Med Wochenschr 105:1729–1731
9. Freyberger H. Liedtke R, Wellmann W (1980) Möglichkeiten und Grenzen der Psychotherapie bei Colitis ulcerosa und Morbus Crohn. Dtsch Aerztebl 77:2731–2734
10. Frimberger E, Frühmorgen P, Kühner W, Ottenjan R (1980) Salizylazosulfapyridin-Klysmea bei akuter linksseitiger Colitis ulcerosa. MMW 122:1233–1235
11. Frühmorgen P, Demling L (1980) On the efficacy of ready-made-up commercially available salicylazosulphapyridine enemas in the treatment of proctitis, proctosigmoiditis and ulcerative colitis involving rectum, sigmoid and descending colon. Acta Hepatogastroenterol (Stuttg) 27:473–476
12. Heaton KW, Thornton JR, Emmett PM (1979) Treatment of Crohn's disease with an unrefined carbohydrate, fibre rich diet. Br Med J II:764–766
13. Van Hees PAM, van Elteren PH, van Lier HJJ, van Tongeren JHM (1980) An index of inflammatory activity in patients with Crohn's disease. Gut 21:279–286
14. Holtermüller KH, Weiss HJ (1979) Gastroenterologische Erkrankungen in der Schwangerschaft. Gynaekologe 12:35–51
15. Järnerot G, Ursing B, Alm T et al. (1981) Treatment of active Crohn's disease with metronidazole or sulfasalazine. A preliminary report of a double blind controlled trial (CCDSS). In: Pena AS, Weterman IT, Booth CC, Strober W (eds) Recent advances in Crohn's disease. Nijhoff, The Hague Boston London, pp 469–473
16. Klein M, Binder HJ, Mitchell M, Aaronson R, Spiro H (1974) Treatment of Crohn's disease with azathioprine: A controlled evaluation. Gastroenterology 66:916–922
17. Miller B (1980) Nebenwirkungen der Therapie mit Salazosulfapyridin. Dtsch Med Wochenschr 105:1596–1597
18. Misiewicz JJ, Lennard-Jones JE, Connell AM, Baron JH, Avery Jones F (1965) Controlled trial of sulphasalazine in maintenance therapy for ulcerative colitis. Lancet I:185–188
19. Möller C, Kiviluoto O, Santavirta S, Holtz A (1978) Local treatment of ulcerative proctitis with salocylazosulphapyridine (salazopyrin) enema. Clin Trials J 15/6:199–203
20. O'Donoghue DP, Dawson M, Powell-Tuck J, Brown RL, Lennard-Jones JE (1978) Double blind withdrawal trial of azathioprine as maintenance treatment for Crohn's disease. Lancet II:955–957
21. Present DH, Korelitz BI, Wisch N, Glass JL, Sachar DB, Pasternack BS (1980) Treatment of Crohn's disease with 6-mercaptopurine. N Engl J Med 302:981–986
22. Rhodes J, Bainton D, Beck P, Campbell H (1971) Controlled trial of azathioprine in Crohn's disease. Lancet II:1273–1276
23. Rosenberg JL, Levin B, Wall A, Kirsner JB (1975) A controlled trial of azathioprine in Crohn's disease. Am J Dig Dis 20:721–726
24. Summers RW, Switz DM, Sessions JT Jr, Becktel JM, Best WR, Kern F Jr, Singleton JW (1979) National Cooperative Crohn's Disease Study: Results of drug treatment. Gastroenterology 77:847–869
25. Willoughby JMT, Kumar PJ, Beckett J, Dawson AM (1971) Controlled trial of azathioprine in Crohn's disease. Lancet II: 944–946

Kapitel 18

Diät bei entzündlichen Darmerkrankungen

H. KASPER

Die diätetische Behandlung von Dickdarmerkrankungen hat seit Jahren zunehmend an Bedeutung gewonnen. Im folgenden wird versucht, den derzeitigen Wissensstand bei den chronisch entzündlichen Erkrankungen Colitis ulcerosa, Enteritis regionalis Crohn, den akut entzündlichen Erkrankungen und der zu entzündlichen Komplikationen neigenden Colondivertikulose darzustellen.

1 Colitis ulcerosa, Morbus Crohn

Bei unbekannter Ätiologie ist eine kausale Therapie beider Erkrankungen nicht möglich. Eine sog. „Colitisdiät" – eiweißreich, ballaststoffarm, wenig gewürzt etc. – wie sie früher allgemein empfohlen wurde, beeinflußt weder die Symptomatik noch den Verlauf [15]. Der Colitis- bzw. Morbus Crohn-Patient wird deshalb dann, wenn man sich zu keiner der im folgenden genannten speziellen diätetischen Maßnahmen entschließt, mit einer sog. leichten Vollkost ernährt. Diese unterscheidet sich von einer Vollkost durch das Nichtverwenden von Lebensmitteln und Speisen, die erfahrungsgemäß häufig Unverträglichkeiten auslösen [24]. Milcheiweißfreie Diät, die insbesondere nach Untersuchungen englischer Autoren den Verlauf der Colitis ulcerosa positiv beeinfluß, ist unter ambulanten Bedingungen schwer zu realisieren und hat nie eine breite Anwendung gefunden (Lit. bei [15]).

Eine zunehmende Bedeutung erlangten in den letzten Jahren die totale parenterale Ernährung und die ausschließlich Ernährung mit sog. Elementardiät. Trotz fehlender groß anglegter Studien sind beide Formen der Ernährung als wirksame therapeutische Maßnahmen weitgehend anerkannt. Die Mehrzahl der Untersuchungen mit totaler parenteraler Ernährung ergaben in 60–70% bei Morbus Crohn und in 10–40% bei der Colitis ulcerosa eine zeitlich begrenzte Remission. Zu einer lang dauernden (bis zu mehreren Jahren) Remission kam es je nach Statistik in 5–15% beim Morbus Crohn und in 0–10% bei der Colitis ulcerosa [6]. Die Höhe der Energiezufuhr wird von manchen Autoren mit 40 kcal/kg KG tgl., bezogen auf das Idealgewicht, angegeben [9], während andere die Zufuhr so lange steigern, bis es zu der gewünschten Zunahme des Körpergewichts kommt [6]. Von der Mehrzahl der Autoren wird die parenterale Ernährung mit einer Corticosteroidgabe kombiniert, während andere glauben, daß eine Fortsetzung der Corticosteroidtherapie den Therapieerfolg nicht beeinflußt [9]. Grundsätzlich sind die Behandlungsergebnisse sowohl mit parenteraler Ernährung als auch mit Elementardiät beim Morbus Crohn besser als bei der Colitis ulcerosa. Beim Morbus Crohn scheint der ausschließliche Befall des Dünndarms am besten auf eine parenterale Ernährung anzusprechen [25]. Es sei jedoch darauf hingewiesen, daß die fehlende Absicherung durch Kontrollgruppen und die Tatsache, daß alle bisher mitgeteilten Untersuchungen an kleinen Fallzahlen durchgeführt wurden, immer wieder zu Zweifeln am therapeutischen Effekt der parenteralen Ernährung Anlaß gibt (Lit. bei [4]). Zwei in ihren Ergebnissen unterschiedliche Untersuchungen unterstreichen diese Problematik. In einer prospektiven kontrollierten Studie von Dickinson et al [4] wurden 27 Patienten mit akutem Schub einer Colitis ulcerosa bzw. eines Morbus Crohn des Colons mit Prednisolon (beginnend mit 40 mg/tgl.) behandelt. Die Ernährung erfolgte je zur Hälfte ausschließlich parenteral bzw. mit üblicher Krankenhauskost. Obwohl sich der mit verschiedenen Parametern belegte Ernährungszustand unter totaler parentaler Ernährung im Vergleich zur Ernährung mit Vollkost deutlich besserte, unterschied sich der Krankheitsverlauf in beiden Gruppen nicht. Die Autoren schließen hieraus, daß weder die Verbesserung des Ernährungszustandes noch die völlige Ruhigstellung des Darmes in der akuten Phase der Erkrankung den Krankheitsverlauf beeinflussen. Das Ergebnis dieser kontrollierten prospektiven Studie, das der allgemeinen Einschätzung des therapeutischen Effektes der parenteralen Ernährung widerspricht, wurde wegen zu geringer Fallzahl, nicht exakter Verlgeichbarkeit der Gruppen etc. kritisiert und als nicht überzeugend bezeichnet [28]. – Eine etwa zur gleichen Zeit von Elson et al [6] publizierte, nicht randomisierte, prospektive Studie bestätigt die von der Mehrzahl der Autoren beschriebenen positiven therapeutischen Effekte. Die Autoren ernährten 30 Patienten mit chronisch entzündlicher Darmerkrankung ohne Ansprechen auf eine übliche medikamentöse Therapie (20 Morbus Crohn, 10 Colitis ulcerosa) ausschließlich parenteral. Bei 13 Kranken mit Morbus Crohn kam es zu einer Besserung der Diarrhoe, der abdominellen Beschwerden und des Befindens. 7 Crohn-Patienten zeigten diese positiven Effekte nicht. Langzeitbeobachtungen ergaben, daß 5 Patienten einen Rückfall erlitten und operiert werden mußten, 5 Kranke wiesen während einer Beobachtungszeit von 2–24 Monaten Zeichen eines aktiven Morbus Crohn auf, die sich jedoch medikamentös kontrollieren ließen, und 3 Patienten blieben ohne weitere Therapie 22–48 Monate nach Absetzen der parenteralen Ernährung asymptomatisch. Von den 10 Patienten mit Colitis ulcerosa reagierten 4 positiv, einer davon mußte jedoch bereits einen Monat später wegen eines Rezidivs colektomiert werden. Zwei hatten eine aktive, aber medikamentös kontrollierbare Erkrankung über 5–43 Monate, und 1 Patient blieb während der Nachbeobachtungszeit 3 Jahre ohne Medikamente symptomfrei. Die Autoren kommen zu dem Schluß, daß es bei einigen Patienten unter ausschließlicher parenteraler Ernährung zu einer dramatischen Besserung von Dauer kommt. Bei den übrigen wird die totale parenterale Ernährung als sinnvolle Zusatztherapie angesehen.

Eine größere praktische Bedeutung als der parenteralen Ernährung kommt in zunehmendem Maße der ausschließlichen Ernährung mit Elementardiät zu [8, 20]. Sie wird wegen des Fehlens von Komplikationen und des relativ niedrigen Preises der parenteralen Ernährung vorgezogen. Ebenso wie bei der parenteralen Ernährung fehlen auch hier große vergleichende Studien, die den Wert dieser Therapie eindeutig belegen. Eine Zusammenstellung von ingesamt 57 Fällen von Colitis ulcerosa und 78 Fällen von Morbus Crohn aus der Literatur ergab im Mittel eine Remission von 49% bzw. 72% [16]. Ob die Eiweißkomponente aus L-Aminosäuren oder aus Peptiden besteht (sog. Peptiddiät), beeinflußt den therapeutischen Effekt nicht [14, 26]. Über die erforderliche Dauer einer ausschließlichen Ernährung mit Elementardiät können keine exakten Angaben gemacht werden. Angestrebt wird eine Therapiedauer von mindestens 2–3 Wochen. – Auch bei der akuten Exacerbation des Morbus Crohn hat sich die ausschließliche Ernährung mit Elementardiät ohne zusätzliche medikamentöse Therapie bewährt. In einer Therapiestudie von O'Morain et al [23] kam es bei insgesamt 32 akuten Exacerbationen eines Morbus Crohn unter einer 4 wöchigen ausschließlichen Ernährung mit Elementardiät bei 29 Exacerbationen zu einer klinischen und biochemischen Rückbildung des Schubes. Während der anschließenden 6 Monate hatten 6 Patienten ein Rezidiv.

Eine weitere Indikation für die ausschließliche Ernährung mit Elementardiät bzw. eine ausschließliche parenterale Ernährung oder Kombination von oraler mit parenteraler Ernährung ist die bei 15–30% der Kinder mit Morbus Crohn nachweisbare Verzögerung des Längenwachstums und der sexuellen Reifung [17, 21]. Die hierdurch mögliche optimale Deckung des Bedarfes an Energie und Nährstoffen führt in der überwiegenden Mehrzahl der Fälle zu einer Normalisierung des Längenwachstums.

Widersprüchlich sind die Angaben über einen Schluß enterocutaner Fisteln sowohl unter totaler parenteraler Ernährung als auch unter Elementardiät. Während manche Autoren über einen Schluß enterocutaner Fisteln in 75% bei Dünndarm- und über 30% bei Dickdarmfisteln berichten (MacFadyen u. Dudrick, Zit. nach [6]), fanden andere niedrigere Raten, beispielsweise einen Fistelschluß bei 2 von 18 Paienten (11%) unter parenteraler Ernährung [5]. Nach einer Literaturübersicht kam es unter ausschließlicher Ernährung mit Elementardiät bei 7 von 20 Patienten, das entspricht 35% der Fälle, zu einem Fistelschluß [16].

Der bei ausgedehntem Befall des Dünndarmes oft schlechte Ernährungszustand kann auch verbessert werden, wenn hochmolekulare isoosmolare Formeldiäten während langer Zeit (bis über 5 Monate) mit Hilfe einer Pumpe über eine im Duodenum liegende Sonde verabreicht werden [13]. Erste orientierende Untersuchungen haben gezeigt, daß eine ballaststoffreiche Kost mit geringem Zuckeranteil möglicherweise den Verlauf des Morbus Crohn positiv beeinflußt [2, 11]. Anlaß zu solchen Therapieversuchen war sowohl die Tatsache, daß Crohn-Kranke süße Speisen und Getränke in besonderem Maße bevorzugen und folglich im Vergleich zur Durchschnittsbevölkerung einen zum Teil extrem hohen Zuckerverzehr aufweisen (Lit. bei [15]), als auch die Tatsache, daß im Rahmen der sog. Fiberhypothese ein Kausalzusammenhang zwischen der zunehmenden Häufigkeit des Morbus Crohn und dem seit Jahren rückläufigen Verzehr an Ballaststoffen in den westlichen Industrieländern diskutiert wird [10, 27]. Behandlungsversuche mit einer ballaststoffreichen Kost bei Colitis ulcerosa verliefen negativ [3].

2 Infektiöse Enteritis

Von den beiden klinischen Verlaufsformen der Salmonellosen, der typhösen (Typhus abdominalis, Paratyphus A, B, C) und der gastroenteritischen Form, ist die letztere in den westlichen Industrieländern seit mehr als 10 Jahren in permanenter Zunahme begriffen. In einer Reihe von Untersuchungen konnte gezeigt werden, daß eine antibiotische im Vergleich zu einer rein symptomatischen Behandlung die Zeit der Erregerausscheidung verlängert und die Gefahr einer Entwicklung von mehrfachresistenten Salmonellenstämmen zur Folge haben kann. Bewährt hat sich hingegen die Behandlung mit dem schwer resorbierbaren Disaccharid Lactulose (Beta-Glaktosido-fructose). Dieser ins Colon gelangende Zucker wird von Lactobazillen, Enterokokken und Bifidusbakterien unter Bildung von Milchsäure gespalten. Die hierdurch bedingte Ansäuerung des Darmmilieus hemmt das Wachstum alkalophiler Darmbakterien und somit auch das Wachstum der Salmonellen. Bewährt hat sich die Gabe von 3 mal 15 ml einer 66,7%igen Lactuloselösung während etwa 10 Tagen. Positiv sind auch die Behandlungsergebnisse bei den sich in etwa 1% der Fälle entwickelnden Dauerausscheidern. In etwa 80% der Fälle kommt es bei Dauerausscheidern zu einer Sanierung, wobei 10 bis 12 tägige Kuren mit Lactulose u. U. mit höhrerer Dosis wiederholt werden müssen [12, 18].

In zunehmendem Maße wird über Enteritiden und Enterocolitiden, sowohl bei Erwachsenen als auch bei Kindern, als Folge einer Infektion mit Keimen der grammnegativen Gattung Campylobacter berichtet [7]. Von besonderer praktischer Bedeutung ist die Tatsache, daß offenbar akute Exacerbationen chronisch entzündlicher Darmerkrankungen in bis zu 10% der Fälle durch eine zusätzliche Infektion mit Campylobacter ausgelöst sein können.

Während die Campylobacterenteritis beim Gesunden in der Regel keine spezifische antibiotische Therapie erfordert, muß bei vorbestehendem Morbus Crohn bzw. Colitis ulcerosa hochdosiert mit Antibiotica (Erythromycin, Gentamycin, Tetracycline, nicht mit Ampicillin und Cephalosporinen, da letztere unwirksam sind) behandelt werden [22]. Da sich auch die Wachstumsbedingung für Camyplobacter mit zunehmend niedriger werdendem pH-Wert verschlechtern, dürfte auch hier Lactulose indiziert sein. Therapiestudien zu dieser Frage fehlen.

3 Divertikulose, Diverticulitis

Auch die in den westlichen Industrieländern bei 40–50% der Durchschnittsbevölkerung nach dem 60.–70. Lebensjahr nachweisbaren Colondivertikel sind aufgrund der bereits zitierten Ballaststoffhypothese möglicherweise eine Folge des seit Jahrzehnten geringer werdenden Ballaststoffverzehrs (Lit. bei [1, 15]). Während der letzten 10 Jahre konnte in einer Vielzahl von Untersuchungen der positive Effekt einer Langzeitbehandlung mit ballaststoffreicher Kost (in der Regel Zulage von 30–40 g Weizenkleie zur Normalkost) auf die abdominellen Beschwerden bei der Divertikulose belegt werden. Weiterhin wird über eine geringere Komplikationsrate in Form der Diverticulitis und Divertikelperforation unter ballaststoffreicher Ernährung berichtet. Hierbei muß jedoch berücksichtigt werden, daß sich eine Diverticulitis in 75–80% der Fälle bei der asymptomatischen Divertikulose entwickelt, einer Form der Divertikulose, die wegen fehlender Beschwerden nur selten diagnostiziert und folglich nicht einer diätetischen Langzeitbehandlung unterzogen wird [1]. Ob es möglich ist, einem Diverticulitisrezidiv durch ballaststoffreiche Kost vorzubeugen, konnte bisher nicht eindeutig belegt werden [1]. Hyland u. Taylor [13] behandelten 75 Divertikulosepatienten während 5–7 Jahren im Anschluß an eine akute Diverticulitis mit ballaststoffreicher Kost. Da während dieser Zeit über 90% der Patienten beschwerdefrei blieben, glauben die Autoren, hiermit gezeigt zu haben, daß man Komplikationen der Divertikulose durch einen höheren Ballaststoffverzehr vorbeugen kann.

4 Zusammenfassung

Mit totaler parenteraler Ernährung und ausschließlicher Ernährung mit vollbilanzierter ballaststofffreier Formeldiät (Elementardiät) können in bis zu 70% beim Morbus Crohn und in bis zu 40% bei der Colitits ulcerosa Remissionen selbst dann erzielt werden, wenn die Möglichkeiten der medikamentösen Therapie erschöpft sind. Enterocutane Fisteln beim Morbus Crohn können unter dieser Behandlung abheilen. Die bei Kindern mit Enteritis regionalis oft verzögerte körperliche Entwicklung schwindet in der Mehrzahl der Fälle dann, wenn mit parenteraler bzw. ballastofffreier Ernährung Energie und Nährstoffe in optimaler Menge zugeführt werden. – Bei Salmonellosen hat sich die Behandlung mit dem von den Enzymen des Verdauungstraktes nicht abbaubaren Disaccharid Lactulose bewährt. – Der Diverticulitis als Komplikation der Divertikulose kann durch ballaststoffreiche Kost, bewährt hat sich insbesondere der regelmäßige Verzehr von Weizenkleie, vorgebeugt werden.

Literatur

1. Almy TP, Howell DA (1980) Diverticular disease of the colon. N Engl J Med 302:324
2. Brandes JW, Lorenz-Meyer H (1981) Zuckerfreie Diät: Eine neue Perspektive zur Behandlung des Morbus Crohn? Z Gastroenterol 19:1
3. Davies PS, Rhodes J (1978) Maintenance of remission in ulcerative colitis with sulphasalazine or a high-fiber diet. In: Heaton KW (ed) Dietary fiber, current developments of importance to health. Newman, London
4. Dickingson RH, Ashton MG, Axon ATR, Smith MC, Yeung CK, Hill GL (1980) Controlled trial of intravenous hyperalimentation and total bowel est as an adjunct to the routine therapy of acute colitis. Gastroenterology 79:1 199
5. Eisenberg HW, Turn RB, Werzkly FL (1974) Hyperalimentation as preparation for surgery in transmural colitis. Dis Colon Rectum 17:469
6. Elson CO, Laysen TJ, Nemchausky BA, Rosenberg JL, Rosenberg JH (1980) An evaluation of total parenteral nutrition in the management of inflammatory bowel disease. Dig Dis Sci 25:42
7. Geboes K, van den Oord J, Rutgeerts P, Vantrappen G, Desmet V (1980) Akute Colitis durch Infektion mit Campylobakter. Colo-procto 2:292
8. Göschke H, Buess H, Gyr K et al. (1977) Elementare Diät als Alternative zur intravenösen Ernährung bei schweren gastrointestinalen Krankheiten. Schweiz Med Wochenschr 107:43
9. Greenberg GR, Haber GB, Jeejeebhoy KN (1976) Total parenteral nutrition and bowel rest in the management of Crohn's disease. Gut 12:828
10. Heaton KW (1979) Dietary factors in Crohn's disease. Z Gastroenterol [Suppl] 17:140
11. Heaton KW, Thornton JR, Emmet PM (1979) Treatment of Crohn's disease with an unrifined-carbohydrate, fiber-rich diet. Br Med J II:764
12. Hoffmann K (1975) Behandlung von gesunden Salmonellen-Ausscheidern mit Lactulose. Dtsch Med Wochenschr 100:1 429
13. Hyland JMP, Taylor I (1980) Does a high fiber diet prevent the complications of diverticular disease? Br J Surg 67:77

14. Hylander E, Jarnum S (1978) Clinical studies of the utilization of an oligopeptide-containing synthetic diet. Scand J Gastroenterol 13:711
15. Kasper H (1982) Ernährungsmedizin und Diätetik, 4. Aufl. Urban & Schwarzenberg, München
16. Kasper H, Sommer H (1980) Behandlung gastroenterologischer Erkrankungen mit Elementardiät. Leber Magen Darm 10:269
17. Kelts DD, Grand RJ, Shen G, Watkins JB (1979) Nutritional basis of growth failure in children and adolescents with Crohn's disease. Gastroenterology 76:720
18. Lübcke P, Freitag V, Sziegoleit M (1976) Akuter Stand der Therapie von Salmonelleninfektionen. Therapiewoche 26:5 394
19. Main ANH, Morgan RJ, Hall MJ et al (1980) Home enteral tube feeding with a liquid diet in the long term management of inflammatory bowel disease and intestinal failure. Scott Med J 25:312
20. Malchow H, Steinhardt HJ (1980) Indikationen zur Behandlung der chronisch entzündlichen Darmerkrankungen mit Elementardiäten – unter Berücksichtigung ihrer Wirkungsweise. Aktuel Ernaehrungsmed 5:108
21. Morin CL, Roulet M, Roy CC, Weber A (1980) Continous elemental alimentation in children with Crohn's disease and growth failure. Gastroenterology 79:1 205
22. Newman A, Lambert JR (1980) Campylobakter jejuni cousing flare-up in inflammatory bowel disease. Lancet II:919
23. O'Morain C, Segal AW, Levi AJ (1980) Elemental diets in treatment of acute Crohn's disease. Br Med J 1173
24. Rationalisierungsschema der Arbeitsgemeinschaft für klinische Diätetik (1978) Aktuel Ernaehrungsmed 3:144
25. Reilly J, Ryan JA, Steole W, Fischer JE (1976) Hyperalimentation in inflammatory bowel disease. Am J Surg 131:192
26. Steinhardt HJ, Hartmann F, Malchow H (1978) Therapie chronisch-entzündlicher Darmerkrankungen mit voll resorbierbaren Diäten. Internist (Berlin) 19:44
27. Trowell HC (1975) Ulcerative colitis and Crohn's disease. In: Burkitt DP, Trowell HC (eds) The refined carbohydrate foods and disease. Academic Press, London New York San Francisco
28. Weser E (1980) Total parenteral nutrition and bowl rest in inflammatory bowel disease. Gastroenterology 79:1 337

Kapitel 19

Prinzipien operativer Behandlung von Colitis ulcerosa und M. Crohn

J. R. Siewert und F. E. Isemer

Bei allen Unterschieden in Ätiopathogenese und Verlauf haben beide entzündlichen Darmerkrankungen aus chirurgischer Sicht einige Gemeinsamkeiten:

- Bei beiden Erkrankungen kann der Chirurg keine kausale oder wenigstens pathophysiologisch sinnvolle Therapie betreiben, er kann jeweils nur die morphologischen Folgen dieser Erkrankung am Darm beseitigen. Dazu ist immer die Entfernung mehr oder minder ausgedehnter Darmanteile notwendig. Die Folgen dieser Darmresektion und der erreichbare therapeutische Effekt müssen in einem vernünftigen Verhältnis zueinander stehen.
- Noch ein anderer Gesichtspunkt ist beiden Erkrankungen gemeinsam: Operationsindikation und Verfahrenswahl sind noch im Fluß. Eine Stellungnahme kann immer nur bezogen auf heute erfolgen. Ansonsten muß die Besprechung beider Erkrankungen getrennt erfolgen.

1 Colitis ulcerosa

Aus chirurgischer Sicht gibt es 3 Gründe, eine Colitis ulcerosa operativ zu behandeln; es sind dies in der Reihenfolge ihrer Dringlichkeit:

1. Auftreten akuter Komplikationen, wie toxisches Megacolon oder massiver Blutung.
2. Versagen der konservativen Therapie und erheblicher Leidensdruck beim Patienten.
3. Furcht vor maligner Entartung.

1.1 Akute Komplikationen

Eine Blutung bei Colitis ulcerosa ist selten so massiv, daß sie allein die Indikation zu einem Notfalleingriff gibt. Häufig ist sie allerdings bedrohli-

Tabelle 1. Colitis ulcerosa – Toxisches Megacolon.
n = 497. (Nach [3])

		%
Häufigkeit	insgesamt	1,6– 6
	im Schub	9,5–20
Erfolg medikamentöser Therapie		28,9
Perforationsrate		25,4
Letalität (insgesamt)		23,1
unter konservativer Therapie		30,3
unter chirurgischer Therapie		21,6
bei Perforation, konservativ		82,4
bei Perforation, operativ		51,2

che Begleiterscheinung beim toxischen Megacolon. Dabei handelt es sich um einen schweren akuten Schub im Verlauf einer Colitis ulcerosa mit totaler oder segmentaler Dilatation des Colons (Häufigkeit 1,6–20%). Der Begriff „toxisch" ist unscharf definiert. Die meisten Autoren sprechen von einer toxischen Dilatation des Colons, wenn wenigstens zwei der folgenden Kriterien vorliegen [7]:

– Fieber (über 38,5°),
– Leukocytose (über 10 500),
– Anämie (Hb < 10,0 g-%),
– Verwirrtheitszustand,
– Elektrolytstörung,
– Schockzeichen, wie Tachykardie, Hypotension oder Dehydratation.

1.1.1 Wann soll man im Verlauf eines toxischen Megacolons operativ tätig werden?

Es besteht Einigkeit darüber, daß ein konservativer Therapieversuch praktisch immer zunächst gerechtfertigt ist. Neben den allgemeinen intensivmedizinischen Maßnahmen wie Schockbekämpfung und Korrektur pathologischer Befunde besteht die konservative Therapie in Antibiotica, Corticosteroiden und totaler parenteraler Ernährung. In dieser Zeit muß eine laufende gemeinsame Befundkontrolle von Internisten und Chirurgen erfolgen. Die schwerwiegendste Komplikation ist die Perforation (in 25,4% der Fälle zu erwarten), so daß in 6 h Abstand der Bauchbefund klinisch kontrolliert und gegebenenfalls durch Rö-Leeraufnahmen dokumentiert werden muß. Kommt es zu keiner Besserung, ist spätestens nach 24 h die Operation indiziert. Bei gleichbleibendem oder sich nur gering besserndem Befund sollte nicht länger als 72 h zugewartet werden. Ein konservativer Therapieerfolg ist in etwa 30% der Fälle zu erwarten (Tabelle 1).

1.1.2 Welches operative Vorgehen erscheint geeignet?

Als Alternativen stehen sich

- die subtotale Colektomie mit endständigem Ileostoma und
- das blockierende Ileostoma mit multiplen Colostomien [19] gegenüber.

Die totale Proktocolektomie steht nicht mehr zur Diskussion, seit sich in einer vergleichenden Studie die subtotale Colektomie als risikoärmer (6,1% Letalität gegenüber 14,3%) bei gleicher therapeutischer Effektivität erwiesen hat [4].

Die Verfahrenswahl ist also nur zwischen den erstgenannten Verfahren zu treffen. Dabei sind folgende Argumente zu berücksichtigen:

- Die Dickdarmfistelung [19] ist in größerem Ausmaß als die subtotale Colektomie eine präliminäre Maßnahme. Der sanierende Eingriff der Colektomie muß nachgeholt werden. Bei der subtotalen Colektomie muß nur noch die – meist extraperitoneal – sacrale Rectumexstirpation nachgeholt werden.
- Bei gleichzeitiger Blutung ist nach Fistelung in mindestens 25% der Fälle mit einer anhaltenden Blutung zu rechnen. Die therapeutische Effektivität der subtotalen Colektomie ist in bezug auf die Blutung wesentlich größer.
- Aus theoretischer Sicht ist beim Belassen des septischen Colons auch mit einem Fortbestehen der Intoxikation und des Perforationsrisikos zu rechnen. Die Ergebnisse von Turnbull [19] zeigen allerdings, daß dies offenbar nur ein theoretisches Argument ist.
- Hauptargument gegen die subtotale Colektomie ist die Möglichkeit der intraoperativen Darmeröffnung mit den verheerenden Folgen der Kontamination des Peritoneums mit infiziertem Darminhalt. Dieses Argument trifft vor allem für den auf dem Gebiet der Colektomie weniger erfahrenen Chirurgen zu.

Zweifellos ist die Dickdarmfistelung der kleinere und risikoärmere Eingriff, der allerdings mit dem Risiko der fortbestehenden Intoxikation bei belassenem und vielleicht perforierendem Colon belastet ist. Klarheit könnte nur eine vergleichende Studie schaffen, in der auch die Probleme der unterschiedlichen Definition des Krankheitsbildes „toxisches Megacolon" eliminiert werden.

1.2 Versager unter konservativer Therapie

Wann eine konservative Therapie als erfolglos zu bezeichnen ist, ist nicht exakt definiert. Einigkeit besteht darüber, daß alle etablierten Therapieverfahren zum Einsatz kommen sollten und fehlgeschlagen sein sollten,

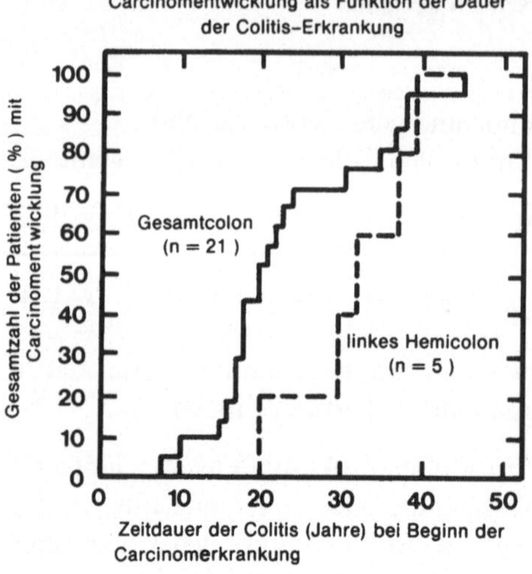

Abb. 1. Zeitverlauf für die Carcinomentwicklung im Gesamtcolon und linken Hemicolon bei Colitis ulcerosa. Im linken Hemicolon entwickelt sich das Carcinom im Vergleich zum Gesamtcolon etwa 10 Jahre später [9]

bevor die Indikation zur Operation erwogen wird. Von besonderer Wichtigkeit ist das frühzeitige Gespräch zwischen Internisten und Chirurgen und Patienten. Die Grenze der konservativen Therapie wird mehr durch die Geduld von Arzt und Patient als von objektiven Fakten geprägt.

1.3 Maligne Entartung

Das zunehmende Risiko einer malignen Entartung ist bei der Colitis ulcerosa in der Literatur gut dokumentiert. De Dombal et al. [5] haben eine exponentielle Zunahme des Entartungsrisikos bei Patienten mit totaler Colitis errechnet. Etwas günstigere Zahlen wurden von Greenstein et al. [9] publiziert. Ist das Colon nur partiell erkrankt, verlängert sich das Intervall bis zur malignen Entartung. Bei Erkrankung ausschließlich des linken Hemicolons tritt das Carcinom etwa 10 Jahre später als beim Totalbefall auf [9] (Abb. 1). Das Entartungsrisiko ist individuell unterschiedlich. Die Risikofaktoren sind:

– Früher Beginn der Erkrankung (z. B. im Kindesalter),
– Schwer verlaufender erster Colitisschub,
– Röntgenologisch total befallenes Colon,
– Kontinuierliche Symptome statt rezidivierender Colitisschübe.

1.4 Verfahrenswahl bei Elektiveingriffen

3 Verfahren stehen zur Wahl:
– Die totale Colektomie mit endständigem Ileostoma.
– Die subtotale Colektomie mit Ileostoma und Blindverschluß des Rectums.
– Die subtotale Colektomie mit Ileorectostomie.

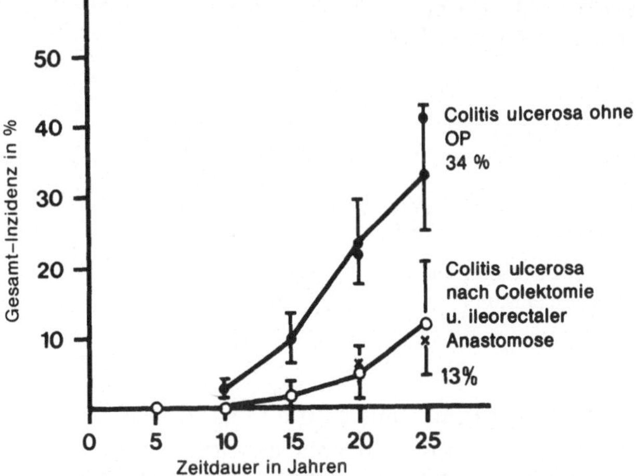

Abb. 2. Vergleichendes Risiko der Carcinomentwicklung bei Colitis ulcerosa ohne operative Intervention bzw. nach Colektomie und ileorectaler Anastomose [14]

Die entscheidende Frage ist, ob der Rectumstumpf bei der Colitis ulcerosa belassen werden kann oder nicht. Das Belassen des Rectumstumpfs wäre tatsächlich von Vorteil: Die Sexualfunktion bliebe unbeeinträchtigt und die Kontinenz könnte erhalten bleiben. Potenzstörungen sind nach Rectumexstirpation relativ häufig. Muß das Rectum inclusive des paraproktischen Gewebes exstirpiert werden – etwa wie beim Rectumcarcinom – ist in 50% der Fälle mit Potenzstörungen zu rechnen. Kann das Rectum wandnah ohne Rücksicht auf Radikalität entfernt werden – wie bei der Colitis ulcerosa – ist die Rate der Potenzstörungen mit 11% deutlich geringer, aber immer noch erheblich [8].
Die Erhaltung des Kontinenzorgans hat nur dann klinische Relevanz, wenn das Rectum Teil der Intestinalpassage bleibt. In Anbetracht dieser beiden Überlegungen wäre die subtotale Colektomie mit Ileorectostomie das attraktivste Verfahren. Leider ist die Ileorectostomie (sog. Aylett-Procedure) aber in hohem Maße von Folgekrankheiten betroffen:

- Häufige Stuhlentleerungen sind die Regel. Daraus resultiert eine hohe Morbidität, die in 10–25% der Fälle eine Reoperation notwendig macht.
- Im Rectumstumpf kann ein Colitis-ulcerosa-Rezidiv entstehen.
- Es kann eine maligne Entartung eintreten. Dieses Risiko ist aber abschätzbar: Im großen Krankengut der Cleveland-Clinic betrug die Rate 12,9% innerhalb von 25 Jahren, d. h. das Entartungsrisiko wird durch eine subtotale Colektomie um $^2/_3$–$^3/_4$ reduziert, aber nicht eliminiert (Abb. 2).

Tabelle 2. M. Crohn – Toxisches Megacolon. Literaturzusammenstellung

		%
Buzzard	1974	6,3 (n = 190)
Greenstein	1975	4,4 (n = 160)
Farmer	1975	5,5 (n = 418)
Grieco	1980	6,4 (n = 78)
Ileocolitis-Lokalisation		2,0– 4,1
Colitis-Lokalisation		10,3–13,3

Im eigenen Krankengut ist die Operation einer Colitis ulcerosa in den letzten Jahren immer seltener geworden. Unter den Fällen, die derzeit operiert werden, kommen höchstens 10–20% für eine subtotale Colektomie in Frage; bei allen anderen sind die Veränderungen im Rectum so fortgeschritten, daß nur eine Proktocolektomie zur Diskussion stehen kann. Kliniken, die fast ausschließlich Ileorectostomien ausführen, müssen im Verlauf dieser Erkrankung früher die Indikation zur Operation stellen.

2 Morbus Crohn

Entscheidender Unterschied zwischen der chirurgischen Therapie der Colitis ulcerosa und des M. Crohn ist, daß chirurgisch eine Heilung der Colitis ulcerosa – allerdings um den Preis eines Ileostomas – möglich ist, beim Morbus Crohn dagegen nicht. Beim Morbus Crohn ist in der Regel nicht einmal eine wesentliche Beeinflussung des Verlaufes der Erkrankung möglich. Deshalb ist die Beseitigung der vitalen oder der die Lebensqualität erheblich beeinträchtigenden Komplikationen Ziel der chirurgischen Therapie.

Eine *absolute Operationsindikation* besteht bei

– der Perforation mit Peritonitis,
– beim akuten kompletten Ileus,
– bei schweren therapieresistenten Blutungen sowie
– beim toxischen Megacolon (eine nicht seltene Komplikation des Morbus Crohn, wie Tabelle 2 ausweist).

Besonders die Diagnose des toxischen Megacolons, aber auch der Perforation mit Peritonitis kann unter einer laufenden Steroidtherapie erheblich erschwert sein. Der komplette Ileus ist beim Morbus Crohn sehr selten, vielmehr entwickelt sich aufgrund der langsam narbig schrumpfenden Stenose ein chronisch kompensierter Ileus, der elektiv operiert werden kann. Die schwere Blutung stellt ebenfalls eine nur seltene Komplikation dieser Erkrankung dar. Häufiger sind chronische Blutungen, die nur dann zur Operationsindikation werden, wenn sie eine Volumensubstitution durch Blutkonserven erfordern. Septische Komplikationen mit toxisch infektiösen Erscheinungen, Fisteln zur Harnblase oder einer Ureterkompression zwingen ebenfalls zur Operation. Da auch in diesen Fällen eine aufgehobene Dringlichkeit besteht, kann eine sorgfältige Operationsvorbereitung erfolgen.

Die klinische Erfahrung läßt den Eindruck entstehen, als ob der Morbus Crohn je nach vorherrschender Lokalisation einen unterschiedlichen Verlauf nimmt und auch unterschiedlich auf therapeutische Maßnahmen anspricht: Chirurgische Eingriffe werden am häufigsten bei der Dünndarmmanifestation notwendig (Abb. 3), die Indikation zur Operation, d. h. die auftretenden Komplikationen sind differenziert (Tabellen 3 u. 4), und

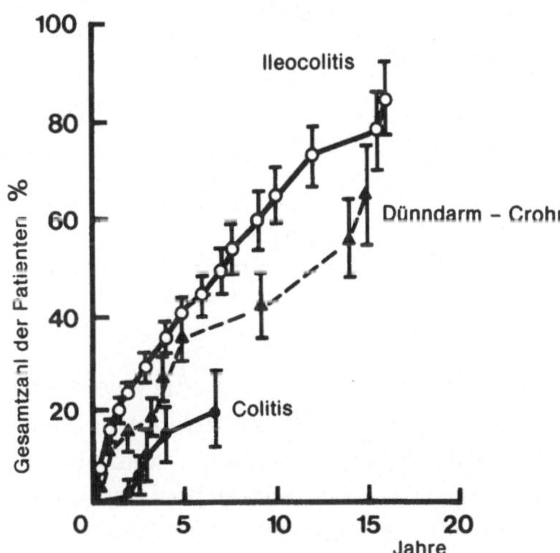

Abb. 3. Die Operationshäufigkeit für Patienten mit Dünndarm-Crohn, Ileocolitis bzw. Colitis Crohn. Die drei Kurven unterscheiden sich signifikant voneinander (p < 0,05) [16]

Tabelle 3. M. Crohn – Indikation zur Operation. n = 500. (Nach [6])

	Ileocolitis [%]	Dünndarm [%]	Colon [%]
Perianale Fisteln + Absceß	12	5	19
Ileus	35	(55)	12
Innere Fisteln	(44)	32	23
Toxisches Megacolon	2	–	20
Konservative Therapieversager	7	8	(26)

Tabelle 4. M. Crohn – Operationsindikation im eigenen Krankengut (Göttingen)

	1950–1976 [%]	1977–1981 [%]
Innere Fisteln	32,5	62,9
Ileus/Stenosen	15	20
Perforationen	5	2,8
Perianale Fisteln und Abscesse	10	17,1
Konservative Therapieversuche	37,5	–
Peritonitis	–	2,8

Tabelle 5. M. Crohn – Unterschiedliche Verläufe

	Ileitis	Ileocolitis	Colitis
Medikamentöse Therapie	Prednison	Prednisolon/Salazo-sulfapyridin	Salazosulfapyridin
Komplikationen	Ileus	Innere Fistel	Perianale Fistel Toxisches Megacolon
Rezidivrate	11% pro Jahr	12,5% pro Jahr	4% pro Jahr
OP-Risiko	Geringer	–	Höher

schließlich sind auch die medikamentösen therapeutischen Prinzipien
aufgrund vorliegender kontrollierter Studien verschieden (Tabelle 5).
Bei Abwägung dieser Fakten erscheint die ileocolische Lokalisation am
ungünstigsten. Die Sonderprobleme der analen Manifestation des
Morbus Crohn sind in Kap. 21 dargestellt.

2.1 Verfahrenswahl

Grundsätzlich stehen 3 chirurgische Strategien zur Diskussion:

- Umgehung des erkrankten Darmstückes – sog. Bypassverfahren.
- Knappe Resektion des makroskopisch veränderten und komplikationstragenden Darmteils ohne Rücksicht auf mikroskopische Radikalität.
- Radikale Resektion unter „onkologischen Gesichtspunkten" bis weit
in sicher Crohn-freie Darmanteile (sog. Sicherheitsabstand von 30–
50 cm).

Die Bypassverfahren haben heute praktisch keinen Platz mehr in der chirurgischen Therapie des M. Crohn. Wesentliche Gesichtspunkte, die gegen dieses Vorgehen sprechen, sind:

- Die Enteritis heilt nach Ausschaltung aus der Speisepassage nur ausnahmsweise aus, ein annähernd gleicher Effekt ist zudem auch konservativ, d. h. durch parenterale Ernährung zu erreichen.
- Komplikationen und selten eine maligne Entartung können weiter entstehen.
- Rezidiveingriffe, entweder in Form der Resektion oder der Wiedereinschaltung des ausgeschalteten Darmteils, werden nur selten möglich und ausgeführt.
- Eine erneute chirurgische Intervention ist wegen neu auftretender Komplikationen bei 40% der Patienten innerhalb von 2 Jahren erforderlich (Abb. 4) [16].

Allerdings liegen kontrollierte Studien, die Bypassverfahren mit resezierenden Verfahren vergleichen, bislang nicht vor. Ein summarischer Vergleich von Literaturergebnissen zeigt allerdings deutlich die Überlegenheit der resezierenden Verfahren.

Die Berechtigung radikaler resezierender Verfahren entstammt verschiedenen Studien, wie der von Nygaard u. Fausa [17] 1977 und der von Kårensen et al. [13] 1981, besonders aber der Studie von Bergmann u. Krause [2] 1977, in der die Überlegenheit des radikalen Vorgehens (wenigstens 20–30 cm mikroskopisch gesunder Darm an beiden Resektionsflächen) am eindeutigsten aufgezeigt wurde (Rezidivquote 29% bei radikalem Vorgehen im Vergleich zu 84% bei nichtradikalem Vorgehen; in den

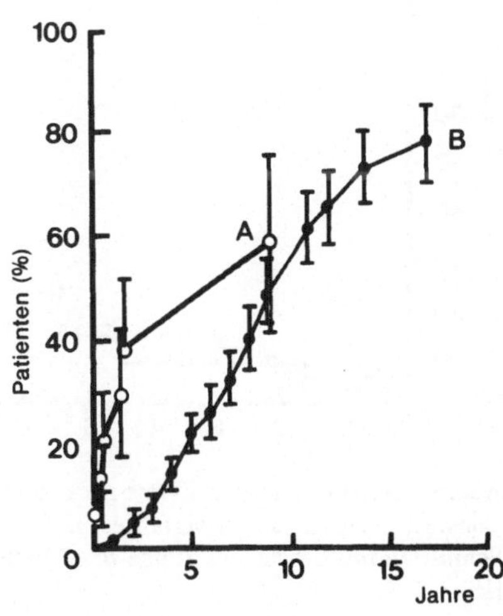

Abb. 4. Vergleich der Gesamtreoperationsrate nach primärer Bypassoperation (Kurve *A*) und nach Resektion (Kurve *B*). Auch wenn sich die Kurven nicht signifikant voneinander unterscheiden (p < 0,08), scheint die Reoperationsrate nach Bypassoperation höher zu liegen als nach Resektion [16]

anderen beiden Studien 9% zu 53% bzw. 14% zu 66%). Die Reoperationsrate lag bei 14% bzw. bei 65%. Diese Studie hat allerdings zwei Nachteile:

- Es handelt sich um eine Multicenterstudie, so daß eine große Anzahl Operateure beteiligt war.
- Die Schnittrandhistologie wurde retrospektiv den Unterlagen entnommen und entstammt somit einer ganzen Reihe verschiedener Pathologen mit unterschiedlicher Erfahrung und Auffassung.

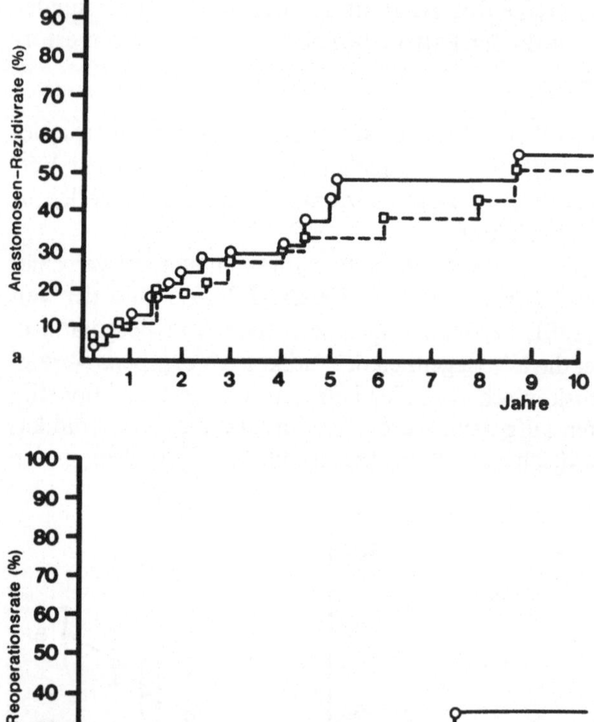

Abb. 5. a Anastomosenrezidivrate nach Resektionsverfahren bei M. Crohn. **b** Gesamtoperationsrate nach Resektionsverfahren bei M. Crohn. □ Gruppe *A*: 51 Patienten, unauffällige Schnittrandhistologie. ○ Gruppe *B*: 52 Patienten, Crohn-spezifische Schnittrandhistologie [18]

Diese Nachteile sind in einer neueren – allerdings auch retrospektiven Studie – eliminiert worden [18]. Alle Patienten dieser Studie wurden im Johns Hopkins Medical Center operiert, und alle Schnittrandhistologien wurden für die Studie erneut von einem Pathologen durchgesehen und beurteilt. Das überraschende Ergebnis dieser Studie ist, daß der makroskopische Nachweis von Crohn-spezifischen Veränderungen an den Schnitträndern nicht mit einer höheren Rezidivrate einhergeht (Abb. 5a, b). Diese Studie unterstützt den Trend, der sich in der gastroenterologischen Chirurgie in den letzten Jahren ohnehin durchgesetzt hat: so sparsam wie möglich zu resezieren, aber alle makroskopisch erkennbar befallenen Darmanteile, insbesondere die komplikationstragenden Anteile, zu entfernen. Dazu muß das Resektionsausmaß individuell intraoperativ festgelegt werden. Kleinere Eingriffe werden häufiger, wie sich das auch im eigenen Krankengut aufzeigen läßt (Tabelle 6). So ist bei der isolierten Ileitis die Dünndarmresektion mit End-zu-End-Anastomose ggf. mit End-zu-Seit-Ileoascendostomie ausreichend; statt der rechtsseitigen Hemicolektomie erweist sich in vielen Fällen eine Ileocöcalresektion als ausreichend. Bei der Colitis Crohn werden nur die betroffenen Segmente reseziert, wobei auch atypische Anastomosen – allerdings im Dickdarmbereich nie mehr als eine – gerechtfertigt sind (z. B. Ascendorectostomie). In diesem Sinne ist auch die Ileorectostomie eine akzeptable, bei ausgeprägter Colitis sogar eine erstrebenswerte Anastomosenform. Aylett [1] hat dieses Verfahren besonders propagiert. Wie sich gezeigt hat, ist dieser Operationstyp aber von einer hohen Morbidität gefolgt und macht häufig Reoperationen notwendig (Reoperationen nach 5 Jahren 23%, nach 10 Jahren 38%, nach 20 Jahren 70%). Entscheidend für das operative Ergebnis ist die richtige Indikation. Keinen Einfluß auf das Ergebnis hat die Tatsache einer ilealen Mitbeteiligung, überraschenderweise auch nicht die Existenz perianaler Fisteln oder Fissuren. Einen negativen Einfluß hat

Tabelle 6. M. Crohn – Resektionstyp im eigenen Krankengut (Göttingen)

	1950–1976 [%]	1977–1981 [%]
Dünndarmresektion	21,4	34,3
Ileocöcalresektion	10,7	20
Hemicolektomie rechts	64,3	11,4
Hemicolektomie links	–	5,7
Colektomie (subtotal)	–	8,6
Proktocolektomie	3,6	8,6
Abdominosacrale Rektumamputation	–	2,8
Fistelbehandlung	–	8,6

Häufigkeit

| 1950–1976 | n = 43 | (1,6 Fälle/Jahr) |
| 1977–1981 | n = 35 | (8,8 Fälle/Jahr) |

Risiko		%
Letalität	1950–1976	9,3
	1977–1980	5,7

Komplikationen

Insuffizienz	5,7
Postoperativer Ileus	2,8
Blutung	2,8

dagegen der Nachweis von spezifisch entzündlichen Veränderungen im Rectum selbst. Somit sollte eine Ileorectostomie nur bei makroskopisch und bioptisch unauffälligem Rectum ausgeführt werden. Bestehen Analfisteln, kann eine temporäre Ruhigstellung von Anastomose und Rectum durch ein doppelläufiges Ileostoma indiziert sein. Das Risiko der resezierenden Eingriffe bei Morbus Crohn hat dank der verbesserten Möglichkeiten einer intensiven Vorbereitung (insbesondere der totalen parenteralen Ernährung) deutlich abgenommen. Anastomoseninsuffizienzen werden höchstens in 0–4% der Fälle beobachtet, die Letalität liegt zwischen 1 und maximal 4% (Tabelle 7).

2.2 Postoperative Rezidive

Den besten Eindruck über die Rezidivhäufigkeit gibt die amerikanische kooperative Crohn-Studie (Abb. 6). In gut kontrollierten Studien beträgt

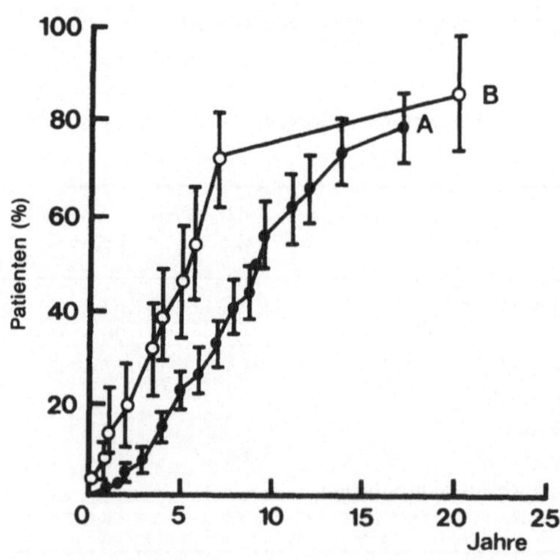

Abb. 6. Operationshäufigkeit nach 1. (Gruppe *A*) und 2. (Gruppe *B*) vollständiger Resektion für alle Patienten in der NCCDS (National Cooperative Crohn Disease Study) [16]

die Rezidivrate innerhalb von 10 Jahren 50–60% [11, 16]. In einer neueren
Arbeit [13] wird eine relativ günstige Rezidivrate von 44% angegeben.
Von Einfluß auf die Rezidivhäufigkeit scheinen zu sein:

- Das Alter des Patienten zum Zeitpunkt der Operation. Je jünger der
  Patient, desto häufiger ist das Rezidiv. 62% der Patienten zwischen 10
  und 20 Jahren, 6,7% der Patienten im 6. Lebensjahrzehnt erkranken erneut [12].
- Die Lokalisation des Morbus Crohn scheint die Rezidivrate ebenfalls
  zu beeinflussen. So werden nach reinem Dünndarmbefall bzw. bei der
  Ileocolitis jährliche Rezidivraten zwischen 10 und 12,5% beobachtet,
  während die Rezidivrate bei alleinigem Dickdarmbefall nur bei 4% pro
  Jahr liegt. Diese Aussage ist allerdings nicht unwidersprochen geblie-
  ben. Es wird diskutiert, ob die bessere Rezidivrate bei der Colonresektion nicht auf eine großzügigere Indikationsstellung zu diesem Eingriff
  zurückzuführen ist.
- Die Ausdehnung der Erkrankung scheint die postoperative Rezidivrate
  zu erhöhen.
- Die Anamnese. Die Verlaufsdauer der Erkrankung vor der Operation
  hat möglicherweise ebenfalls einen Einfluß auf die postoperative Rezidivhäufigkeit. Je schneller die Erkrankung vor der Operation verläuft,
  d.h. je kürzer die Anamnese ist, um so häufiger scheint das Rezidiv
  postoperativ aufzutreten. Auch über diesen Punkt besteht in der Literatur keine Einheitlichkeit.
  Der Einfluß der Radikalität der Operation auf die Rezidivhäufigkeit
  ist, wie oben ausgeführt, noch nicht endgültig geklärt.

In Anbetracht dieser hohen Rezidivincidenz wäre eine postoperative Rezidivprophylaxe wünschenswert. Derzeit erscheint sie aber nach den vorliegenden Befunden, insbesondere den Ergebnissen der amerikanischen
NCCDS-Studie, nicht in ihrer Effektivität belegt.

3 Schlußfolgerungen

Daß erst die Komplikation eine Indikation zur chirurgischen Intervention beim Morbus Crohn abgibt, ist heute weitgehend unbestritten. Aber
auch dieser Grundsatz läßt noch einen breiten Spielraum für die Indikationsstellung im Individualfall zu. Da – in der Erkenntnis, daß eine kausale operative Therapie beim Morbus Crohn nicht möglich ist – kleinere
Eingriffe wünschenswert erscheinen, sollten künftig Überlegungen in den
Vordergrund treten, Komplikationen früher im Verlauf der Erkrankung
durch kleinere chirurgische Eingriffe zu behandeln.

Literatur

1. Aylett SO (1971) Ileorectal anastomosis: Review 1952–1968. Proc R Soc Med 64:967–971
2. Bergman L, Krause U (1977) Crohn's disease: A long-term study of the clinical course of 186 patients. Scand J Gastroenterol 12:937–944
3. Binder SC, Patterson JF, Glotzer DH (1974) Toxic megacolon in ulcerative colitis. Gastroenterology 66:909–915
4. Block GE, Moossa AR, Simonowitz D, Hassan SZ (1977) Emergency colectomy for inflammatory bowel disease. Surgery 82:531–536
5. De Dombal FT, Watts J McK, Watkinson G, Goligher JC (1966) Local complications of ulcerative colitis: Stricture, pseudopolyposis and carcinoma of colon and rectum. Br Med J 1:1442–1447
6. Farmer RG, Hawk WA, Turnbull RB (1976) Indications for surgery in Crohn's disease: Analysis of 500 cases. Gastroenterology 71:245–250
7. Fazio VW (1980) Toxic megacolon in ulcerative colitis and Crohn's colitis. Gastroenterology 9:389–407
8. Fazio VW, Fletcher J, Montague D (1980) Prospective study of the effect of resection of the rectum on male sexual function. World J Surg 4:149–152
9. Greenstein AJ, Sachar DB, Smith H et al. (1979) Cancer in universal and left-sided ulcerative colitis: Factors determining risk. Gastroenterology 77:290–294
10. Grieco MB, Bordan DL, Geiss AC, Beil AR (1980) Toxic megacolon complicating Crohn's colitis. Ann Surg 191:75–80
11. Hellers G (1979) Crohn's disease in Stockholm county 1955–1974. A study of epidemiology, results of surgical treatment and long-term prognosis. Acta Chir Scand [Suppl]
12. Herfarth C, Heil T (1981) Chirurgische Therapie der chronisch entzündlichen Darmerkrankungen. Internist (Berlin) 22:440–448
13. Kåresen R, Serch-Hanssen A, Thoresen BO, Hertzberg J (1981) Crohn's disease: Long-term results of surgical treatment. Scand J Gastroenterol 16:57–64
14. Kewenter J, Ahlmann H, Hulten L (1978) Cancer risk in extensive ulcerative colitis. Ann Surg 188:824–828
15. Lee ECG, Truelove SC (1980) Proctocolectomy for ulcerative colitis. World J Surg 4:195–201
16. Mekhjian HS, Switz DM, Watts HD, Deren JJ, Katon RM, Beman RM (1979) National Cooperative Crohn's Disease Study: Factors determining recurrence of Crohn's disease after surgery. Gastroenterology 77:907–913
17. Nygaard K, Fausa O (1977) Crohn's disease: Recurrence after surgical treatment. J Gastroenterol 12:577–584
18. Pennington L, Hamilton SR, Bayless TM, Cameron JL (1980) Surgical management of Crohn's disease. Influence of disease at margin of resection. Ann Surg 192:311–318
19. Turnbull RB, Hawk WA, Weakley FL (1981) Surgical treatment of toxic megacolon. Ileostomy and colostomy to prepare patients for colectomy. Am J Surg 122:325–331

Kapitel 20

Resultate operativer Therapie des Morbus Crohn

F.P. GALL, E. MÜHE und B. ANGERMANN

Das häufigere Auftreten des Morbus Crohn in den Ländern der westlichen Welt führte auch an unserer Klinik zu einer Zunahme der zur operativen Behandlung eingewiesenen Patienten. Im Gegensatz dazu nehmen operative Eingriffe wegen Colitis ulcerosa deutlich ab (Abb. 1).

Beim Morbus Crohn kann man durch resezierende Eingriffe der erkrankten Darmabschnitte weder eine Ausheilung noch eine Verminderung der Rezidive erreichen, deshalb ergibt sich erst mit der Entwicklung gefährlicher Komplikationen die Indikation zum chirurgischen Vorgehen.

Als die wichtigsten Komplikationen sind freie oder gedeckte Perforation mit Absceß oder lokaler Peritonitis, Fisteln zum Magen, Colon, Dünndarm, zur Blase, in die Scheide und zur äußeren Haut, die in unserem

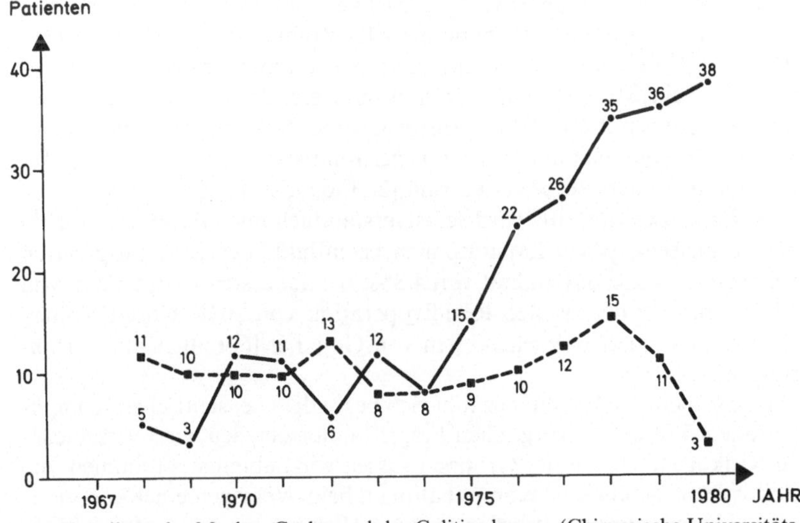

Abb. 1. Verteilung des Morbus Crohn und der Colitis ulcerosa (Chirurgische Universitätsklinik Erlangen 1968–1980). M. Crohn (n = 229) ●——●, Colitis ulcerosa (n = 135) ■----■

Tabelle 1. Operationsletalität bei 250 Darmresektionen bei Morbus Crohn. Chirurgische Universitätskliniken Erlangen 1968–3/1981

	n	†	%
1968–12/1978	155	13	8,4
1/1979– 3/1981	95	3	3,1
	250	16	6,4

Krankengut in 25% vorkamen, sowie die beim Crohn häufigen perinealen Abscesse und Fisteln zu nennen.

Ausgedehnte periproktitische Abscesse, Ulcerationen um den analen Kanal und rezidivierende Analfisteln sollten in jedem Fall Anlaß zu einer gründlichen gastroenterologischen Untersuchung zum Ausschluß eines Morbus Crohn sein.

1. Operationsletalität nach Darmresektionen

An unserer Klinik überblicken wir seit 1968 250 Patienten mit Morbus Crohn, bei denen eine Darmresektion durchgeführt wurde. Die histologische Beurteilung der Resektionspräparate erfolgte nach den strengen Kriterien von Morson u. Lockhardt-Mummery [14–16].

Die operative Letalität der Dünn- und Dickdarmresektionen hat sich im Beobachtungszeitraum bei uns wesentlich senken lassen. Bei 155 Dünn- und Dickdarmresektionen betrug bis 1978 die Sterblichkeit 8,4%, von Januar 1979 bis März 1981 verloren wir von 95 resezierten Patienten nur noch 3, was einer Letalität von 3,1% entspricht (Tabelle 1). Diese Verminderung der postoperativen Sterblichkeit führen wir auf ein besseres Verständnis der Erkrankung und ihrer Komplikationen und die Vermeidung von Nahtinsuffizienzen infolge Resektion im erkrankten Darm zurück. Im Schrifttum wird die Letalität resezierender Eingriffe aus Dünn- und Dickdarm mit 2,4–20% angegeben, wobei Notfalloperationen bei toxischem Megacolon mit Perforationsperitonitis mit einer Sterblichkeit bis zu 60% besonders zu bewerten sind [2, 3, 6, 7, 9, 12, 13, 17, 19].

Das Risiko des Eingriffs wird selbstverständlich auch durch die Anzahl der vorausgegangenen Laparatomien beeinflußt. Bei der Erstoperation verzeichnen wir eine Letalität von 4,8%, bei der ersten Reoperation von 10,9% und bei der zweiten Rezidivoperation von 20%. Unsere Zahlen entsprechen damit weitgehend den von Goligher [6] mitgeteilten Erfahrungen.

Die postoperative Letalität erhöht sich besonders bei septischen Komplikationen. Für den chirurgischen Eingriff unterscheiden wir 3 verschiedene Risikogruppen. In der Gruppe I fassen wir Patienten zusammen, die elektiv ohne gefährliche Komplikationen beim Versagen einer konservativen Therapie operiert werden müssen. Hier haben wir keinen einzigen Patienten verloren. In der Gruppe II mit akuter und chronisch intestina-

Tabelle 2. Die Operationssterblichkeit in Abhängigkeit von der Schwere der präoperativen Komplikationen. Chirurgische Universitätsklinik Erlangen 1968–1978

Präoperative Komplikationen		Postoperative Letalität	
	n	†	%
Keine (kein Ansprechen auf Medikamente)	28	0	0
Subileus, Ileus	60	4	7
Intraabdominale Abscesse, Fisteln	40	5	13
Toxisches Megacolon	5	1	20
Perforationsperitonitis	8	1	13
Massive Blutung	10	2	20
Kachexie	25	4	16
Schwerste Diarrhoe	25	5	20
Gesamt	155	13	8,4

(Intraabdominale Abscesse … Schwerste Diarrhoe: zusammengefaßt 16%)

ler Obstruktion betrug die Sterblichkeit 5,3%. Bei Patienten mit toxischem Megacolon, Peritonitis infolge Darmperforation, massiver Blutung, Absceßbildung und enterovesicalen Fisteln erhöht sich das Risiko um das 3- bis 4fache, mit einer durchschnittlichen Letalität von 16% (Tabelle 2).

2. Risiko der verzögerten Operation infolge Cortisontherapie

Da es immer noch keine kausale konservative Therapie gibt, erscheint es uns nicht gerechtfertigt, Patienten mit chirurgischen Komplikationen einer langdauernden Cortisonmedikation zuzuführen, mit dem Gedanken, den chirurgischen Eingriff zu verhüten oder zurückzustellen. Aus unserer Erfahrung wissen wir, daß während einer solchen Cortisontherapie weitere septische Komplikationen, wie Peritonitis, Abscesse und Fisteln sowie massive Blutung auftreten können, die zu schwerer Anämie, Hypoproteinämie oder gar Septicämie führen.

In einer Gruppe von Patienten mit verzögerter Operationsindikation infolge ineffektiver Cortisontherapie betrug die Sterblichkeit 10%, hauptsächlich infolge unbeherrschbarer Peritonitis oder spontaner Perforationen am Magen und Dünndarm im postoperativen Verlauf. In der Gruppe, in der der chirurgische Eingriff ohne Verzögerung zur Anwendung kam, betrug die postoperative Sterblichkeit nur 7% (Tabelle 3). Unsere Ergebnisse bestätigen damit die Untersuchungen von Cooke u. Fielding [4], die nach verlängerter Cortisontherapie ein doppelt so hohes operatives Risiko feststellten.

3. Operatives Vorgehen bei Fisteln, Abscessen und Peritonitis

Bei enterovisceralen Fisteln wird die Erkrankung nur selten vom Darm auf die benachbarten Organe übertragen. Meistens genügt deshalb neben der Resektion das einfache Übernähen der Perforation in das Nachbarorgan.

Tabelle 3. Risiko der verzögerten Operation ohne Berücksichtigung schwerer Komplikationen. Chirurgische Universitätsklinik Erlangen 1968–1979

	n	†	%	Todesursache	
Längere konservative Behandlung mit Cortison	87	9	10	Anastomoseninsuffizienz	2
				Perforation im Gastrointestinaltrakt	4
				Peritonitis	3
Kontrollgruppe ohne Cortisonbehandlung	76	5	7	Anastomoseninsuffizienz	3
				Pleuraempyem	1
				Myokardinfarkt	1

Bei ileocolischen Fisteln sollte man präoperativ eine Skip-Laesion im Bereich des Colons ausschließen. Bis vor kurzem haben wir beim Nachweis dicker Absceßmembranen an der Colonwand im Fistelbereich immer eine Colonsegmentresektion vorgenommen, ganz gleich, ob eine Skip-Laesion im Colon vorlag oder nicht. Man kann aber solche Absceßschwielen, ohne den Darm zu verletzen, von der Colonwand abpräparieren und danach einen direkten Nahtverschluß der Fistel durchführen und so eine Colonsegmentresektion vermeiden.

Externe Kotfisteln können beim Morbus Crohn spontan auftreten, häufiger entwickeln sie sich nach Darmresektion infolge einer Anastomoseninsuffizienz oder nach Appendektomie. Der Versuch, solche Fisteln durch einfaches Übernähen zu verschließen, führt immer zum Wiederauftreten der Kotfisteln. Sie heilen nur dann, wenn das erkrankte Darmsegment mit der betroffenen Anastomose breit im Gesunden reseziert wurde. Chronische retroperitoneale Abscesse infolge spontaner Darmperforation oder nach Anastomoseninsuffizienz stellen ein besonderes Problem dar. Diese Abscesse können retroperitoneal in das kleine Becken absinken, zeigen manchmal fuchsbauartige Fisteln in der Muskulatur des Musculus ileopsoas, breiten sich unter dem Leistenband bis weit in den Oberschenkel aus und führen zu einer schmerzhaften Beugekontraktur. Nach Resektion des erkrankten Darmabschnittes legen wir diese Abscesse mit Diathermie breit frei, entfernen das Granulationsgewebe mit einem scharfen Löffel und decken dann das Fistelgebiet mit dem transponierten großen Netz ab (Abb. 2). Auf diese Weise haben wir mehrfach große Sekungsabscesse, die sich bis in den Oberschenkel ausdehnten, komplikationslos zur Abheilung bringen können. Bei Ersteingriffen am Colon sollte deshalb das große Netz unbedingt erhalten werden, weil es beim Auftreten von Rezidiverkrankungen mit retroperitonealer Fistel den Erfolg der Reoperation zu sichern hilft.

Um große gedeckte Abscesse im Sonogramm oder CT eindeutig von chronischen granulomatösen Abscessen und Fisteln zu unterscheiden, entleeren wir bei Absceßkontakt mit der lateralen Bauchwand durch eine kleine extraperitoneale Incision am tiefsten Punkt und Drainage. Nach

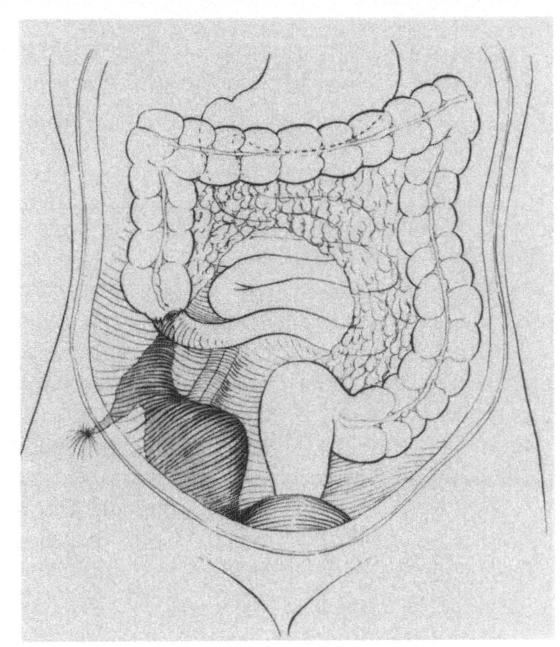

a

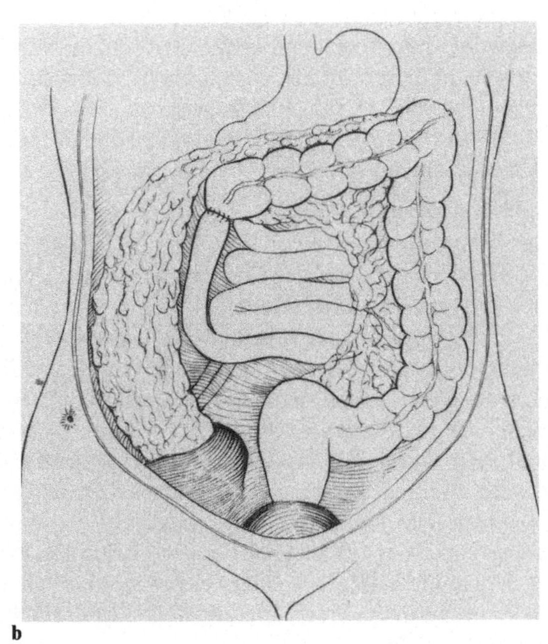

Abb. 2.a Anastomoseninsuffizienz nach Ileoascendostomie mit retroperitonealem Senkungsabsceß in das kleine Becken und enterocutaner Fistel. Ursache der Anastomoseninsuffizienz: Resektion im erkrankten Darmabschnitt. **b** Nachresektion der Anastomose und Umwandlung in eine rechtsseitige Hemicolektomie. Eröffnung der fuchsbauartigen Fisteln und Abdeckung des Fistelgebietes mit dem transponierten großen Netz. Komplikationsloser postoperativer Verlauf

Tabelle 4. Rezidivrate in Beziehung zur „Radikalität" der Operation bei Nachweis im Schnellschnitt. Chirurgische Universitätsklinik Erlangen 1968–1979

Histologie des Resektionspräparates	Nachbeobachtete Patienten n	Rezidiv	
			%
Negativ an beiden Resektionsrändern	102	18	17,6
An einem Resektionsrand positiv	18	9	50,0

Ablauf des Eiters resultiert dann eine enterocutane Fistel, bei der die erforderliche Darmresektion Wochen später unter günstigeren Voraussetzungen als im akuten Absceßstadium vorgenommen werden kann.

Bei freier Peritonitis infolge einer Darmperforation wegen Morbus Crohn verbietet sich wegen der großen Gefahr der Nahtinsuffizienz die einfache Übernähung. Die Perforationsöffnung sollte immer durch eine Darmresektion im Gesunden und Ausleitung der Darmenden zur Ileo- und Colostomie ausgeschaltet werden. Dieses Vorgehen ist bei diffuser Peritonitis einer primären ileocolischen Anastomose vorzuziehen, die in dieser Situation wegen der Nahtinsuffizienz für den Patienten gefährlich ist.

4. Sicherheitsabstand bei Darmresektionen

Für die Darmresektion wird der erforderliche Sicherheitsabstand im Schrifttum noch heftig diskutiert. Extrem konservative und sehr radikale Operateure stehen sich hier gegenüber [2, 6, 8, 11]. Die einen fürchten das Kurzdarmsyndrom beim nachzuoperierenden Rezidiv, die anderen bei Resektion im erkrankten Bereich die tödliche Nahtinsuffizienz und Rezidive, die in dieser Situation in unserem Kollektiv in 50% zu verzeichnen waren (Tabelle. 4). Um Resektionen im erkrankten Darm zu vermeiden, durchtrennen wir 10 cm proximal und distal der sichtbaren und tastbaren Veränderungen und überprüfen die Resektionsränder im Schnellschnitt.

5. Ileorectostomie

Die Erhaltung des Rectums ist bei der diffusen Colonerkrankung eine wichtige Frage, besonders für junge Patienten. Rezidive, die in 32–66%, im Mittel in 47% vorkommen [1, 5, 6, 8, 11, 12, 20], sind das wichtigste Argument gegen die Ileorectostomie.

Das Rezidiv allein ist aber kein Kriterium gegen die Ileorectostomie, da auch bei Operationen an anderen Darmabschnitten im Mittel in 45% mit Rezidiven innerhalb von 10 Jahren zu rechnen ist. Wenn daher zum Zeitpunkt der Operation das Rectum intakt ist, sollte diesem Verfahren der Vorzug vor einer Proktocolektomie gegeben werden. Nach unserer Auffassung ist bei makroskopisch gesundem Rectum, was durch Stufenbiopsien histologisch gesichert sein muß, die Vorschaltung einer Deviationsileostomie oder aber ein zweizeitiges Vorgehen mit Blindverschluß des Rectums in der ersten Sitzung und Wiederanschluß nach 12 Monaten nicht erforderlich.

Tabelle 5. Letalität bei diffusem Crohn-Befall des Colon. Chirurgische Universitätsklinik Erlangen 1968–1979

	n	†	%
Colektomie mit ileorectaler Anastomose	35	2	6
Colektomie mit Hartmann I	9	1	11
Proktocolektomie	39	5	13

Tabelle 6. Lebensqualität (LQ) nach Ileorectostomie von 28 Patienten

		Anzahl	%
LQ I	*Voll* arbeitsfähig, normale Freizeitaktivität	11	39
LQ II	Teilweise oder periodisch voll arbeitsfähig, Freizeittätigkeit etwas reduziert	8	29
LQ III	Meist arbeitsunfähig oder rectumexstirpiert, große Einschränkung der Freizeitaktivität	9	32
Summe		28	100

Bei 35 Colektomien mit ileorectaler Anastomose betrug unsere postoperative Letalität 6% und war damit geringer als nach Hartmann-I-Operation oder Proktocolektomie mit 13% (Tabelle 5).

Rezidive nach Ileorectostomie sind bei uns innerhalb von 5 Jahren in 46,5% aufgetreten, hauptsächlich deshalb, weil wir früher häufig auch bei milden Formen des Morbus Crohn im Rectum diese Anastomosierung durchgeführt haben. Bei völlig gesundem Rectum und Ileum betrug aber unsere Rezidivrate nur 34,7%.

Wegen eines schweren Rezidivs mit Anastomosen- oder Rectumstenose, multipler Analfisteln, periproktitischer Abscesse und Analinkontinenz mußten 8 Patienten reoperiert werden, wobei 4mal das Rectum exstirpiert und einmal eine Deviationsileostomie angelegt wurde.

Das Risiko der sekundären Exstirpation des Rectums infolge eines schweren Rezidivs beträgt also in unserem Krankengut 11%. Wenn man zur Abschätzung der Lebensqualität nach Ileorectostomie das Vorgehen von Krause [11] zugrunde legt, dann sind in die Gruppe I 39% und in die Gruppe II 29% einzuordnen (Tabelle 6), womit auch bei uns in 67% die Erhaltung des Rectums erfolgreich möglich war.

6. Proktocolektomie

Die Proktocolektomie bei totaler Colitis granulomatosa Crohn ist ungefährlich, wenn sie elektiv durchgeführt werden kann. Bei Notfalleingriffen betrug die Letalität in unserem Krankengut 39% (Tabelle 7).

7. Postoperative Rezidive

Rezidive bestimmen den oft schicksalhaften Verlauf des Morbus Crohn. Ihre Frequenz nimmt mit der Länge der Nachbeobachtungszeit zu und

Tabelle 7. Risiko der Proktocolektomie. Chirurgische Universitätsklinik Erlangen 1968–1979

	n	†	%	Todesursache
Elektive Proktocolektomie	26	0	0	
Proktocolektomie bei schwerer Komplikation und langdauernder Cortisontherapie	13	5	39	Peritonitis 5 mal
	39	5	13	

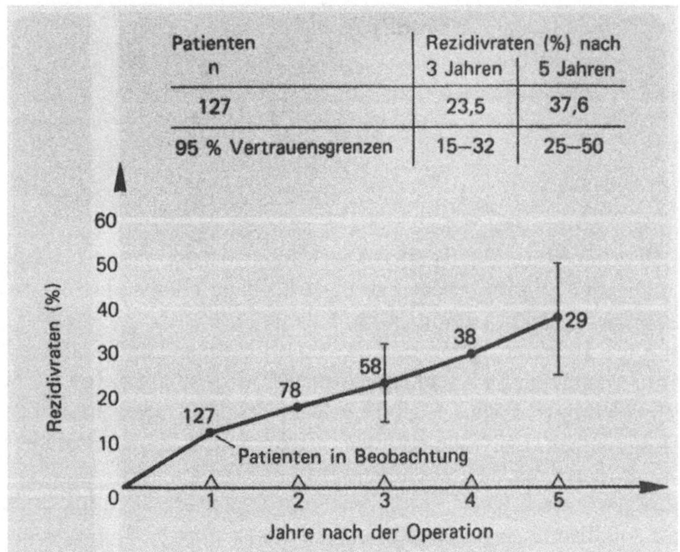

Abb. 3. Rezidivrate nach der aktuarialen Methode

schwankt nach Literaturangaben von 14–62%, im Mittel um 36,8% [10]. In unserem Kollektiv sind bei 127 Nachuntersuchten, das sind 90% der entlassenen Patienten, in 12 Monaten bis 9 Jahren in 22% Rezidive (n = 28) aufgetreten. Die kumulativen Rezidivraten berechnen sich nach 3 Jahren auf $23,5 \pm 9\%$ und nach 5 Jahren auf $23,5 \pm 13\%$ (Abb. 3).
Dabei sind jüngere Patienten bis zum 30. Lebensjahr in 23,7%, nach dem 50. Lebensjahr nur noch in 13% vom Rezidiv nach Darmresektionen betroffen. Jüngere Patienten neigen nach Angaben im Schrifttum [7, 18] etwas häufiger zum Rezidiv als ältere Kranke nach dem 50. Lebensjahr.

8. Anale Komplikationen bei Morbus Crohn

Bei analen Komplikationen des Morbus Crohn sind wir seit langem äußerst konservativ. Unsere Maßnahmen beschränken sich auf die Drainage perianaler oder periproktitischer Abscesse. Mit der Spaltung von Analfisteln sind wir sehr zurückhaltend, weil Rezidive häufig sind und wiederholte Operationen meist zur Inkontinenz führen. Nach operativer Entfernung des Morbus Crohn am höher gelegenen Darmabschnitt heilen in 50% anale Komplikationen meist spontan ab.

Die Chirurgie des Morbus Crohn ist bei besserem Verständnis der Erkrankung und rechtzeitiger Erkennung gefährlicher Komplikationen heute sicherer geworden. Die rechtzeitige Feststellung und Sanierung septischer Komplikationen (Abscesse und Fisteln) hat die Letalität erheblich gesenkt.

Literatur

1. Adson MA, Cooperman AM, Farrow GM (1971) Ileorectostomy for ulcerative disease of the colon. Arch Surg 104:424
2. Alexander Williams J (1971) The place of surgery in Crohn's disease. Gut 12:739
3. Barbour KW Jr, Waugh JM, Beahrs OH, Sauer WG (1962) Indications and results of surgical treatment of regional enteritis. Am Surg 156:472
4. Cooke WT, Fielding JF (1970) Corticosteroid or corticotrophin therapy in Crohn's disease (regional enteritis). Gut 11:921
5. Flint G, Strauss R, Platt N, Wise L (1977) Ileorectal anastomosis in patients with Crohn's disease of the colon. Gut 18:236
6. Goligher JC (1975) Surgery of the anus, rectum und colon. Tindall, London
7. Goligher HC (1977) Surgical aspects of ulcerative colitis and Crohn's disease of the large bowel. Adv Surg 11:71
8. Goligher JC (1979) The outcome of excisional operations for primary and recurrent Crohn's disease of the large intestine. Surg Gynecol Obstet 148:1
9. Heberer G, Hoffmann K, Bary S von (1976) Operative Behandlung entzündlicher Dickdarmerkrankungen. Colitis ulcerosa, Morbus Crohn, Divertikulitis. Dtsch Med Wochenschr 101:101
10. Herfarth C, Ewe K (1977) Die chirurgische Behandlung des M. Crohn. Chirurg 48:569
11. Krause U (1978) Postoperative complication und early course of the surgical treatment of Crohn's disease. Acta Chir Scand 144:163
12. Krause U, Bergmann L, Norlén BJ (1971) Crohn's disease. A clinical study based in 186 patients. Scand J Gastroenterol 61:149
13. Krieg H, Brünner H, Ewe K, Ekhardt R (1977) Chirurgisch-internistische Therapie des Morbus Crohn. Leber Magen Darm 7:97
14. Lockhart-Mummery HE, Morson BC (1960) Crohn's disease (regional enteritis) of the large intestine and its distinction from ulcerative colitis. Gut 1:87
15. Lockhart-Mummery HE, Morson BC (1964) Crohn's disease of the large intestine. Gut 5:493
16. Morson BC, Lockhart-Mummery HE (1959) Crohn's desease of the colon. Gastroenterologica 92:168
17. Van Patter WN, Bargen JA, Drokerty MB, Feldmann WH, Mayo cW, Waugh JW (1954) Regional enteritis. Gastroenterology 26:347
18. Stahlgren LH, Ferguson LK (1961) The results of surgical treatment of chronic regional enteritis. Jama 175:986
19. Stelzner F (1976) Über die Kolitis. Zentralbl Chir 101:426
20. Turnbull RB Jr, Schofield PF, Hawk WA (1968) Non specific ulcerative colitis. Adv Surg 2:161

Kapitel 21

Perianale Komplikationen beim Morbus Crohn *

J. ALEXANDER-WILLIAMS und P. BUCHMANN

Perianale Komplikationen sind beim Morbus Crohn häufig. Um so mehr überrascht es, daß der Zusammenhang zwischen perianaler Erkrankung und M. Crohn erst relativ spät erkannt wurde. Die wahrscheinlich erste Beschreibung perianaler Veränderungen beim Morbus Crohn gab 1921 Gabriel, der eine Unterscheidung zwischen der perianalen Tuberkulose und einer Erkrankung als Folge eines M. Crohn vornahm [7]. Auch andere Autoren hatten auf die Beziehung zwischen perianalen Erkrankungen und Entzündungen des Dünndarmes schon vor der grundlegenden Arbeit durch Crohn et al. 1932 hingewiesen [5]. Gleichwohl verging noch mehr als ein Vierteljahrhundert, ehe die Koinzidenz zwischen perianalen Erkrankungen und dem Morbus Crohn des Dünn- und Dickdarms hinreichend bekannt und dokumentiert war [13]. Seither weiß man, daß eine perianale Erkrankung manchmal die erste und für viele Jahre einzige Manifestation des M. Crohn sein kann [11]. Obwohl viele Chirurgen in der Vergangenheit für eine operative Therapie von perianalen Erkrankungen beim M. Crohn plädiert haben, scheint sich in letzter Zeit eher ein Trend zum konservativen Vorgehen abzuzeichnen [1].

1 Klinik

Die charakteristischen Erscheinungsformen anorectaler Erkrankungen beim M. Crohn sind:

1. Maceration der Haut und oberflächliche Erosionen. Allerdings kommen derartige Veränderungen bei allen Patienten mit chronischer Diarrhoe vor und sind daher nicht notwendigerweise spezifisch für einen M. Crohn. Zum anderen kann auch eine bakterielle oder mykotische Infektion einen ähnlichen schmerzhaften, akut entzündlichen Zustand verursachen.

---

* Übersetzt von G. Schattenmann

2. In der Regel finden sich bei Patienten mit M. Crohn perianal Marisken. Diese bestehen normalerweise aus einfachen ödematösen Falten der perianalen Haut, häufig in Kombination mit einigen Macerationen. Die Größe der Marisken ist progredient, da eine Säuberung der Analregion nur ungenügend möglich ist. Insgesamt sind die Marisken beim Morbus Crohn besonders in der aktiven Phase regelmäßig größer, dicker und derber als entsprechende Hautveränderungen ohne M. Crohn.

3. Fissuren sind bei Patienten mit M. Crohn häufig, wenn der Analkanal sorgfältig und bei guter Beleuchtung inspiziert und proktoskopisch untersucht wird. Diese Fissuren sind durch ihre Ausdehnung in die Tiefe, die häufig unterminierten Ränder, eine bläuliche Verfärbung der umgebenden Haut und durch ihre atypische Lokalisation – sie sind nicht ausschließlich anterior oder posterior gelegen – gekennzeichnet. Gelegentlich haben nebeneinander liegende tiefe Fissuren mit unterminierten Rändern eine dazwischen befindliche freie Hautbrücke zur Folge. Ein typisches Charakteristikum der Fissuren beim perianalen M. Crohn ist die relative Symptomarmut trotz eines ausgedehnten makroskopischen Befundes.

4. Bei der digitalen Untersuchung von Patienten mit M. Crohn läßt sich häufig eine geringgradige Stenose des Analkanales feststellen. Oft kann der Zeigefinger nicht eingeführt werden, und im Gegensatz zum normalen Analkanal sind nur selten 2 Finger einlegbar. Lange und gewundene Strikturen im Analkanal lassen sich nach unserer Erfahrung beim M. Crohn insbesondere bei jenen Patienten nachweisen, bei denen bereits eine chirurgische Therapie erfolgt ist. Wenn es sich nur um eine geringgradig ausgeprägte Stenose handelt, sind die Patienten in aller Regel symptomarm, da flüssiger oder halbfester Stuhl, für den die Stenose kein Hindernis darstellt, problemlos passieren kann. Zusätzlich zur Engstellung des Analkanales findet sich eine umgebende Induration.

5. Anorectale Fisteln sind seltener als Fissuren. Sie lassen sich häufig bei Crohn-Patienten ohne anale Symptomatik oder ohne vorausgegangenen perianalen Absceß nachweisen. Diese Fisteln sind den gewöhnlichen Analfisteln ähnlich: Von einer indurierten Fistelaustrittsstelle in der Haut, wo gewöhnlich etwas Eiter austritt, läßt sich ein zum Analkanal verlaufender Fistelgang sondieren. Dieser Fistelgang kann entweder direkt oder indirekt verlaufen. Für den M. Crohn kennzeichnend sind multiple Fistelöffnungen, die oft relativ weit von der anocutanen Grenze entfernt in den Nates oder sogar im Scrotum, in den Labien oder im Oberschenkel lokalisiert sein können. Wie bei den anderen Former perianaler Erkrankungen im Rahmen des M. Crohn sind folgende Befunde typisch: Asymptomatik, Chronizität, Induration, multiples Vorkommen und cyanotische Färbung („blauer Anus"). Gelegentlich kann ein Sekretstau in einem Fistelgang zur Abscedierung führen. Wenn eine derartige perianale

Erkrankung Schmerzen bereitet, dann sind diese in der Regel Folge einer ungenügenden Drainage eines Abscesses.

Obwohl die Fisteln meist multipel ausgebildet sind, lassen sie sich zweckmäßigerweise als tiefe oder hohe Fisteln klassifizieren. Bei den tiefen Fisteln, auch bei multiplem Vorkommen, führen die Fistelgänge zu einer inneren Öffnung im Bereich der Linea dentata und scheinen demnach von den Proktodäaldrüsen auszugehen. Hohe Fisteln hingegen münden oberhalb der Linea dentata und gehen entweder von Crohn-Ulcera im Rectum oder oberen Analkanal aus, oder sie sind Folge einer nichtadäquaten operativen Therapie.

Die rectovaginalen Fisteln im Rahmen des M. Crohn lassen sich in ähnlicher Weise einteilen. Die hohen Fisteln sind meist nicht Folge einer Infektion von Proktodäaldrüsen, sondern meistens durch Penetration eines rectalen Ulcus verursacht.

6. Im Gegensatz zu einigen früheren Untersuchungen konnten wir bei Crohn-Patienten innere Hämorrhoiden nicht überdurchschnittlich häufig nachweisen. Vermutlich ist die Koinzidenz von inneren Hämorrhoiden und M. Crohn Folge einer Fehldiagnose. Mariskenartige Hautveränderungen werden gelegentlich als Hämorrhoiden fehlgedeutet. Einige der ernstesten Komplikationen perianaler Erkrankungen beim M. Crohn, die wir gesehen haben, waren wohl Folge einer nichtindizierten Hämorrhoidektomie.

2 Differentialdiagnose

Jede anale Erkrankung bei einem Patienten mit gesichertem M. Crohn ist mit sehr hoher Wahrscheinlichkeit, aber auch definitionsgemäß eine perianale Manifestation eines M. Crohn. Natürlich ist es theoretisch vorstellbar, daß Crohn-Patienten auch nicht im Zusammenhang mit dem M. Crohn stehende proktologische Erkrankungen akquirieren, wie etwa eine venerische Proktitis oder ein Analcarcinom; dies ist aber nach unserer Erfahrung an vielen hundert Crohn-Patienten extrem selten. Besondere Bedeutung hat die Differentialdiagnose bei einer perianalen Erstmanifestation des M. Crohn. Bei Patienten ohne gleichzeitigen Hinweis auf eine intestinale Erkrankung müssen differentialdiagnostisch die einfachen unspezifischen Formen des Pruritus ani sowie Fissuren und Analfisteln diskutiert werden. Es ist nicht leicht, diese Erkrankungen von den perianalen Formen des M. Crohn abzugrenzen, allerdings sollten eine relative Symptomarmut, eine Multiplizität der Läsionen oder eine exzentrische Lokalisation der Fissuren an einen perinealen M. Crohn denken lassen. Bei dieser problematischen Differentialdiagnose ist eine sorgfältig durchgeführte Rectoskopie zum Nachweis etwaiger Läsionen im Rectum hilfreich. Der

Nachweis von Mucosaläsionen im Rectum ist hochgradig verdächtig auf das Vorliegen eines M. Crohn. Derartige Mucosaläsionen sollten grundsätzlich biopsiert werden, ebenso kann der charakteristische Befund von Biopsien aus einem Fistelgang oder einer Fissur die Diagnose sichern. Häufig ist das Bild aber uncharakteristisch, so daß die Diagnose offen bleibt. Darüber hinaus kann die Anwesenheit von Fremdkörperriesenzellen in den Fistelgängen die Diagnosestellung noch schwieriger machen. Entscheidender Gesichtspunkt ist, wenn der Versuch einer Differenzierung nicht gelingt, beim vermuteten M. Crohn ein eher konservatives Vorgehen anzustreben.

Die Möglichkeit einer venerologischen Erkrankung des Analkanales sollte bei der Differentialdiagnose immer in Betracht gezogen werden, insbesondere dann, wenn es sich um atypische Formen analer Läsionen ohne gleichzeitigen Hinweis für ein entzündliches Geschehen im Darm handelt. Die Diagnose sollte dann durch spezielle Untersuchungsverfahren, wie den Hautreaktionstest nach Frei bzw. serologische und bakteriologische Untersuchungen, gesichert werden. Beim schwerkranken Patienten mit unklarer florider perianaler Erkankung sollte die Möglichkeit einer Leukämie oder einer Myelose in Betracht gezogen werden. Bei Patienten, die sich in tropischen Ländern aufgehalten haben, ist an eine Billharziose oder Tuberkulose zu denken. Ist eine Tuberkulose bekannt, sollte grundsätzlich eine perianale Tuberkulose histologisch oder bakteriologisch ausgeschlossen werden, bevor man die perianalen Läsionen einem M. Crohn zuordnet.

3 Häufigkeit

Die Häufigkeit perianaler Läsionen im Rahmen des M. Crohn ist in Tabelle 1 wiedergegeben [6, 9, 10]. Die beträchtlichen Differenzen scheinen eher eine Folge unterschiedlicher diagnostischer Kriterien bzw. Folge retrospektiver Analysen zu sein, als echten Unterschieden zu entsprechen. In einigen Untersuchungen sind ausschließlich Fisteln oder Fissuren berücksichtigt worden, charakteristische Marisken sind dagegen den Normalbefunden zugeordnet worden [6]. Weiter fanden in anderen Untersuchungen ausschließlich symptomatische perianale Erkrankungen Berücksichtigung; natürlich ergibt sich bei solchen Eingangskriterien eine sehr niedrige Incidenz [10]. In anderen Untersuchungen wiederum wurden in Anbetracht der Schwierigkeiten der Differenzierung zwischen Crohn-Colitis und Colitis ulcerosa eine große Anzahl von Patienten mit Colitis ulcerosa berücksichtigt. Dies ist ein möglicher Grund für eine sehr niedrige Incidenz perianaler Läsionen in diesen Studien. Nach unserer Meinung sind perianale Erkrankungen bei der Colitis ulcerosa relativ selten, ob-

Tabelle 1. Häufigkeit perianaler Läsionen in Abhängigkeit von der Lokalisation des intestinalen Morbus Crohn

Haupt-manifestation		Dünndarm		Dünndarm und Dickdarm		Dünndarm und Dickdarm		
Autoren	Jahr	n	Häufig-keit %	n	Häufig-keit %	n	Häufig-keit %	Gesamt-häufigkeit %
Loygue und Huguier [10]	1971	49	8	25	8	46	22	29
Fielding [6]	1972	118	76	35	94	14	92	80
Lockhart-Mummery [9]	1975	62	32	101	56	141	70	61

wohl unspezifische Formen anorectaler Fisteln und Fissuren als Folge chronischer Diarrhoen immer entstehen können. Wir sind weiter der Meinung, daß bei vielen Patienten ursprünglich fälschlicherweise die Diagnose einer Colitis ulcerosa gestellt wurde, diese Patienten aber nach Ausbildung perianaler Erkrankungen im weiteren Verlauf dann als Crohn-Colitis klassifiziert werden konnten, insbesondere wenn gleichzeitig auch entzündliche Veränderungen im Dünndarm sichtbar wurden. Die sehr hohe Incidenz perianaler Erkrankungen in anderen Studien scheint Folge einer Selektion des Krankengutes zu sein, z. B. wenn ausschließlich schwerkranke Patienten Eingang in die Studie fanden.

4 Spontanverlauf

Bei kritischer Analyse unseres eigenen Krankengutes durch Fielding im Rahmen unserer Nachsorge ließen sich in 109 von 156 Fällen perianale Formen eines M. Crohn nachweisen [6]. Eingang in die Studie fanden ausschließlich Patienten mit anorectalen Fisteln oder Fissuren; Patienten mit Mariske fanden keine Berücksichtigung. Diese Patienten wurden einem "follow-up" über Jahre hin unterzogen, so daß Fünf- bzw. Zehnjahresergebnisse vorliegen. Während dieses Zeitraumes war bei 10 der Patienten eine Proktektomie durchgeführt worden, die bei nur 5 Patienten eine unmittelbare Folge perianaler Erkrankung des M. Crohn war. 14 Patienten verstarben an den Komplikationen des M. Crohn oder an anderen Todesursachen; einige Patienten waren ausgewändert. 24 Patienten waren völlig asymptomatisch, entzogen sich jedoch einer proktologischen Untersuchung nach 10 Jahren. Letztendlich verblieben 61 Patienten, bei denen die Diagnosestellung eines perianalen M. Crohn 1968 erfolgt war und die ei-

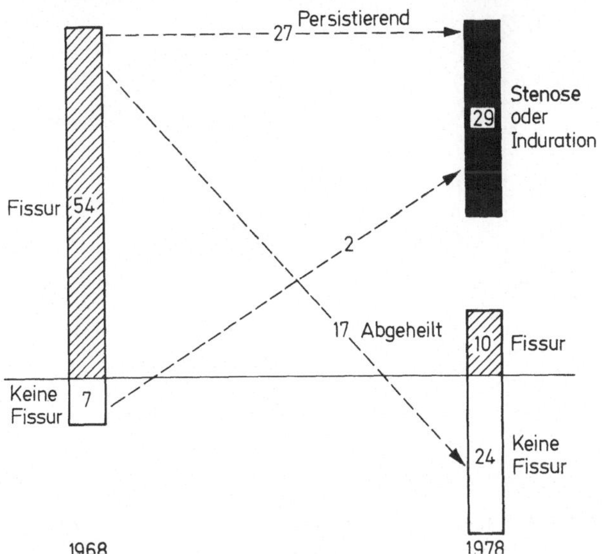

Abb. 1. Verteilung der Patienten mit und ohne Fissuren im Jahre 1968 und deren Verlauf über 10 Jahre. Ein Großteil der Fissuren war ausgeheilt, andere persistierten und führten zu einer Induration des Analkanales ohne Vorhandensein aktiver Fissuren

ner Untersuchung 1978 unterzogen werden konnten. Die Abb. 1 zeigt in einer graphischen Darstellung den Verlauf bei jenen Patienten, die 1968 Fissuren hatten und 10 Jahre später nachuntersucht worden waren. Demnach fand bei einer großen Anzahl der Patienten mit Fissuren eine Spontanheilung statt, bei einigen fand sich jetzt ein unauffälliger Analkanal. Auf der anderen Seite haben viele Patienten mit seinerzeit aktiven Fissuren Analstenosen mit umgebender Induration ausgebildet, ohne einen Anhalt für frische Fissuren. Nur eine kleine Anzahl von Patienten, die 1968 keine Fissuren aufwiesen, haben ebenfalls eine geringgradige Analstenose ausgebildet.

In Abb. 2 ist der Verlauf bei jenen Patienten dargestellt, die 1968 anorectale Fisteln hatten. Obwohl keinerlei operative Therapie erfolgt war, ließen sich nunmehr bei 8 dieser Patienten keine Fisteln mehr nachweisen. Dies erscheint von besonderem Interesse, da anorectale Fisteln ohne Vorliegen eines M. Crohn in aller Regel nicht zur spontanen Ausheilung kommen. 7 der Patienten mit anorectalen Fisteln wurden einer operativen Therapie unterzogen, die in einer Excision der tiefen Fisteln bestand. Bei einem Patienten entwickelte sich ein Rezidiv. Nachdem unser Vorgehen innerhalb der letzten 10 Jahre zunehmend konservativer wurde, erhebt sich die Frage, ob bei diesen Patienten ein chirurgisches Vorgehen gerechtfertigt war. Man kann davon ausgehen, daß diese Fisteln auch spon-

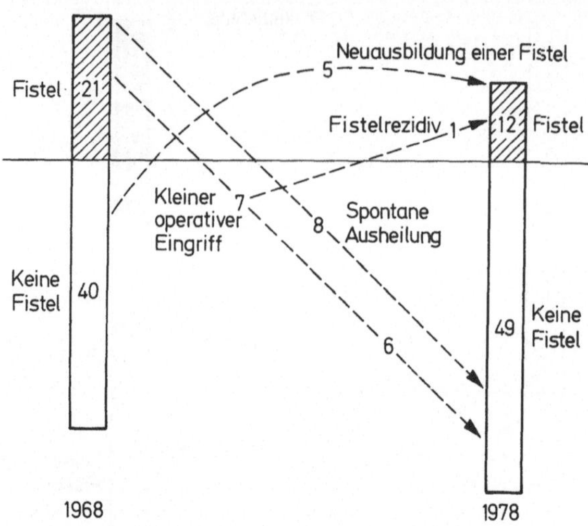

Abb. 2. Ergebnisse mit und ohne Fisteln aus dem Jahre 1968. Bei 8 Patienten waren die Fisteln spontan ausgeheilt, bei 7 weiteren Patienten waren kleinere chirurgische Eingriffe erforderlich, und nur bei einem dieser Patienten kam es zum Fistelrezidiv. Derzeit sind alle Patienten mit noch vorhandenen Fisteln asymptomatisch

tan zur Ausheilung gekommen wären oder, wie bei den meisten der übrigen Patienten, einen asymptomatischen Verlauf trotz noch bestehender Fistel gezeigt hätten.

5 Komplikationen

5.1 Absceß

Perianale Abscesse sind Folge entweder einer Entzündung im Bereich der Proktodäaldrüsen; sie gehen von tiefen Crohn-Fissuren, die durch die Wand des Darmes ulcerieren, aus, oder sie sind Folge tiefer Fissuren im Analkanal mit Unterminierung der Ränder. Nach unserer Erfahrung ist die häufigste Ursache symptomatischer perianaler Erkrankungen im Rahmen des M. Crohn eine Abscedierung unterhalb der entzündeten Gewebestrukturen.

5.2 Stenose

Wie oben erwähnt, ist eine gewisse Analstenose außerordentlich häufig, insbesondere bei jenen Patienten, die als Folge von Fissuren im Analkanal eine Fibrosierung entwickelt haben. Allerdings ist diese Stenosierung meist geringgradig und gibt nur selten Anlaß zu Beschwerden. In unserem Krankengut hatte sich eine hochgradige Stenosierung mit Passagestörung und ernsten Symptomen nur bei solchen Patienten ausgebildet, die einer operativen Therapie unterzogen worden waren – meist einer Hämorrhoidektomie, einer ausgedehnten Sphincterdehnung oder einer Fistelsanierung.

5.3 Inkontinenz

Die Inkontinenz ist die ernsteste Komplikation perianaler Erkrankungen im Rahmen des M. Crohn. Wir haben erst kürzlich über 16 Patienten mit dieser Komplikation berichtet [1]. 6 Patienten waren völlig stuhlinkontinent, 10 Patienten zeigten ausschließlich eine Inkontinenz bei Diarrhoe. 4 aus der letztgenannten Gruppe hatten keine vorausgegangene operative Behandlung, bei den verbleibenden 6 Patienten waren ausgedehnte chirurgische Eingriffe im Analkanal vorausgegangen. Nach Veröffentlichung unserer Ergebnisse 1975 sind uns nur noch 2 weitere Patienten mit einer Inkontinenz bekanntgeworden. Auch bei diesen beiden Patienten waren ausgedehnte chirurgische anorectale Eingriffe vorausgegangen. Aus diesem Grunde läßt sich die früher geäußerte Ansicht bestätigen, daß eine Inkontinenz beim M. Crohn in der Regel die Folge einer aggressiven chirurgischen Therapie und nicht die Folge einer Progression der Grundkrankheit selbst ist.

5.4 Carcinom

Wir haben erst vor kurzer Zeit unsere Ansicht über die Möglichkeit einer Carcinomentwicklung im Fistelgang einer chronischen rectovaginalen Fistel beim M. Crohn publiziert [4]. Auch wenn es sich dabei um eine Einzelfallbeschreibung handelt und dies offenbar eine sehr seltene Komplikation ist, scheint diese Beobachtung dennoch in Hinblick auf die Theorie einer Prädisposition zur malignen Entartung durch chronische Irritation einer epithelialen Oberfläche über 20 oder mehr Jahre hinweg interessant [8].

6 Behandlung

6.1 Medikamente

Der wahrscheinlich wichtigste Gesichtspunkt bei der medikamentösen Behandlung eines M. Crohn ist Geduld. Entsprechend der Behandlung bei anderen Manifestationen des M. Crohn erscheint auch bei perianalen

Erkrankungen eine Hospitalisierung des Patienten günstig. In unserem Krankengut ist in der jüngsten Zeit der Krankheitsverlauf einer Patientin bemerkenswert, bei der eine akute Exacerbation des M. Crohn mit ausgedehnter perianaler Entzündung bei einem hochgradig funktionsgestörten Rectum vorlag. Die Beschwerden waren durch einen Labienabsceß mit Fistelung verursacht. Diese Fistel wurde nicht chirurgisch saniert, sondern die Patientin ausschließlich bei Bettruhe mit einfachen hygienischen Maßnahmen behandelt; es kam daraufhin zu einer raschen Besserung.

Die Immunsuppression durch Steroide oder Salazosulfapyridin scheint einen ähnlich günstigen Effekt bei Patienten mit perianalem Crohn zu besitzen wie konsequente Bettruhe [3]. Bislang liegen keine kontrollierten Studien vor, und es muß deshalb noch offen bleiben, ob diese nicht problemlose medikamentöse Behandlung günstigere Resultate erzielen kann als Bettruhe allein. Aus unserem Krankengut ist der Fall einer älteren Patientin mit schwerem perianalen M. Crohn zu erwähnen, deren Zustand sich nach Bettruhe und Steroidgabe nicht besserte, die jedoch unter einer Salazosulfapyridinbehandlung während 2 Jahren günstige Therapieergebnisse zeigte. Schließlich entwickelte diese Patientin eine ausgeprägte Analstenose, die eine Dilatationsbehandlung erforderte.

Antibiotica erscheinen bei der akuten Exacerbation des perianalen M. Crohn hilfreich, besonders bei paraentzündlichen Indurationen als Folge einer bakteriellen Infiltration des Gewebes. Jedes geeignete Antibioticum kann wirksam sein; nach unseren eigenen Erfahrungen lassen sich mit Metronidazol gute Resultate erzielen [2].

6.2 Chirurgische Therapie

Wir haben erst kürzlich unsere Therapieergebnisse von 418 Patienten mit einem M. Crohn, die in der Zeit von 1945–1973 zur Behandlung kamen, mitgeteilt [1]. Darunter waren 68 Patienten, bei denen insgesamt 96 Operationen wegen perianaler Komplikationen durchgeführt worden waren. Im einzelnen waren 25 Absceßdrainagen, 52 Fistelrevisionen, 3 Fissurexcisionen, 5 digitale Dilatationsbehandlungen, 7 ausgedehnte Excisionen tiefer Fistelsysteme und 4 Hämorrhoidektomien durchgeführt worden. In dieser früheren Mitteilung äußerten wir die Vermutung auf eine ungerechtfertigte Radikalität bei den meisten dieser Operationen. Unter Berücksichtigung der hohen Komplikationsrate dieser operativen Eingriffe schien uns ein eher konservatives Vorgehen angezeigt. Als Konsequenz erfolgte in den vergangenen 5 Jahren eine beträchtliche Reduzierung der Anzahl operativer Eingriffe. Wir haben in diesem Zeitraum nur 20 einfache Absceßdrainagen sowie 2 Revisionen oberflächlicher Fistelsysteme durchgeführt. Ferner wurden 2 Analsphincterrekonstruktionen bei Patienten vorgenommen, die durch eine frühere chirurgische Therapie in anderen Kliniken inkontinent geworden waren. Unserer Meinung nach können als Indikationen für eine operative Therapie bei Patienten mit perianalen Erkrankungen eines M. Crohn gelten:

– Die einfache Eröffnung und Entlastung von Abscessen. (Wenn es dabei zur Ausbildung einer Fistel kommt, ist dies keine Indikation für eine weitere operative Behandlung.)
– Die Dilatation einer Analstenose. Bei der Erstdilatation sollte diese in Allgemeinanaesthesie und mit vorsichtiger Zurückhaltung durchgeführt worden. Die Dilatation sollte nur mit einem Finger ausgeführt werden. Später kann der Patient die Dilatation mit einem kleinen Kunststoffanaldilatator (Durchmesser nicht größer als 1 cm) selbst durchführen. Eine forcierte Dilatation des Anus beim M. Crohn unter Zuhilfenahme mehrerer Finger ist streng abzulehnen.

Die operative Korrektur einer iatrogen verursachten Inkontinenz erscheint durchaus sinnvoll, insbesondere dann, wenn keine aktive perianale oder rectale Erkrankung vorliegt. Wir haben selbst bei 2 Patienten, bei denen das Kontinenzorgan durchtrennt worden war, erfolgreich ein "anal repair" durchgeführt.

Im Ausnahmefall mag bei einer ausgedehnten rectovaginalen Fistel eine operative Therapie angezeigt sein. Wir selbst haben eine junge Patientin mit einer ausgedehnten rectovaginalen Fistel in folgender Weise operiert: transitorische Anlage eines Ileostomas, sekundäre Sanierung der Fistel und später erfolgreiche Rückverlagerung des Ileostomas.

Insgesamt scheint aber bei perianalen Erkrankungen im Rahmen eines M. Crohn ein extrem konservatives Vorgehen die Therapie der Wahl zu sein.

7 Zusammenfassung

Die perianale Manifestation eines M. Crohn ist häufig und mitunter das Leitsymptom. Charakteristisch ist, daß ein Großteil der perianalen Läsionen asymptomatisch ist und bleibt.

109 eigene Patienten mit perianalen Fissuren und Fisteln wurden über 10 Jahre hinweg nachverfolgt. 14 Patienten verstarben, 7 aufgrund nicht Crohn-bedingter Todesursachen. Bei 10 Patienten war ein Proktektomie erforderlich, der Grund dafür war jedoch nur bei 5 Patienten eine perianale Erkrankung. Unter den verbleibenden 85 Patienten wurden 24 völlig asymptomatische Patienten nicht nachuntersucht. 61 Patienten wurden einer Rektoskopie und Biopsie sowie einer Manometrie unterzogen. Ein Großteil der Fissuren und die überwiegende Zahl der Fisteln waren

zur spontanen Ausheilung gekommen, jedoch hatte sich bei einer Reihe von Patienten eine in aller Regel asymptomatische Analstenose ausgebildet. Aus diesen Ergebnissen läßt sich die Empfehlung zum zurückhaltenden und konservativen Vorgehen bei der perianalen Manifestation des M. Crohn ableiten.

Literatur

1. Alexander-Williams J (1975) Perianal Crohn's disease. Excerpta Medica, Amsterdam Oxford, p 43
2. Allan RN, Cooke TW (1977) Evaluation of metroidazole in the management of Crohn's disease. Gut 18:422
3. Brooke BN, Cave DR, King DW (1976) Place of azathioprine for Crohn's disease. Lancet I:1 041
4. Buchmann P, Allan RN, Thompson H, Alexander-Williams J (1980) Carcinoma developing in a recto vaginal fistula in Crohn's disease. Am J Surg 140:462–463
5. Crohn BB, Ginsburg, L, Oppenheimer GD (1932) Regional ileitis: A pathologic and clinical intity. JAMA 99:1 323
6. Fielding JF (1972) Perianal lesions in Crohn's disease. J R Coll Surg Edinb 1 717:32
7. Gabriel WB (1921) Results of an experimental and histological investigation into seventy five cases of rectal fistulae. Proc R Soc Med 14:156
8. Greenstein AJ, Sacher DB, Pucillo A, Kreel I, Geller S, Janowitz HD, Aufses A (1977) Cancer in Crohn's disease after diversionary surgery. A report of seven carcinomas occuring in excluded bowel. Am J Surg 135:86–90
9. Lockhart-Mummery HE (1975) Crohn's disease: Anal lesions. Dis Colon Rectum 18:200
10. Loygue J, Huguier M (1971) Le traitment chirurgical des localisations ano-rectales de la maladie de Crohn. Arch Fr Mal Appar Dig [Suppl] 60:29
11. Morson BK, Lockhart-Mummery HE (1959) Anal lesions in Crohn's disease. Lancet II:1 122
12. Weakley FL, Turnbull RB (1971) Recognition of regional ileitis in operating room. Dis Colon Rectum 14:17
13. Yarnis H, Marshak RH, Crohn BB (1957) Ileocolitis. JAMA 164:7

Kapitel 22

Praxis der Diagnostik und Therapie bei niedergelassenen Ärzten

P. Bräuer

1 Vorbemerkungen über Ziel und Art der zugrundeliegenden Untersuchung und deren Methodik

Die folgenden referierten Befunde wurden im Rahmen umfangreicher Befragungen ermittelt, die im Herbst 1979 und im Frühjahr 1980 von der AFS-Arbeitsgemeinschaft für Sozialforschung, Hamburg, durchgeführt wurden. Sie wandten sich an Praktiker und niedergelassene Internisten, um Informationen über deren Praxis der Diagnostik und Therapie von Colitis ulcerosa (CU) und Morbus Crohn (MC) sowie diesbezügliche Erfahrungen, Meinungen und Einschätzungen zu sammeln.

Die Befragungen fanden in allen Regionen der BRD statt. In einer *repräsentativ* angelegten, telefonischen *Kurzbefragung* (insgesamt 1903 angesprochene Ärzte) gaben zunächst *1 193 Ärzte* (605 Praktiker, 588 Internisten) Auskunft darüber, *ob* und *in welchem Umfang* sie Patienten mit der Diagnose CU und/oder MC behandelten. Dabei wurde ermittelt, wie lange diese Patienten wegen CU resp. MC schon in Behandlung waren, wie (im groben) das medikamentöse Therapieschema aussah und ob eine medikamentöse Rezidivprophylaxe betrieben wurde.

Eine zweite Befragungsaktion wandte sich an eine Teilstichprobe jener Ärzte, die in der telefonischen Kurzbefragung über Patienten mit der Diagnose CU und/oder MC berichtet hatten. In dieser Aktion wurden insgesamt 100 Ärzte (50 Praktiker, 50 niedergelassene Internisten) in einem längeren persönlichen Interview zu den Themen befragt, die im folgenden behandelt werden. Von diesen 100 Ärzten betreuten 84 Ärzte Fälle von CU, 55 Ärzte betreuten (z. T. auch) Fälle von MC.

Eine gewisse Problematik der Untersuchung liegt darin, daß die von den befragten Ärzten berichteten Diagnosen MC und CU entsprechend der Untersuchungsumstände von mir weder grundsätzlich noch differentialdiagnostisch verifiziert werden konnten. Die nachfolgend beschriebenen Befunde beziehen sich also auf die Krankheitsbereiche CU und MC in

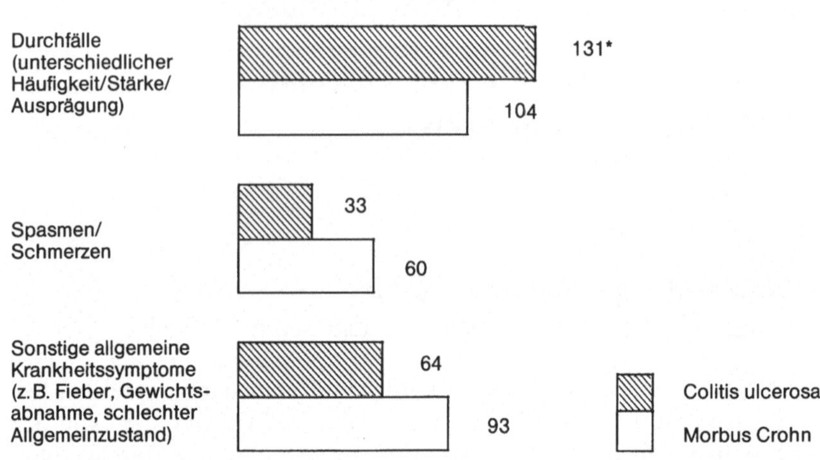

* Jeweils auf der Basis der therapierenden Ärzte prozentuierte Gesamtzahl der Nennungen
zu den differenzierten Symptomkategorien

Abb. 1. Mit welchen Beschwerden/Symptomen verbindet der Arzt den ersten Verdacht auf
Colitis ulcerosa/Morbus Crohn?

dem Sinne und in der Schärfe, wie sie von den befragten Ärzten jeweils
diagnostiziert wurden. Sie beschreiben insofern realistisch „die Praxis",
wenn man sich auch gewünscht hätte, die Befunde auf eine exaktere Basis
beziehen zu können. Immerhin sprechen aber doch eine Reihe von Befra-
gungsergebnissen dafür, daß im allgemeinen wohl richtig diagnostiziert
wurde, so z.B. im Hinblick auf die eingesetzten Verfahren und beteiligten
Instanzen der Diagnostik wie auch die berichteten Krankheitssymptome
und -verläufe.

2 Diagnostische Schritte auf dem Wege zum Befund „Colitis ulcerosa" bzw. „Morbus Crohn" und entsprechende Therapie

Der erste Verdacht auf CU stützt sich primär auf Durchfälle und spezifische Stuhlqualitäten, wie „blutig", „schleimig". Spasmen und Unterbauchschmerzen werden ebenfalls als Verdachtsmomente genannt. The-
rapieresistenz der Durchfälle im weiteren verstärkt den Verdacht auf CU
– wie die Ärzte im einzelnen berichteten.

In den ersten diagnostischen Phasen gibt es bei MC die gleichen Verdachtsmomente wie bei CU, wobei hier aber das Symptom „*blutiger Stuhl*" eher zu CU als zu MC hinführt.

(Zur Gewichtung einzelner Symptome im Hinblick auf die Diagnosen CU resp. MC s. Abb. 1.)

Zur Erhärtung der Verdachtsmomente werden dann vor allem Röntgen-, Rectoskopie- und andere Endoskopiebefunde herangezogen und differentialdiagnostisch ausgewertet. Bei CU werden daneben mehr als bei MC das Blutbild, BSG (erhöht) und der Stuhl untersucht. Anämie, Elektrolytverluste, Blut im Stuhl erhärten vor allem die Diagnose CU, spielen gelegentlich aber auch in den Verdachtsmomenten für MC eine Rolle. Die Abb. 2 zeigt, welche diagnostischen Verfahren zur Eingrenzung der Diagnosen MC und CU eingesetzt werden. Wie oben schon deutlich wurde, spielen Endoskopie und Biopsie sowie *Röntgen* eine entscheidende Rolle. Laboruntersuchungen werden erst in zweiter Linie genannt.

Speziell Klagen über eine *hohe Stuhlfrequenz* veranlassen zunächst in erster Linie zum Röntgen (Colonkontrast). 41% der Ärzte denken dann an diese Maßnahme. 24% sehen dann eine Rectoskopie, 14% eine Coloskopie vor. Daneben ist diese Klage relativ häufig Anlaß für Blut- und Stuhluntersuchungen (Keime, Blut).

Rectoskopien werden eher veranlaßt (von ca. 60% der Ärzte), als daß man sie selbst durchführt. Internisten rectoskopieren eher selbst als Praktiker.

An der Diagnostik von CU und MC sind häufig neben dem behandelnden Internisten oder Praktiker weitere diagnostische Instanzen beteiligt. Praktiker diagnostizieren nur selten allein; auch Internisten beteiligen überwiegend andere Instanzen in der Diagnostik. Insgesamt diagnostizieren nur 21% der Ärzte CU und nur 14% der Ärzte MC allein. Hinzugezogen wird bei beiden Krankheitsbildern vor allem eine Klinik oder ein Krankenhaus und sehr häufig auch ein Röntgenfacharzt. Spezialisten wie Proktologen und Gastroenterologen werden eher zu Rate gezogen als „Kollegen" (Abb. 3).

Dies alles legt die Interpretation nahe, daß der Diagnoseprozeß und die Eingrenzung der Diagnosen von der Ärzteschaft zufriedenstellend bewältigt werden (zumindest soweit am Ende die Diagnosen MC bzw. CU gestellt werden; auf solche Fälle bezieht sich diese Untersuchung ja). Sowohl die Interpretation der Symptome wie die Einleitung der diagnostischen Schritte und das Ausmaß, in dem Spezialisten daran beteiligt sind, sprechen für diese Annahme.

Überleitend zum nächsten Kapitel ist festzustellen, daß die Praktiker und Internisten nach dem diagnostischen Prozeß *überwiegend auch die Therapie* übernehmen. Zwar sind 72% der Ärzte *auch* Fällen begegnet, die sie schließlich zur weiteren Behandlung überwiesen haben. Die Hauptlast der

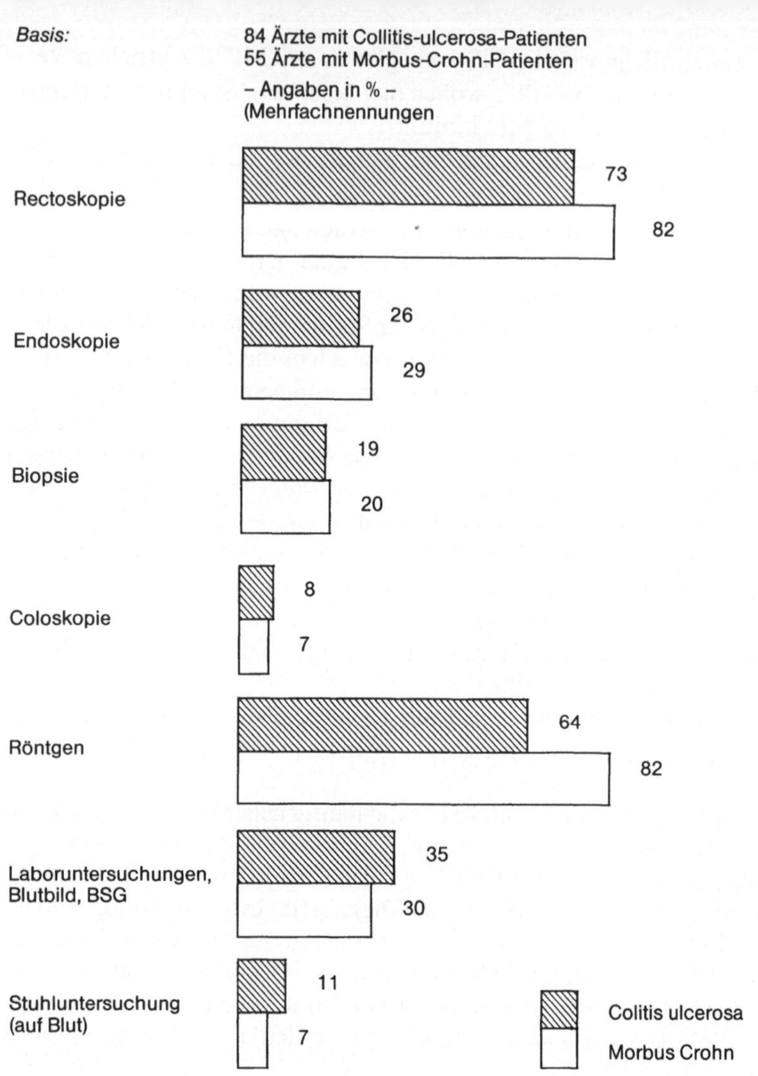

Abb. 2. Welche diagnostischen Verfahren setzt der Arzt ein, um die Diagnose Colitis ulcerosa/Morbus Crohn differentialdiagnostisch abzugrenzen?

Therapie verbleibt aber bei Praktikern und Internisten. Überwiesen werden in erster Linie fulminante und schwierige Fälle (Komplikationen), auch therapieresistente oder operationsbedürftige Patienten. Man überweist dann vorwiegend an Kliniken/Krankenhäuser (häufig zur stationären/chirurgischen Versorgung) und – weniger oft – an Spezialisten, wie Proktologen u. ä., die vor allem diagnostische Hilfen geben.

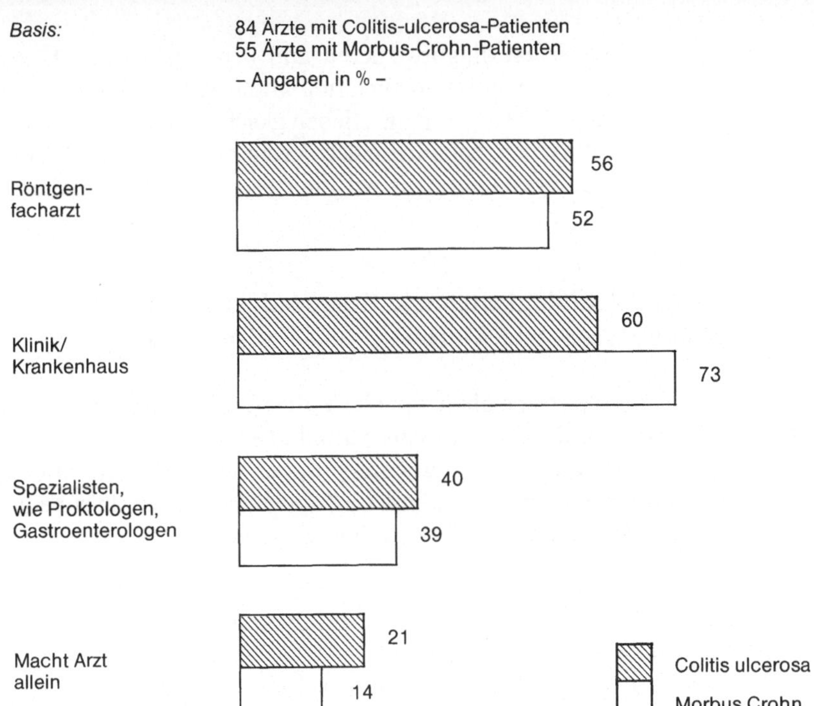

Abb. 3. Diagnostische Instanzen auf dem Wege zur Colitis-ulcerosa-/Morbus-Crohn-Diagnose

Speziell chirurgische Maßnahmen hält man vor allem in fulminanten Fällen und drängenden Situationen für indiziert:

– (Allgemein) bei Therapierestistenz
– Bei starken und/oder unstillbaren Blutungen
– Bei Perforation oder Ileus
– Bei Stenosen, Fisteln
– Bei toxischen Phänomenen
– In fortgeschrittenen Stadien, bei Lebensgefahr

Die Mehrzahl der von Praktikern und Internisten behandelten CU- und MC-Patienten wird in die Kategorie „leichtere Fälle" eingeordnet:

	CU	*MC*
– „Leichtere Fälle":	73%	77%
– „Schwerere Fälle":	27%	23%

Dies ist bei Praktikern nicht anders als bei Internisten.

Praktiker wie Internisten diagnostizieren und behandeln beide Krankheitsformen häufig eigenverantwortlich und initiativ. Das heißt: CU und MC sind keineswegs Fälle, die man „lieber gleich an den Spezialisten" überweist. Auch Praktiker behandeln schwerere Fälle; man findet diese Patienten aber doch etwas häufiger bei Internisten als bei Praktikern.

3 Spezifische Auffälligkeiten und Besonderheiten bei Colitis-ulcerosa- und Morbus-Crohn-Patienten

Zwei Drittel der Ärzte bejahen für CU-Patienten, ein Drittel auch für MC-Patienten, daß diese spezifische Auffälligkeiten und Verhaltensmuster zeigen, die sie von anderen Patientengruppen unterscheiden. Man beschreibt dann bei MC und CU ähnliche Aspekte, sie treten aber bei CU häufiger und akzentuierter auf. Auffälligkeiten sind vor allem:

- Psychische Labilität
- Vegetative Labilität $\Big\}$ = „Psychosomatiker"
- Problem- und Konfliktbeladenheit
- Nervosität, Ängstlichkeit, Hypochondrie bzw. Leidenszentriertheit
- Depressive, neurotische Züge
- Aggressivität oder Arztabhängigkeit/-angepaßtheit

Vor allem bei CU, aber häufig auch bei MC, steht der Arzt damit vor spezifischen Belastungen aufgrund besonderer Charakteristika der Befindlichkeit und des Verhaltens der Patienten. 43% der CU- und 20% der MC-behandelnden Ärzte bejahen, daß es hieraus resultierend spezielle Probleme gibt.
Die Patienten – so die Erfahrungen dieser Ärzte –

- fordern eine intensive Zuwendung
- sind unzuverlässig, sind medikamentös schwierig zu behandeln
- bedürfen psychotherapeutischer Versorgung
- stehen unter der Belastung ihres Leidens

Der Arzt kann keineswegs immer mit einer guten „Mitarbeit" der Patienten rechnen. Die „Non-Compliance" zeigt sich besonders in unzuverlässiger Medikamenteneinnahme während der *Remissionsphasen*; darüber hinaus richten sich die Patienten nicht nach den Diätvorschriften, halten Termine nicht ein, wechseln den Arzt, zweifeln an der Diagnose oder Therapie usw. – wie die Ärzte berichteten.
Hinsichtlich der Patientencompliance steht der Arzt also vor allem bei CU-, aber auch bei MC-Patienten vor besonderen Problemen. Ein wichtiger Teilaspekt ist dabei die mangelnde Motivation zur Arbeit an der

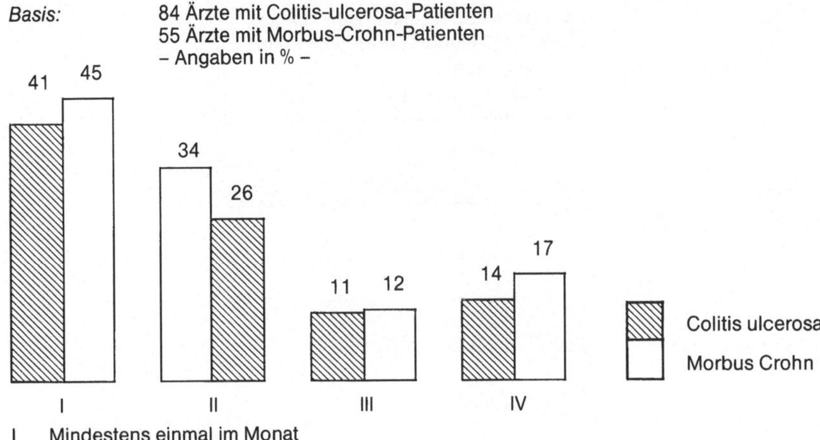

Abb. 4. In welchen Abständen sieht der Arzt seine Colitis-ulcerosa-/Morbus-Crohn-Patienten in der Praxis?

Krankheit in Remissionsphasen, weil Patienten dann die Notwendigkeit weiterer Medikationen zum Teil nicht erkennen bzw. anerkennen können oder wollen.

CU- und MC-Patienten werden (auch deswegen) im allgemeinen recht intensiv und vor allem kontinuierlich betreut. Die Besuchsintervalle liegen häufig sehr dicht, oft weniger als 4 Wochen bis 4 Wochen (Abb. 4). Sie werden dem jeweiligen Krankheitsstadium (akut etc.) sowie der Schwere der Erkrankung angepaßt. Von ärztlicher Seite trägt man also den besonderen Erfordernissen bei CU und MC (vermutlich) durchaus Rechnung.

4 Maßnahmen und Medikationen im Rahmen der Therapie von Colitis ulcerosa und Morbus Crohn

Unter dem Stichwort „Therapeutische Maßnahmen" nennen die Ärzte im Hinblick auf die *Colitis ulcerosa* vor allem folgendes:

- Langzeittherapie mit Salazosulfapyridin (74%)
- Corticoide (33%)
- Psychopharmaka (19%)
- Diät (ballastarme Kost) (51%)
- Einläufe (17%)
- Psychotherapeutische Ansätze,
  „psychologische Maßnahmen" (18%)

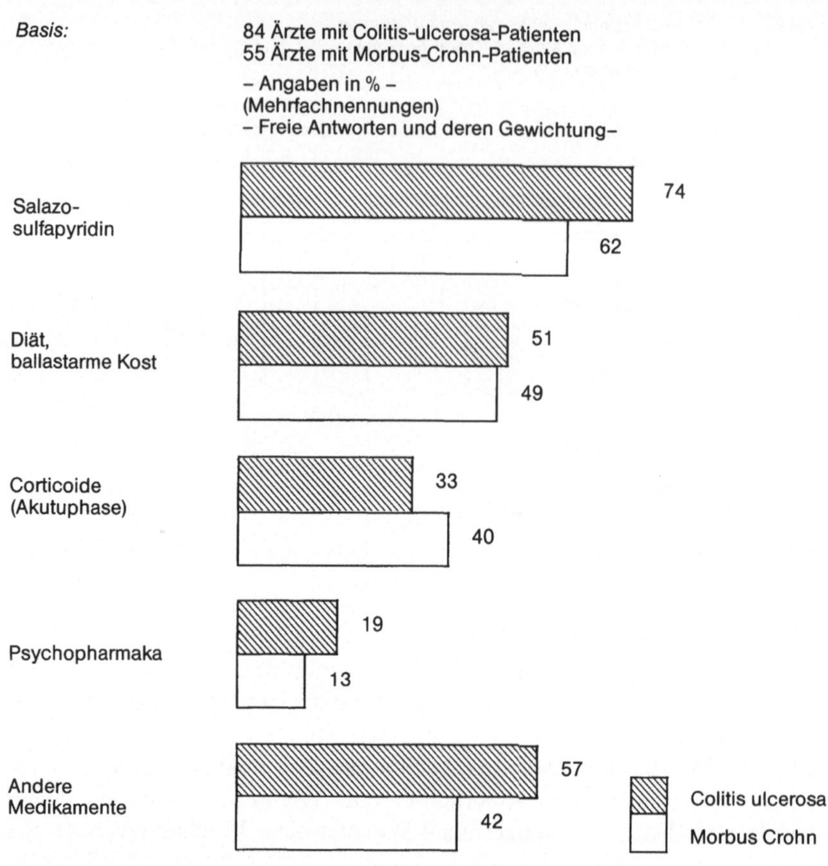

Abb. 5. Die wichtigsten therapeutischen Maßnahmen bei der Behandlung von Colitis ulcerosa und Morbus Crohn

Insgesamt sieht man also vor allem medikamentöse Maßnahmen vor. Salazosulfapyridin (Azulfidine) spielt dabei unter dem Stichwort Dauertherapie eine zentrale Rolle; Corticoide sind von deutlich geringerer Bedeutung, und wenn, dann vor allem in der Akuttherapie. Bemerkenswert oft werden Diätvorschriften zur Darmentlastung gegeben. Die psychische Komponente berücksichtigt man weniger. Die Abb. 5 weist dies im einzelnen aus.

Die Abb. 6 zeigt, aus welchen Überlegungen heraus man therapiert. Die Ärzte berichten in diesem Zusammenhang über

– Entzündungshemmung
– Darmentlastung/-schonung, -ausheilung
– Sedierung

314

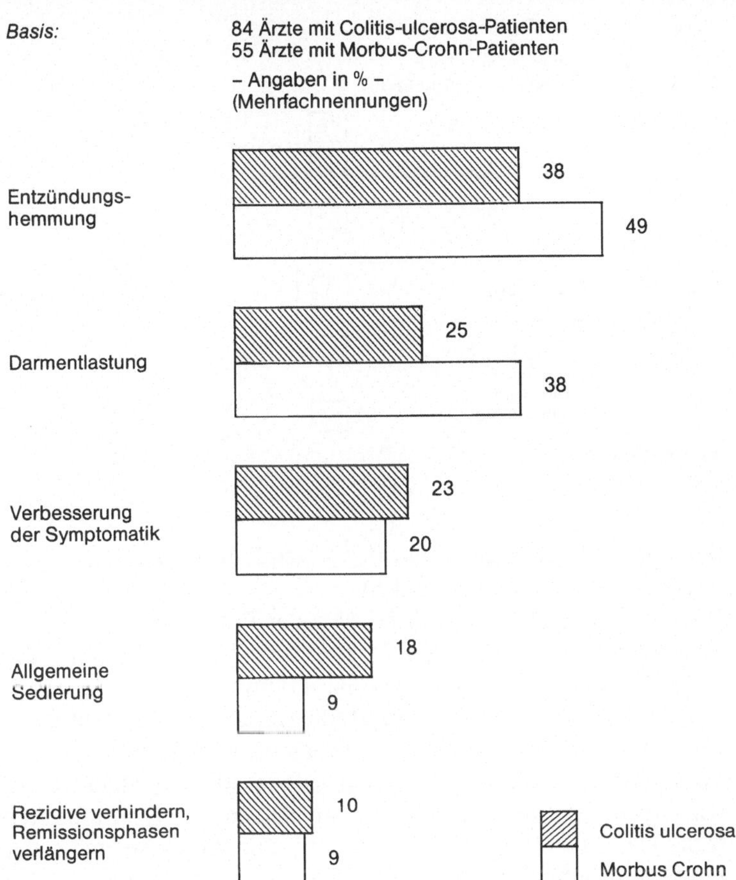

Abb. 6. Welche Überlegungen stehen bei der Colitis-ulcerosa-/Morbus-Crohn-Therapie im Vordergrund?

Die Therapie des *Morbus Crohn* ist vor allem durch folgende Maßnahmen gekennzeichnet:

- Verordnung von Salazosulfapyridin (62%)
- Corticoide, Cortison (40%)
- Diät (ballastarme Kost) (49%)
- Psychische Führung (11%)

Wie bei CU sind maßgebende Überlegungen dazu – wie die Ärzte uns sagten – vor allem

- Entzündungshemmung und
- Darmentleerung.

Basis:	77 Ärzte – Angaben in % – (Mehrfachnennungen)	
	< 3 · 1 (< 1,5g)	18
	3 · 1 (1,5g)	33
	> 3 · 1 bis 3 · 2 > (1,5 – 3g)	24
Soll:*	3 · 2 (3g)	9
	> 3 · 2 (> 3g)	12
	Individuell unterschiedlich	4

* Empfohlene Dosis

Abb. 7. In welcher Dosierung wird Salazosulfapyridin gegeben?

Andere Überlegungen treten demgegenüber in den Hintergrund (s. zu MC ebenfalls die Abb. 5 und 6).

Wie bei CU spielt also auch bei MC der Einsatz von Salazosulfapyridin eine zentrale Rolle. Die Abb. 7 gibt einen Überblick über die bei der Therapie mit Salazosulfapyridin jeweils verabreichte Dosis. Jeweils knapp ein Viertel der Salazosulfapyridin-Medikationen bei CU und auch bei MC sind Dauermedikationen. Etwa ebenso oft wird Salazosulfapyridin wohl über längere Zeiträume, aber nicht „dauernd" verordnet. Relativ häufig wird auch nur eine Akuttherapie mit Salazosulfapyridin betrieben. Eine echte Dauertherapie mit Salazosulfapyridin wird also erst in begrenztem Umfang durchgeführt (Abb. 8).

Soweit Salazosulfapyridin über längere Zeiträume verabreicht wird, begründet man dies z. T. im Sinne einer *Rezidivprophylaxe*. Dieses Argument fällt eher im Hinblick auf CU als auf MC. Längere Medikationszeiträume hält man aber auch einfach deswegen oft für notwendig, weil kurzfristig keine Heilerfolge und keine Wirkung/symptomatische Besserung erwartet wird. Das heißt, man verordnet Salazosulfapyridin dann nicht prophylaktisch weiter, wenn erst einmal eine Besserung der Symptomatik eingetreten ist. Man betreibt eine Intervalltherapie und behandelt nicht auf Dauer.

Kürzere Medikationszeiträume werden relativ häufig mit der Gefahr von Nebenwirkungen bei längerem Einsatz begründet; man will den Körper nicht unnötig belasten. Wenn sich eine Besserung zeigt, sieht man einen wichtigen Teilerfolg erreicht und wägt dann die Risiken der Erkrankung ab. Zum Teil resultiert daraus eine Strategie der intermittierenden Medikation; man verabreicht jeweils während akuter Schübe – wie die Ärzte berichteten.

Basis: 77 Ärzte mit Colitis-ulcerosa-Patienten
– Angaben in % –

Ununterbrochene Therapie	5
*Dauer*therapie ständig„„auf ewig", unbegrenzt	18
*Lang*zeittherapie langfristig, „sehr lange", *über Jahre*	25
	48
Intervalltherapie jahrelang *in Intervallen*	34
Kurzzeittherapie wochenlang//Monatelang/Monate bis Jahre//bis zur Beschwerdefreiheit/ unterschiedlich, „individuell", „nach Bedarf"	18
	52

Abb. 8. Dauer der Therapie bei Colitis ulcerosa

Das heißt, eine gewisse Nebenwirkungsproblematik ist bei Salazosulfapyridin verordnungsrelevant. Sie ist aber offenbar nicht massiver als bei vergleichbaren Medikationen. Insgesamt gesehen, erscheint Salazosulfapyridin nicht bedenklich belastet.

Denn 87% der Ärzte qualifizierten die Substanz als „von den Nebenwirkungen her nicht übermäßig belastet", während nur 13% sie als eine „von den Nebenwirkungen her" eher risikoreiche Substanz bezeichneten. 60% der Ärzte hatten zudem bisher noch gar keine Nebenwirkungen bei dieser Substanz festgestellt (s. Abb. 9, die auch aufführt, welche Nebenwirkungen z. T. beobachtet wurden).

Die therapeutischen Maßnahmen werden bei CU wie bei MC vor allem durch Blutbildkontrollen, BKS und Röntgenkontrollen überwacht, bei CU auch häufig durch Rectoskopien oder andere Endoskopien. Letzteres spielt bei MC nur eine geringere Rolle, dafür wird hier mehr als bei CU geröntgt.

Die therapeutischen Möglichkeiten bei CU und MC werden per Saldo eher pessimistisch eingeschätzt. Man nennt als Endziel allenfalls „Hei-

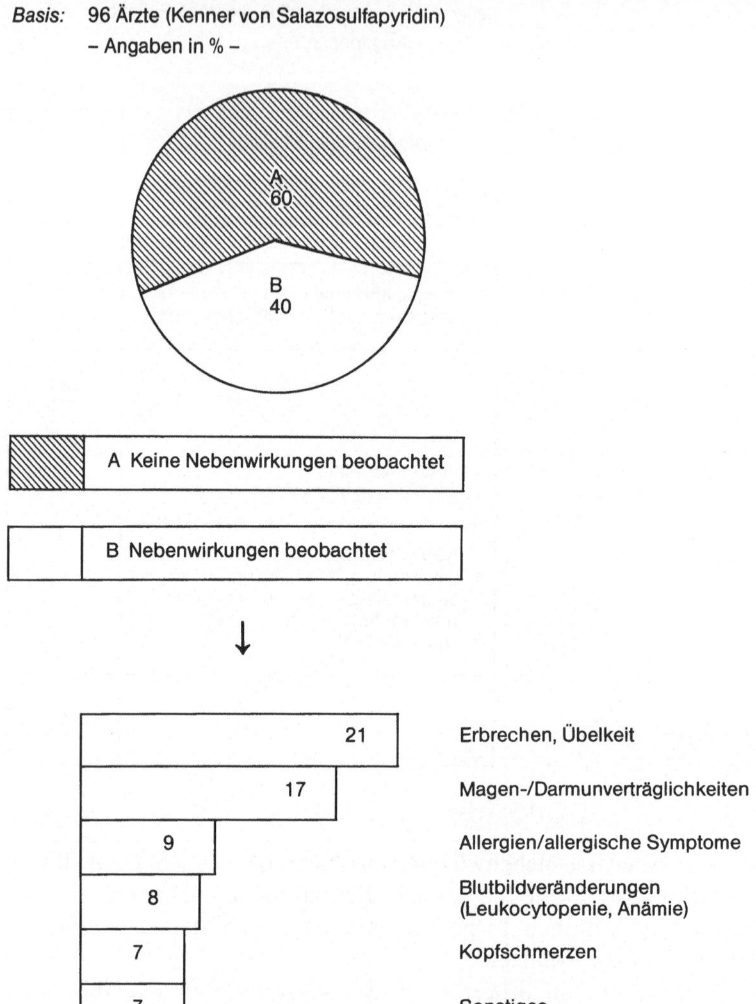

Abb. 9. Welche Nebenwirkungen hat man selbst konkret bei Salazosulfapyridin beobachtet?

lung, soweit möglich". Häufig sieht man bereits Erfolge, die man bei anderen Krankheitsbildern als Zwischenziel bezeichnen würde, als Endziel der Therapie: Symptomlinderung, erträgliche Besserung, Symptomfreiheit, verlängerte Remissionsphasen, Verhinderung von Rezidiven u. ä. Tatsächliche Erfolgschancen sieht man bei MC wie bei CU am ehesten im Hinblick auf Symptomfreiheit und Verlängerung der Remissionsphasen gegeben. Eine wirkliche Heilung rangiert am Ende der Erwartungen.

318

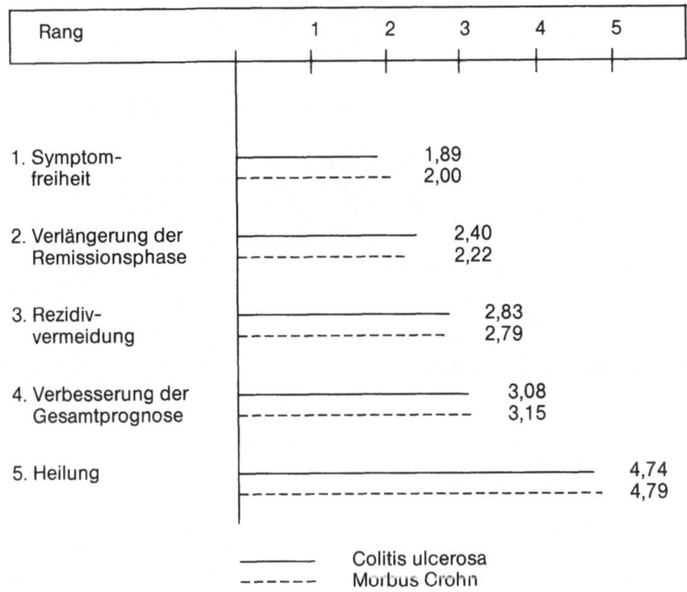

Abb. 10. Was kann man am ehesten als Resultat der Colitis ulcerosa-/Morbus-Crohn-Therapie erwarten?

Auch die Möglichkeiten der Rezidivvermeidung werden nicht „optimistisch" beurteilt (Abb. 10). Die Gefahr von Rezidiven wird als groß angesehen (Abb. 11 sowie das *folgende Kapitel*).

5 Rezidive bei Colitis ulcerosa und Morbus Crohn

Es wurde bereits erwähnt, daß die Gefahr von Rezidiven bei CU und MC für die Ärzte von großer Bedeutung ist. Rezidive werden als Beeinträchtigung der Lebensqualität, aber auch der Lebenserwartung der Patienten eingeschätzt. Sie bedeuten darüber hinaus erwartungsgemäß eine starke psychische Belastung für den Patienten.

Die überwiegende Mehrheit der CU- und MC-Patienten ist rezidivbelastet. Die Abb. 12 zeigt, in welchen Zeiträumen nach den Erfahrungen der befragten Ärzte Rezidive auftreten.

Die psychische Belastung einer Rezidiverfahrung wird von den Patienten unterschiedlich gut verkraftet. Die Reaktionen reichen von Gefaßtheit über Indifferenz, Fatalismus bis zu Depressionen, Angst, Verzweiflung

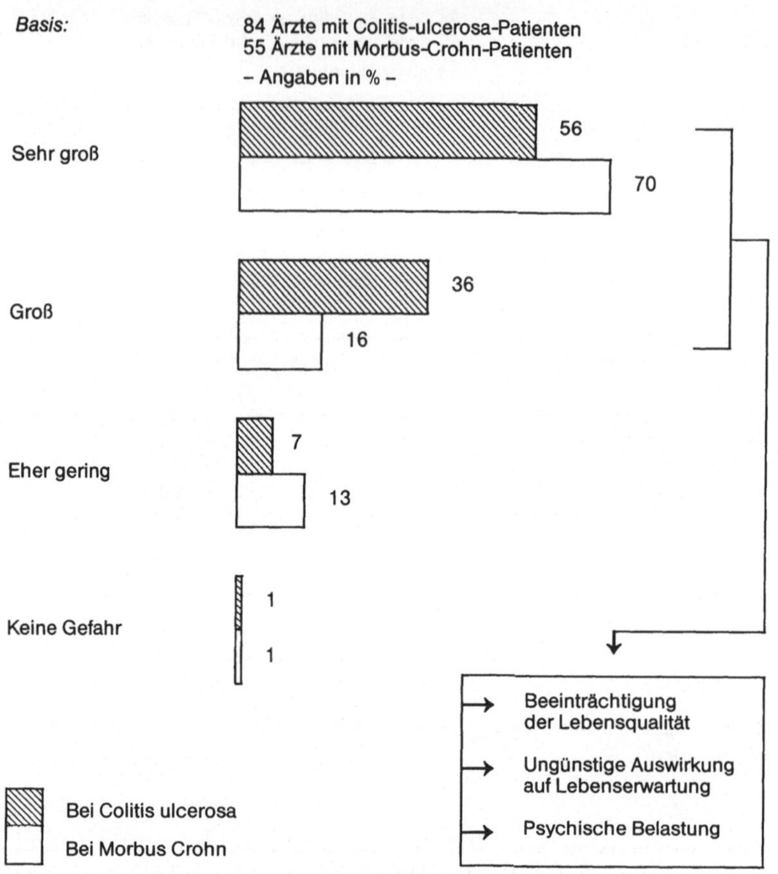

Abb. 11. Wie groß schätzen die Ärzte die Gefahr von Rezidiven ein?

und Suicidgefahr. Dem Arzt fallen in diesen Situationen spezifische Aufgaben zu, denen er unseres Erachtens nur bedingt gewachsen ist. Die in Remissionsphasen häufig unbefriedigende Mitarbeit der Patienten verkehrt sich bei Rezidiven z. T. in eine intensive Hinwendung zum Arzt und zu „Anklammerungstendenzen". Hier ist also psychologisch am ehesten eine Basis gegeben, von der her man Patienten für eine echte Therapiemitarbeit in späteren Remissionsphasen gewinnen kann.

Gut zwei Drittel der Ärzte (69%) bestätigen, daß sie medikamentöse Maßnahmen zur Vermeidung von Rezidiven vorsehen. Insofern kann man feststellen, daß der Gedanke der Rezidivprophylaxe bereits relativ gut vertreten wird. (Wir hatten allerdings schon gesehen, daß dies nicht in gleichem Maße, sondern nur von etwa einem Drittel der Ärzte in der Form einer echten *Dauer*therapie praktiziert wird.)

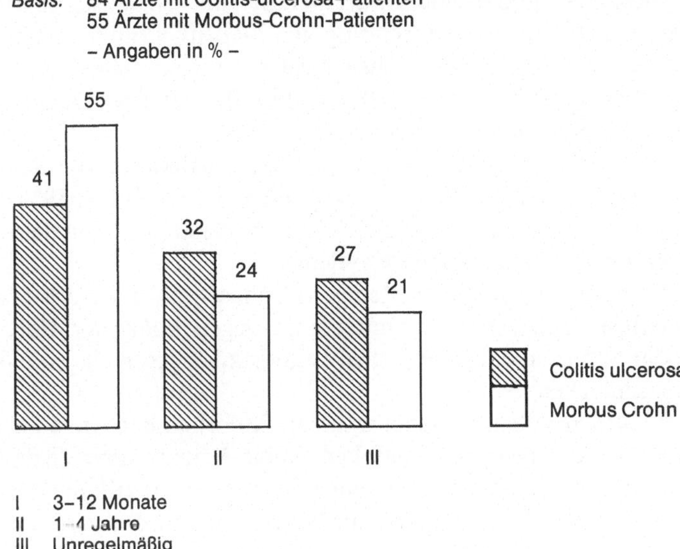

Abb. 12. In welchen Zeiträumen treten Rezidive nach den Erfahrungen der Ärzte auf?

Salazosulfapyridin nimmt in diesem Zusammenhang eine Schlüsselstellung ein. Alternative Wirkstoffe/Präparategruppen (Corticoide, Psychopharmaka, Spasmolytica) werden nur von jeweils wenigen Ärzten eingesetzt.

Eine „prophylaktische Medikation" zur Vermeidung von Rezidiven wird z. T. auch von Ärzten positiv bewertet, die zur Zeit noch keine medikamentösen Maßnahmen zur Rezidivprophylaxe vorsehen: Sie wird von etwa der Hälfte dieser Ärzte abgelehnt, die übrigen Ärzte äußerten sich aufgeschlossen für einen Versuch.

6 Kenntnisse und Meinungen speziell im Hinblick auf die Dauertherapie mit Salazosulfapyridin

Die Empfehlung: „Die Langzeittherapie der Colitis ulcerosa mit Salazosulfapyridin muß zur Rezidivprophylaxe auch bei anhaltender Remission zeitlich unbegrenzt, also als Dauertherapie, fortgesetzt werden" – Salazosulfapyridin zur Rezidivprophylaxe in *Dauer*medikation zu verordnen, ist offenbar weitgehend bekannt (82% der Befragten). Sie wurde von 33% der Ärzte als durchaus richtig bezeichnet und positiv bewertet, 41% stimmten ihr z. T. und mit Vorbehalten zu, 26% fanden sie unrichtig und wiesen sie zurück.

Vorbehalte gegen eine Dauertherapie mit Salazosulfapyridin basieren zum einen auf der Befürchtung von Nebenwirkungen, zum anderen auf teilweise entmutigenden Therapieerfahrungen sowie z. T. auch auf mangelnder Einsicht bezüglich der Notwendigkeit einer Dauertherapie – wie die Ärzte berichteten.

Gewisse Widerstände gegen eine Dauermedikation mit Salazosulfapyridin gibt es offensichtlich auch auf seiten der Patienten; 39% der Ärzte bestätigen „ernsthafte Vorbehalte und Widerstände" von dieser Seite, 61% verneinen diesbezügliche Probleme.

Die Patienten neigen in Remissionsphasen zu unzuverlässiger, unregelmäßiger Tabletteneinnahme, sei es wegen konkreter Nebenwirkungen oder aufgrund eines generellen Widerstands gegen ein „ständiges Tablettenschlucken".

In solchen Fällen versucht zwar die Mehrheit der Ärzte aufklärend und die Therapie festigend zu wirken; einige Ärzte resignieren dann aber auch und wechseln das Medikament oder verzichten auf eine Dauertherapie. Speziell die *Dauer*therapie mit Salazosulfapyridin wird also bisher nur z. T. von den Ärzten durchgeführt, nicht zuletzt auch deshalb, weil sie auf Widerstand bei den Patienten stößt.

Sachverzeichnis

Dickdarm

Herausgeber: **K. Müller-Wieland**

1982. 338 Abbildungen, 125 Tabellen.
XXIV, 1173 Seiten. (Handbuch der inneren Medizin,
Band 3, Teil 4). Gebunden DM 860,-. Subskriptions-
preis Gebunden DM 688,-. (Der Subskriptionspreis
verpflichtet zur Abnahme aller Teilbände bis zum
Erscheinen des letzten Teilbandes von Band 3)
ISBN 3-540-10541-7

Unter Einbeziehung der modernen Erkenntnisse auch
aus der Biochemie und Physiologie behandelt dieser
Band alle Aspekte neuer Entwicklungen und Möglichkeiten in Diagnostik und Therapie der Dickdarmerkrankungen. Wesentliche Beiträge stammen aus
immunologischen und epidemiologischen Untersuchungen. Einen Wendepunkt in der Diagnostik
brachte die Fiberendoskopie. Neue pharmakologische
Arbeiten und klinische Studien stellen die Therapie
auf eine sichere wissenschaftliche Basis.
Aus der Fülle neuer Entwicklungen werden die gesicherten Erkenntnisse hier erstmals in handbuchmäßig
umfassender, zugleich übersichtlicher und für Klinik
und Praxis verständlicher Form zusammengefaßt.

J. Papillon

Rectal and Anal Cancers

Conservative Treatment by Irradiation –
an Alternative to Radical Surgery

Foreword by O. H. Beahrs

1982. 35 figures, 6 color plates. XVI, 201 pages.
Cloth DM 98,-. ISBN 3-540-11626-5

With the substantial technical progress made in recent
years, radiation therapy has gained a prominent place
in the conservative treatment of ano-rectal tumors. In
his study of over 500 patients, Prof. Papillon shows
that properly applied radiotherapy can control the
disease in most cases, sparing the majority of patients
a permanent colostomy. He provides the details on the
most reliable modalities – intracavitary for rectal cancer, combined external and interstitial in a split-course
regimen for tumors of the anal canal, and external
irradiation for the perianal area – while emphasizing
the careful pretreatment planning, responsibility, and
teamwork with the surgeon required of the radio-
therapist.

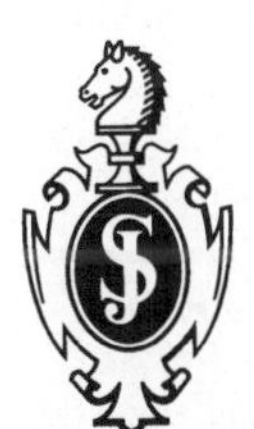

Springer-Verlag
Berlin
Heidelberg
New York
Tokyo